AF375836

COMPTES RENDUS

DU PREMIER

CONGRÈS DENTAIRE

INTERNATIONAL

TENU A PARIS

A L'OCCASION DE L'EXPOSITION UNIVERSELLE DE 1889

SOUS LE PATRONAGE DE

M. LE MINISTRE DU COMMERCE

DE

LA SOCIÉTÉ D'ODONTOLOGIE DE PARIS

ET DE

LA SOCIÉTÉ ODONTOLOGIQUE DE FRANCE

Les Séances orales ont eu lieu à l'École Dentaire de France

ET

Les Séances cliniques à l'École Dentaire de Paris

PARIS

ASSOCIATION
de
L'ÉCOLE DENTAIRE DE FRANCE
3, RUE DE L'ABBAYE

ASSOCIATION GÉNÉRALE
des
DENTISTES DE FRANCE
91, RUE ROCHECHOUART

et

LIBRAIRIE LEGROSNIER ET BABÉ
23, place de l'École de Médecine

1891

COMPTES RENDUS

DU PREMIER

CONGRÈS DENTAIRE INTERNATIONAL

INTERNATIONAL

Châteauroux. — Typ. et Stéréotyp. A. MAJESTÉ.

COMPTES RENDUS

DU PREMIER

CONGRÈS DENTAIRE

INTERNATIONAL

TENU A PARIS

A L'OCCASION DE L'EXPOSITION UNIVERSELLE DE 1889

SOUS LE PATRONAGE DE

M. LE MINISTRE DU COMMERCE

DE

LA SOCIÉTÉ D'ODONTOLOGIE DE PARIS

ET DE

LA SOCIÉTÉ ODONTOLOGIQUE DE FRANCE

———

Les Séances orales ont eu lieu à l'École Dentaire de France

ET

Les Séances cliniques à l'École Dentaire de Paris

PARIS

ASSOCIATION | ASSOCIATION GÉNÉRALE
de | des
L'ÉCOLE DENTAIRE DE FRANCE | **DENTISTES DE FRANCE**
9, RUE DE L'ABBAYE | 57, RUE ROCHECHOUART

et

LIBRAIRIE LECROSNIER ET BABÉ

23, place de l'École-de-Médecine

1891

COMITÉ DE PUBLICATION

DÉLÉGUÉ DU COMITÉ
PAUL DUBOIS

PREMIÈRE SECTION
ANATOMIE ET PHYSIOLOGIE NORMALES ET PATHOLOGIQUES

Secrétaire rapporteur:
M. BLOCMAN

Commissaires:
MM. Dr GAILLARD
D^t MARCHANDÉ
RONNET

DEUXIÈME SECTION
DENTISTERIE OPÉRATOIRE, THÉRAPEUTIQUE SPÉCIALE ET MATIÈRE MÉDICALE

Secrétaire rapporteur:
M. P. DUBOIS

Commissaires:
MM. DUBRAC
POINSOT
POURCHET

TROISIÈME SECTION
PROTHÈSE ET ORTHOPÉDIE DENTAIRES

Secrétaire rapporteur:
M. PAPOT

Commissaires:
MM. CRIGNIER
CHAUVIN
SAUSSINE

QUATRIÈME SECTION
DÉONTOLOGIE ET HYGIÈNE DENTAIRES

Secrétaire rapporteur:
M. GODON

Commissaires:
MM. DAMAIN
DUCOURNAU
KUHN

CINQUIÈME SECTION

Secrétaire rapporteur:
M. CHAUVIN

Commissaires:
MM. Dr MARCHANDÉ
RONNET,
DUCOURNAU

AVIS

Le Comité de publication décline toute responsabilité à l'égard des opinions émises dans ce volume.

Il a publié *in extenso* les communications qui lui sont parvenues. Les discussions ont été de même reproduites intégralement.

Pour la clarté de l'exposition et de l'étude, on a seulement opéré un classement quelque peu différent de l'ordre suivi en séance.

CONGRÈS DENTAIRE INTERNATIONAL

COMITÉ D'ORGANISATION [1]

BUREAU

PRÉSIDENT

M. DAVID, docteur en médecine, directeur à l'École dentaire de Paris, dentiste des hôpitaux de Paris.

VICE-PRÉSIDENTS

MM. GAILLARD, docteur de la Faculté de médecine de Paris, directeur de l'École dentaire de France.

SAUSSINE, médecin de la Faculté de Paris, professeur à l'École dentaire de France.

SECRÉTAIRE GÉNÉRAL

M. POURCHET, médecin de la Faculté de Paris, professeur à l'École dentaire de France.

SECRÉTAIRES

MM. BLOCMAN, médecin de la Faculté de Paris, professeur à l'École dentaire de Paris.

DAMAIN, directeur adjoint de l'École dentaire de France.

GODON, directeur-adjoint de l'École dentaire de Paris et secrétaire général de l'Association des dentistes de France.

TRÉSORIER

KUHN, médecin de la Faculté de Paris, docteur de la Faculté de Bruxelles.

1. Le Comité d'organisation a été constitué par arrêtés ministériels en date des 4 décembre 1888 et 22 mars 1889. Il a nommé son bureau dans sa séance du 7 décembre 1888.

MEMBRES DU COMITÉ

MM. Chauvin, vice-président de la Société d'odontologie de Paris, professeur suppléant à l'École dentaire de Paris.

Crignier, ex-sous-directeur de l'École dentaire de France, bibliothécaire-archiviste de l'École dentaire.

Dubois, président de la Société d'odontologie de Paris, professeur suppléant à l'École dentaire de Paris.

Dubrac, ex-secrétaire général de la Société odontologique de France.

Ducournau, professeur à l'École dentaire de France.

Marchandé, docteur en médecine de la Faculté de Paris, président de la Société odontologique de France.

Papot, vice-président de la Société d'odontologie de Paris, chef de clinique à l'École dentaire de Paris.

Poinsot, président de l'Association générale des dentistes de France, professeur à l'École dentaire de Paris.

Ronnet, professeur suppléant à l'École dentaire de Paris.

HISTORIQUE

Les 27 et 31 juillet 1888, la Société d'Odontologie de Paris (Ecole dentaire de Paris) et la Société Odontologique de France (Ecole dentaire de France) se réunirent pour étudier les moyens d'arriver à organiser un Congrès dentaire à l'occasion de l'Exposition universelle de 1889. Neuf membres furent nommés de chaque côté pour ce travail préparatoire et demandèrent au Gouvernement de la République de prendre sous son patronage ledit Congrès, comme il le faisait pour beaucoup d'autres. La réponse fut favorable et, le 4 décembre 1888, le *Journal officiel* publiait la nomination des dix-huit représentants élus par les deux Sociétés dentaires comme membres du Comité d'organisation du Congrès dentaire international.

Cette commission se réunit immédiatement et se constitua de la manière suivante :

Président.

M. le Dr David.

Vice-présidents.

M. Brasseur, M. F. P. (*décédé et remplacé par le* Dr Gaillard). | M. Saussine, M. F. P.

Secrétaire général.

M. Pourchet, M. F. P.

Secrétaires

MM. BLOCMAN, M. F. P. | M. DAMAIN.
GODON,

Trésorier

M. KUHN, M. F. P.

BUREAUX ÉTRANGERS

Grande-Bretagne.

Sir John TOMES, de Londres, *président.*
MM. STACK, de Dublin, *vice-président.*
SMITH, d'Édimbourg, *vice-président.*
Geo. CUNNINGHAM, de Cambridge, *secrétaire.*

États-Unis.

MM. TAFT, de Cincinnati, *président.*
BOGUE, de New-York, *vice-président.*
HARLAN, de Chicago, *vice-président.*
OTTOFY, de Chicago, *secrétaire.*

Russie.

M. PRAVEDNOY, de Saint-Pétersbourg, *président.*

Pays de langue allemande.

MM. le Dr Arnim ROTHMANN, de Buda-Pesth, *secrétaire.*
RICHTER, de Breslau, *secrétaire.*

Suisse.

MM. BILLETER, de Zurich, *président.*
SCHULTESS, de Bâle, *vice-président.*
le Dr REDARD, de Genève, *secrétaire.*

Italie.

M. César CAMPANI, de Florence, *président.*

Amérique du Sud.

M. le Dr ETCHEPAREBORDA, de Buenos-Ayres, *secrétaire.*

Pays scandinaves.

M. HEIDÉ, de Paris, *secrétaire.*

Espagne.

M. TRALLERO, de Barcelone, *secrétaire.*

SOCIÉTÉS ET NATIONS REPRESENTÉES OU ADHÉRENTES

Association dentaire de la Grande-Bretagne.

Délégués : MM. BALDWIN, CUNNINGHAM, PENFOLD, VAN DER PANT, Herbert WILLIAMS, Caleb WILLIAMS.

Sociétés odontologiques de Chicago.

Délégués : MM. HARLAN, EXCELMAN, J.-W. ROGERS, A.-J. OAKEY, J. UBELLAR J.-W. WASSALL.

Société dentaire de Brooklyn.

Délégués : MM. VAN NOERT, William JARVIE jeune.

Société dentaire de Saint-Louis.

Délégué : M. NEWBY.

Association dentaire du Missouri.

Délégué : M. NEWBY.

Société odontologique du premier district dentaire de New-York.

Délégué : M. WARDWEL.

Société dentaire du Michigan.

Délégué : M. VAUGHTON.

État de Nebraska (États-Unis).

Délégués : MM. KING, A.-E. BILLINGS.

Société des dentistes de Saint-Pétersbourg.

Délégués : MM. RAMM, VONGL SVIDERSKY, CIBULSKY, DE TOTVEN, LINBECK, Mlles HAMOLECKA et ANTOCOLSKY.

Société odontologique de Belgique.

Délégués : MM. DELAPIERRE, DROESDEKE, G. FAY, MINNE, DE PAEPE POURVEUR.

Gouvernement belge.

Délégué officiel : M. DELAPIERRE.

Société odontologique suisse.

Délégué : M. le Dr REDARD, également délégué par le Gouvernement suisse.

République Argentine.

M. le Dr ETCHEPAREBORDA, délégué du Gouvernement et de la Faculté de médecine de Buenos-Ayres.

Sociétés scandinaves.

Délégué de la Norvège : M. Heidé.
Délégué de la Suède : M. Victor Bensow.
Délégué du Danemark : M. Haderop.

Verein deutscher Zahnkünstler.

Délégué : M. H. Claass.

République de Salvador.

Délégué : M. P. Calais.

Société odontologique de la Havano.

Délégué : M. Oscar Amoedo.

Société odontologique centrale hongroise.

Délégué : M. Iszlaï (le docteur), président de la Société.

BUREAU DU CONGRÈS

PRÉSENTÉ PAR LE COMITÉ D'ORGANISATION ET RATIFIÉ PAR LE CONGRÈS

Président honoraire.

M. E. Lecaudey, M. F. P., président honoraire de l'Association générale des dentistes de France, directeur de l'École dentaire de Paris.

Président du Congrès.

M. le Dr Gaillard, dentiste des hôpitaux, directeur de l'École dentaire de France.

Vice-présidents.

MM. Saussine, médecin de la Faculté de Paris, professeur à l'École dentaire de France.
Poinsot, président de l'Association générale des dentistes de France, professeur à l'École dentaire de Paris.
le Dr Guénard, de Bordeaux, président de la Société des dentistes du Sud-Ouest.
Martin (Claude), médecin-dentiste à Lyon.

Secrétaire général.

M. Pourchet, médecin de la Faculté de Paris, professeur à l'École dentaire de France.

Secrétaires.

MM. Blocman, médecin de la Faculté de Paris, professeur à l'École dentaire de Paris.
Godon, secrétaire général de l'Association des dentistes de France, sous-directeur de l'École dentaire de Paris.

Trésorier.

M. KUHN, médecin de la Faculté de Paris, docteur de la Faculté de Bruxelles.

COMMISSIONS DE SECTIONS

PREMIÈRE SECTION

MM. BLOCMAN, GAILLARD, MARCHANDÉ, RONNET.

Secrétaire rapporteur, M. BLOCMAN.

DEUXIÈME SECTION

MM. DUBOIS, DUBRAC, POINSOT, POURCHET.

Secrétaire rapporteur, M. DUBOIS.

TROISIÈME SECTION

MM. CHAUVIN, CRIGNIER, PAPOT, SAUSSINE.

Secrétaire rapporteur, M. SAUSSINE.

QUATRIÈME SECTION

MM. DAMAIN, DUCOURNAU, GODON, KUHN.

Secrétaire rapporteur, M. GODON.

COMITÉ DE PUBLICATION

MM. LECAUDEY, président honoraire.

Dr GAILLARD, président du Congrès.

SAUSSINE, vice-président, rapporteur de la 3e section.

POINSOT, vice-président.

POURCHET, secrétaire général.

BLOCMAN, secrétaire, rapporteur de la 1re section.

GODON, secrétaire, rapporteur de la 4e section.

KUHN, trésorier.

DUBOIS, membre du Comité d'organisation, rapporteur de la 2e section.

CHAUVIN, membre du Comité d'organisation, rapporteur de la 5e section.

DÉLÉGUÉ DU COMITÉ DE PUBLICATION

M. P. DUBOIS.

LISTE DES MEMBRES ADHÉRENTS

Abonyi, Buda-Pesth.
Alaux, Toulouse.
Amillac, Oran.
Amoedo, La Havane.
Antocolsky (Mlle), Saint-Pétersbourg.
Arlet, Corbeny.
Arnim-Rothmann, Buda-Pesth.
Ash père, Paris.
Ash fils, Paris.
Aubeau, Paris.
Audouard, Brives.
Baldwin, Londres.
Barbe, Paris.
Barrié, Paris.
Barthélemy, Nancy.
Beauregard, Paris.
Beltrami, Marseille.
Bennèt, Rouen.
Bensow, Gothembourg (Suède).
Bergstrom, Paris.
Bernard, Paris.
Bert, Paris.
Billet, Paris,
Billeter, Zurich.
Bing, Paris.
Bioux, Paris.
Birot de la Pommeraye, Paris.
Bleichsteiner, Gratz (Autriche).
Blocman, Paris.
Bogue, New-York.
Bonnaric, Lyon.
Bonnefon, Lisbonne.
Bonwill, Philadelphie.
Boursin, Tralée (Irlande).
Bouvier, Lyon.
Breithaupt, Goslar (Allemagne).
Brindot, Cherbourg.
Brocard, Pau.
Brophy, Chicago.
Brugger, Kreuzlingen (Suisse).
Brunton, Leeds (Angleterre).

Bryan, Bâle.
Burgué, Saint-Quentin.
Busquet (Mme), Paris.
Cabanne, Buenos-Ayres.
Calais, Hambourg.
Campani, Florence.
Campbell, Londres.
Cantero, Bayonne.
Caracatzanis, Athènes.
Caush, Brighton.
Cerf, Verviers (Belgique).
Chapot, Nice.
Chapuis, Amiens.
Chapuis fils, Dijon.
Charlier, Paris.
Chauvin, Paris.
Chéron, Tarbes.
Cibulsky, Saint-Pétersbourg.
Claass, Kœnigsberg.
Clémenceau, Paris.
Cludius, Grenoble.
Coignard, Nantes.
Colson, Paris.
Comet, Agen.
Contenau, Paris.
Cornelsen, Paris.
Cotte, Grasse.
Coulon, Paris.
Coxon, Wisbeck (Angleterre).
Cramer, Chaumes.
Crane, Paris.
Crignier, Paris.
Crouzet, Marseille.
Cumming, Paris.
Cunningham, Cambridge.
Daclin père, Villefranche.
Daclin fils, Villefranche.
Dall, Glascow.
Damain, Paris.
Darin, Paris.
Davenport, Paris.
David, Paris.

Deane, Paris.
Debray, Saint-Germain-en-Laye.
Delapierre, Bruxelles.
Delbreuil-Martinot (Mme), Paris.
Delphin, Genève.
Denuit, Joinville.
Deprez, Moscou.
Deschaux, Paris.
Diaz, Viscaya (Espagne).
Didier (Mlle), Saint-Denis.
Diparraguère, Bordeaux.
Dordain, Mantes.
Drœsbecke, Bruxelles.
Dubois, Paris.
Du Bouchet, Paris.
Dubrac, Paris.
Duchesne, Paris.
Ducournau, Paris.
Dugit, Paris.
Duncombe, Lisieux.
Dunogier, Bergerac.
Dupas, Nantes.
Dupont, Troyes.
Dupuis, Amiens.
Dupuy neveu, Pau.
Durif, Saint-Claude.
Duvoisin, Chartres.
Eilertsen, Paris.
Elbe (Mlle), Stockholm.
Etchepareborda, Buenos-Ayres.
Evans (John), Paris.
Evans (Thomas), Paris.
Eyalmard, Gothembourg (Suède).
Fay, Bruxelles.
Fareningen, Copenhague.
Fayot, Clermond-Ferrand.
Fayoux, Niort.
Feen, Dixmude (Belgique).
Feldmann, Haguenau (Alsace).
Feuvrier, Soissons.
Fierney, Francfort-sur-le-Mein.
Fossez, Saint-Etienne.
Fournier (Ed.), Paris.
Francia, Naples.

Frank, Vienne (Autriche).
Frizon, Paris.
Gaillard, Paris.
Gardenat, Paris.
Gartrell, Cambridge.
Gautier, Bordeaux.
Gédon, La Guadeloupe.
Genard-Hugo, Paris.
George, Paris.
Gilbert fils, Sedan.
Gillard, Paris.
Glaser, Paris.
Godart, Paris.
Godde, Paris.
Godet, Cherpenaize.
Godon, Paris.
Goldenstein, Paris.
Goldstein, Radom (Russie).
Gourmel, Sillé-le-Guillaume.
Graule, Toulouse.
Gravollet, Paris.
Grimaldi, Paris.
Grosheintz, Paris.
Grüter, Besançon.
Guénard, Bordeaux.
Guérin, Moulins.
Guerini, Naples.
Guex, Saint-Dié.
Haderop, Copenhague.
Hamolecka (Mlle), St-Pétersbourg.
Harlan, Chicago.
Harold, Lorient.
Harvalick, Trieste.
Harwood, Lyon.
Heidé, Paris.
Hélot, Brest.
Hénon, Paris.
Herbst, Brême.
Hoeg, Bergen (Norwège).
Hugenschmidt, Paris.
Imrie, Paris.
Insall, Paris.
Irigoin, Bayonne.
Iszlaï, Buda-Pesth.

Jarvie jeune, Brooklyn.
Jaswasry, Chicago.
Jean Francis, Paris.
Jeanneret, Fleurier (Suisse).
Johnson, Chicago.
Kingsley, Paris.
Kniewel, Danzig.
Kœnaart, Bruxelles.
Kuenzi, Paris.
Kuhn, Paris.
Lawrence, Asnières.
Lebars, Lyon.
Lebrun, Nantes.
Lecaudey (E.), Paris.
Lecaudey (Victor), Paris.
Lee (C.), Reims.
Lee (H.), Reims.
Lefèvre, Flers.
Lefranc, Saint-Dizier.
Lehr, Buchsweiler (Alsace).
Lemerle, Paris.
Lemos (L. de), Paris.
Lennox, Cambridge.
Leroux, Rennes.
Le Sève, Paris.
Levadour, Paris,
Levett, Paris.
Linbeck, Saint-Pétersbourg.
Lombard, Paris.
Loup, Paris.
Macleod, Edimbourg.
Magub, Paris.
Malczanowsky, Lublin.
Manhkopp, Saint-Pétersbourg.
Marchandé, Paris.
Marié, Paris.
Martial-Lagrange, Paris.
Martin, Lyon.
Mayet, Alais.
Meifren, Poitiers.
Meng, Paris.
Mercère, Bucharest.
Meunier, Paris.
Michaëls, Paris.

Mikalowski, Saint-Pétersbourg.
Minne, Bruxelles.
Mirebeau, Bordeaux.
Monick, Le Mans.
Montaigu-Didsbury, Paris.
Mosquita père, Paolo-Paulo (Brésil).
Mosquita fils, Paolo-Paulo (Brésil),
Moty, Paris.
Mousis, Pau.
Mulhansler, Fribourg (Allemagne).
Tuseler Dolman, Trèves.
Nance, Annecy.
Neech (E.), Paris.
Neech (H.), Paris.
Negri, Ascoli (Italie).
Nouspikel, Clermont-Ferrand.
Oddo père, Messine.
Oddo fils, Messine.
Olaola (de), Bilbao.
Ott, Montbéliard.
Oustric fils, Dijon.
Paepe (de), Bruxelles.
Paunetier, Commentry.
Papot, Paris.
Parmly Brown, New-York.
Parr, New-York.
Patten, Chicago.
Penfold, Londres (Angleterre).
Perrigault, Paris.
Pigis, Paris.
Pillette, Paris.
Poinsot, Paris.
Poirier, Châlon-sur-Saône.
Potel, Paris.
Pothier, Vichy.
Pourchet, Paris.
Pourveur, Bruxelles.
Praatto, Buenos-Ayres.
Pradère, Lyon.
Prenot, La Haye.
Prest, Paris.
Préterre, Paris.
Prevel, Paris.

Queudot, Paris.
Quincerot, Paris.
Ramm, Moscou.
Ramos, Ile Madère.
Ranim, Berlin.
Rauhe, Dusseldorf.
Ravel, Paris.
Ravel, Toulouse.
Raynaud, Perpignan.
Redard, Genève.
Remy-Brocard, Tarbes.
Reynaud, Perpignan.
Ribouleau, Réthel.
Richter, Breslau.
Ridard, Paris.
Rioux, Grenoble.
Rollin, Paris.
Ronnet, Paris.
Rosenthal, Liège.
Rosenthal, Nancy.
Roubin, Salonique.
Saint-Hilaire, Paris.
Sardin, La Rochelle.
Sarradon (Emile), Pau.
Sarradon (Victor), Pau.
Saumur, Paris,
Saussine, Paris.
Saxton, Philadelphie.
Schultess, Bâle.
Schwartz, Nîmes.
Ségal, Beauvais.
Séguinand, Varsovie.
Spaulding, Paris.
Stack, Dublin.
Stener, Grenoble
Stephane, Paris.
Stevens, Paris.
Stolper, Leipzig.
Studley, Dublin.

Telschow, Berlin.
Texier, Annonay.
Thiolly, Genève.
Thuillier, Rouen.
Tirso-Perez, Madrid.
Torre, Bordeaux.
De Totven, Saint-Pétersbourg.
Touchard, Paris.
Touvet-Fanton, Paris.
Trallero, Cette.
Trallero (Rudesindo), Barcelone.
Trouvé, Paris.
Tusseau, Paris.
Vajinski, Saint-Pétersbourg.
Valladon, Paris.
Van der Elst, Bruxelles.
Van der Pant, Kingston on Thames
  (Angleterre).
Van Noert, B.ooklyn.
Van Straeten, Liège.
Vasseur, Paris.
Venturini (Mme), Vannes.
Viau, Paris.
Vilagibert, Palma (Espagne).
Vizioz, Paris.
Vongl Svidersky, St-Pétersbourg.
Ward, Chicago.
Wassall (J. W.) Chicago.
Weber (Henri), Paris.
Weber, Luxembourg,
Wiesner, Paris.
Wietfeldt, Cologne.
Williams (C.), Londres.
Williams (H.), Londres.
Wirth, Paris.
Wisner père, Nantes.
Wisner fils, Nantes.
Witting, Clermont-Ferrand.

RÈGLEMENT

Art. 1er. — Un congrès international dentaire s'ouvrira à Paris, le lundi 2 septembre 1889, et durera une semaine.

Art. 2. — Le droit d'admission au Congrès est fixé à 20 francs pour les adhérents résidant en France, seuls soumis à cette cotisation. Les souscripteurs au Congrès auront droit à tous les avantages des congrès officiels.

Art. 3. — Les demandes d'admission devront être adressées, avec le montant des cotisations, au Secrétaire général ; le comité prie instamment les personnes qui désirent prendre part au Congrès d'envoyer leur adhésion le plus tôt possible.

Art. 4. — Les réunions auront lieu :

1° Pour les séances d'ouverture et de fermeture, dans une des salles de l'Exposition, au Trocadéro.

2° Pour les séances ordinaires de communications, dans les salles de réunion des deux Sociétés odontologiques, 57, rue Rochechouart et 3, rue de l'Abbaye.

3° Pour les séances de démonstrations, dans les salles d'opérations de l'École dentaire de France et de l'École dentaire de Paris.

Art. 5. — Les membres du Congrès qui désirent faire une communication sont priés d'en informer le Secrétaire général deux mois avant l'ouverture du Congrès. Ils devront joindre à leur avis un résumé très bref, qui ne comprendra pas plus de trois à six pages in-8° ordinaire, contenant, écrites en français, les conclusions de leur travail. Pour aider la discussion, ce résumé sera imprimé in extenso ou en partie dans le programme qui sera distribué à tous les adhérents, un mois avant l'ouverture.

Art. 6. — Le Congrès sera divisé en plusieurs sections :

1° Anatomie et physiologie normales et pathologiques ;

2° Dentisterie opératoire, thérapeutique spéciale et matière médicale ;

3° Prothèse et orthopédie dentaires ;

4° Déontologie et enseignement.

Les questions traitées seront de deux ordres :

Les unes proposées à l'avance, par le comité d'organisation, les autres librement choisies.

Elles comprendront :

1° Des communications en français, anglais, allemand, italien ou espagnol ; *les conclusions devront être en français.*

2° La discussion sur lesdites conclusions ;

3° Des démonstrations pratiques (opérations de dentisterie opératoire ou de prothèse dentaire et présentations d'instruments nouveaux).

Nota. — Les membres désireux de faire ces sortes de communications sont priés d'indiquer d'avance quelle place leur sera nécessaire pour l'installation de leurs appareils et accessoires.

Art. 7. — Les communications pourront avoir une durée de quinze minutes. Le président aura droit, sans consulter l'assemblée, d'accorder une prolongation de cinq minutes, soit vingt minutes en tout. Ce temps écoulé, il sera nécessaire de consulter l'Assemblée.

Art. 8. — Il sera accordé à chaque orateur cinq minutes pour la discussion et dix minutes avec l'agrément du président.

Le même orateur ne pourra parler, dans la discussion en cours, pendant la même séance, plus de dix minutes, sans l'assentiment de l'assemblée. Les orateurs, qui désireront prendre part à la discussion des sujets mis à l'ordre du jour ou des communications annoncées, pourront se faire inscrire d'avance, en écrivant au Secrétaire général.

Art. 9. — Tout travail qui serait publié autrement que par les soins du Congrès, dans un délai moindre de trois mois, après la session, ne figurera que par son titre, au volume des comptes-rendus.

Art. 10. — Toutes les communications relatives au Congrès, demandes d'admission, désignation de questions, ouvrages manuscrits ou imprimés, etc., doivent être adressés au *Secrétaire général*, 24, *rue de la Chaussée d'Antin.*

SÉANCE D'OUVERTURE DU LUNDI 2 SEPTEMBRE 1889

SALLE DES CONFÉRENCES, AU PALAIS DU TROCADÉRO

Présidence d'honneur de M. GARIEL

Professeur à la Faculté de médecine
Rapporteur général des Congrès de 1889
délégué par M. le ministre du commerce, de l'industrie et des colonies.

La séance est ouverte à 9 heures et demie du matin.

M. Gariel donne la parole à M. le Dr DAVID, président du Comité d'organisation du Congrès.

DISCOURS DE M. DAVID.

Au nom du Comité d'organisation du Congrès, qui m'a fait l'honneur de m'élire son président, je prie les membres étrangers de vouloir bien agréer tous nos remerciements pour la sympathie qu'ils nous ont témoignée, soit en adhérant à notre Congrès, soit surtout en prenant la peine de venir se joindre à nous dans cette circonstance. J'adresse des remerciements non moins sincères aux confrères venus des divers points de la France, sans oublier les Parisiens dont l'adhésion a été pour nous un précieux encouragement à mener notre œuvre à bonne fin.

La réunion de notre Congrès était indiquée par le concours des circonstances qui attirent actuellement à Paris les étrangers en si grand nombre. Il était à supposer que les dentistes n'échapperaient pas à l'attraction commune et nous avons pensé qu'il y aurait lieu de profiter de cette occasion pour réunir les confrères venus de l'étranger, afin d'échanger avec eux nos vues sur les nombreuses questions d'art et de science dentaires encore en litige.

Mais une autre manière de voir motivait encore cette réunion. Je viens de parler d'art et de science dentaires. La science dentaire ! Quelle expression impropre, diraient encore beaucoup de médecins ! Depuis quand l'art dentaire est-il devenu une science ? Qu'on le veuille ou qu'on s'y oppose, les spécialités se créent et s'établissent lorsqu'elles répondent à un besoin réel ; la division du travail s'impose comme une nécessité ; nous n'échapperons pas aux lois économiques.

A mesure que notre champ s'étend et que la culture en devient plus difficile, il nous faut des ouvriers spéciaux. L'odontologie, à n'en pas douter, peut être aujourd'hui considérée comme une science, comme une branche de la médecine, et son domaine est encore assez étendu pour occuper toute notre intelligence, toute notre activité.

Elle exige d'abord toutes les connaissances générales du médecin, et, au point de vue spécial, son enseignement, sa pratique nécessitent le concours de plusieurs individualités.

Il y a même un point noir que j'ose à peine indiquer, tant il nous reste à faire pour le défricher : l'Hygiène. Il nous faudra dépenser de bien nombreux efforts pour faire accepter à l'humanité les bienfaits que l'odontologie peut lui rendre par une hygiène bien conçue, appropriée aux divers états de l'individu, depuis son entrée à l'école jusqu'à l'état adulte. Vous tous qui êtes des praticiens, vous entrevoyez combien de maladies, combien de difformités on pourrait éviter aux bouches humaines ! Je signale en passant cette étude à l'attention des Pouvoirs publics.

Bien plus, c'est précisément à notre époque que la science pénètre de plus en plus dans notre domaine, comme je le montrerai tout à l'heure, et c'est pourquoi il nous a semblé bon de marquer cette époque par la réunion d'un congrès.

L'art dentaire, nous connaissons son histoire. Sans vouloir faire ici de revendications blessantes pour personne, nous pouvons bien dire qu'il est né en France avec Fauchard, dont les illustres continuateurs, Bourdet, Bunon, Duval-Delabarre, Serre, Miel, n'ont pas laissé ternir la gloire. Mais si les premiers dentistes du xviiie siècle ont élevé si haut leur art, c'est parce qu'ils étaient, en quelque sorte, le reflet des grands chirurgiens d'alors, qui avaient eux-mêmes consacré une partie de leurs études au développement et aux maladies des dents. Lisez les œuvres de Dionis, de Mery, de Jean-Louis Petit, de la Motte, de Garengeot, etc... et vous verrez que ces chirurgiens, pour la plupart membres de l'Académie des sciences, ne dédaignèrent pas d'écrire un ou plusieurs chapitres sur les maladies des dents et les opérations qu'elles réclament.

C'est également ce qui s'est passé à l'étranger, qui, dans la première moitié de ce siècle et même plus tard encore, a acquis sur nous la suprématie en art dentaire. Les ouvrages de nos dentistes du xviiie siècle ont été traduits dans presque toutes les langues : en anglais, en allemand, hollandais ; on a donc étudié à l'étranger l'art dentaire, d'après les idées françaises, — mais alors de grands chirurgiens, comme Bell, comme Hunter, en Angleterre, se sont emparés de la question, l'ont étudiée longuement et leurs écrits, propagés en Amérique, ont été l'origine de ces progrès en art dentaire qui ont, pendant longtemps, donné une grande vogue, et à juste tire, aux dentistes anglais et américains.

Depuis une dizaine d'années, une réaction semblable se fait en notre faveur. Cette renaissance, en France, a eu deux causes que personne, j'en suis sûr, ne contestera : les travaux de M. Magitot et de ses élèves, et la création de deux écoles dentaires à Paris. C'est grâce à ces causes que l'art dentaire a fait de nouveaux progrès en France et qu'il tend à devenir une science.

En parlant des travaux de M. Magitot, je n'oublie pas, messieurs, ceux qui ont pris jour à l'étranger, soit avant, soit après les siens. Je n'oublie pas davantage ses collaborateurs, Robin, Legros, etc... Je veux simplement constater ici l'influence de ces travaux sur la renaissance de l'art dentaire en France et sa transformation en science. A l'étranger, le mouvement se prononce dans le même sens et je rends hommage aux travaux de Colman, Tomes, Kolliker, Harmower, Undervood, Miller, etc.

Vous ne pourrez mieux constater nos progrès comme art et vous en faire une idée plus exacte qu'en examinant les vitrines de dendistes à la classe 14 et en allant visiter nos écoles dentaires.

Comme science, l'odontologie n'a pas fait, il faut le reconnaître, de progrès rapides pendant longtemps. Les savants qui se sont occupés des dents, Cuvier, Saint-Hilaire, de Blainville, Broca, se sont bornés à l'étude de leur évolution et de leurs anomalies ; c'est seulement depuis une dizaine d'années que, grâce au progrès de la microbiologie, la pathologie dentaire est sortie du chaos où elle sommeillait. Et cependant, les premiers microbes qui ont été reconnus arpartenaient à la bouche ; c'est en examinant la salive au microscope que Lœvenoeck, en 1683, découvrit des animalcules et des corps dont la description répond absolument au *leptothrix buccalis*, et c'est seulement dans ces derniers temps, après deux cents ans d'oubli, qu'on a repris assidûment cette étude.

Il ne faut donc pas s'étonner si l'on est encore si peu avancé dans les questions qui ressortissent à la pathologie dentaire ; mais celles-ci ont profité des études qu'on a faites des microbes vulgaires ainsi que de leur rôle dans les diverses maladies et nous espérons que les progrès en seront rapides. On entrevoit déjà ce rôle dans la carie, — dans cette affection si bien connue cliniquement, si obscure dans sa pathogénie, que nous avons appelée, faute de mieux, *maladie de Fauchard*, — dans divers abcès qui prennent naissance autour des mâchoires, au cou, etc. Un grand nombre de chercheurs sont à l'œuvre, à l'étranger comme en France, et en voyant le riche index bibliographique qui se trouve en tête du récent traité de Miller, sur les microbes de la bouche, on sent que cette étude marche de pair avec les autres et que la solution ne saurait se faire attendre.

Le second facteur auquel j'attribuerai la renaissance de l'art dentaire français, c'est la création de deux écoles spéciales. Les services qu'elles ont rendus l'une et l'autre sont incontestables ; elles ont fait de vrais dentistes et nous espérons que le temps où le premier venu s'improvisait dentiste, par la grâce de son davier, ne reviendra plus. En attendant que le gouvernement veuille bien réglementer les études de l'art dentaire et son exercice professionnel, nous espérons que toute personne exerçant cet art en France pourra justifier de trois années d'études dans une de ces écoles et inspirer à ses clients une confiance méritée.

Ces deux écoles, messieurs, ont été longtemps rivales et le resteront peut-être ; je ne puis prévoir l'avenir, ni par conséquent vous le dévoiler. Elles se sont cependant, un jour, réunies dans un sentiment patriotique qui leur fait le plus grand honneur, le jour où il s'est agi d'organiser ce Congrès et de montrer aux confrères de la province et de l'étranger que Paris avait à cœur de relever aussi haut que possible notre profession. Je leur en exprime publiquement toute ma reconnaissance. S'il m'était permis d'émettre ici un vœu, ce serait de voir cette rivalité cesser définitivement et se fondre dans un mariage, non pas d'inclination, mais de raison. Partout l'union fait la force ; l'art dentaire ne peut échapper à cette loi, et je ne doute pas que ses progrès ne soient plus rapides le jour où nos deux écoles s'uniraient pour travailler en commun.

C'est dans cet esprit d'union, de concorde, que nous avons admis sans distinction tous les praticiens, qu'ils soient médecins, docteurs ou simples mécaniciens. Nous avons voulu que ce Congrès fût celui des dentistes, indiquant notre trait d'union, la spécialisation de notre pratique. Notre entité ne date pas d'hier. N'est-elle pas consacrée par les écrits, par les titres (expert-dentiste) de nos devanciers ? Hunter l'a reconnue d'une façon très nette. Dans son traité des dents, il indique les maladies qui ressortissent au médecin, au chirurgien : « Mais celles, dit-il, qui sont particulières aux dents, à leurs dépendances immédiates, appartiennent aux dentistes. » (P. 86.)

Nous n'avons tous ici qu'une pensée : concourir dans la mesure de nos forces à l'avancement et à la considération de la chirurgie dentaire.

J'espère que les étrangers, qui nous ont fait l'honneur de nous visiter, emporteront de l'état de l'art dentaire en France une impression qui ne sera pas trop défavorable. Nous avons surtout voulu vous montrer, messieurs, un corps professionnel digne de vous recevoir. Par une faveur très précieuse, ce corps non réglementé, pour ainsi dire toléré, reçoit aujourd'hui sa première estampille officielle. Nous en remercions bien chaleureusement M. le ministre du Commerce et de l'Industrie que nous sommes heureux de voir représenté par l'éminent maître M. Gariel.

Sans doute, vous constaterez chez nous, comme ailleurs, des lacunes; mais il en est bien d'autres dans la littérature des deux mondes, et c'est le propre des congrès de les constater et de chercher à les combler. C'est ce que vous allez faire dans les séances qui vont vous réunir. Je vous invite donc, messieurs, après vous être constitués, à vous rendre dans vos sections et à arrêter les travaux de chacune d'elles, en commençant par la composition des bureaux. Mes fonctions se terminent avec cette séance. Permettez-moi cependant d'adresser un juste tribut de regrets à deux collaborateurs que nous avons perdus, depuis la constitution de notre comité. J'ai nommé MM. Brasseur et Andrieu, dont la place reste encore vide parmi nous.

Je fais des vœux pour que le Congrès des dentistes, notre œuvre à laquelle notre zélé secrétaire général, M. Pourchet, a prodigué un infatigable dévouement, ne soit pas moins intéressant que ceux qui ont tenu leurs assises à Paris, cette année; ce sera un nouveau succès à ajouter à celui de notre Exposition, qui non seulement honorera la France républicaine, mais qui, en outre, donnera une impulsion nouvelle à la civilisation du monde entier.

J'ai tenu à remplir jusqu'au bout la tâche que j'avais assumée, mais je décline toute candidature dans la constitution du bureau que vous allez nommer.

Vous pourrez porter vos suffrages sur une liste que vous présente le comité et qui assurera la bonne direction de vos séances. (Applaudissements).

M. LE PRÉSIDENT GARIEL donne alors lecture de la liste des membres que le Comité d'organisation a désignés pour conduire les travaux.

L'assemblée ratifie le bureau choisi [1].

1. Voir page 5.

M. GARIEL, président d'honneur, prononce une allocution.

DISCOURS DÉ M. GARIEL.

Messieurs,

M. le Ministre du Commerce, commissaire général de l'Exposition, étant empêché d'assister à la séance d'ouverture du Congrès Dentaire International, m'a délégué pour le remplacer et pour présider cette séance.

Ma première parole sera pour saluer, au nom du gouvernement de la République, tous ceux qui ont répondu à l'appel qui leur a été adressé et plus spécialement pour souhaiter la bienvenue aux étrangers qui viennent nous apporter le concours de leurs connaissances et de leur talent.

Lorsque les données fondamentales de l'Exposition internationale de 1889 eurent été établies, et quoiqu'on eût pleine confiance dans la réussite de cette œuvre (il ne nous appartient pas de dire jusqu'à quel point cette réussite a été complète), on s'aperçut que, quelles que fussent les merveilles que pourraient accumuler les arts et l'industrie, on n'aurait pas une représentation intégrale des progrès de l'esprit humain à la fin du xixe siècle. Pour compléter cette œuvre, qui devait célébrer dignement le centenaire de l'une des plus grandes dates de l'histoire des peuples, on pensa que, à la réunion des produits matériels, il convenait de joindre, pour ainsi dire, une exposition des résultats atteints dans toutes les branches où s'exerce l'activité de l'esprit humain; reprenant, en l'étendant, une idée qui avait été fructueuse en 1878, on décida qu'il y avait lieu d'organiser des congrès internationaux et une commission spéciale, la Commission supérieure des congrès et conférences de l'Exposition de 1889, fut chargée de s'occuper de cette organisation.

La Commission décida, fort sagement, je crois, qu'elle n'organiserait pas elle-même les congrès, mais qu'elle proposerait au ministre pour chaque congrès, la nomination d'un comité qui aurait la charge et l'honneur de faire réussir le congrès. La Commission supérieure conservait dans ses attributions la détermination des congrès qui seraient acceptés et reconnus officiellement par le gouvernement et, dans une certaine mesure, le contrôle des programmes des congrès.

C'est donc à la Commission supérieure que fut remise la demande d'un Congrès international dentaire; je ne crois pas manquer à la discrétion professionnelle en vous donnant quelques détails sur l'accueil qui fut fait à cette demande ; peut-être y aura-t-il là un enseignement qui pourra ne pas être perdu.

Je dois vous le dire, la première impression ne fut pas favorable : la Commission supérieure, composée d'hommes éminents dans les lettres, les arts, les sciences, l'industrie, le commerce, n'était pas très au courant des questions relatives à l'odontologie, et deux objections furent présentées comme graves.

En premier lieu, on émit l'opinion qu'il n'y avait pas utilité à réunir un Congrès dentaire où pourraient être traitées seulement des questions techniques, où pourrait se manifester l'habileté des opérateurs, mais où il n'y avait place pour aucune discussion scientifique.

Il ne fut pas difficile à celui qui s'était chargé de présenter votre demande de montrer combien cette opinion était erronée ; elle n'eût pas été déraisonnable il y a quelques années, mais les travaux faits en odontologie, travaux sérieux, travaux qui dénotent chez leurs auteurs de profondes connaissances, ces travaux montrent qu'il y a une partie de l'art de guérir qui relève absolument de la science.

La création d'écoles spéciales, dans presque tous les pays, est une preuve capitale de la transformation qu'a déjà subie votre profession : dans ces écoles, il n'y a pas seulement des exercices pratiques, sorte d'apprentissage manuel très important, d'ailleurs, il faut le reconnaître, mais il y a également un enseignement théorique dont la nécessité n'est plus discutée par personne parmi vous.

Ces raisons convainquirent la Commission supérieure sur ce point. Elle n'eût pas pu avoir l'ombre d'une hésitation si elle avait eu connaissance du programme détaillé de notre congrès, qui vient de vous être distribué et dans lequel elle eût été frappée du caractère absolument scientifique des communications annoncées.

Un autre point faisait hésiter la Commission supérieure : à tort ou à raison (je voudrais croire que c'est à tort) elle était convaincue que les rivalités professionnelles étaient très vives parmi les dentistes. Ces rivalités ne sauraient être supprimées, quels que soient le métier, l'état ou la profession ; elles sont même, dans une certaine mesure, une des conditions du progrès. Mais l'opinion générale était que ces rivalités prenaient parmi vous un caractère presque d'animosité personnelle qui devait empêcher qu'on parvînt à s'entendre soit dans le comité d'organisation, soit au Congrès même. Cette objection fut levée immédiatement par la manière même dont la demande du Congrès était présentée : les deux Sociétés rivales, la Société odontologique de France et la Société d'odontologie de Paris, laissant de côté les questions qui les divisent, s'étaient réunies pour prendre l'initiative du Congrès dentaire, pour l'organisation duquel une part égale devait être faite à chacune d'elles. Cette demande collective montrait que, si les rivalités professionnelles existent, elles peuvent être mises de côté par tous, lorsqu'il s'agit de faire une œuvre utile.

La Commission supérieure fut très frappée de cet accord, comme je l'avais été moi-même, et, après quelques incidents de moindre importance, l'organisation du Congrès fut décidée, et le Comité put se mettre promptement à l'œuvre. Je n'ai pas à apprécier ce qu'il a fait, mais vous pouvez déjà vous convaincre par le programme de votre session, par le nombre des adhérents en général, par la quantité et par la qualité des étrangers qui se sont fait inscrire, que ces travaux ont été fructueux.

Il y a, Messieurs, je le disais, un enseignement à tirer de cet historique : il me paraît certain que les objections qui se sont produites au sein de la Commission supérieure sont l'expression d'opinions qui ont généralement cours dans le public ; il faut qu'elles disparaissent peu à peu pour que votre profession soit estimée à sa juste valeur. L'installation d'écoles, l'établissement d'un diplôme spécial dans les pays où il n'existe pas encore, contribueront à atteindre ce résultat. La production de travaux ayant le caractère vraiment scientifique peut également y aider beaucoup en montrant votre profession sous son véritable point de vue.

Quant aux rivalités professionnelles, montrez, dans ce Congrès et dans les réunions qui, directement ou indirectement, en seront la suite, qu'elles n'excluent pas les bonnes relations et la courtoisie, et vous répondrez ainsi victorieusement à une objection qui n'était peut-être pas sans fondement.

Je crois, Messieurs, qu'il serait bon que ce Congrès international fût suivi ultérieurement d'autres réunions dont la nature serait à déterminer, soit qu'on provoquât d'autres congrès spéciaux, soit qu'on se décidât à organiser une section odontologique dans les congrès médicaux. La question est trop complexe pour que je veuille vous donner un avis ; d'ailleurs, à mon sens, la forme est secondaire ; ce qui importé c'est que, à nouveau, vous puissiez vous réunir et continuer l'œuvre de progrès pour laquelle vous êtes assemblés aujourd'hui.

Messieurs, je déclare ouvert le Congrès international dentaire de 1889.

(Ce discours est accueilli par des applaudissements prolongés.)

M. POURCHET, secrétaire général, donne alors lecture de son rapport.

RAPPORT DE M. POURCHET.

Messieurs,

Après le professeur Gariel, une de nos illustrations scientifiques qui a bien voulu représenter M. le Ministre du Commerce et de l'Industrie, après notre président, passé maître en l'art de charmer nos assemblées, il est peut-être téméraire, sinon audacieux, de vouloir prendre la parole ; aussi, grand est mon embarras.

Bien que le Congrès, lui seul, et les détails de son organisation, doivent nous occuper ici, je n'emploierai pas une vaine formule oratoire en vous disant que je suis fort ému et que mon inquiétude n'est tempérée que par le sentiment du devoir à remplir. Je vous demande donc toute votre indulgence, car, à la fin de ma tâche, il est nécessaire de vous indiquer ce que nous avons fait et comment il a été répondu à notre appel, lorsque, rompant avec le passé, nous avons voulu montrer que l'art dentaire n'avait pas perdu chez nous depuis le jour où notre pays lui a donné naissance. Je dois le dire de suite, nos efforts ont été récompensés, et c'est avec une légitime fierté que nous avons vu quatre cents confrères, l'élite de la profession, venir avec empressement apporter le concours de leurs lumières à ce premier congrès, qui, je le souhaite, sera l'aurore d'une nouvelle ère de progrès.

Mais avant de commencer, je dois répondre à une accusation qui fut lancée contre nous au moment où nous élaborions notre projet, car nous ne saurions accepter le reproche qui nous fut adressé d'avoir voulu nuire au congrès qui doit se réunir à Berlin en 1890.

Jamais ceci n'a existé dans notre pensée et notre justification sera complétement faite lorsque j'aurai rappelé où et comment notre Congrès fut décidé.

Vous avez encore tous présentes à la mémoire les magnifiques assises qui eurent lieu, en 1887, à Washington ; deux de nos collègues, **MM.** Dubois et Kühn, eurent le rare bonheur de se rendre à cette époque dans cette ville où ils furent accueillis avec un empressement tel que nous ne saurions trop remercier nos confrères d'outre-mer. Si vous avez lu les comptes rendus qui furent publiés après cette imposante réunion, vous avez pu voir que c'est là même que l'idée d'un congrès dentaire international fut émise par nos collègues. J'aurai terminé ce point d'histoire quand je vous aurai dit que l'année de l'Exposition étant d'un heureux présage avait surtout guidé les promoteurs de notre Congrès. Quelques jours plus tard, il est vrai, la nouvelle se répandit qu'en 1890 devait se réunir un congrès médical à Berlin ; la coïncidence pouvait de prime abord prêter à la critique, mais les deux dates nous donnaient la priorité, cela n'est plus contestable.

De cette résolution prise à Washington à la réalisation il n'y avait qu'un pas, qui fut rapidement franchi ; deux commissions préparatoires se réunirent, les 27 et 31 juillet 1888, pour étudier les moyens d'arriver au but que nous avons atteint aujourd'hui.

Deux sociétés de dentistes, deux écoles existaient à Paris ; toutes deux, malgré quelques divergences d'opinion sur les moyens de parvenir à relever l'art dentaire, n'en poursuivaient pas moins le même but, à savoir de faire du dentiste un homme instruit ; aussi arriva-t-on bien vite à s'entendre pour les réunir toutes deux momentanément. Une commission de 18 membres fut nommée ; elle fut prise moitié dans la Société odontologique de France, moitié dans la Société d'odontologie de Paris, et le travail commençait le 8 août 1888 comme congrès libre.

En septembre, nous fûmes informés que le gouvernement de la République, toujours soucieux du développement intellectuel de la France, prenait sous son patronage une certaine quantité de congrès. Ne doutant pas qu'étant donné notre but ce précieux appui nous serait accordé, des démarches furent immédiatement faites en ce sens.

Ici, messieurs, permettez-moi d'ouvrir une parenthèse pour rendre hommage à M. le professeur Gariel et le remercier de son bienveillant concours en cette circonstance, car, grâce à son appui, le patronage officiel nous fut donné et notre premier Congrès débutait sous les meilleurs auspices.

Le 4 décembre, en effet, les 18 membres composant la commission primitive étaient nommés par M. le ministre du Commerce et de l'Industrie, membres du Comité d'organisation du Congrès dentaire international. Nous n'avions plus alors qu'à nous constituer, ce qui fut fait, en reconnaissant à chaque société une part absolument égale dans l'organisation. A dater de ce moment un règlement fut élaboré et tous nos efforts tendirent à simplifier le plus possible le travail. Pour ce faire, la division en sections était tout indiquée; on en fit quatre,

Savoir :

1re SECTION. — *Anatomie et physiologie normales et pathologiques.*

2e SECTION. — *Dentisterie opératoire (thérapeutique spéciale et matière médicale.)*

3e SECTION. — *Prothèse et orthopédie dentaires.*

4e SECTION. — *Déontologie et enseignement.*

Comme vous le voyez, toutes les branches de notre profession furent représentées et tous les sujets à traiter trouvèrent leur place. Nous avons pensé de même qu'en dressant une liste de questions nous donnerions aux adhérents de précieuses indications en attirant leur attention sur celles qui nous ont semblé les plus importantes.

C'est pourquoi nous avons joint au règlement, que vous avez tous reçu, un tableau en regard de chaque section. Voulant être court, je ne vous ferai pas cette énumération ; ce serait abuser de votre bienveillance.

Là s'arrêtait le premier travail d'organisation ; notre devoir désormais était de faire appel aux dentistes, ainsi qu'à tous ceux qui s'intéressaient à notre spécialité.

Le règlement fut envoyé avec une invitation à tous nos confrères habitant la France, à tous ceux de l'étranger, par l'intermédiaire des présidents de leurs sociétés, bien sûrs, d'avance, que nous serions écoutés.

Les réponses furent lentes au début, l'hésitation était bien permise en présence d'une première tentative que nous faisions chez nous, mais bientôt, de toute la France, de tous les points du monde les adhésions arrivèrent en grand nombre et le succès devenait un fait accompli ; nos efforts étaient secondés par de nombreux confrères, et des meilleurs de toutes les nations. Ici j'insisterai particulièrement sur le concours dévoué de nos collègues de l'étranger qui, je dois le dire, ont largement contribué à notre réussite en acceptant de nous représenter dans leur pays : aussi est-ce avec un légitime orgueil que nous jetons un regard sur les bureaux honoraires qui sont l'expression de notre vive reconnaissance, en même temps qu'un juste hommage au talent et aux services rendus à notre profession.

Au premier rang nous voyons figurer notre maître à tous, l'illustre John Tomes, dont le passé est, sans conteste, l'une des plus belles pages de notre histoire professionnelle. A côté de ce maître, nous voyons défiler tout un état-major de praticiens de talent et éprouvés qui ne nous reprocheront certes pas d'avoir placé M. Tomes en tête de la liste.

Cependant, Messieurs, lorsque vous aurez jeté ce coup d'œil, je suis sûr que vous aurez comme moi un regret, celui de voir que certaines divergences d'idées nous privent du concours précieux de certains confrères dont la valeur et le passé scientifique n'auraient pas peu contribué à faire briller notre grande réunion d'un plus grand éclat encore. A côté de cette absence voulue, de ces absences, pour mieux dire, il en est d'autres, mais celles-là bien involontaires assurément, et je ne puis écarter de ma pensée de récents et douloureux souvenirs. Deux places sont vides, celles de nos collègues MM. Brasseur et Andrieu, ravis, à quelques jours de distance, à l'affection de tous et à notre grande famille. Tous deux faisaient partie de notre comité, et, je ne crains pas de le dire, nous avons perdu en eux les plus précieux auxiliaires, des guides en quelque sorte de chaque jour. Faire l'éloge de ces deux maîtres ne rentrerait pas dans le cadre de ce rapport, dont la première qualité est d'être bref, mais cependant il est de mon devoir, il est de notre devoir à tous, de saluer une dernière fois la mémoire de ces hommes dévoués qui ont contribué pour une si large part à notre relèvement et à enrichir notre littérature scientifique de travaux nombreux et d'une incontestable valeur. Je ne m'arrêterai donc pas davantage sur ces pénibles souvenirs et je continuerai en vous disant qu'un grand nombre de sociétés dentaires, des Etats mêmes, ont bien voulu concourir à notre œuvre en nous envoyant des délégués chargés de les représenter.

Je craindrais d'abuser de votre patience si je vous les énumérais toutes ; qu'il me soit seulement permis de joindre mes remerciements à ceux que notre président leur a adressés, il y a un instant.

Par ce qui précède, vous le voyez, Messieurs, notre réunion promettait beaucoup, mais il restait un dernier effort à faire, celui d'obtenir des communications, des travaux, sans lesquels tout congrès se réduirait à une réunion confraternelle, toujours fort agréable, mais peut-être insuffisamment fructueuse en découvertes. Ici, je dois le dire encore, nous avons abondance et il vous suffira de relire le programme pour juger de l'importance de l'œuvre que nous avons entreprise.

J'arrive, Messieurs, à la fin de ma tâche, mais je ne saurais la terminer sans m'acquitter d'un dernier devoir. J'adresserai d'abord à mes collègues, qui m'ont fait l'insigne honneur de me confier le poste si important de Secrétaire général, l'expression de ma vive et profonde gratitude. Je suis d'autant plus sensible à ces marques d'estime et de confiance qu'au sein du Comité se trouvaient des confrères sur lesquels auraient pu bien justement se porter les suffrages. Mes remerciements bien sincères s'adresseront ensuite à tous les membres du bureau qui m'ont secondé et sans le secours desquels j'aurais été peut-être au-dessous de ma tâche. Merci enfin à tous les membres du Comité, à tous les adhérents qui, partageant le souci commun, ont considérablement simplifié mon travail. J'ai peut-être commis des fautes, des erreurs ont pu se glisser dans les différentes pièces que vous avez reçues ; je fais appel à toute votre indulgence, persuadé d'avance que vous saurez reconnaître que j'ai fait de mon mieux.

Voilà, Messieurs, notre premier Congrès international ; souhaitons tous qu'il soit le prélude de beaucoup d'autres et que 1889, anniversaire glorieux, s'il en fut jamais, soit pour l'art dentaire ce que 1789 fut pour notre pays, c'est-à-dire la date par excellence de l'émancipation et de tous les progrès. (Applaudissements.)

M. le président Gariel prie MM. les délégués étrangers de vouloir bien prendre place sur l'estrade, près du bureau, où des sièges leur ont été réservés.

M. le Dr GAILLARD prononce le discours suivant :

DISCOURS DE M. GAILLARD.

Mesdames, Messieurs,

Avant de prendre possession des fonctions pour lesquelles vous venez de me désigner, permettez-moi de vous exprimer tous mes remerciements, en même temps que mes craintes, et de vous dire combien je suis touché de tant d'honneur.

Votre détermination me place dans le plus grand embarras, et, sans vouloir me poser en nouveau Cincinnatus arraché brusquement à sa charrue, je vous dirai que, subitement rappelé du fond de la Bourgogne, où je goûtais en paix les douceurs d'un repos mérité, après une année de labeur, je me vois obligé de réclamer toute votre indulgence pour des attributions auxquelles je ne prétendais nullement, pour lesquelles je ne suis pas préparé et dont certainement j'aurais décliné tout l'honneur, si je n'avais pas été assuré du concours si précieux de nos vice-présidents, de notre secrétaire général, sur qui toute la charge de l'organisation de ce Congrès a pesé durant tant de mois, et enfin de tous mes collègues de la commission dont il m'a été donné d'apprécier pendant nos travaux d'organisation le dévouement désintéressé à la chose commune.

Mais, chers collègues, cette constatation du devoir accompli et du but atteint, qui ne laisse pas que de flatter notre amour-propre, ne peut cependant nous faire oublier que des hommes qui, par leur position, leur savoir, leurs capacités et leur talent, se trouvaient destinés à prendre part à nos travanx et à présider ces premières assises de la science dentaire en France, manquent aujourd'hui parmi nous : les uns, frappés par la mort, tels les docteurs Andrieu et Brasseur, pour ne citer que ces deux noms, certainement encore présents à la mémoire de chacun de nous, tous deux membres de la commission d'organisation. Rendons-leur ici un dernier tribut de reconnaissance, car s'ils furent à la peine, ils manquent aux honneurs.

Pressentis, d'autres, au contraire, se sont abstenus, se tenant à l'écart, renfermés dans une certaine forme d'archaïsme professionnel, préférant abandonner à lui-même ce mouvement indiscutable, cette espèce de renaissance professionnelle qui se produit depuis quelque temps, à le guider de leur savoir et de leur expérience en se plaçant à sa tête et en en assurant la direction.

Mais je m'arrêterai là, n'ayant nullement l'intention de vous refaire l'historique de notre profession, historique qui, depuis quelque temps, a été fait tant de fois. Je ne vous conterai pas par le menu nos luttes intestines renouvelées des médecins et des barbiers (Société naissante de chirurgie).

A notre retour du Congrès monstre de 1881, en Angleterre, où nous avions été délégués et où notre regretté président, M. Andrieu, faisait partie de la XIIᵉ section, nous avions, à plusieurs reprises, agité cette question d'une réunion de dentistes, mais nous ne sentions pas encore le terrain bien préparé sous nos pas.

Le succès de ce congrès nous avait frappés. Nous avions compris tout l'intérêt professionnel de pareilles réunions, où des hommes de la valeur de Tomes, Coleman, Cartwright, Sunders, Hutchinson, Atkinson de New-York, Magitot et tant d'autres, venaient exposer le résultat de leurs études. Et de plus nous avions conservé une heureuse impression, que c'était la première fois, depuis l'origine des congrès, que tout ce qui touche à l'art dentaire était inscrit au programme et qu'une section spéciale avait même été créée.

Les organisateurs des congrès précédents qui s'étaient tenus à Paris, Florence, Vienne, Bruxelles, Genève, Amsterdam, ne s'étaient probablement pas doutés qu'il pût y avoir en odontologie ou en pathologie dentaire des questions scientifiques assez élevées pour occuper l'activité et l'intelligence d'hommes spéciaux.

Il faut donc savoir gré à l'Angleterre d'avoir rompu avec les anciens errements et d'avoir eu l'audace de cette innovation.

A son retour du congrès de Washington (1887), M. Dubois reprit l'idée d'un congrès français et fut assez heureux pour trouver de l'écho à sa proposition.

En 1878, alors que l'Angleterre et l'Amérique possédaient des sociétés d'odontologie, des écoles dentaires, des publications périodiques mensuelles, la France, ce pays qui avait été le berceau de l'art dentaire et qui était fière, à bon droit, de ceux qui l'avaient exercé avec tant d'éclat, la France, dis-je, ne possédait aucun de ces avantages.

Les dentistes se connaissaient à peine entre eux. Aucun centre de réunion n'existait où ils pussent échanger leurs idées et discuter les questions pouvant intéresser la corporation.

Chacun exerçait sa profession comme il l'entendait, sans communiquer ses procédés à ses confrères, se cachant même de ses voisins. Aucune publication française spéciale n'existait à ce moment.

Les choses auraient pu certainement durer longtemps encore, si une société, la Société syndicale odontologique, ne s'était fondée sous l'impulsion de quelques praticiens.

Mais telle est la marche des choses humaines qu'il n'est pas de société qui se fonde, quelle que soit l'excellence de ses intentions, sans qu'immédiatement n'apparaisse une fondation antagoniste. C'est la loi humaine, il ne faut pas s'en plaindre, puisqu'elle engendre la discussion d'où peut sortir la vérité.

La marche des événements étant partout la même, nous rencontrâmes, quant à notre organisation dentaire, les mêmes difficultés qui s'étaient présentées en Angleterre, en 1859, lors de l'organisation du Dentist's act.

Aujourd'hui, grâce à l'initiative individuelle, une partie de ces *desiderata* se trouve comblée. Il existe des centres de réunion où les intérêts moraux et matériels de la profession peuvent être discutés ; des centres d'enseignement ont été créés, répondant certainement à un besoin, puisque les cours y sont assidûment suivis.

Des publications périodiques spéciales ont été crées. Enfin les deux sociétés fondées dans le but du développement scientifique de notre art, tout en cherchant à rendre à notre profession son ancien degré d'élévation, ont voulu étendre leurs bienfaits aux déshérités de la fortune. Des services ont donc été organisés dans les écoles, les bureaux de bienfaisance, et leur initiative philantropique a pénétré jusqu'au sein même du conseil de l'assistance publique.

Vous voyez, messieurs, ce que peut l'activité individuelle. Là est le seul salut pour notre société : montrer à l'Etat ce qu'il y avait à faire au point de vue de l'enseignement, indiquer les résultats obtenus, et donner tant d'intensité à ce mouvement de relèvement professionnel qu'il s'impose de lui-même comme une nécessité. Une bonne partie du chemin a déjà été faite et non pas la moins pénible. Car, ainsi que vous le disait, il y a un instant, notre honorable président, en ouvrant les assises, ce n'a pas été sans lutte, au sein même de la commission, que notre proposition de congrès a été acceptée.

Nous devons donc ici publiquement des remerciements aux membres de cette commission supérieure des congrès, pour n'avoir pas désespéré de nous, et nous avoir accordé ce que nous réclamions depuis dix années, une reconnaissance officielle, une sanction de nos efforts et de nos peines.

Cet appui, l'Etat ne peut maintenant manquer de nous le continuer, surtout lorsque son représentant lui aura rendu compte de sa tâche, alors qu'il aura exposé l'ordre et la valeur de nos travaux et enfin qu'il lui aura dépeint cette assemblée composée de personnalités qui, pour la plupart, n'ont pas craint d'affronter les périls des plus longs voyages pour répondre à notre appel et nous faire part de leurs découvertes.

Si nous avons beaucoup fait, si nous avons pu, après aussi peu de temps, arriver à grouper un nombre assez considérable de confrères pour nous permettre de constituer ce congrès dentaire, nous ne devons pas nous tenir pour satisfaits, car il nous reste encore beaucoup à faire : reconquérir et rendre aux chefs de notre profession cette considération que le public accorde volontiers aux membres des autres associations savantes.

Il nous faut arriver à faire de notre corporation une réunion d'hommes d'une instruction supérieure, commandant le respect aussi bien par leur conduite que par leurs connaissances.

Ces réunions ne peuvent tendre qu'à ce but en resserrant davantage les liens de bonne confraternité.

Permettez-moi donc, chers confrères, au nom de nos deux Sociétés d'odontologie de France, de vous offrir la bienvenue, vous remerciant de l'honneur que vous nous faites de visiter notre ville et d'apporter votre précieux concours à ce grand banquet intellectuel.

Je ne puis terminer sans remercier tout particulièrement l'organisateur général du congrès, mon maître, M. le professeur Gariel, pour tout le bienveillant intérêt qu'il n'a cessé de porter à l'organisation de notre groupe, en nous prodiguant les conseils de sa haute expérience. (Applaudissements.)

MM. les délégués étrangers prennent tour à tour la parole au nom des Sociétés qu'ils représentent.

M. Cunningham, de Cambridge (Angleterre), secrétaire de la délégation anglaise, donne tout d'abord lecture d'une lettre de Sir J. Tomes, président du bureau honoraire de la Grande-Bretagne.

« Caterham, 30 août 1889.

« Cher monsieur Cunningham,

« Dans l'impossibilité absolue de me rendre au Congrès, puis-je vous demander de faire connaître à l'assemblée combien je suis touché de l'honneur qu'elle m'a fait en m'appelant à la présidence de la section anglaise du Congrès dentaire? Tout mouvement qui tend au progrès des connaissances et de la pratique de la chirurgie dentaire obtient ma sympathie et surtout quand ceux qui le servent, ayant des vues différentes sur les moyens et les méthodes les mieux appropriés à l'enseignement dentaire, se réunissent pour tendre vers un but commun. Je suis fermement convaincu que toute tentative de séparer la chirurgie dentaire de la chirurgie générale, de la considérer comme un sujet indépendant et distinct du sujet général dont elle est une partie, aurait pour conséquence un amoindrissement du niveau de l'enseignement et de la position sociale que la chirurgie dentaire a atteinte. L'affirmation que le chirurgien ne connaît que peu de chose en dentisterie aurait ainsi sa contre-partie : le dentiste ne connaîtrait que peu des principes de la science médicale. Il y a place pour une amélioration des deux côtés et tendre à séparer les branches de la même souche serait les arrêter dans la route d'un développement plus étendu, général et spécial. A cet égard, je suis sûr que notre profession sera le mieux servie par le maintien d'une section dentaire dans un congrès médical international plutôt que par des congrès dentaires spéciaux. D'ailleurs la limitation d'un sujet dans ses limites les plus étroites tend à rapetisser les vues du praticien et à lui ravir toute idée de proportion; cela aurait pour conséquence l'infériorité future de ceux qui pratiquent une branche d'un sujet divisible en plusieurs branches indépendantes. Qui peut dire que les dents, les yeux, les oreilles, etc., ne sont pas dépendants du corps humain considéré comme un ensemble? Les congrès dentaires internationaux et les sections dentaires dans les congrès médicaux internationaux ne peuvent pas exister en même temps. L'un enlèverait à la prospérité et à l'utilité de l'autre et, personnellement, je crois que nos efforts doivent tendre à maintenir la connexité la plus étroite possible entre la chirurgie générale et la chirurgie dentaire et, par suite, à donner tout leur développement aux sections dentaires dans les congrès médicaux internationaux, dans l'avenir comme dans le passé.

» En exprimant de nouveau mes remerciements au bureau du Congrès, je reste votre bien dévoué

» JOHN TOMES. »

Cette lettre est accueillie par des applaudissements.

M. CUNNINGHAM s'exprime alors en ces termes :

« Je ne puis trouver de mots pour vous marquer les sentiments que j'éprouve en entendant acclamer mon pays. Au nom de la profession dentaire d'Angleterre, je puis vous assurer que nous sommes très sensibles à votre invitation. En choisissant sir John Tomes comme notre président, vous avez témoigné de votre respect pour l'homme auquel sa découverte des fibrilles et ses nombreux travaux ont valu d'être décoré par la reine. Peut-être cependant son rôle n'est-il pas assez bien connu ici. Et pourtant c'est à lui qu'est dû l'état actuel de l'avancement de la profession dans notre pays. C'est à l'action de Smith et de John Tomes que nous devons le Dentist's act de 1878, qui ne permet plus l'exercice de la chirurgie dentaire à moins d'avoir été dûment qualifié pour cela. Vos délégués à Brighton ont pu constater la façon dont le nom de Tomes est accueilli chez nous.

Malheureusement il est dans l'impossibilité d'entreprendre le voyage :
« Je suis, me disait-il plaisamment, comme un vieux lapin qui ne
peut pas trop s'éloigner de son terrier. »

» Nous sommes heureux de participer à vos travaux et nous vous
remercions de votre accueil, dont nous emporterons le souvenir et
l'écho dans notre pays. »

(Applaudissements répétés.)

M. LE D' BOGUE, de New-York, vice-président du bureau des
États-Unis, remplaçant le D' Taft, empêché, prononce les paroles
suivantes :

« Je ne m'attendais pas du tout à l'honneur que vous avez bien
voulu me confier et mon premier devoir doit être d'en remercier
cette assemblée. C'est avec plaisir que je vois le grand nombre des
membres qui la composent. Elle compte aussi beaucoup de mes compatriotes, et j'espère qu'ils ajouteront à vos travaux. Je vous exprime,
en leur nom, les meilleurs souhaits pour le succès du Congrès. »

M. HEIDÉ, délégué de la Norvège, s'exprime ainsi :

« Obligé d'étudier et de connaitre les langues étrangères, j'ai pu
suivre de près la littérature professionnelle des divers pays qui se
font gloire de travailler aux progrès de l'humanité. Dans cette étude,
j'ai nécessairement fait des comparaisons, et, je me hâte de le dire,
j'ai constaté les importants perfectionnements apportés en France
à l'art dentaire depuis une dizaine d'années. Certes, il y a, de l'autre
côté de l'Atlantique, des maîtres distingués que nous remarquons
parmi les lumières de la profession ; mais à présent, notre art n'est
plus le monopole d'une nation et la France compte des autorités
qui portent très haut le drapeau scientifique. Cette France si intelli-
gente, si active, si créatrice, ne pouvait rester en arrière.

» Un grand mouvement s'est opéré qui a eu pour résultat de véritables miracles. A qui devons-nous cette transformation ? Aux sociétés qui ont inscrit sur leur programme : Avancement de l'art ; aux
Ecoles qui fonctionnent à Paris, non seulement au grand profit des
malades, mais aussi au grand profit des praticiens français et étrangers. Ces Ecoles sont devenues des centres d'étude d'où partent,
chaque année, des élèves de valeur et de talent.

» J'ai la ferme conviction que ce congrès sera profitable à tous et
contribuera pour une large part à la diffusion des idées pratiques et
scientifiques.

» Aussi, au nom des Norvégiens, mes compatriotes, j'ai l'honneur de féliciter chaudement le comité d'organisation et je n'hésite pas à crier :

» Vivent les Écoles Dentaires de Paris ! Vive la grande Nation ! Vive la France ? »

M. le Dr ETCHEPAREBORDA, de Buenos-Ayres, délégué de la République Argentine, prend la parole :

« Le gouvernement de la République Argentine m'a nommé son délégué et m'a confié l'honneur de le représenter parmi vous. J'en apprécie toute l'importance et vous adresse tous mes vœux pour le succès de ce Congrès. »

M. LE Dr RICHTER, de Breslau, délégué des pays de langue allemande, lui succède et dit :

« Au nom de l'Association dentaire américaine en Allemagne, je vous apporte des souhaits pour la réussite du Congrès. »

M. LE Dr ARNIM-ROTHMANN, de Buda-Pesth, également délégué des pays de la langue allemande, parle ainsi :

« Je suis venu de notre pays saluer la grande nation et crier : Vive la France ! »

M. LE Dr REDARD, de Genève, délégué de la Suisse, prononce le discours suivant :

DISCOURS DE M. REDARD.

« Monsieur le Président, Mesdames et Messieurs,

» Le 29 juin 1888, feu Carteret, Président du département de l'Instruction publique du canton de Genève, présentait au pouvoir législatif un rapport sur l'opportunité de la création d'une école dentaire dans notre canton. Il disait : « L'École dentaire que nous vous proposons aujourd'hui de créer à Genève aura, nous en sommes certains, des résultats avantageux. En effet, cette institution, en élevant le niveau intellectuel du chirurgien-dentiste, constituera une sauvegarde de plus pour la salubrité publique ; d'autre part, ce sera un nouvel établissement scientifique utile et fructueux, etc.

» Déjà, le 6 juillet, la commission nommée pour examiner la question s'exprimait par son organe, M. le Dr Vincent, actuellement professeur d'hygiène et directeur de la salubrité publique, comme suit :

« Et d'abord, on ne saurait qu'applaudir à tout ce qui peut concourir à donner au public de plus grandes garanties vis-à-vis des personnes qui pratiquent une partie quelconque de l'art de guérir, qu'il s'agisse des médecins, des dentistes ou des sages-femmes ; nous avons, sous ce rapport, trop longtemps montré une largeur et une facilité presque coupables.

« La création de notre Faculté de médecine a eu pour résultat immédiat de rendre les épreuves à subir plus difficiles : il en sera de même pour les dentistes ; en leur donnant la facilité de suivre, avec des sacrifices pécuniaires peu élevés, relativement à ce qui existe ailleurs, un enseignement qui leur permettra de connaître à fond leur art, l'État sera en droit d'exiger, au lieu d'examens souvent dérisoires, des preuves vraiment sérieuses de capacité.

« Il n'est que temps de clore la liste douloureuse des accidents causés par l'ignorance de certains soi-disant dentistes, il n'est que temps de donner à cette branche importante de la chirurgie la place qu'elle mérite d'occuper dans l'enseignement et la pratique.

« La loi fut votée sans opposition. Quatre années s'écoulèrent. La Suisse allemande, qui ne voulait pas rester en arrière, fit un chaleureux appel à tous les dentistes suisses en les convoquant à Zurich.
— Soixante dentistes répondirent à cet appel et se constituèrent en Société odontologique suisse. Il s'agissait de s'entendre sur les voies et moyens à employer pour obtenir un examen fédéral de dentistes, et de nos autorités fédérales de faire rentrer l'art dentaire dans l'art de guérir. — Une requête lue au Congrès odontologique, à Berne, l'année suivante, fut votée par acclamation et envoyée ensuite au gouvernement fédéral. Cette requête se basait sur ce fait que l'art dentaire et ses annexes offrent à l'anatomie, la physiologie, l'anatomie comparée et pathologique, ainsi qu'à l'histologie et l'embryologie, un domaine aussi vaste que n'importe quelle partie du corps humain, et elle faisait mention des travaux de Lœvvenkok, Hunter, Purkinge, Arnold, Koelliker, Waldeyer, Goodsir, Tomes, Coleman, Heider, Wedl, Magitot et autres.

» La réponse ne se fit pas attendre longtemps, et en 1887, les Chambres fédérales, faisant droit à la demande de la Société odontologique, classaient le dentiste dans le cadre médical.

» Pour obtenir le diplôme fédéral de dentiste, il faudra maintenant :

» 1° Justifier sa maturité dans les branches suivantes :

» *a*) le latin,

» *b*) le grec,

» *c*) la langue maternelle,

» *d*) une deuxième langue nationale suisse (le grec peut être remplacé par une troisième langue nationale suisse ou par l'anglais,)

» *e*) l'histoire et la géographie,

». *f*) les mathématiques : *a*) algèbre ; *b*) géométrie,

» *g*) les sciences naturelles (éléments);

» 2° Subir l'examen des différentes sciences naturelles : physique, chimie, botanique, zoologie ;

» 3° Subir l'examen d'anatomie, de physiologie, d'histologie et d'embryologie ;

» 4° Subir l'examen professionnel qui comporte l'examen écrit, pratique et oral.

» Monsieur le Président et Messieurs,

» La Suisse ne se montre jamais indifférente à aucun progrès se réalisant dans n'importe quel domaine de la science ou des arts. Petit pays, elle apprécie les hommes de bonne volonté qui travaillent à combattre le charlatanisme et l'empirisme, et c'est à ce titre que je suis envoyé ici, dans les assises de la science odontologique, pour travailler avec vous. Je suis envoyé pour vous adresser des vœux de réussite et pour vous remercier de votre aimable invitation.

» *Post tenebras lux.* »

M. DE PAEPE, de Bruxelles, au nom de la Société odontologique de Belgique, prononce le discours suivant :

DISCOURS DE M. DE PAEPE.

« Mesdames, Messieurs, Chers Collègues,

» Au nom de la délégation belge, au nom de la *Société odontologique*, je suis heureux de pouvoir vous dire tout l'intérêt que nous portons à cette réunion internationale, toute la gratitude que nous éprouvons pour ses organisateurs.

» Nous sommes convaincus qu'aujourd'hui encore l'art dentaire a besoin de se relever, de se dignifier, et que rien n'est plus propre à amener ce résultat que de mettre ceux qui l'exercent au courant des découvertes les plus récentes, des progrès scientifiques qui se réalisent chaque jour dans chaque pays. Or, quoi de plus propre à obtenir ce résultat, que des réunions comme celle à laquelle il nous est donné de prendre part ici ? Qu'est-ce, en effet, qu'un Congrès comme celui-ci, si ce n'est un enseignement mutuel où chacun de nous vient s'éclairer tout en éclairant les autres, où chacun vient apprendre des choses qu'il ignorait ou qu'il comprenait autrement, et communiquer aux autres les fruits de sa propre expérience, et cela, tout en puisant, dans ces communications confraternelles, la force nécessaire pour marcher ensemble vers toutes les améliorations qu'exige encore notre profession, tant au point de vue matériel qu'au point de vue intellectuel et moral, tant au point de vue technique qu'au point de vue odontologique, c'est-à-dire des devoirs professionnels et des conditions nécessaires pour remplir dignement ces devoirs ?

» Tel me paraît, en effet, le double but et, espérons-le, tel sera le double résultat de ce Congrès international :

» 1° Nous donner plus de force pour vaincre les derniers obstacles qui s'opposent encore à ce que notre profession reçoive dans la société toute la considération à laquelle elle a droit ; et cette force, c'est dans l'union de tous qu'il faut la chercher, conformément à la fort sage devise de mon pays : *L'union fait la force*. Et cette union, elle ne peut plus, à notre époque, être nationale seulement, mais internationale, car, avec la facilité des communications et la propagation rapide de la presse et des livres, tout pays qui voudrait s'isoler des autres ne tarderait pas à être en retard sur les autres ; cela est vrai pour l'odontologie, comme pour toutes les autres sciences. La science ne connaît point de frontières.

2° Constituer un grand enseignement mutuel, ou non-seulement des maîtres illustres, comme j'en aperçois plusieurs ici, communiquent un peu de leur savoir aux confrères moins bien doués ou plus jeunes et leur ouvrent des horizons nouveaux, mais où chacun de nous vient exposer même les plus humbles découvertes que la pratique ou l'étude lui aurait suggérées. Quand il s'agit de soulager ceux qui souffrent, tout progrès, si petit qu'il soit, est un immense bienfait.

C'est bien ainsi, je pense, que les organisateurs de ce Congrès international ont compris leur œuvre, et je n'en veux d'autre preuve que les questions qu'ils ont mises à l'ordre du jour, questions qui sont toutes du plus haut intérêt, questions qui sollicitent en quelque sorte tous ceux d'entre nous qui ont un procédé à indiquer, un appareil ou un outil à montrer, ou même une simple idée à émettre, à en faire l'objet d'une communication ou d'une exposition publique.

C'est ainsi, Messieurs, que le progrès marche et que le bien se réalise.

Par le travail, par l'étude, par l'expérience et l'observation de chaque jour, le vrai et le bon se dévoilent peu à peu, pour le plus grand profit de l'humanité entière. Si cela est exact en thèse générale, combien plus exact encore, quand il s'agit d'un art qui, comme le nôtre, tend si puissamment à diminuer les souffrances de nos semblables et à rendre la vie plus agréable, plus digne d'être vécue. Que de jolis minois nous doivent leur beauté, et, par suite, que de ménages heureux nous doivent le maintien de la tendresse mutuelle entre époux ! Que de Gargantuas ou de Lucullus, livrés aux plaisirs de la table, nous doivent le plus clair de leurs jouissances? Et, pour tout le monde, qu'est-ce que la fortune même sans la santé? Or, point de santé robuste sans un bon estomac, et point de bon estomac sans une bonne mastication, c'est-à-dire sans une bonne mâchoire, fût-elle même artificielle.

Mais ces beaux résultats n'ont pu être obtenus qu'à une condition, indispensable à tout progrès scientifique : *la liberté*, sous forme de libre recherche, de libre émission et de libre communication des idées. Je crois pouvoir, moi, délégué d'un pays petit par son territoire, mais grand par ses libres institutions, le déclarer devant les fils de cette généreuse France que nous aimons et qui célèbre précisément le centenaire de sa glorieuse Révolution de 1789, la science en général, et les sciences naturelles et médicales en particulier, ne progresseront jamais sérieusement que sous l'égide de la liberté et de la fraternité. Soyons donc des esprits libres et des cœurs fraternels, pour nous éclairer et nous aider les uns les autres, et nous aurons ainsi fait beaucoup, même sans sortir de notre sphère, pour le bien de nos semblables, tout en relevant à nos propres yeux et aux yeux de tous la dignité de notre profession.

Certes, le temps n'est plus où l'art dentaire était à peine considéré comme faisant partie de l'art de guérir, où « dentiste » était presque toujours synonyme de « charlatan », où « l'arracheur de dents » (c'était pourtant le terme qui convenait à cet art primitif) était mis sur le même pied que le pédicure et « réputé » comme un vulgaire « rebouteur », où le mal que faisait l'arracheur de dents lui était rendu par le public sous forme de mauvaises plaisanteries, mettant ainsi en pratique cette vieille maxime d'un vieux sage, qui devait être plus ou moins dentiste, en même temps qu'oculiste : « Œil pour œil, dent pour dent ». Aujourd'hui, nous respectons un peu plus la mâchoire de nos semblables, et ceux-ci commencent à nous rendre ces bons procédés sous forme de considération et de respect, quelquefois même sous forme de fortune et d'honneurs.

C'est qu'on sait qu'aujourd'hui le dentiste vraiment digne de ce nom n'est pas un simple arracheur de dents, mais un guérisseur sou-

vent, un soulageur presque toujours, et aussi un conservateur de la
santé générale et un restaurateur de la beauté, cela grâce surtout aux
progrès de la prothèse dentaire et buccale. On sait que la dentisterie
est devenue l'hygiène et la médecine de la bouche aussi bien que la
chirurgie dentaire opératoire et orthopédique, et que ces différentes
branches de notre art ne le cèdent en rien aux branches similaires
des autres régions de l'organisme humain, bien au contraire, puisque nulle part peut-être médecine et chirurgie ne marchent avec
plus de sûreté et n'arrivent à des résultats plus satisfaisants et plus
bienfaisants. Pour chacune de ces branches — et pour la prothèse
dentaire tout comme pour les progrès de l'outillage nécessaire à
l'hygiène dentaire et aux obturations, la chose saute même aux yeux
du vulgaire, — on peut dire franchement que la science dentaire, en
ce moment, surtout depuis une dizaine d'années, loin d'être à l'ar-
rière-plan de la médecine, est grandement en avance sur les autres
branches de l'art médical, et que le vrai dentiste moderne, ce spécialiste à la fois médecin, opérateur et mécanicien, fait partie, non
des traînards qui suivent le gros de l'armée, au milieu des fourgons
et des bagages, mais de l'avant-garde de la grande armée médicale.
Il ne s'agit plus maintenant que d'obtenir que, par un enseignement
théorique et pratique complet, chacun de nos confrères soit à la hauteur de cette belle situation.

Messieurs, cette amélioration de notre profession et les progrès
ultérieurs que nous sommes en droit d'en attendre, nous les devons
en grande partie — ce n'est que justice de l'affirmer ici — aux grandes
écoles dentaires qui se sont ouvertes dans les principales villes d'Europe et d'Amérique, et, à ce point de vue, qu'on nous permette de
rendre hommage, en passant, à l'*Ecole et hopital dentaire de Paris
et à l'Institut odontotechnique de France*, ces deux belles institutions
qui déjà ont si puissamment contribué au relèvement de notre art
et qui nous préparent une jeune génération de dentistes absolument au courant de la science moderne. En Belgique, notre Société
odontologique, en se fondant, s'est donné précisément pour tâche
d'imiter cet exemple. Relever le niveau des études dentaires, non-
seulement par une loi qui exige des dentistes plus de capacités spéciales et plus de savoir général, mais encore en ouvrant une école
d'odontologie, c'est un des principaux objets que notre société a eus
en vue. Pour cela notre société a élaboré un programme d'études qui
a obtenu l'assentiment de l'Académie de médecine et qui a été trans-
mis au gouvernement, lequel, au dire des ministres, le transformera

en projet de loi lors de la prochaine discussion sur la collation des grades académiques. Ce programme, qui exige quatre années d'études théoriques, pratiques et cliniques, depuis les sciences naturelles (physique, chimie, botanique et zoologie) jusqu'à la chirurgie et la mécanique dentaires, mettrait le jeune dentiste au niveau des autres médecins au point de vue de l'art médical en général et lui donnerait les connaissances techniques spéciales que l'on ne peut exiger de celui qui ne se voue pas spécialement à l'art dentaire, les travaux de prothèse, par exemple.

J'ai l'honneur, Messieurs, de déposer sur le bureau quelques exemplaires de ce programme d'études. Mais, je le répète, si notre essai vaut quelque chose et s'il aboutit à des résultats sérieux, nous en faisons remonter tout le mérite à vos grandes écoles dentaires, qui nous ont donné l'exemple.

Pour terminer, chers collègues, permettez-moi de formuler un vœu, que je prierai le secrétaire de noter en son procès-verbal, parce que j'en fais en même temps l'objet d'une proposition formelle :

C'est que ce congrès international dentaire, s'il est le premier du genre, ne soit pas le dernier; que nous décidions que ces congrès se renouvelleront à époques fixes dans l'une ou l'autre ville d'Europe ou d'Amérique, et qu'entre temps nos différentes sociétés continuent à entretenir, d'un pays à un autre, les relations les plus amicales et examinent même s'il n'y aurait pas lieu de constituer entre nous, à l'instar d'autres professions, une vaste fédération internationale dentaire qui continuerait d'une façon permanente, continue, persévérante, l'œuvre de progrès intellectuel et de relèvement moral que se sont donnée pour mission les organisateurs et les membres de ce Congrès.

M. Trallero, de Barcelone, secrétaire honoraire, prononce l'allocution suivante :

Comme représentant de l'Espagne, je salue Monsieur le président du Congrès et tous mes confrères français et étrangers. Je félicite la France pour son succès dans ce grand congrès scientifique et fais tous mes vœux pour qu'à l'avenir mes compatriotes viennent s'aviver dans cette fontaine de la science et rapporter en Espagne des connaissances que la France doit être fière d'avoir acquises, grâce à l'organisation de ses deux écoles et au dévouement du corps enseignant que je félicite.

Je voudrais voir à Madrid pareille organisation et pareil désinté-ressement pour la science dentaire, pour pouvoir offrir aux membres organisateurs de ce congrès et à tous les dentistes une fête scientifique comme celle qui nous réunit ici.

Je termine en disant : Vive cette source de science ! vive la France que je chéris !

M. Bensow, délégué de la Suède, s'exprime en ces termes :

Au nom de la Société dentaire scandinave, j'ai le plaisir et l'honneur de vous remercier d'avoir bien voulu l'inviter à participer à ce Congrès. J'ai déjà assisté à plusieurs congrès dentaires dont aucun n'a été semblable à celui-ci, ce qui n'est pas étonnant, puisque la France, qui marche toujours à la tête du progrès, en a eu l'idée.

M. le Dr Amoedo, délégué de la Société odontologique de la Havane, dit :

La Société odontologique de la Havane m'a chargé d'être son représentant auprès de vous. Je vous félicite de votre entreprise et je fais des vœux pour son succès.

M. Pourchet, secrétaire général, remet à chaque adhérent le programme des travaux du Congrès comprenant des communications orales, des démonstrations pratiques et des fêtes.

Le Congrès s'ajourne à 3 heures de l'après-midi

La séance est levée à onze heures.

PREMIÈRE SECTION

ANATOMIE ET PHYSIOLOGIE NORMALES ET PATHOLOGIQUES

COMMISSION

MM. BLOCMAN, M.-F.-P. *Secrétaire-rapporteur*.
Dr GAILLARD.
Dr MARCHANDÉ.
RONNET.

1re *Question*. — Les dents selon les races.
2e *Question*. — Le rôle des micro-organismes dans la pathologie dentaire et buccale.
3e *Question*. — De l'influence de la nutrition sur la production et sur la guérison de la carie dentaire.
4e *Question*. — Classification et terminologie dentaires et buccales.

Séance du lundi 2 Septembre 1889, 3, rue de l'Abbaye

Présidence de M. le Dr GAILLARD, président du Congrès.

La séance est ouverte à trois heures.

M. LE SECRÉTAIRE GÉNÉRAL fait savoir que M. Ramm, de Saint-Pétersbourg, arrivé en retard à la séance du matin, n'a pu parler au nom de la Société dentaire russe et désire prendre la parole.

M. RAMM s'exprime ainsi :

« Mesdames, Messieurs et chers Confrères,
» Mes compatriotes et confrères ici présents m'ont confié l'honorable tâche de réparer la faute involontaire commise par le président de la société des médecins-dentistes russes, M. Pravedny, et de remercier M. le président du Congrès international dentaire et le Comité de l'invitation à cette fête dont ils nous ont honorés. Nous ne sommes pas encore renseignés sur la cause de l'absence de M. Pravedny, nous sommes néanmoins en état d'affirmer que ce n'est pas un manque de bonne volonté. Nos sympathies pour la France et la science française sont trop connues pour qu'il me soit nécessaire d'insister sur ce point ; il doit y avoir quelque grave obstacle qui a empêché notre collègue d'être présent au milieu de vous.

» Le proverbe russe dit : Mieux vaut tard que jamais ; je conclus donc en exprimant, de la part de tous mes confrères et compatriotes, et de la mienne, les plus vifs sentiments de reconnaissance et d'admiration pour vous. Monsieur le Président, pour Messieurs les membres du comité et pour nos chers confrères de France et de l'étranger. J'ose espérer que nos félicitations, quoique un peu tardives, seront accueillies avec bienveillance.

» Vive la France !

» Vive la science française ! »

PREMIÈRE QUESTION

LES DENTS SELON LES RACES

M. Poinsot, de Paris, fait une communication sur

LES DENTS FRANQUES DU CIMETIÈRE D'HERMES (OISE)

M. le Dr Baudon, de Mouy (Oise), me faisait remettre dernièrement trente et une dents provenant du cimetière et prises au hasard.

Ce nombre se décompose ainsi :

1° Huit grosses molaires supérieures 1re, 2e et 3e ;

2° Huit grosses molaires inférieures, 1re, 2e et 3e ;

3° Dix canines inférieures et supérieures ;

4° Une petite molaire supérieure ;

5° Une petite molaire inférieure ;

6° Deux incisives inférieures permanentes ;

7° Une canine temporaire.

En reprenant chacun de ces groupes, nous retrouvons :

1° a) Une grosse molaire, la première probablement, côté droit, présente quatre racines. La racine palatine directe est soudée avec la racine postéro-externe ; la racine antérieure est séparée de la palatine divisée.

b) Une 1re grosse molaire supérieure gauche, les tubercules sont usés, aucune carie, les racines sont normales, cependant, les racines palatine et antéro-externe présentent, dans la partie médiane, une gouttière longitudinale, semblant diviser ces racines en deux.

c) Une grosse molaire supérieure gauche offrant une érosion unique au niveau du tiers supérieur du bord libre de la dent : cette malformation est due à des accidents de nutrition pendant l'enfance du sujet. La racine antérieure externe présente une gouttière semblable à celle observée sur la dent précédente.

d) Une première grosse molaire, côté droit, d'un jeune enfant de sept ans environ: les tubercules existent, légère usure sur le tubercule médian interne, racine peu formée.

e) Seconde molaire supérieure gauche. Usure de la face triturante qui offre deux altérations de l'ivoire par usure de l'émail et mise à nu de la dentine. Il existe une légère dépression longitudinale sur la racine palatine et une autre un peu plus accusée sur la racine antéroexterne. La transparence des racines donne à supposer un état diathésique rhumatismal.

f) Trois dents de sagesse, petites, difformes, deux d'entre elles offrent des traces d'érosion par des sillons horizontaux. Les racines ont évolué avec peine, faute de place sans doute et aussi en raison d'un état rachitique probable. Une de ces dents est atteinte d'une carie du troisième degré. De l'ensemble de ces dents, on peut remarquer, par la petitesse des dents de sagesse, par le volume restreint des secondes molaires, par la grosseur des premières molaires supérieures, que les dents de nos contemporains diffèrent peu de celles-ci. Cependant les racines étaient plus nombreuses.

2° Huit grosses molaires inférieures.

a) Trois grosses molaires inférieures, deux droites et une gauche, présentant une grande usure des faces triturantes et l'une d'elles une carie du second degré. Les deux autres indiqueraient un état diathésique du sujet. Une gouttière longitudinale sépare les racines des dents d'une manière très incomplète.

b) Trois grosses molaires inférieures évoluées incomplétement. La moins développée de ces dents présente des signes certains d'érosion par troubles de nutrition, les deux autres n'ont rien de bien particulier.

c) Une seconde grosse molaire inférieure gauche présente de l'usure de la face triturante avec altération de l'émail à la partie supérieure de la face postérieure. Cette dent offre à sa partie profonde, à l'extrémité des racines, des points de résorption dûs à un défaut d'articulation déterminant des traumatismes fréquents.

d) Dent de sagesse inférieure gauche, présentant au centre de la face triturante une carie peu profonde, de même une carie du deuxième degré sur la face latérale externe. Ces caries sont dues à des troubles nutritifs profonds occasionnés par une articulation défectueuse ayant produit de l'exostose cémentaire et consécutivement une anémie de la partie supérieure de la dent.

3° *a*) Cinq canines supérieures, difformes, de grandeur, de structure et d'évolutions différentes.

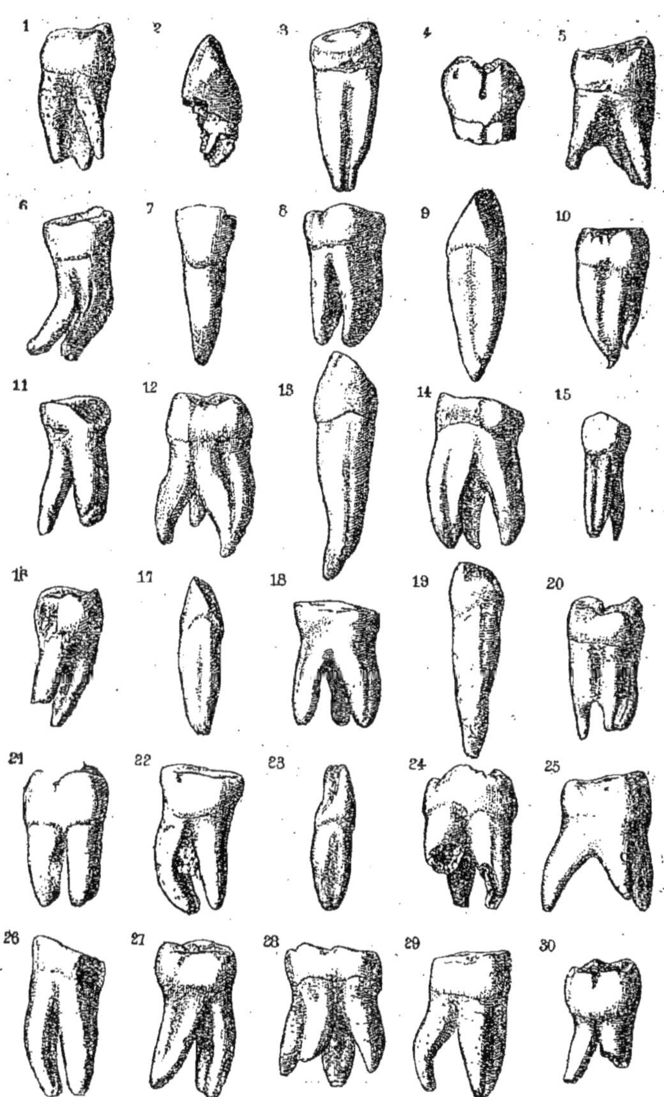

Fig. 1. — Reproduction (grandeur naturelle) des dents trouvées dans le cimetière d'Hermes.

Une seule d'entre elles semble avoir normalement évolué, trois autres présentent à leur extrémité des altérations de formes convaincantes. La dernière est sans racine et appartient à un jeune sujet; un traumatisme violent l'a sans doute divisée dans la bouche où elle a subi les altérations que vous constatez.

b) Cinq canines inférieures, dont trois ont, à leurs faces latérales, des sillons longitudinaux plus ou moins marqués indiquant un état bifide incomplet; les deux autres canines possédant des racines manifestement distinctes et la bifidité existant absolument.

4° Une petite molaire supérieure gauche, qui appartient à un très jeune sujet; elle est très bien conformée quant à la couronne, mais la racine se divise à la façon des grosses molaires supérieures. La racine palatine est semblable, la racine externe est double et ces racines elles-mêmes possèdent à leurs parties antérieure et postérieure de petits sillons longitudinaux indiquant une nouvelle division possible.

5° Une petite molaire inférieure droite présentant des troubles nutritifs occasionnés par une articulation défectueuse. La racine contient trois gouttières d'inégale profondeur donnant à penser que si cette dent, au lieu d'être naine, avait acquis le volume normal, elle aurait pu offrir une division complète des racines.

6° Deux petites incisives inférieures appartenant, l'une à un jeune sujet et l'autre à un sujet plus âgé; ces dents sont très aplaties dans le sens latéral et présentent une gouttière, trace d'une division possible des racines.

7° Une petite canine supérieure temporaire. Rien de particulier, à part une légère résorption de la pointe de la racine.

En résumé :

Dans l'ensemble des 31 dents recueillies dans les fouilles d'Hermes (Oise), nous trouvons cinq canines inférieures plus ou moins bifides ;

Une petite molaire supérieure à racines triples ;

Dix grosses molaires possédant des racines ou des indications de racines supplémentaires, par rapport aux dents de nos contemporains.

M. P. Dubois, de Paris, présente un travail sur :

Les dents des Français

ÉTUDE DE GÉOGRAPHIE ET DE STATISTIQUE MÉDICALES

Je désire présenter au Congrès un extrait de mon travail sur *Les dents des Français* ; je ne peux vous le présenter dans son ensemble car il comporte des chiffres nombreux, des tableaux qui ne pourraient être placés sous vos yeux. J'en détacherai la partie la plus importante, celle qui traite de la répartition géographique des exemptés pour mauvaises dents.

Résumé général des exemptions pour défectuosités de l'appareil dentaire selon les périodes

Statistique de Boudin.
Années............... 1831-49 : 737
Statistique P. Dubois.
— .... 1850-54 : 689
— .... 1855-59 : 725
— .... 1860-64 : 968
— .... 1865-69 : 921
— .... 1872-76 : 683
— .... 1877-81 : 397
— .... 1882-86 : 603

Moyenne générale des trente-cinq dernières années : 712.

Si l'on compare les deux périodes, on constate un abaissement : 712 au lieu de 737. Il est dû exclusivement à la période 1872-86 (car la période 1850-69 montre un accroissement graduel : 825). Cet abaissement est une conséquence des modifications de l'armement et des instructions spéciales reçues par les médecins militaires chargés d'examiner les recrues et non à une amélioration de l'état des dents.

L'année 1872 inaugure donc une nouvelle période qui ne peut être comparée aux années qui l'ont précédée.

De 1831 à 1869 les exemptions pour perte de dents ont augmenté de nombre. De 1872 à 1886 elles ont diminué ; il sera intéressant de noter par des relevés ultérieurs si ce mouvement continue, les conditions de recrutement devant probablement rester semblables.

Les faits généraux qui se dégagent de cette statistique ne portent guère sur la comparaison entre les années ou les périodes, pour les raisons que nous venons de donner, mais sur le nombre des exemptés selon les départements et régions, les conditions générales étant toujours les mêmes pour les différentes parties du territoire quels que soient la loi, les modes de recrutement et les instructions données aux médecins militaires sur l'aptitude physique.

Afin de fournir des éléments de comparaison, nous reproduisons dans le tableau suivant non seulement le nombre des exemptés de chaque département par 100.000 examinés pour la période 1850-85, mais encore l'ordre donné par Chervin et aussi celui de Boudin. On constatera que la statistique de Chervin s'écarte peu de la nôtre, quant aux résultats généraux ; celle de Boudin, au contraire, s'en écarte un peu plus, néanmoins il y a rarement un écart considérable entre les trois statistiques [1].

Exemptés pour perte des dents.

(par 100.000 examinés)

Boudin 1831-49	Chervin 1851-69	Dubois 1850-85	Noms des départements	Exemptés
1	1	1	Puy-de-Dôme.....	40
5	11	2	Cantal...........	44
2	2	3	Haute-Loire.......	50
7	2	4	Loire	68
5	5	5	Savoie..........	72
8	7	6	Morbihan........	73
36	4	7	Deux-Sèvres	91
24	17	8	Lozère..........	104
16	9	9	Allier...........	109
26	14	10	Aveyron.........	110
3	6	11	Finistère	111
12	16	12	Aude...........	138
10	13	13	Côtes-du-Nord.....	144
25	8	14	Ardèche.........	156
30	19	15	Vaucluse.........	159
34	23	16	Tarn-et-Garonne...	163
15	18	17	Ille-et-Vilaine.....	182
4	15	18	Rhône...........	187
26	10	19	Saône-et-Loire.....	191
22	12	20	Hérault..........	193

1. Nous donnons à la Dordogne le n° 40 ; Boudin, reproduit par Magitot, lui assigne le dernier rang, le n° 86. Les faits connexes, la statistique de Chervin ainsi que la nôtre, montrent qu'il y a une erreur évidente dans les tableaux de Boudin.

53	63	61	Charente-Inférieure	578
44	60	62	Doubs.............	621
72	71	63	Lot-et-Garonne....	653
76	37	64	Seine-et-Marne....	710
41	46	65	Manche	715
61	65	66	Meuse............	738
47	66	67	Sarthe	780
81	75	68	Maine-et-Loire.....	813
67	70	69	Pas de-Calais.....	813
66	74	70	Marne (Haute-)....	824
9	53	71	Mayenne	857
55	72	72	Loir-et-Cher......	872
	80	73	Alpes-Maritimes...	918
80	68	74	Loire-Inférieure ...	936
69	76	75	Pyrénées (Basses-).	951
82	81	76	Seine-et-Oise	1024
62	69	77	Aisne	1027
73	77	78	Pyrénées (Hautes-).	1028
77	78	79	Calvados..........	1211
68	82	80	Indre-et-Loire.....	1239
64	73	81	Yonne...........	1539
75	79	82	Orne.............	1545
71	85	83	Ardennes.........	1730
79	83	84	Gironde..........	1774
83	86	85	Oise	2054
78	84	86	Landes...........	2179
76	87	87	Somme...........	2751
85	88	88	Eure.............	4435
84	89	89	Seine-Inférieure ...	5159

La carte suivante montre la répartition géographique des exemptions pour défectuosités de l'appareil dentaire.

Étude du nombre des exemptés pour défectuosités dentaires selon les régions.

L'observation superficielle des dents dans les différentes races montre des dissemblances évidentes ; l'étude de ces dissemblances et leur comparaison semblent prouver qu'elles sont liées à la distribution géographique des groupes ethniques constituant la nation française.

En se servant des documents rassemblés par Boudin, M. Magitot a
eu l'honneur de montrer le premier que les remarques de Broca pour

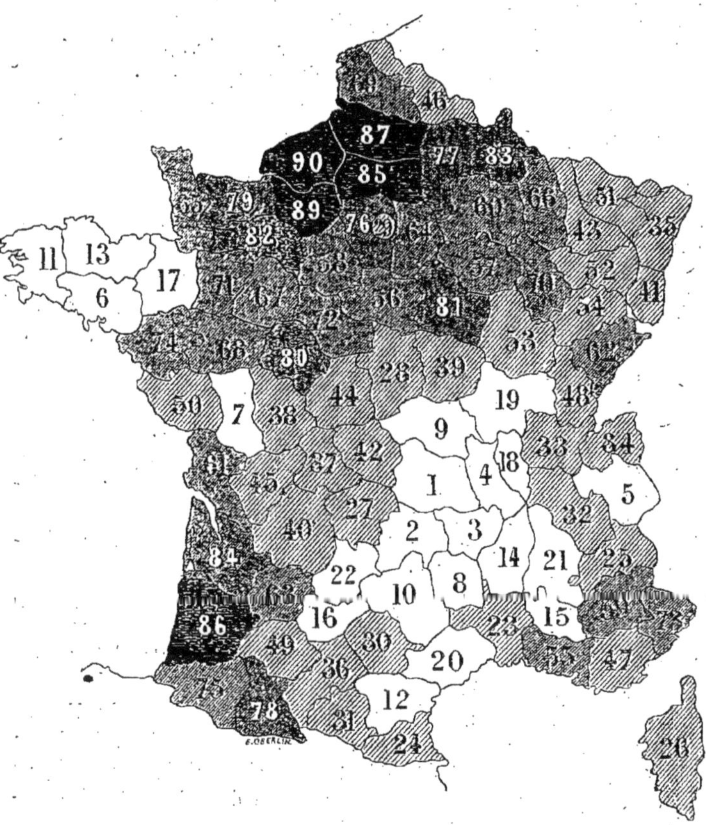

Fig. 2. — CLASSEMENT PROPORTIONNEL DES DÉPARTEMENTS (par 100.000 examinés)

1 à 22............................	40 à	200	exemptés
23 à 54............................	200 à	500	—
55 à 75............................	500 à 1.000		—
76 à 84............................	1.000 à 2.000		—
85 à 89............................	2.000 à 5.000		—

la taille s'appliquent au système dentaire et que les raisons des
différences sont dans les origines ethniques.

Après avoir bien retourné la question, nous avons acquis la conviction du bien fondé de son hypothèse et nous la prendrons pour base de ce travail. Nous serions heureux qu'on pût nous démontrer, en interprétant autrement les chiffres rassemblés par nous, que cette conclusion est erronée.

Pour ceux qui n'ont pas étudié l'anthropologie, quelques explications préalables sur l'ethnologie de la France sont nécessaires. Nous les donnerons sommairement, d'après les auteurs classiques : Broca [1], Lagneau [2].

Aperçu sur l'ethnologie des populations françaises

Trois groupes ethniques assez distincts par leurs caractères physiques ont contribué à former la nation française.

Ce sont :

1° Les Celtes ou Gaëls, un des plus anciens. Ils dominent dans centre, entre la Seine et la Garonne, et s'étendent par une pointe dans la presqu'île de l'Armorique.

Ils sont petits, bruns et brachycéphales.

Ils dominent dans les départements suivants : Allier, Ardèche, Aveyron, Cantal, Cher, Charente, Corrèze, Creuse, Dordogne, Indre, Loire, Haute-Loire, Lot, Lozère, Puy-de-Dôme, Tarn, Tarn-et-Garonne et Haute-Vienne, au Centre ; dans les Hautes-Alpes, la Savoie et la Haute-Savoie, au Sud-Est ; dans les Côtes-du-Nord, le Finistère, l'Ille-et-Vilaine et le Morbihan au Nord-Ouest.

2° Les Kimrys ou Franks, Belges, Burgundions, Saxons, Normands. Leur apparition est postérieure à celle des Celtes ; races d'invasion, elles ont refoulé les Celtes vers les hauts plateaux du centre et les bords de l'Océan.

On les trouve principalement dans les départements du Nord, à l'Est et à l'Ouest ; vers le Sud ils s'étendent jusqu'aux bords du Rhône ; au Sud-Ouest ils semblent aussi s'être fixés sur quelques points près de l'embouchure de la Gironde dans la Charente-Inférieure et quelques portions de l'Hérault.

Ils sont grands, blonds, dolichocéphales.

Ils sont dominants à l'Est dans les départements suivants : Ain, Isère, Jura, Doubs, Haute-Saône, Vosges, Meurthe-et-Moselle,

---

1. Broca, *Recherches sur l'ethnologie de la France* (Mem. de la Soc. d'Anthrop., t. I. p. 56 ; t. II, p. 147).

2. G. Lagneau. *Carte ethnographique de France*. Compte rendu du Congrès de l'Association française pour l'avancement des sciences, tenu au Havre, p. 728.

Meuse, Marne, Haute-Marne, Aube, Côte-d'Or, Yonne (les départements de nos anciennes provinces, le Haut-Rhin et le Bas-Rhin font partie de ce groupe ethnique).

Au Nord et au Nord-Est ils comprennent la Seine-et-Marne, la Seine-et-Oise, l'Oise, l'Aisne, les Ardennes, la Somme, le Pas-de-Calais et le Nord.

Au Nord-Ouest ils sont les plus nombreux dans l'Eure-et-Loire, l'Orne, le Calvados, l'Eure et la Seine-Inférieure.

Les Celto-Kymrys ou métis des Celtes et des Kymrys occupent les départements intermédiaires entre les groupes plus franchement celtiques ou kymriques. La Saône-et-Loire, la Seine, le Loiret, la Nièvre, le Loir-et-Cher, l'Indre-et-Loire, la Sarthe, la Mayenne, le Maine-et-Loire, la Loire-Inférieure, la Charente-Inférieure, la Vendée, la Vienne, le Drôme, l'Hérault, appartiennent à cette catégorie, c'est-à-dire presque tout le bassin de la Loire et deux îlots, l'un au long du Rhône et l'autre au bord de la Méditerranée.

Le département des Deux-Sèvres est une exception.

3° Les Ibéro-Ligures placés au sud de la France.

Les départements de la Gironde, des Landes, des Basses-Pyrénées, des Hautes-Pyrénées, de l'Ariège, des Pyrénées-Orientales, du Gard, des Bouches-du-Rhône, du Var, des Alpes-Maritimes, peuvent être considérés comme faisant partie du groupe ibéro-ligure auquel appartiennent les Aquitains et les Basques.

La lecture du tableau que nous publions plus haut montre les disproportions considérables entre certains départements. On est surpris de constater que la Seine-Inférieure a cent vingt-huit fois plus d'exemptés pour mauvaise denture que le Puy-de-Dôme. Ces différences entre des jeunes hommes de vingt ans dont l'appareil dentaire n'a généralement pas atteint le stade de formation sont faites pour attirer l'attention, non seulement du spécialiste, mais encore de tous ceux qu'intéressent l'avenir de la race, l'intégrité physique de l'humanité.

Nous étudierons chacun des principaux groupes séparément :

1° GROUPE CELTIQUE

1	Puy-de-Dôme	40
2	Cantal	44
3	Haute-Loire	50
4	Loire	68
5	Savoie	72
6	Morbihan	73

Le groupe celtique est celui qui compte le moins d'exemptés pour mauvaise denture.

Les départements désignés ci-dessus ont une moyenne de 194 exemptés, ce qui est de beaucoup inférieur à la moyenne générale : 712.

Si dans ce groupe on distingue ceux qui forment le massif central et ceux que comprenait l'ancienne Bretagne, on a des chiffres à peu près semblables. Le Puy-de-Dôme, le Cantal, la Haute-Loire, la Loire, l'Allier, la Lozère, l'Aveyron, l'Ardèche, le Lot, la Corrèze et le Tarn donnent une moyenne de cent-vingt exemptés. Ceux qui donnent le minimum de cette série sont les départements celtiques purs; leur haute altitude les a défendus dans le passé contre l'envahissement par la conquête, elle les défend encore en empêchant la pénétration d'autres éléments ethniques que la grande industrie entraîne à sa suite.

Si l'on descend des hauts plateaux vers les collines et les plaines du Lot, du Tarn, de la Vienne, de la Dordogne, on atteint de suite des chiffres de deux, trois et quatre cents exemptés.

La basse Loire, qui est l'habitat de races mixtes, devient presque aussi mauvaise que la Normandie.

Les départements bretons suscitent les mêmes observations que les départements auvergnats. Le Morbihan, le Finistère, les Côtes-du-Nord et l'Ille-et-Vilaine ont une moyenne de cent vingt-sept exemptés, c'est peu élevé et absolument comparable aux départements auvergnats. On n'en remarquera pas moins que les Côtes-du-Nord et l'Ille-et-Vilaine, où l'élément kymrique a pénétré, sont plus chargés que leurs voisins, plus franchement celtiques, le Morbihan et le Finistère.

GROUPES CELTO-KYMRIQUES ET DIVERS

Les départements métis qu'on peut classer dans cette catégorie sont :

7	Deux-Sèvres	91
19	Saône-et-Loire	191
20	Hérault	193
21	Drôme	197
29	Seine	226
38	Vienne	325
39	Nièvre	337
50	Vendée	469
56	Loiret	507
61	Charente-Inférieure	578
67	Sarthe	780
68	Maine-et-Loire	813
71	Mayenne	857
72	Loir-et-Cher	072
74	Loire-Inférieure	936
80	Indre-et-Loire	1.239

Ces départements forment des groupes assez distincts devant être examinés soit isolément, soit avec les départements limitrophes ; la dominante de leur population est d'origine moins exclusive que ceux que nous venons d'examiner. Là encore on ne peut donner une explication plausible des différences constatées dans notre résumé qu'en invoquant l'influence de race.

Cela est surtout évident pour les Deux-Sèvres. Ce département, qui occupe le n° 7 dans notre série[1], ne compte que 91 exemptés, tandis que ses limitrophes en ont : la Vienne 325, la Charente 401, la Vendée 468, la Charente-Inférieure 578, le Maine-et-Loire 813. Quelles peuvent être les raisons de cette anomalie ?

Quoiqu'on constate quelque différence entre les Deux-Sèvres et les

1. Chervin lui donne le n° 4.

départements voisins, le milieu n'est pas assez dissemblable pour expliquer une différence aussi considérable. A l'examen des autres caractères physiques de sa population on se convainc que ce département a une physionomie particulière. Pour la taille, Broca lui donne le n° 31 [1], tandis que la plupart de ses voisins ont un rang sensiblement inférieur. Si la Charente-Inférieure 33 et le Maine-et-Loire 36 ne s'en éloignent que peu, la Vendée 47, la Vienne 53 et la Charente 82 sont toutes différentes. La taille est plus haute, l'aptitude physique aussi. Dans le tableau de Chervin, les Deux-Sèvres ont, pour l'ensemble des infirmités, le n° 28, la Charente 35, la Vendée 37, le Maine-et-Loire 44, la Vienne 70, la Charente-Inférieure 76.

On voit donc que par plusieurs caractères physiques : la taille, l'aptitude au service militaire les Deux-Sèvres se distinguent des départements voisins.

L'histoire des races explique-t-elle cette particularité ? On ne peut en douter, d'après Lagneau [2], qui nous apprend que les Alains et les Theiphales ont fondé des colonies dans le Bas-Poitou. Leur haute taille avait été constatée par Ammien Marcellin, qui dit : « *Les Alains étaient généralement beaux et de grande taille. Ils avaient les cheveux modérément blonds, le regard terrible plutôt que féroce.* »

Le Dr Lagardelle, qui a fait une étude très intéressante sur la population du sud-ouest du département, dit, quatorze siècles après Ammien Marcellin : « Quoique nous n'ayons point la prétention d'as-
» signer d'une manière certaine une origine parfaitement détermi-
» née à ce peuple des marais, nous pouvons affirmer qu'il présente
» généralement un beau type... Les grandes tailles prédominent.
» Nous avons vu parmi eux des vieillards de soixante-dix, quatre-
» vingts et jusqu'à quatre-vingt-six ans. » (*Note anthropologique sur les colliberts, huttiers et nioleurs des marais mouillés de la Sèvre, par le Dr Lagardelle in Bullet. de la S. d'Anthr., t.* vi, *2e série, p.* 202.)

Les marais du Bas-Poitou, qui ont été fort longtemps incultes, ont protégé la population aborigène de la pénétration des habitants des égion s voisines. La nature du sol explique les caractères anthropologiques tranchés des habitants de ce coin de la France, par suite de la persistance du type primitif.

Le département de Saône-et-Loire renferme une assez grande pro-

1. Broca. *Sur l'ethnologie de la France,* Mémoires de la Soc. d'Anthrop., t. 1, p. 1. — 56.

2. Lagneau. *Anthropologie de la France* in *Diction. Encycl. des Sc. Méd.* p. 792.

portion de Celtes, et cela explique son petit nombre d'exemptés pour mauvaises dents.

Il en est de même pour l'Hérault, qui n'est kymrique que dans quelques parties très limitées ; aussi n'est-il pas beaucoup plus chargé, avec 193 exemptés, que ses voisins, plus franchement celtiques : l'Aveyron 115, l'Aude 129. Il se trouve dans des conditions analogues au Tarn 242 et au Gard 215.

Les départements méditerranéens situés entre le Rhône et les Pyrénées se ressemblent donc entre eux. Comme on le verra plus loin, ils se distinguent notablement des départements ligures placés à l'Est du Rhône, des départements ibériens et basques qui bordent les Pyrénées.

La rive gauche du Rhône est assez dissemblable de la rive droite pour la taille de ses habitants, elle l'est moins pour l'état des dents. Le Vaucluse, la Drôme, l'Isère, l'Ain sont remarquables à cet égard. Ils ne sont pas plus chargés que les départements celtiques : Vaucluse 159, Drôme 197, Isère 234, Ain 257.

Avec la Nièvre et le Loiret commence la série des départements de la Loire moyenne et de la Basse-Loire, dont le quantum d'édentés est assez élevé : Nièvre 337, Loiret 507, Loir-et-Cher 872, l'Indre-et-Loire donne le maximum de la région 1,2:9.

L'estuaire de la Loire est un peu moins chargé que la Touraine et plus que l'Orléanais : Loire-Inférieure 936, Maine-et-Loire 813, Sarthe 780 ; la Mayenne appartient au même groupe. Tous ces départements ont une moyenne sensiblement plus élevée que les départements celtiques, sensiblement inférieure aux départements normands et picards. Ils sont mixtes pour la taille et l'appareil dentaire, sauf l'Indre-et-Loire, qui est particulièrement défavorisé pour la stature et la solidité des dents.

Lagneau signale l'établissement de colonies kymriques et même ligures dans cette région. Les faits relevés par nous auraient ainsi une explication. Les plaines de la rive droite du fleuve facilitèrent les rapports avec les hommes du Nord, qui trouvèrent dans ces riches contrées un milieu propice à leur extension. Les collines élevées de la rive gauche, la pauvreté du sol laissèrent l'élément celtique maître du terrain.

La Vendée et la Charente montrent quelques différences légères : Vendée 469, Charente-Inférieure 578.

Enfin, on notera le bon rang occupé par la Seine, 226 exemptés, c'est peu de chose mis en parallèle du chiffre des départements voisins : Seine-et-Marne 710, Seine-et-Oise 1.024, Oise 2.054. Nous ne saurions donner les raisons de cette heureuse exception :

GROUPE KYMRIQUE

32	Isère	234
34	Ain	257
35	Bas-Rhin	298
41	Haut-Rhin	378
43	Meurthe-et-Moselle	386
46	Nord	417
48	Jura	450
52	Vosges	487
53	Côte-d'Or	489
54	Haute-Saône	492
57	Aube	531
58	Eure-et-Loire	559
60	Marne	572
62	Doubs	621
64	Seine-et-Marne	710
65	Manche	715
66	Meuse	738
69	Pas-de-Calais	815
70	Haute-Marne	824
76	Seine-et-Oise	1.024
77	Aisne	1.027
79	Calvados	1.211
81	Yonne	1.539
82	Orne	1.545
83	Ardennes	1.730
85	Oise	2.054
87	Somme	2.751
88	Eure	4.435
89	Seine Inférieure	5.159

Au point de vue ethnologique, les populations d'origine kymrique peuvent être classées en deux sous-groupes ; les Burgundions et les Franks à l'est, les Flamands et les Nordmanns dominant dans le nord et le nord-ouest.

Les premiers ont des dents médiocres, les derniers, des dents tout-à-fait mauvaises.

Le premier groupe comprend l'Isère, l'Ain, le Bas-Rhin, le Haut-Rhin, la Meurthe-et-Moselle, le Jura, les Vosges, la Côte-d'Or, la Haute-Saône, l'Aube, la Marne, le Doubs, la Seine-et-Marne, la Meuse, la Haute-Marne et l'Yonne.

Le second est composé du Nord, du Pas-de-Calais, d'Eure-et-Loir, de la Seine-et-Oise, de la Manche, du Calvados, de l'Orne, de l'Eure, de la Seine-Inférieure.

Les Bourguignons et les Lorrains ne fournissent qu'un nombre relativement peu élevé d'exemptés pour mauvaises dents, les départements notés ci-dessus ont comme moyenne 562, ce qui est au-dessous de la moyenne de toute la France (712).

Dans cet ensemble nous comprenons le département de l'Yonne qui n'a pas moins de 1,539 exemptés et augmente la moyenne du groupe.

Ce département est une exception dans sa région, il est analogue à certains départements normands, le Calvados, l'Orne, et assez dissemblable de ses limitrophes, l'Aube, la Côte-d'Or, le Loiret, la Nièvre. Il donne le maximum de la contrée.

Les problèmes que cette anomalie soulève sont encore plus complexes, quand on voit que, d'après le D' Duché, il existe des différences notables entre les diverses régions du département.

Nous ne pouvons, pour l'Yonne, donner une explication ethnologique de cette particularité comme nous l'avons fait pour les Deux-Sèvres.

Souhaitons que ce travail attire l'attention de ceux qui peuvent réunir un ensemble de documents anthropologiques sur ce département.

La région du nord de la France montre des inégalités bien dignes d'attention ; tandis que les départements extrêmes, Nord 417 et Pas-de-Calais 815, n'ont qu'une faible proportion d'édentés, ceux placés plus au sud semblent se rattacher au groupe normand. La Seine-et-Oise 1.024, l'Oise 2.054, l'Aisne 1.027, les Ardennes 1.730, la Somme 2.751, donnent une moyenne de 1.717. Avec la Picardie, on entre dans les hautes moyennes, que seuls les départements normands dépasseront.

Enfin, la Normandie montre une proportion d'exemptés au-dessus de toute comparaison, de toute analogie, surtout pour deux d'entre eux, l'Eure 4.435 et la Seine-Inférieure 5.159.

Les trois autres départements normands, la Manche 715, le Calvados 1.211, l'Orne 1.545, ne donnent qu'une moyenne de 1.157, comptés isolément ; avec l'adjonction de l'Eure et de la Seine-Inférieure, la proportion monte à 2.613. Cette infirmité contribue beaucoup à donner une mauvaise place à la Normandie pour l'aptitude physique au service militaire; elle est une calamité pour ce beau pays et pour cette forte race dont nous examinerons plus loin les hautes qualités physiques, malgré certaines défectuosités particulières, les hernies, les mauvaises dents.

Pour la Seine-Inférieure, l'excellent travail du D' A. Chervin[1] montre des différences entre les cantons; elles ne sont pas aussi accusées que celles constatées pour l'Yonne par M. Duché; elles n'en sont pas moins curieuses, la proportion entre les extrêmes étant de 1 à 10.

Après M. Chervin, nous signalerons la proportion de 81 0/0 d'exemptés que donne le canton de Bacqueville. Il est absolument lamentable que les quatre cinquièmes des jeunes hommes de vingt ans aient des dents telles que les médecins militaires les jugent impropres au service militaire. La divulgation de cet état de choses dans notre corps professionnel suscitera, espérons-le, une étude ou au moins une réunion de documents propres à faire un peu de lumière sur ce point et à permettre de lutter contre une calamité aussi grande. Le recrutement, la santé générale, l'avenir de la race en dépendent[2].

GROUPES IBERO-LIGURES

12	Aude	138
15	Vaucluse	159
23	Gard	205
24	Pyrénées-Orientales	205
26	Corse	212
31	Ariège	234
36	Haute-Garonne	300
47	Var	445
49	Gers	465
55	Bouches-du-Rhône	507
59	Basses-Alpes	604
63	Lot-et-Garonne	653
73	Alpes-Maritimes	918

1. *Géographie médicale de la Seine-Inférieure.* Associat. française. Avanc. des sc. Congrès de Rouen.

2. Depuis, nous avons fait nous-même une enquête sur les exemptés dans le canton de Bacqueville et nous avons acquis la conviction que M. Chervin avait fait erreur. Nous publierons ultérieurement le relevé par communes des exemptés dans ce canton.

75	Basses-Pyrénées.........	951
78	Hautes-Pyrénées.........	1.828
84	Gironde..............	1.774
86	Landes	2.179

Les populations du sud de la France n'ont pas de dents de résistance égale, tant s'en faut; la comparaison entre les extrêmes le montre d'une manière évidente. L'Aude a 138 exemptés et les Landes en ont 2.179, c'est-à-dire 15 fois plus.

Malgré cet écart, on distingue des sous-groupes présentant des analogies entre eux. L'Aude, comme nous l'avons déjà fait remarquer à propos de l'Hérault, ressemble, ainsi que les Pyrénées-Orientales et le Gard, au groupe celtique et les habitants de cette partie de la France méditerranéenne ont des dents présentant des similitudes frappantes. Les plus chargés de ces départements n'ont que 205 exemptés, chiffre très faible en comparaison de la moyenne générale.

Le Vaucluse, l'Ariège, la Haute-Garonne qu'on pourrait faire rentrer dans ce groupe par leur situation géographique, ne sont guère plus défavorisés que leurs voisins immédiats : Vaucluse, 159; Ariège, 234; Haute-Garonne, 300; le Gers, 465. Ces derniers départements limitent au sud-ouest les départements à faible moyenne et avec les Hautes et Basses-Pyrénées on entre en pays basque et aquitain dont les populations ont des dents presque aussi mauvaises que les Picards et les Normands : Hautes-Pyrénées, 1.028, Basses-Pyrénées, 951; Landes, 2.179; Gironde, 1.774; moyenne, 1.483.

Ce coefficient élevé frappera l'observateur, surtout si l'on tient compte des genres de boissons des habitants de l'Aquitaine. La Gironde est un de nos départements les plus vinicoles, le vin y est à la portée de tout le monde, et pourtant il a un nombre d'exemptés supérieur non-seulement à la Manche, mais encore au Calvados. L'influence de race, la prédisposition anatomique, le peu d'action de la boisson habituelle sur la résistance des dents ont, de par cet exemple, un argument décisif, comme cause de cette particularité, l'action nocive de la boisson habituelle.

Les Ligures, placés à l'extrême sud-est de la France, sont plus favorisés que les Ibères du Sud-Ouest; malgré cela, ils se distinguent notablement des populations du bassin du Rhône.

Mentionnons tout de suite, en passant, que la Corse, avec 212 exemptés, a une situation privilégiée, et abordons l'étude des Ligures continentaux.

Le Var avec 445 exemptés est le meilleur du groupe, puis viennent les Bouches-du-Rhône 507, les Basses-Alpes 604 et enfin les
Alpes-Maritimes 918, qui atteignent un chiffre presque égal à celui
du pays basque.

Pour résumer ce commentaire géographique et ethnologique de la
distribution des édentés en France, nous voyons que les habitants du
plateau central et de la presqu'île armoricaine ont des dents excellentes; les populations à bonnes dents s'étendent jusqu'à la frontière
orientale de l'Espagne d'un côté, jusqu'au Rhône de l'autre ; une
portion de la rive gauche du Rhône est également bien partagée
ainsi que deux départements isolés, la Savoie et les Deux-Sèvres. En
dehors de cette région privilégiée, la majeure partie de la population
française a d'assez bonnes dents, et ce n'est que rarement que les
jeunes hommes de vingt ans sont réformés pour mauvaise denture :
53 départements ont moins de 5 exemptés pour mille examinés ; le
chiffre de 10 exemptés par mille ou de 1 0/0 n'est dépassé que dans
quelques régions bien restreintes : les pays basques et aquitains, une
petite partie de l'Ile-de-France, la Picardie et enfin la Normandie dont
certaines parties donnent plus de 5 exemptés par mille examinés.
Quelles sont les raisons de cette localisation? Nous ne saurions dès
maintenant les discerner toutes. Malgré cela, ce travail met quelques
points en bonne lumière. Nous les exposons dans le chapitre suivant.

Le tableau précédent fait ressortir tout d'abord un fait capital :
les grandes différences entre les Français relativement à la résistance
de leur système dentaire. Dans le Puy-de-Dôme on ne rencontre,
sur 100.000 examinés, que 40 exemptés pour perte des dents, tandis
que la Seine-Inférieure n'en compte pas moins de 5.159 ou 128 fois
plus; la disproportion est considérable et va au-delà de ce que
l'observation superficielle laissait supposer. Ainsi la statistique
précise et montre l'étendue du mal. C'est un premier résultat.

Si l'on examine nos chiffres en détail, on constate des différences
secondaires entre les régions et entre les départements d'une même
région, différences ayant une certaine importance.

Quoiqu'elles trouvent une explication assez admissible par le
groupement ethnologique exposé dans le chapitre suivant, il n'est
pas sans utilité de classer tout d'abord les départements d'après l'importance numérique de leurs exemptés.

La Seine-Inférieure et l'Eure ont un chiffre exceptionnellement
élevé parmi tous les départements français : 5.159, 4.435. Ceux qui
en approchent le plus ont un chiffre de moitié moins élevé : Somme

2.751, Landes 2.179, Oise 2.854, soit la moitié. Dans l'ordre décroissant nous trouvons ensuite 20 à 51 exemptés pour 1.000 examinés ; la proportion de 10 à 20 comprend neuf départements ; celle de 5 à 10 vingt-deux départements ; celle de 1 à 5 quarante-sept départements, c'est-à-dire plus de la moitié des départements français ; enfin 7 départements ont moins d'un exempté pour 100.000 examinés.

Si l'on tient compte que, pour être déclaré impropre au service, il faut avoir un certain nombre de dents détruites et beaucoup d'atteintes, si l'on tient compte de l'âge des sujets recensés, on voit que pour quelques régions, le mal est réellement grand.

Il importe donc au premier chef de le connaître et d'essayer d'en discerner les causes.

Pourquoi cette immunité sur quelques points et cette généralisation endémique sur d'autres ? Si cela est difficile à établir d'une manière certaine et incontestable, il n'en est pas moins impossible de dégager quelques faits primordiaux dont l'anthropologie et l'odontologie tireront profit.

En analysant les principaux facteurs du milieu ambiant et en recherchant leur influence sur la carie dentaire, au point de vue de la géographie médicale, on arrive à cette conclusion que l'influence du milieu est peu active et que la vulnérabilité du système dentaire est, pour la plus grande part, sous la dépendance du germe, de l'antécédent ethnique. C'est ce que M. Magitot a déjà indiqué. Notre travail est une confirmation de sa thèse. Néanmoins, avant de l'accepter, il est nécessaire d'examiner pourquoi des causes, évidentes en apparence, n'ont pas l'importance qu'on serait tenté de leur attribuer.

Nous étudierons donc tout d'abord la carte et l'ensemble de notre statistique en recherchant sommairement si les différents facteurs du milieu influent sur la distribution géographique des édentés.

LA LATITUDE

Une ligne séparant la France en deux à la hauteur de Moulins montrerait deux groupes de populations assez inégalement favorisées comme résistance à la carie dentaire. Sur notre carte le nord est, dans l'ensemble, beaucoup plus foncé que le sud. Cela n'est pourtant pas concluant, ainsi qu'on peut s'en rendre compte après un examen quelque peu attentif des faits.

Des populations à bonnes et à mauvaises dents sont fixées sous toutes les latitudes et même à leurs points extrêmes : la Normandie au nord-ouest et l'Aquitaine au sud-ouest ont des habitants à mauvaises dents.

Des ressemblances existent entre des pays écartés, des disproportions s'observent entre des pays voisins : Nord 417, Ardennes 1730, Gironde 1774, Dordogne 353. On pourrait multiplier les exemples, ils infirment l'hypothèse, et l'on peut dire que le plus ou moins de distance de l'équateur ne modifie pas, pour la France, la résistance des dents des populations.

L'ALTITUDE

Quoiqu'elle change le genre de vie, elle n'influe guère sur la particularité physique qui nous occupe.

Broca a montré, il y a longtemps, que l'idée qu'on s'était faite *a priori* des montagnards n'est pas exacte et que, chez eux, la stature n'est pas plus grande, malgré l'exercice physique, l'amplitude respiratoire et la marche forcée.

L'existence dans les montagnes et sur les plateaux élevés — tels qu'on les rencontre en France, — ne semble pas influer sur la texture des dents, car des pays d'altitude analogue, et même voisins, ont des coefficients d'exemptés très différents : Hautes-Pyrénées 1028, Pyrénées-Orientales 205 ; Morbihan 73, Loire-Inférieure 936 ; Alpes-Maritimes 918, Savoie 72. Ces chiffres montrent bien qu'on n'a pas également des dents bonnes ou mauvaises dans les lieux bas, et qu'il en est de même sur les lieux élevés. Les causes principales sont donc autres.

LA CONSTITUTION GÉOLOGIQUE

La composition des couches superficielles du sol a-t-elle des relations causales avec la texture des dents? M. d'Omalius, d'Halloy [1] et M. Duché [2] le pensent. A l'appui de cette hypothèse on a des faits bien curieux. Pour l'Yonne, M. Duché a trouvé que les populations vivant sur les terrains primitifs ont de bonnes dents tandis que celles vivant sur les terrains crétacés supérieurs et sur le tertiaire en ont de mauvaises. Les grandes lignes de la carte géologique de la France ne sont pas en désaccord avec cette théorie.

On notera pourtant des exceptions : la Mayenne est presque aussi granitique que le Morbihan, et elle n'est pas pour cela favorisée à

---

1. *Bullet. de la Soc. d'anthr*. T. II, 2ᵉ série, p. 101.

2. Duché. *Sur la perte des dents considérée au point de vue du recrutement dans le département de l'Yonne, Bullet. de la Soc. d'anthr.*, T. IV, 2ᵉ série p. 160.

l'égard du système dentaire (Morbihan 73, Mayenne 857.) Malgré quelques affleurements du terrain carbonifère, le Nord est géologiquement peu dissemblable de l'Aisne et de la Somme, et pourtant il s'en écarte notablement comme chiffre des exemptés pour perte des dents : Nord 417, Aisne 1027, Somme 2751. Les Ardennes sont en grande partie sur des terrains primitifs et secondaires, et ce département n'en est pas moins un des derniers dans notre série (le n° 83 avec 1730 exemptés).

On ne se rend pas bien compte comment les terrains calcaires prédisposeraient à la carie dentaire, car si vraiment la vulnérabilité des dents est due à un déficit alimentaire en sels de chaux, pourquoi les régions où les sels calciques abondent, où ils sont charriés par les eaux en grande quantité, où il y a surcalcification des végétaux sont-elles celles dont les habitants ont de mauvaises dents, tandis que le plateau central et la presqu'île armoricaine, où ces sels sont moins abondants, ont des habitants à bonnes dents ? Le contraire serait bien plus explicable et a été invoqué par le Dr Maurel[1] pour expliquer la fréquence de la carie dentaire chez les Indiens de la Guyane. Dans ce pays, l'insuffisance calcaire du sol et des eaux qui l'arrosent est reconnue; cela, au dire de M. Maurel, entraîne des désordres osseux : ossification normale très lente (l'ossification réparatrice à la suite de fractures serait de même), l'éruption de la dent de sagesse s'y ferait tardivement. Les phénomènes coïncidant avec la fréquence de la carie dentaire auraient une explication naturelle et si, pour la France, on faisait les mêmes remarques, le rôle nutritif de la chaux du sol, son influence sur la texture des dents seraient surabondamment prouvés. Nous venons de voir que les rapprochements mènent à des conclusions opposées.

Nous pouvons demander à la géographie médicale d'autres éléments d'appréciation. On a attribué à l'alimentation végétale, aux eaux potables très calciques la production de la lithiase urinaire; l'hypothèse est plausible, et, si elle se justifie, elle doit nous donner quelque éclaircissement sur la valeur de la prédominance des éléments calcaires dans l'alimentation comme facteur de la constitution fondamentale des tissus dentaires. Les bonnes dents devraient être fréquentes là où on rencontre beaucoup de calculeux et d'athéromateux, les mauvaises là où ils sont rares.

1. Bordier, *Géographie médicale*, p. 90. — Maurel, *Sur la fréquence de la carie dentaire chez les Indiens Galibis. Bullet. de la Soc. d'anthr.*, 3e série, t. I, p. 266.

. Civiale a dressé une statistique des calculeux pour dix départements[1] et elle donne pour 100.000 habitants les proportions suivantes que nous mettons en parallèle avec celles des édentés :

NOMS DES DÉPARTEMENTS	CALCULEUX	ÉDENTÉS
Var..........................	16	445
Haute-Marne..................	15	824
Aube.........................	9	534
Deux-Sèvres..................	8	91
Seine-et-Marne...............	7	710
Lot..........................	3	197
Lozère.......................	3	104
Sarthe.......................	2	780
Tarn.........................	2	230
Landes.......................	0.3	2,079

Nous ne voyons dans les quelques chiffres ci-dessus qu'une indication susceptible d'être modifiée par un travail plus étendu ; pourtant il faut remarquer que les chiffres sont assez en accord avec l'observation du Dr Maurel sur les habitants de la Guyane et contraire
avec l'opinion de M. Duché. Les Landes ont très peu de calculeux et
beaucoup d'édentés. Le Var, la Haute-Marne, l'Aube et les Deux-Sèvres
qui, par contre, ont un nombre relativement élevé de calculeux n'occupent pas (sauf la Haute-Marne) un rang très mauvais sur notre carte ;
encore ce dernier département avec 824 exemptés pour mauvaises
dents se trouve-t-il beaucoup meilleur que les Landes et les départements picards ou normands. Il résulte de cela que, si l'influence
géologique doit être invoquée, on ne peut actuellement expliquer
pourquoi les terrains primitifs de l'Auvergne et de la Bretagne portent
des populations à bonnes dents, tandis que les terrains à minéraux
calciques de la Beauce, de la Normandie, de la Champagne, de l'A-
quitaine sont l'habitat de populations à dents peu résistantes. Cette
distribution géographique est en contradiction avec ce que nous savons actuellement sur le rôle de l'alimentation et les boissons riches
en sels de chaux et, par suite, avec l'hypothèse de l'action tellurique.

L'influence prépondérante et directe de la nature du sol comme
facteur de la carie dentaire ne peut donc être reconnue.

L'influence indirecte est moins contestable : la constitution géologique des couches supérieures du sol a des conséquences économiques évidentes, les difficultés de culture du terrain granitique de la

1. Civiale, *Traité de l'affection calculeuse*, et Boudin, *loc. cit.*, t. II, p. 341.

Bretagne, l'altitude et les difficultés de communication sur le plateau central ont préservé longtemps les populations auvergnates et bretonnes de mélanges ethniques fréquents et, pour cette raison, elles ont conservé leurs caractères originels, dont l'un était un appareil dentaire solide.

L'HYDROGRAPHIE

Si l'on examine notre carte et si l'on recherche l'influence des cours d'eau, on voit, au moins pour les principaux, qu'aucun d'eux n'arrose des contrées portant des habitants à dents uniformément bonnes ou mauvaises. La rive droite est parfois notablement dissemblable de la rive gauche : Gard 205, Bouches-du-Rhône 507. Les plus grandes différences s'observent entre les habitants du haut fleuve, et ceux vivant près de l'embouchure. La Seine-Inférieure, l'Eure, la Loire-Inférieure, la Gironde et les Bouches-du-Rhône occupent une très mauvaise place sur notre carte, tandis que le cours supérieur de la Seine, de la Loire, du Rhône, de la Garonne fait partie des régions les plus favorisées. L'eau change-t-elle de qualité à mesure qu'elle se rapproche de la mer ? Cela pourrait à la rigueur se soutenir. Mais ne faut-il pas plutôt voir la raison de ces différences dans les apports ethniques qui sont bien plus favorisés vers l'estuaire qu'à la source et changent les caractères anthropologiques ?

L'INFLUENCE MARITIME

Cette cause est tout aussi contestable à la lumière des faits que celle des cours d'eau.

Qu'on compare la Normandie et la Bretagne, l'Aquitaine et le Roussillon, et on constatera les plus grandes variétés comme résistance des dents : les unes sont au bas de l'échelle, les autres en haut et aucune remarque générale ne peut s'en déduire. Que le voisinage de la mer détermine des accès de pulpite et de périostite, cela n'est pas douteux, tous les praticiens ont été à même de l'observer même sur leurs clients de la ville allant faire une saison au bord de la mer, mais que le fait initial, la prédisposition à la carie dentaire soit sous la dépendance de l'habitat sur la côte, les chiffres ne l'indiquent pas.

L'ALIMENTATION

Cette cause a été invoquée avec des apparences de raison qui méritent un sérieux examen. C'est surtout au point de vue zoologique qu'on peut dire :

> Dis moi ce que tu manges et je te dirai qui tu es.

Pruner-Bey attribuait la carie dentaire à l'alimentation animale; il dit :

Dans la capitale de la Bavière, la carie des dents et la chute précoce des cheveux préoccupent depuis plus d'un siècle les médecins. On attribuait cette corrélation à la nature cornée de l'émail et du cheveu, et, comme cause, on lui assigne la qualité des eaux surchargées de chaux. En effet on se demande ici pourquoi dans le reste du pays, dont les habitants appartiennent néanmoins à la même race, ces maladies sont relativement beaucoup plus rares? Le second exemple se rapporte à la population de l'Égypte : carie et atrophie précoces des alvéoles excessivement répandues chez les citadins, et relativement fort rares chez les villageois. Ici l'eau n'y peut être pour rien : elle est excellente, et la même pour tout le monde. Mais tandis que le paysan suit un régime exclusivement végétal, l'habitant des villes s'assied à une table chargée de mets très mélangés et fort animalisés. Rapprochons de ce fait deux autres, celui concernant le nègre qui se nourrit de préférence de végétaux, et celui de notre homme paléontologique d'Europe, qui, de bonne heure, eut sa part, néanmoins dans une mesure médiocre, de la carie des dents. Ce dernier était chasseur et se nourrissait de préférence de viandes. Je pourrais ajouter à ces exemples comprenant des populations entières un autre exemple tout individuel. M. X... demeure de longues années en Orient où il se nourrit de préférence de végétaux : dents saines. Il vient en Europe où il échange son régime oriental contre l'opposé : une dent se carie. Retour en Orient et reprise de l'ancien régime : la carie s'arrête. Second voyage en Europe et reprise du régime animal : la carie envahit presque toutes les molaires. Enfin, à Naples, où la masse de la population se nourrit de végétaux, les dents s'usent, c'est vrai, mais elles ne sont attaquées de carie que très rarement.

(*Bulletin de la Soc. d'Anthrop. de Paris*, 2° série, t. II, p. 102.)

M. Galippe arrive aux mêmes conclusions que Pruner-Bey et l'alimentation très azotée serait la cause primordiale du peu de résistance des dents des enfants de famille aisée.

La carie est surtout fréquente chez les adolescents, à l'époque de la croissance et témoigne d'une pénurie d'éléments inorganiques nécessaires au développement du système osseux. Dans un cas où j'avais été frappé de la vulnérabilité des dents chez une jeune fille, quelques mois après on constatait un mal de Pott.

D'une façon générale, toutes réserves faites pour les cas où la nutrition a lieu d'une façon retardante, on peut dire que notre alimentation, trop riche en matières azotées, est tout à fait insuffisante au point de vue des matériaux inorganiques tels que les phosphates, la chaux, la magnésie, etc.

(Galippe, *Recherches sur les propriétés physiques et la constitution chimique des dents*, p. 46.)

L'alimentation carnivore peut agir sur les dents de deux manières : localement, en produisant des décompositions acides sur les points où les détritus alimentaires séjournent, généralement en privant l'organisme d'une certaine quantité de sels terreux. Nous ne parlerons que peu du premier mode, car il agit surtout comme cause déterminante et individuelle et peu comme cause prédisposante et générale. Si la décomposition intra-buccale des parties charnues était la cause initiale de la carie dentaire, il serait facile de supprimer le mal par une hygiène attentive à la suite des repas. Les dentistes savent que cela ne suffit pas et que quantité de gens soigneux n'en subissent pas moins les atteintes de l'affection. De plus, la décomposition sur place peut à la rigueur expliquer les caries interstitielles, mais non celles siégeant sur les faces triturantes et labiales où les aliments ne séjournent pas longtemps. L'insuffisance alimentaire en sels de chaux est plus séduisante ; elle expliquerait bien mieux les défectuosités congénitales des tissus dentaires. On comprend que les effets s'en accumulent sur les descendants et produisent des prédispositions anatomiques rendant ces organes très vulnérables.

S'il en est ainsi, l'appareil dentaire n'est pas seulement influencé et le système osseux doit être également, sinon plus, frappé par le déficit alimentaire et nutritif.

La distribution géographique des infirmités, telle que la montre l'étude des comptes rendus sur le recrutement, nous apprendra peut-être s'il existe des faits corrélatifs et si la vulnérabilité des dents s'accompagne des déviations et des malformations osseuses ?

Pour cette étude de pathologie comparée chez l'homme, nous emprunterons les chiffres à l'excellent essai de géographie médicale de la France, de Chervin.

Les 10 départements qui ont le plus grand nombre de bossus à l'âge de vingt ans sont, pour la période 1850-1869, les suivants :

Nᵒˢ D'ORDRE pour la GIBBOSITÉ	NOMS DES DÉPARTEMENTS	Nᵒˢ D'ORDRE pour MAUVAISE DENTURE
89	Ardennes	83
88	Haut-Rhin	41
87	Cher	28
86	Orne	82
85	Vienne	38
84	Basses-Alpes	59
83	Loir-et-Cher	72
82	Ille-et-Vilaine	17
81	Bouches-du-Rhône	35
80	Sarthe	67

Les 10 départements où la gibbosité est la moins fréquente donnent l'ordre comparatif suivant :

Nᵒˢ D'ORDRE pour la GIBBOSITÉ	NOMS DES DÉPARTEMENTS	Nᵒˢ D'ORDRE pour MAUVAISE DENTURE
1	Corse	26
2	Alpes-Maritimes	73
3	Morbihan	6
4	Saône-et-Loire	19
5	Finistère	11
6	Pyrénés-Orientales	24
7	Basses-Pyrénées	75
8	Côtes-du-Nord	13
9	Rhône	18
10	Pas-de-Calais	69

Les Ardennes, l'Orne, le Loir-et-Cher et la Sarthe ont également un mauvais rang pour la fréquence de la gibbosité et de la perte des dents. Le Morbihan, le Finistère, les Côtes-du-Nord, le Rhône, la Saône-et-Loire, les Pyrénées-Orientales, ont un rang analogue et favorisé pour les deux infirmités. Pour l'Ille-et-Vilaine, le Cher, la Vienne, les Basses-Pyrénées, le Pas-de-Calais, le rapprochement ne peut s'établir.

Si nous prenons pour point de comparaison les départements les plus mauvais au point de vue dentaire, nous arrivons aux mêmes résultats. La concordance de la gibbosité et des mauvaises dents est donc assez fréquente.

Nos D'ORDRE PERTE DES DENTS	NOMS DES DÉPARTEMENTS	Nos D'ORDRE GIBBOSITÉ
89	Seine-Inférieure...................	47
88	Eure	59
87	Somme...........................	51
86	Landes	21
85	Oise............................	64
84	Gironde..........................	18
83	Ardennes	89
82	Orne............................	86
81	Yonne...........................	39
80	Indre-et-Loire....................	80

Les Ardennes, l'Orne, l'Indre-et-Loire, l'Oise sont dans la même situation pour les deux infirmités. La contradiction évidente n'existe que pour les Landes, la Gironde et l'Yonne qui ont peu de bossus et beaucoup d'édentés ; les autres départements, sans être semblables, n'ont pas une place très différente.

Une autre malformation osseuse mentionnée par les tableaux statistiques du bureau de recrutement, la division congénitale des lèvres et de la voûte palatine, confirme ces analogies ; elle se rapproche plus que la gibbosité de la fréquence de la mauvaise denture :

MAUVAISES DENTURES	NOMS DES DÉPARTEMENTS	DIVISION CONGÉNITALE
89	Seine-Inférieure	77
88	Eure	54
87	Somme...........................	66
86	Landes	48
85	Oise............................	70
84	Gironde	61
83	Ardennes	89
82	Orne	87
81	Yonne...........................	13
80	Indre-et-Loire....................	84

La Seine-Inférieure, l'Orne, l'Indre-et-Loire, les Ardennes, l'Oise sont presque semblablement placés. Les Landes et la Gironde, qui étaient très différentes pour la gibbosité, se rapprochent sensiblement comme rang de celui qu'elles occupent pour la perte des dents ; la Somme également. L'Yonne seule accentue la dissemblance.

Quoique, au point de vue tératogénique, la division congénitale des lèvres et de la voûte palatine et la gibbosité ne puissent se comparer, la première étant en quelque sorte un fait tératologique accidentel, dépendant bien moins que l'incurvation de la colonne vertébrale de la santé des ascendants, on n'en remarquera pas moins une certaine corrélation entre les malformations du squelette et les mauvaises dents. Nos tableaux comparatifs ne montrent pas moins des exceptions, des faits contradictoires, embarrassants pour établir la filiation évidente, la connexité certaine des deux ordres de faits. Malgré l'insuffisance démonstrative de ces conclusions, nous avons pensé utile de rechercher sincèrement ce que la statistique nous enseigne à cet égard.

Les faits suivants se rattachent plus étroitement à l'influence alimentaire.

L'étude anthropologique des dents des différents peuples est trop peu avancée pour qu'on ait des faits d'ensemble ; pourtant nous avons des observations pouvant jeter quelque lumière sur l'influence du genre d'alimentation, sur la constitution des dents.

Tout d'abord, au sujet des effets fâcheux de l'alimentation carnivore, on ne peut s'empêcher de remarquer avec Broca que les animaux carnivores n'ont pas de mauvaises dents. (On doit même ajouter que le cheval, herbivore exclusif, est assez souvent atteint de la carie dentaire.)

La Seine, qui est le département le plus carnivore, n'occupe sur aucune statistique un mauvais rang pour la denture. Boudin (1831-49) lui donnait le n° 50, Chervin (1850-69) la place au n° 33 ; dans ce travail, elle occupe, pour la période 1850-1885, le n° 29.

L'exemple de la Plata est non moins concluant que celui de la Seine.

M. Martin de Moussy a signalé, le premier, les bonnes dents des habitants de la République Argentine ; il dit :

Je puis affirmer qu'à la Plata, où, la viande étant moins chère que le pain, l'alimentation est éminemment animalisée, les dents sont très belles chez les indigènes, tandis que les Espagnols y ont de mauvaises dents. Et il en est encore de même pour ces derniers au Chili, où le régime est bien moins animalisé.

(Bullet. de la Soc. d'anthrop. 1877, p. 104.)

Notre distingué confrère, le Dr Etchepareborda, qui pratique l'art dentaire à la Plata, nous a confirmé l'assertion de M. Martin de Moussy.

On peut ajouter à ces exemples celui des Groënlandais qui, au dire de nombreux voyageurs, ont de bonnes dents quoiqu'ils soient presque exclusivement carnivores dans leur alimentation. Pour la France, il est assez difficile d'évaluer la consommation habituelle de la viande selon les régions, quoique, d'après l'Annuaire statistique pour 1885, les différences soient assez considérables, variant de 32 kilogr. par tête pour la Corse (chiffres de l'octroi d'Ajaccio) à 86 kilogr. pour Pau (Basses-Pyrénées) et Melun (Seine-et-Marne).

Bien des éléments modifient ces moyennes, qui ne sont pas constantes, si nous en croyons M. Foville :

« Ces moyennes de l'Annuaire varient extraordinairement d'une
» année à l'autre et doivent être viciées dans une certaine mesure
» par l'écart existant entre la population réelle des villes et leur
» population officielle. » (Foville, la *France économique*, p. 133.)

Néanmoins, à défaut de données plus certaines, nous les mettrons à contribution pour la viande et pour le pain. Sur ce point comme sur les autres, nous pensons que le rapprochement des chiffres décèlera une part de vérité.

Les dix départements ayant le plus petit nombre d'édentés donnent à *leur chef-lieu* la consommation suivante de viande et de pain, d'après les statistiques de l'octroi pour l'année 1882.

NOMS DES DÉPARTEMENTS	CONSOMMATION PAR TÊTE	
	DE PAIN	DE VIANDE
Puy-de-Dôme	238	70
Cantal	206	61
Haute-Loire	329	73
Loire	200	54
Savoie	181	66
Morbihan	182	80
Deux-Sèvres	231	56
Lozère	296	67
Allier	164	66
Aveyron	321	64

Les dix départements ayant le plus grand nombre d'édentés ont les consommations suivantes :

NOMS DES DÉPARTEMENTS	CONSOMMATION PAR TÊTE	
	DE PAIN	DE VIANDE
Seine-Inférieure..................	199	64
Eure	245	76
Somme	175	71
Landes........................	153	64
Oise..........................	237	76
Gironde.......................	165	79
Ardennes	148	70
Orne	163	60
Yonne.........................	179	66
Indre-et-Loire	141	69

Il découle de cette statistique que les dix chefs-lieux de départements les plus favorisés au point de vue des édentés ont une consommation moyenne annuelle de 235 kilogr. de pain et de 65 kilog. de viande, que ceux qui comptent le plus grand nombre de réformés pour mauvaises dents ont une consommation annuelle inférieure en pain, supérieure en viande, 180 kilogr. de pain, 69 kilogr. de viande.

Nous avons voulu signaler ce fait afin de permettre à ceux qui travailleront dans l'avenir à cette question de mieux en préciser les données par des renseignements personnels pris sur le lieux, en défalquant les éléments qui les vicient : plus grand nombre proportionnel d'adultes dans les villes de garnison, habitude des populations de s'approvisionner en ville, aux jours de marché, des principales denrées alimentaires.

Des faits économiques sans retentissement certain sur l'organisme peuvent donc perturber les données précédentes.

Quoi qu'il en soit, à ne prendre que les résultats bruts, on voit de notables différences entre les villes des départements figurant en tête et en queue de notre statistique ; les premiers semblent avoir une plus grande consommation de pain et une moins grande consommation de viande que les derniers. Cela est en contradiction avec ce qu'on a remarqué pour les Argentins et les Groënlandais et en accord avec l'explication de Pruner Bey. Les végétariens ne sont pas nombreux sous notre climat ; néanmoins il serait possible de rassembler quelques observations particulières typiques. Nous signalons ce fait à ceux qui pourront les rencontrer.

Les boissons, bien plus que les aliments solides, ont été invoquées comme causes de la carie dentaire ; l'exemple frappant de la Normandie a accrédité cette idée.

L'examen attentif de notre carte et de celle dressée par Magitot montre bien qu'elle procédait d'une observation superficielle et incomplète. On a de mauvaises dents en Normandie et en Picardie, pays à cidre, mais on en a de bonnes en Bretagne, quoique le cidre y soit également la boisson habituelle. La Gironde, pays vinicole par excellence, occupe un rang plus mauvais que la Manche et le Calvados.

L'Yonne est de beaucoup en arrière du Nord. Ces différences montrent le peu d'action de la boisson habituelle sur la texture fondamentale des dents.

Nous ferons pour les boissons ce que nous avons fait pour le pain et la viande, mais on notera que le prix élevé des droits d'octroi doit donner, bien plus que pour les aliments solides, la mesure de la consommation.

CONSOMMATION DES PRINCIPALES BOISSONS DANS LES DÉPARTEMENTS
AYANT LE MOINS D'ÉDENTÉS

NOMS DES DÉPARTEMENTS	CONSOMMATION PAR TÊTE		
	VIN	CIDRE Poiré, Hydromel	BIÈRE
Puy-de-Dôme................	186	»	8
Cantal......................	159	3.9	11
Haute-Loire	140	»	12
Loire.......................	192	»	9
Savoie......................	218	»	11
Morbihan...................	53	165	9
Deux-Sèvres................	164	1	10
Lozère	133	»	26
Allier......................	163	»	13
Aveyron....................	190	4	6

CONSOMMATION DES PRINCIPALES BOISSONS DANS LES DÉPARTEMENTS
AYANT LE PLUS D'ÉDENTÉS

NOMS DES DÉPARTEMENTS	CONSOMMATION PAR TÊTE		
	VIN	CIDRE poiré, Hydromel	BIÈRE
Seine-Inférieure	54	90	12
Eure	57	131	5
Somme	39	9	100
Landes	214	»	6
Oise	85	64	17
Gironde	197	»	8
Ardennes	54	2	234
Orne	32	190	4
Yonne	109	»	12
Indre-et-Loire	191	3	10

On pourrait à la rigueur trouver un certain rapport entre le genre d'alimentation et la nature des dents, mais on ne peut véritablement pas le faire pour le genre de boisson. Les Landes, la Gironde, l'Yonne, l'Indre-et-Loire ont un grand nombre d'édentés malgré l'abondance du vin dans leur région. Le Morbihan en a un très petit nombre malgré la petite quantité de vin consommée par ses habitants. Si, au lieu de limiter notre comparaison à vingt départements, nous l'étendions, nous trouverions le même phénomène. Si l'on met en regard des départements voisins comme la Manche et le Calvados, l'octroi accuse à Saint-Lô une consommation de cidre de 222 litres par tête et à Caen de 182, et pourtant la Manche a 715 édentés et le Calvados presque le double, 1211! Le Nord et le Pas-de-Calais donnent lieu aux mêmes remarques ; la consommation de la bière est à Lille de 278 litres par tête et à Arras de 313, tandis que le Nord a 417 édentés, le Pas-de-Calais le double, 813! Les pays à vin sont tout aussi dissemblables : Gironde 1774 édentés, Dordogne 5 fois moins, 353. Certes les chiffres de l'octroi ne sont pas, nous l'avons déjà dit, des constantes mathématiques, ils ne font connaître qu'imparfaitement la consommation moyenne réelle mais on ne peut pas cependant leur dénier une valeur contingente qui éclaire vivement le problème cherché.

Pour résumer les enseignements de ce chapitre, on peut dire que la perte des dents s'accompagne assez souvent de la fréquence de la gibbosité, que les divisions congénitales des lèvres et des os maxillaires et la perte des dents sont plus souvent corrélatives. Cela appuie quelque peu l'opinion que l'imperfection de structure du système dentaire dépend de causes analogues à celles déterminant les imperfections de structure du système osseux. De là à induire que toutes deux proviennent d'un déficit alimentaire en sels calciques, il n'y a pas loin. Si ce déficit alimentaire doit être attribué à une alimentation surazotée, on s'étonne que les Argentins, les Groënlandais, les Parisiens aient gardé de bonnes ou d'assez bonnes dents.

En faisant une enquête sur la plus ou moins grande quantité de pain et de viande entrant dans l'alimentation des habitants de quelques parties de la France, celles où les édentés sont plus ou moins fréquents, on obtient des rapprochements assez significatifs, sans qu'ils soient absolument concluants, étant donné l'incertitude des statistiques et les éléments divers qui les font varier. Pour les boissons, la comparaison des chiffres montre d'une manière péremptoire leur peu d'influence en la matière.

Cela prouve une fois de plus combien les causes externes ont d'importance secondaire comme facteurs de la carie dentaire.

LA CIVILISATION

Il est assez difficile de définir ce facteur anthropologique, pourtant comme on lui a imputé, entre autres crimes, celui de créer de mauvaises dents, nous avons à rechercher si la vérité n'est pas de ce côté.

Une objection formidable se dresse tout d'abord devant les partisans de l'hypothèse précitée : le bon rang de la Seine dans notre statistique, dans celle de Chervin (Dubois 29, Chervin 33). La place des Landes ne s'explique pas plus que celle de la Seine : Landes, 2.179 exemptés, n° 86 ; Seine, 226 exemptés, n° 29. Il y a déjà longtemps que Broca a fait remarquer que le séjour dans les villes n'est pas une cause forcée de dégénérescence physique et que bien souvent les recrues y ont la taille plus haute que dans la campagne ; il en est de même, croyons-nous, pour les dents. Dans les pays où la carie dentaire est endémique, le citadin enraye et limite ses ravages, le campagnard en subit toutes les conséquences fâcheuses, et cela doit à la longue retentir sur la race. Il est vrai que les départements du Nord-Ouest, qui ont des populations à mauvaises dents, vivent généralement d'une manière moins rustique que les Auvergnats et les Bretons à bonnes dents. Quoi qu'il en soit, ce sont là des dissemblances secondaires et il n'existe pas entre les différentes

populations de notre territoire des manières de vivre assez différentes pour expliquer la fréquence ou la rareté relative des édentés.
Si vraiment les différences de régime, d'habitudes étaient la cause
de la malformation, objet de cette étude, on pourrait établir une
gradation selon la densité de la population, la prédominance de l'é-
lément urbain sur l'élément rural, etc. Non seulement cette gradation n'existe pas, mais on constate, même pour quelques départements, un ordre inverse. Ainsi, l'exemple déjà cité : Landes 2.179,
Seine 226, Nord 417, Hautes-Pyrénées 1.028, Rhône 187, Basses-
Alpes 567. La raison n'est donc pas là et le concours de faits constituant l'aisance, la vie dans les centres urbains, n'est pas un élément devant entrer en ligne de compte. Les cités font des victimes,
oui, mais elles sont en petit nombre, et bien souvent ceux qui y
vivent possèdent une énergie physique et vitale dont sont dépour-
vues nombre de populations rurales.

L'INFLUENCE ETHNIQUE

Dans les chapitres précédents nous avons dû montrer comment
nos chiffres s'accordent peu avec les hypothèses de l'influence hy-
drographique, tellurique, alimentaire, civilisatrice, etc.; cette conclusion négative ne serait pas sans valeur pour l'étude future de la
question. Nous pouvons actuellement faire mieux en examinant si
une dernière hypothèse n'est pas plus concordante avec les faits ;
nous voulons dire : l'influence de la race.

C'est un des titres de gloire du mouvement scientifique inauguré
par Broca que d'avoir montré l'importance de la souche ethnique
comme caractéristique durable du physique individuel et familial,
et, quoique le fondateur de l'anthropologie et ses collaborateurs du
début fussent pour la plupart d'ardents Darwinistes, ils ont fourni
un argument à leurs contradicteurs en leur montrant la persistance
très durable (nous ne disons pas éternelle) des types primitifs.

En étudiant les populations de la Basse-Bretagne, Broca était arrivé à
ces conclusions :
La population de la Basse-Bretagne est issue de deux peuples distincts : les Armoricains et les Bretons. Les Armoricains étaient fixés
dans cette région depuis les temps préhistoriques, les Bretons n'y sont
arrivés qu'au cinquième siècle de notre ère.
Rapprochées sur le même sol et unies depuis quatorze siècles dans
une même nationalité, les deux races de la Basse-Bretagne ne se sont
cependant pas fusionnées et, malgré d'incontestables mélanges qui ont

plus ou moins atténué le contraste de leurs caractères anthropologiques, on les retrouve encore suffisamment distinctes dans leurs cantonnements respectifs. (Broca, *Mémoires d'Anthropologie*, t. I, p. 434.)

La France reproduit en grand les faits de juxtaposition dont la Bretagne a été le théâtre et des races d'origine distincte vivent côte à côte en gardant leurs traits principaux, leur caractéristique anthropologique, non d'une manière absolue, car ce serait dénier toute action au croisement, mais assez pour que les exemptions par défaut de taille, par fréquence des hernies, pour mauvaises dents, créent, selon les régions, des catégories d'exemptés pour des infirmités particulières à la race. C'est ainsi que l'Auvergne a un grand nombre d'exemptions pour défaut de taille, tandis que la Normandie en a très peu, que le goître, la faiblesse de constitution, les varices, etc., prédominent ici ou là et constituent de véritables provinces ethniques.

Pour les dents, nous avons vu qu'on ne pouvait expliquer par les constituants du milieu actuel les différences observées ; on pourra se convaincre à la lecture du chapitre suivant que les faits cadrent assez bien avec l'hypothèse de l'influence ethnique non pas comme cause unique mais comme cause prépondérante, expliquant mieux que les opinions rejetées les dissemblances constatées. A la lumière de cette hypothèse, on verra pourquoi la Manche a 715 exemptés et son voisin immédiat, l'Ille-et-Vilaine, 182, pourquoi les Deux-Sèvres ont 91 exemptés et le Maine-et-Loire, qui les borne au Nord, en a 843 !

DISCUSSION

M. LE Dr DUNOGIER, de Bergerac. — Je regrette de ne pas être préparé à la réponse, autrement j'aurais pu apporter quelques renseignements sur l'origine des races. Les Kymris sont les descendants des anciens druides qui ont laissé des monuments, mais quels sont les descendants des Celtes ? La chose n'est pas éclaircie.

M. DUBOIS. — Les monuments druidiques et mégalithiques sont précisément en pays celtique et non en pays kymris.

M. THUILLIER, de Rouen. — J'habite la Normandie et je suis à Rouen depuis 5 ans. La carie dentaire y est très répandue et je puis constater à chaque instant la destruction complète des dents de la mâchoire supérieure chez des jeunes filles de 15 à 18 ans.

M. GODON, de Paris. — Le travail de M. Dubois a une grande importance et mérite d'attirer l'attention des membres du congrès.

Il a déjà été fait et présenté par Magitot, en 1867, qui l'avait accompagné d'une carte à peu près semblable dans ses grandes lignes à celle de M. Dubois. Cependant, en comparant ces deux cartes, on y remarque quelques différences. Les parties blanches sont plus étendues dans celle de M. Magitot et la Dordogne est classée dans un rang tout différent. Le travail de M. Magitot était basé sur les exemptions militaires de 1837 à 1849.

M. LE PRÉSIDENT. — C'est une thèse antérieure qui lui a servi de base.

M. GODON. — Sur quoi portent les différences? Comment les résultats peuvent-ils être dissemblables ? Nos dents se seraient-elles améliorées ? Je ne le crois pas,

Telles sont les questions que j'adresse à M. Dubois ?

M. DUBOIS. — M. Magitot n'a pas fait de statistique, il s'est servi du travail de Boudin publié en 1857. Or, pour nombre d'infirmités, on s'est aperçu que ce travail renfermait des erreurs, on a fait d'autres travaux et ils sont en désaccord avec le sien. Dans les tableaux de Boudin, la Dordogne, c'est là une grosse erreur, occupe le nº 86 tandis que dans les miens c'est la Seine-Inférieure. Chervin, qui a pris une autre époque, comme base de sa statistique, fixe à la Dordogne le nº 52, moi le nº 39. C'est là une différence admissible, d'autant plus que sur beaucoup de départements l'accord est évident quant aux grandes lignes. Mon travail porte sur une époque récente et sur une période étendue; aussi, par sa concordance avec celui de Chervin, peut-on admettre que ma statistique offre toutes les garanties possibles d'exactitude.

M. LE PRÉSIDENT. — M. Dubois espère que nous arriverons à compléter nos connaissances en cette matière, je crois que ce sera le contraire. Les renseignements fournis par nos prédécesseurs peuvent être considérés comme la donnée vraie, car autrefois on exemptait toujours pour les infirmités tandis qu'aujourd'hui on exempte moins. De plus, le mélange des races se produisait moins autrefois parce que les communications étaient moins faciles. Par suite du mélange incessant la carte représentant par teinte la carie dentaire deviendra d'un gris uniforme. Si donc on veut s'occuper de la question, il faut le faire dès maintenant.

M. DUBOIS. — La dentition est encore une cause d'exemption du service militaire et il est recommandé aux médecins militaires de refuser les hommes qui n'ont pas une denture suffisante pour supporter le régime alimentaire du soldat, car les hommes à mauvaises dents peuplent les hôpitaux. Quant au mélange des races, il ne s'effectue pas aussi vite que le pense M. Gaillard, les différences de taille sont concluantes à cet égard.

M. Thuillier. — J'ai fait de la médecine militaire pendant 3 ans et j'ai constaté qu'on réforme beaucoup plus qu'autrefois pour mauvaises dents.

M. le président. — Autrefois on déchirait la cartouche avec les dents et on avait besoin des incisives tandis qu'actuellement on prend des hommes brèche-dents.

M. Schwartz, de Nîmes. — C'est pour cela que ces deux statistiques sont différentes.

M. le Dr Dunogier, de Bergerac. — M. Dubois prétend qu'il faut remonter aux Celtes et aux Kymris pour trouver notre origine ethnique. Or les historiens ne sont pas encore fixés sur ces deux peuples. Bouilhet, dans son *Dictionnaire d'histoire et de géographie*, dit que les Kymris étaient un peuple d'origine scythique venu à une époque éloignée s'établir sur les bords du Rhin et qui refoula les Celtes ou Gaëls, tandis que les Celtes étaient issus de la Gaule, mais d'origine germanique, et seraient les mêmes que les Kymris.

M. Dubois. — Que M. Dunogier veuille bien croire que ce que j'ai dit sur l'ethnologie n'est pas de mon crû. J'ai cité mes autorités, Broca et Lagneau ; lui cite le dictionnaire Bouilhet ; ceux qui connaissent la question jugeront.

DEUXIÈME QUESTION

ROLE DES MICRO-ORGANISMES DANS LA PATHOLOGIE DENTAIRE ET BUCCALE

M. Poinsot lit à l'assemblée une communication sur

LES MICROZIMAS, MICROBES ET ALCALOIDES CADAVÉRIQUES

D'après Béchamp les microzimas seraient des êtres organisés pour la conservation des tissus vivants ; ce n'est qu'après leur disparition et plus tard par l'apparition des microbes que les tissus sont en danger.

Les alcaloïdes cadavériques sont les résultats de la décomposition, ils sont peu ou point redoutables lorsqu'ils sont inclus dans une dent richement calcifiée. Ils ne sont dangereux que s'ils donnent naissance à un milieu favorable pour la production et la pullulation des microbes multiples qu'on rencontre dans la bouche.

Une fois le microbisme établi d'une manière chronique, le meilleur moyen de guérison, celui qui s'impose, c'est l'extraction du foyer et de toute la matière infectée.

Il convient donc de n'employer en thérapeutique dentaire que des produits permettant la conservation des tissus vivants ainsi que des microzimas qui font partie de sa constitution.

Il importe d'avulser de la bouche les tissus envahis par les microbes et les alcaloïdes cadavériques contenus dans les dents mortes, et enfin, les dents mortes elles-mêmes si tous les tissus sont envahis par la mortification.

M. Poinsot donne ensuite connaissance au congrès de son travail sur

LES ACCIDENTS PRODUITS PAR LES DENTS MORTES DANS LA BOUCHE

La présence de dents mortes dans la bouche doit toujours être envisagée comme devant entraîner un pronostic grave.

Des causes générales appartenant à divers états diathésiques, l'arthritisme, le rhumatisme, le diabète glycosurique, le diabète nerveux et le diabète phosphatique, la goutte, l'uricémie, l'azoturie, l'oxalurie, l'athérome, l'artério-sclérose, etc., peuvent avoir des conséquences graves pour la vitalité des dents.

Les états neurasthéniques, syphilitiques et tous les troubles de la nutrition retentissent sur le système dentaire d'une manière toute particulière.

Il n'est pas besoin que ces affections soient ni anciennes ni bien déterminées pour que le retentissement en soit observé sur le système dentaire. Il peut même être interprété pour l'établissement de l'affection causale, assurant ainsi un moyen nouveau en faveur du diagnostic.

Les dents mortes dans la bouche donnent lieu à un grand nombre d'accidents de plusieurs ordres. Les nécroses des tissus des dents et la carie dentaire, quoique très fréquentes, font défaut bien souvent ; il est nécessaire dans bon nombre de cas d'avoir recours au miroir électrique pour acquérir la certitude de la mortification de certaines dents.

Les dents qui se laissent cârier appartiennent à la catégorie des calcifications incomplètes; ces dernières, toutefois, donnent peu d'accidents généraux très graves. Il n'en est pas de même des dents richement calcifiées, possédant surtout de très longues racines ; ce sont ces sortes de dents qu'il importe de bien connaître, sous peine de voir surgir brusquement des phénomènes redoutables, dont la méconnaissance peut entraîner parfois la mort des sujets atteints.

Toutefois, les dents qui, quoique très richement calcifiées, possèdent de courtes racines, peuvent ne pas donner lieu à de grands désordres généraux.

Dans le premier cas, les dents se mortifient, le microbisme succède, les produits de la décomposition s'éliminent par les caries qui, pour la plupart, sont l'effet et non la cause, il n'y a pas rétention de produits toxiques.

Cependant, si ces phénomènes se produisent sur des organismes déjà débilités, l'auto-infection aura lieu néanmoins, mais cela sera dû à certaines conditions particulières favorables, bien plus qu'à la cause exclusivement. Il convient cependant de noter que l'irritation existante, dans un rayon plus ou moins grand, autour de ces sortes de dents, favorise l'intoxication d'une manière évidente.

Dans le deuxième cas, les alcaloïdes cadavériques pénètrent très profondément dans l'organisme par la voie des racines, par l'intermédiaire du sinus anatomique et pathologique, produisant des accidents souvent mortels.

Dans le troisième cas, les produits pathologiques, trouvent une issue au travers des alvéoles et des gencives, dans le vestibule de la bouche, par une série de poussées inflammatoires accompagnées de phénomènes pseudo-graves.

Il peut exister une série de cas semblables où des dents mortes à racines très longues, quoique présentant une bonne calcification, soient accompagnées de carie pénétrante : le pronostic est alors moins défavorable ; pourtant, si la cavité venait accidentellement ou autrement à se fermer, les phénomènes graves apparaîtraient rapidement.

Il importe de bien préciser la cause qui a déterminé la mortification d'une dent ou de plusieurs dents. En effet, si les causes générales sont toutes graves, le danger des dents mortes, pour d'autres causes peut être très atténué ; par exemple le résultat d'un traumatisme sur une dent pourra n'avoir d'autre conséquence que des troubles locaux bien définis, ne dégénérant jamais en troubles généraux graves, parmi les causes traumatiques. Il convient aussi de signaler les rapports anti-anatomiques d'une articulation défectueuse, l'évolution vicieuse de la dent de sagesse, luxant la seconde grosse molaire, le déplacement des dents par un appareil prothétique mal fait, par l'action trop rapide d'un appareil de redressement des dents, par l'écartement des dents pour traiter et obturer des dents avec caries interstitielles, par la perte de molaires entraînant une baisse déterminée de l'articulation et consécutivement le déplacement de certaines dents.

Ces causes mécaniques n'ont aucun caractère, au point de vue général; mais elles empruntent une gravité exceptionnelle chez les sujets diathésiques.

L'auto-infection paraît être causée par la formation, dans la cavité dentaire de la chambre de la pulpe, d'alcaloïdes cadavériques, des ptomaïnes probablement. Quant aux microbes qui pullulent dans ces milieux, il semblent aussi ne devoir y jouer qu'un rôle secondaire.

Les phénomènes pathologiques observés ont amené cette croyance, puis, devant les espérances bactériologiques, des recherches ont été tentées et ont donné des résultats satisfaisants, confirmant tous notre manière de voir.

Cependant, nous avons pu constater dans une dent morte la présence du streptocoque de l'érysipèle.

Mais des cultures faites avec ce microbe donnèrent la preuve scientifique que, dans des milieux différents, des transformations s'établissent et changent la nature des microbes.

Des bactéries, au nombre de vingt-six espèces, ont été trouvées par M. Vidal dans une bouche où il n'existait pas de phénomènes pathologiques inquiétants.

A côté des alcaloïdes cadavériques il convient de signaler les produits pathologiques, liquides et gazeux, résultant de la décomposition des tissus, dont la rétention produit la névrite consécutive et favorise l'auto-infection.

Les bactériologistes incriminent les déjections des bacilles plus que les bacilles eux-mêmes comme la cause des accidents pathologiques.

Certaines intoxications locales, n'ayant donné lieu qu'à des phénomènes locaux plus ou moins intenses, ont été suivies de phénomènes plus graves, à la suite d'un état général ayant subi une manifestation dépressive physique, d'autres fois, après une dépression morale.

Parmi les causes dépressives morales il convient de ranger les états mélancoliques causés par des chagrins domestiques, succédant à des causes dépressives physiologiques.

Les dents mortes sont très fréquentes chez les phthisiques et elles doivent faire redouter la forme galopante. La justesse de mes observations publiées en 1885 a été confirmée par M. le professeur Verneuil, au commencement de cette année; je me félicite d'avoir soulevé cette question si nouvelle, et je n'oublierai jamais l'accueil bienveillant qui m'a été témoigné.

La justesse de ces observations peut encore être appuyée d'une preuve, qui, pour n'être pas aussi précieuse que la précédente, présente un caractère si démonstratif, si tangible que, même pour un esprit prévenu, elle serait concluante.

Depuis quelques temps, en Nouvelle-Calédonie, les médecins du bagne étaient étonnés de la série interminable de phlegmons diffus qu'ils avaient à traiter, ces phlegmons siégeant de préférence aux bras. Ils avaient bien noté un symptôme particulier, à savoir que tous ces phlegmons, sans exception, présentaient dans leur étendue, à un endroit assez rapproché des bords et dans la plus grande largeur, deux points bien distincts.

Ils résolurent d'éclaircir le mystère et y réussirent. Voici ce qui se produisait :

Lorsqu'un des habitants de cette contrée avait une dent très malade, il s'empressait de la faire arracher, puis, à l'aide d'une aiguille très fine enfilée, il traversait cette dent et se passait ensuite cette aiguille au travers d'un muscle du bras; il en résultait un phlegmon.

Ensuite la dent était donnée à un ami qui répétait la même opération et tous les deux allaient se reposer à l'hôpital, qui est, paraît-il, le paradis calédonien.

Ces états multiples que je viens d'énumérer, demandant une connaissance approfondie de la question, m'engagent à formuler le vœu :

Qu'il soit demandé au dentiste pour les consultations médicales importantes un état de la bouche et des dents des malades, afin qu'on puisse mieux préciser le diagnostic et indiquer le pronostic.

Les thérapeutiques générale et spéciale seront ainsi plus conformes aux intérêts des malades et de la science.

L'orateur appuie ces communications des faits suivants :

A. Voulant faire des recherches sur la 1re question, je m'adressai à un étudiant en médecine pour me faire aider, mais il n'accepta pas, me disant qu'il avait été victime d'une intoxication analogue. Souffrant d'une dent, il était allé trouver un de mes confrères qui lui avait fait un pansement antiseptique en lui recommandant de l'enlever le soir. Le jeune homme oublia de le faire et, quand il fut couché, on entendit des gémissements dans sa chambre. On y entra et on le trouva dans un état très grave. Emporté à l'hôpital, il eut le délire pendant 8 jours. Ce jeune homme avait de mauvaises dents à racines fort longues.

B. Une personne vint un jour me prier de sectionner une dent dont la couleur était désagréable. Comme cette dent était morte, je lui conseillai de la faire extraire, les dents mortes déterminant des affections particulières telles que érysipèles, rougeurs, etc. Or, cette personne était précisément sujette à des érysipèles fréquents qui provenaient sans doute de ces dents elles-mêmes.

C. Un médecin des hôpitaux me conduisit un jour un malade ayant beaucoup de dents mortes, tombé dans un état cachectique depuis 8 ou 10 mois. Chacun lui trouvait une affection différente. On finit par chercher les causes dentaires et on procéda à l'extraction d'une douzaine de dents. Ces dents étaient malades depuis longtemps et les accidents s'étaient produits à la suite du surmenage et de fatigues physiques.

D. Mlle P..., 16 ans, me fut conduite par sa mère, au mois d'avril 1885, pour me consulter quant à l'érosion dentaire dont toutes les incisives du haut et du bas étaient atteintes. Cette érosion présentait deux groupes différents, d'abord l'érosion en gâteau de miel sur les incisives centrales supérieures, et l'érosion en coup d'ongle sur les incisives latérales et sur les canines. Les incisives inférieures étaient toutes atteintes de l'érosion en gâteau de miel ; chez certaines de ces dents, l'émail avait disparu sur quelques points et la dentine avait pris une couleur jaune foncé. Cette dentition défectueuse défigurait beaucoup la jeune personne qui était fort jolie.

Je commençai par meuler et égaliser les dents, mais il restait encore à en combler les profondes excavations. Des plombages au ciment auraient été vite usés par la brosse et les aurifications quoique inusables auraient trop nui à l'aspect.

Il ne me restait donc que la mosaïque en émail. Deux morceaux furent placés à l'incision médiane droite et un morceau à l'incision médiane gauche.

Les cavités étaient très sensibles et pendant longtemps après les dents furent agacées par les changements de température.

Deux années plus tard, l'un des morceaux se défit, il fut replacé et à présent on ne voit guère les traits de réunion, comme la ligne blanche de ciment est usée.

E. Mlle F... se présente à ma consultation pour que je lui arrange une incisive médiane supérieure gauche devenue complètement foncée. Je diagnostiquai une gangrène de la pulpe avec périostite chronique ; il y avait un suintement du pus faisant jour au collet de la dent.

Quoique la patiente eût déjà deux dents artificielles, elle tenait absolument à cette dent et me pria de la plaquer avec de l'émail naturel, comme j'avais fait pour une de ses amies. En raison de la difficulté du

travail et de l'emplacement très propice à la rupture de l'émail, je refusai d'abord, mais devant son insistance, je me mis à l'œuvre.

D'abord, large ouverture de la chambre pulpaire par la face labiale de
la dent, traitement antiputride, lavages antiseptiques. Après obturation
du tiers supérieur du canal, je préparai entièrement la face labiale de la
dent et je pris empreinte sur le morceau d'émail qui présentait toute une
face ; on sculpta un bouton autour duquel fut enroulé un fil d'or assez
mince. Le canal et la cavité furent ensuite remplis de ciment, le fil d'or
y fut introduit, et le morceau maintenu en place pendant environ 5 minutes.

Aujourd'hui, un an après l'opération, le morceau se trouve intact et il
a la couleur claire et vivante d'une dent normale.

SEANCE DU MARDI 3 SEPTEMBRE

La séance est ouverte à 3 heures 1/2 sous la présidence de
M. Poinsot, vice-président, puis de M. le Dr Gaillard, président.

M. Dubois. — Je propose une modification à l'ordre du jour. Ceux
qui ont assisté à la séance d'hier s'intéressent aussi à celle d'aujour-
d'hui qui comprend la dentisterie opératoire et la thérapeutique. Il
faudrait, au lieu de deux séances en même temps, reporter à demain le reste des communications qui n'ont pu être faites hier.

M. le Dr Gaillard. — Il vaudrait mieux que ces communications
fussent terminées maintenant pour qu'on pût y répondre, autrement
il serait trop tard.

M. Dubois. — La conséquence en sera, pour ma part du moins,
que je ne pourrai pas faire à la 1re section la communication que je
dois y faire, puisque je suis rapporteur de la deuxième.

M. le Président. — Voulez-vous remettre à demain la suite des
communications de la 1re section ?

L'assemblée, consultée, repousse cette proposition.

M. le Dr Gaillard remplace M. Poinsot à la présidence.

TROISIÈME QUESTION

DE L'INFLUENCE DE LA NUTRITION SUR LA PRODUCTION ET SUR LA GUÉRISON DE LA CARIE DENTAIRE

M. Poinsot présente un travail sur l'

INFLUENCE DE LA NUTRITION SUR LA PRODUCTION ET LA GUÉRISON DE LA CARIE DENTAIRE

Les troubles nutritifs, par ralentissement et par exagération de la nutrition, commencent au moment de la conception de l'être et ne se terminent qu'à sa mort.

Tout en tenant compte des causes héréditaires par rapport aux ascendants directs, nous pouvons affirmer qu'à chaque heure de la vie les dents reçoivent directement, d'une manière évidente, les contre-coups des altérations de la nutrition.

Ces manifestations demeurent et servent de témoins autrement sérieux que les ongles et le système pileux.

Lorsqu'on songe que la vie intra-utérine influe sur une bonne ou une mauvaise dentition, on est étonné de la négligence apportée par les familles dans la nutrition double de la mère et de l'enfant. En effet, les organes de l'émail chez l'embryon apparaissent depuis le 45e jour jusqu'à la troisième année après la naissance, époque de l'apparition de la dent molaire portant le nombre des dents de l'enfant à 20.

Ensuite, la première molaire, qui apparait vers la 6e année, voit son évolution commencer vers le 90e jour après la conception.

C'est cette dent du reste qui doit être consultée de préférence pour juger du développement normal ou pathologique d'un sujet.

La calcification normale d'une dent par rapport à un âge déterminé servira de type ; chaque fois qu'il y aura une différence, on trouvera toujours un trouble de la nutrition qui aura présidé à cet écart anti-anatomique.

L'évolution même des dents aura sa part dans l'observation, ces évolutions prématurées coïncideront avec un état sctructural imparfait, offrant moins de résistance à la carie dentaire.

L'évolution tardive semble avoir une signification moins importante; cependant, dans ces cas spéciaux, on rencontre des points de calcification plus accusés que normalement, et cela peut avancer l'état caduc de la dent.

Un facteur très important, sur lequel nous ne saurions trop insister, c'est l'époque de la nutrition par excellence chez l'enfant, je veux dire le temps de l'allaitement. Je ne connais pas de moment aussi important pour le système dentaire que celui de l'alimentation primitive. Chaque fois qu'il ma été donné de faire la lumière sur les causes de l'érosion dentaire, j'ai toujours trouvé que l'allaitement avait été pratiqué dans de mauvaises conditions, et que aussi cet aliment naturel avait très souvent fait défaut. J'ai rencontré très fréquemment l'influence d'une nourriture anti-naturelle, consistant en soupes indigestes ou autre aliment aussi défectueux.

M. le Dr Moty, professeur agrégé militaire, partage cette manière de traiter la question et confirme par une observation toute personnelle que la syphilis peut être invoquée comme produisant l'érosion dentaire, mais, toutefois, ce serait à la faveur de causes accessoires produisant le trouble nutritif, car, pendant son séjour en Afrique, il n'a pas rencontré d'érosion dentaire parmi la population arabe, qui offre à un haut degré la syphilis et la phthisie.

Si la population arabe a échappé jusqu'à ce jour à l'érosion dentaire, croyez-le bien, c'est parce que les femmes observent religieusement le temps de l'allaitement qui est toujours prolongé très tard, jusqu'à la troisième année.

Les mœurs européennes ne permettent pas, il est vrai, à toutes les femmes de nourrir pendant un laps de temps aussi prolongé, mais, dans l'intérêt de l'espèce, il conviendrait, par des moyens quelconques, de remédier à un état de choses préjudiciable à l'humanité.

Lorsque les dents ont évolué, il convient par une bonne nutrition de conserver les dents normales ainsi que celles qui seraient plus pauvres en structure.

Chaque manquement aux lois établies, chaque perturbation effective est appréciable pour l'œil exercé du dentiste.

Ce sera d'abord, en cas d'exagération de la nutrition, une inflammation franche de la gencive, inflammation pléthorique, toute différente de l'inflammation de l'anémie ; puis, dans le premier cas, les dents se calcifieront trop rapidement et s'avanceront vers la caducité Tout se terminera par la gingivite expulsive de Marchal de Calvi.

Cet état pathologique aura pour cause une exagération de la nutrition par la non-observation des règles physiologiques de la digestion. 80 fois sur 100 on rencontre des sujets mangeant trop et très mal et dépensant peu de force physique.

D'autres fois, au contraire, ce sont les cas d'anémie. Le type le plus frappant est celui de la femme qui a eu successivement plusieurs enfants, qui n'a pas pu allaiter et qui éprouve des peines physiques ou des peines morales. La carie dentaire envahissante peut néanmoins être combattue avantageusement ; c'est même cette forme qui donne le plus de satisfaction au praticien puisqu'elle lui permet d'appeler la nature à son aide dans l'œuvre de la réparation.

Puis, viendront les maladies qui, elles aussi, agissent sur ce système dentaire d'une façon très marquée.

Nous ne pouvons oublier le surmenage résultant d'efforts physiques ou intellectuels trop grands ; nos lycées et collèges, nos grands centres d'études, nous donnent chaque jour des exemples d'altération de nutrition intéressant le système dentaire tout spécialement.

Il convient dans tous ces cas de faire surveiller l'état de la bouche des malades et des gens fatigués, afin de réparer les dommages avant qu'ils soient considérables.

C'est du reste le rêve réalisé par M. le Dr Bogue, qui a été assez heureux pour surveiller si bien sa nombreuse clientèle qu'il a été plusieurs années sans pouvoir constater une carie dentaire du troisième degré.

Le dentiste est donc appelé à indiquer les diverses perturbations, de la nutrition tant physiologique que pathologique.

Il devra provoquer une consultation médicale en temps utile afin d'instituer une thérapeutique rationnelle.

Le dentiste assurera ainsi l'efficacité et la permanence de son traitement spécial.

M. Poinsot cite à l'appui de sa thèse les observations suivantes :

Un jour un client m'amène un enfant paraissant âgé de 9 ans. J'examine les dents, je remarque de la gingivite. L'enfant n'était pas dans des conditions normales d'alimentation ; le père me dit qu'il lui donnait beaucoup de viandes rôties pour le fortifier. Je lui fis observer que cela lui était contraire et l'engageai à consulter un médecin, qui me donna raison. Le régime fut changé et, en quelques mois, l'enfant se développa et ne fut plus reconnaissable ; de même les dents avaient changé de teinte et présentaient un aspect beaucoup plus satisfaisant.

Quant au surmenage, j'ai vu un jeune homme qui me fut amené par son père, celui-ci déclarant que son fils travaillait beaucoup en vue d'examens. La bouche présentait des altérations des dents et des phénomènes gingivaux qui ne pouvaient être attribués qu'à l'excès de fatigue. Quelque temps après l'enfant tomba malade et fut forcé de garder le lit pendant un certain temps.

DISCUSSION

M. le Dr Redard, de Genève. — Je ne partage pas absolument les idées de M. Poinsot. En matière de carie dentaire il y a deux choses qui ne sont pas séparées suffisamment : la 1re dentition de la 2°. Avec la 1re l'érosion peut se produire, mais quand nousexaminons le père et la mère de l'enfant, nous en trouvons rarement la cause ; il faut cependant dire qu'on a trouvé peu de cas d'érosion sur la 1re dentition. Pour la 2e dentition on peut dès maintenant avoir une opinion faite et je m'inscris en faux contre l'érosion syphilitique. Pour qu'il y ait érosion, il faut qu'au moment du développement de l'enfant il y ait eu maladie; on peut même compter les maladies propres à produire l'érosion.

Dans mes observations je me suis toujours trouvé en présence d'une maladie aiguë ou d'un arrêt de développement du sujet; ces faits s'observent dans la première jeunesse et donnent de l'érosion en gâteau de miel; il y a là des troubles graves du côté de la nutrition.

En résumé, ce qui est intéressant pour le dentiste, c'est d'observer l'érosion, point de départ de la carie dentaire.

M. POINSOT. — Je suis heureux que vous partagiez ma manière de voir. Je ne considère pas la syphilis comme une cause d'érosion, c'est simplement un trouble nutritif qui la produit. Souvent nous avons pu constater que les altérations chez les enfants étaient liées à des maladies chez la mère. En fait, la nutrition est toujours cause de l'altération.

M. DUBOIS. — Ce n'est pas le moment de traiter d'une manière incidente l'étiologie de l'érosion, toutefois je ne puis m'empêcher de relever quelques erreurs dans ce qui vient d'être dit. Des observations absolument concluantes établissent que la syphilis est une cause d'érosion. Pour certains auteurs, Hutchinson, Parrot, l'érosion est toujours d'origine syphilitique. Parrot ayant trouvé des dents érodées sur des squelettes anciens en avait induit l'existence de la syphilis à la période franque. Des travaux français ont démontré l'exagération de cette hypothèse et Fournier a établi qu'elle était due à des causes multiples.

Dans les maladies de la période infantile, au-delà de deux ans la dent permanente est déjà si avancée que les troubles de l'érosion ne peuvent plus se produire. Il ne faut pas oublier que les troubles dont l'érosion est le signe sont contemporains de la première enfance et même de l'existence intra-utérine, et quand on nous parle d'érosion consécutive à une maladie à l'âge de 2 à 3 ans, il y a je crois, erreur chronologique.

M. le D* REDARD. — On a fait des expériences sur les chiens.

M. le D* GAILLARD. — C'est l'état pathologique qui détermine ces accidents. On a parlé d'un enfant rachitique provenant de parents sains et d'un enfant provenant de parents infestés et ne présentant ni rachitisme ni érosion. Toutes les fois que vous aurez un accident chez les parents, vous aurez des érosions chez les enfants.

M. POINSOT lit ensuite trois communications :

1° COQUELUCHE ET DENTS MORTES

Les auteurs sont d'accord pour donner à la coqueluche une origine infectieuse.

Dans la pratique spéciale que nous professons, nous sommes appelés souvent à constater des phénomènes très intéressants.

Il m'avait été donné d'observer dans la seconde enfance plus spécialement des accidents de coqueluche coïncidant avec des caries dentaires du 4° degré.

Chaque fois que les familles et surtout leurs médecins me permettaient d'intervenir radicalement, j'observais une amélioration et souvent aussi une guérison complète.

Il y a dix-huit mois environ, ma petite fille, âgée de trois ans, fut prise d'une coqueluche très grave.

Grand amaigrissement, quintes fréquentes, fièvre, vomissements, rejet de tous les aliments. Les antispasmodiques et autres agents ne réussirent pas même à calmer l'enfant.

Un matin, un vendredi, après une nuit sans sommeil, je constatai un gonflement à la lèvre supérieure, plus accusé à droite qu'à gauche.

Alors, je me souvins que, quatre mois auparavant environ, l'enfant avait fait une chute sur la bouche. J'examinai donc ses dents et je constatai que la grande incisive gauche avait subi un choc qui avait déterminé la section du nerf dentaire; la décomposition avait suivi, créant une intoxication spéciale, occasionnant à son tour les accidents de coqueluche constatés.

L'extraction s'imposait; cependant, pour des causes indépendantes de ma volonté, je ne pus extraire la dent incriminée que le dimanche matin suivant, vers huit heures et demie.

A midi, l'enfant demanda à manger et, pour la première fois depuis plusieurs semaines, garda les aliments. A partir de ce moment, la convalescence s'établit très rapidement et le dommage fut vite réparé.

Depuis cet événement j'ai constaté plusieurs fois ce même phénomène heureux chez d'autres enfants.

J'ai remarqué que, plus les enfants s'éloignent de l'âge de trois ou quatre ans, plus les accidents sont bénins; en un mot le moment le plus redoutable semble être celui où les dents ont le plus de longueur et tendent à s'enfoncer plus profondément dans les maxillaires.

Alors les produits infectieux pénètrent plus avant vers les profondeurs des mâchoires, tandis que, lorsque les racines sont résorbées ou lorsque les dents sont plus courtes, les produits pathologiques trouvent aisément une issue dans le vestibule de la bouche, au lieu de pénétrer dans la circulation par ces vaisseaux.

CONCLUSIONS

La coqueluche peut être provoquée ou tout au moins aggravée par la présence de dents mortes dans la bouche.

L'avulsion des dents pathologiques amènera rapidement une grande amélioration et souvent aussi une guérison immédiate et définitive.

2° DENTS PATHOLOGIQUES SEMBLABLES CHEZ LE FRÈRE ET LA SŒUR

M. X, 21 ans, célibataire, habitant la campagne, a de très mauvaises dents.

Mme X, sa sœur, 26 ans, mariée, institutrice, habitant Paris, a également de mauvaises dents.

M. X subit sept extractions, Mme X, deux.

Le frère et la sœur possèdent des dents très cariées, longues et étroites, présentant à la partie terminale de petites exostoses semblables. Cependant l'un habite la campagne et s'occupe de culture, tandis que l'autre habite la ville et s'occupe d'enseignement.

Malgré ces vies différentes, les manifestations pathologiques sont tout à fait semblables.

CONCLUSIONS

Certaines affections dentaires semblent avoir une même origine héréditaire.

3° PARALYSIE GÉNÉRALE. — ACCIDENTS GÉNÉRAUX PRODUITS PAR LA PRÉSENCE DE DENTS PATHOLOGIQUES DANS LA BOUCHE

Le 7 janvier 1889, en ma qualité de professeur à l'Ecole et à l'hôpital dentaires de Paris, délégué auprès des asiles d'aliénés du département de la Seine, je recevais à l'infirmerie de l'asile Sainte-Anne, dans le service des hommes dirigé par M. le Dr Dubuisson, un malade présenté par le chef de service lui-même.

Le malade me dit que, engagé à l'Opéra et devant débuter le soir même, il était de toute nécessité qu'il se fît arranger la bouche, qu'il lui répugnait de se présenter devant un public choisi, avec des dents montrant visiblement des points de carie.

A l'examen de la bouche, je constate au maxillaire supérieur l'absence de deux dents, les secondes petites molaires droite et gauche. Celle de gauche n'existe plus, mais celle de droite est découronnée et la racine est restée incluse et recouverte par la gencive enflammée, colorée en rouge lie de vin, présentant, à une distance de deux millimètres au-dessus du bord libre de cette gencive, une saillie de six millimètres, au centre de laquelle se trouve un orifice fistulaire, offrant les caractères de la chronicité.

La première grosse molaire droite présente, à la partie latérale antérieure, une carie du second degré.

La première petite molaire du même côté offre, à sa partie postérieure latérale, une carie un peu plus accusée, mais qui doit être rangée parmi les caries du second degré avancé.

Ces deux altérations semblent avoir la même origine ; ce sont deux caries de contact, causées par la seconde petite molaire décoronnée.

Le contage s'est établi par le contact de points cariés de la dent et par les accidents inflammatoires profonds de la molaire fistuleuse. En effet, l'ostéite raréfiante subséquente apportait un trouble de nutrition dans le rayonnement de l'implantation des dents altérées.

A gauche la première petite molaire est cariée profondément avec des complications de voisinage.

En avant de la bouche, la grande incisive gauche centrale est cariée sur sa partie antérieure latérale : cette carie avancée du second degré n'offre rien de particulier.

La grande incisive droite présente, à sa partie postérieure latérale, une altération légère de la dentine en son point de contact avec la partie latérale antérieure de la petite incisive qui est atteinte d'une carie un peu plus importante.

La petite incisive latérale gauche ne présente qu'une légère tache produite par le contage médial avec le point altéré de la grande incisive du même côté.

Les autres dents ne paraissent pas atteintes d'un état diathésique grave, comme cela se produit dans les cas de paralysie générale progressive.

La percussion ne révèle rien de bien spécial.

Séance tenante, je ruginai les points altérés de l'émail et de la dentine, opération qui se fit sans difficulté, et je remplis les cavités d'un émail artificiel de la nuance des dents saines.

Le malade parut enchanté du travail exécuté, et je me proposais de procéder la fois suivante à l'extraction des dents désignées déjà par des accidents pathologiques profonds.

Le 3 février suivant, je retrouve à l'infirmerie le malade, qui me dit; « J'ai réfléchi. Au lieu de me faire arranger les dents, j'aime mieux en avoir de neuves. En conséquence j'ai usé les couronnes de mes dents, ces dernières ne mettront pas ainsi obstacle à l'extraction des racines. Vous le voyez, j'ai pensé à vous, j'ai facilité votre travail. »

Après examen, je constatai en effet la réduction totale des couronnes, jusqu'au ras de la gencive, de la grande et de la petite incisive gauches, et des réductions partielles de la grande et de la petite incisive droites, par une ouverture verticale entre ces deux dents, s'étendant de la partie inférieure à la gencive.

Cette ouverture résultait de l'usure des dents de la face postérieure pour la grande incisive et de la face latérale antérieure pour la petite incisive; elle mesurait trois millimètres de hauteur; de plus, la première petite molaire droite et la première grosse molaire du même côté étaient tronquées. Ces dents étaient réduites d'un sixième pour la première, et d'un tiers pour la seconde. Toutes les obturations étaient détruites ainsi que les tissus dentaires environnants.

Le Dr Dubuisson, prévenu, se livre à une enquête, d'où il résulte que le malade a brisé un carreau, à l'effet de se procurer les morceaux de verre qui lui ont servi a opérer sa mutilation. Le verre employé était lisse et transparent, et n'offrait aucune des rugosités qu'on rencontre dans les verres opaques dépolis.

Le temps mis pour obtenir ce résultat, au dire du malade, avait été de dix à douze jours, sans compter les heures de nuit qu'il employait de même.

Nous essayons en vain de lui faire comprendre que son désir était mal fondé, qu'il ne nous serait pas possible de lui remplacer ses dents par de nouvelles toutes neuves, que la pratique dentaire ne nous permettait pas de réaliser ce rêve, enfin, nous insistons beaucoup sur les dangers qui résulteraient pour lui-même s'il continuait sa mutilation et ce jour-là nous extrayons la petite molaire supérieure gauche.

J'ai l'honneur de vous présenter la bouche de ce malade par un modèle en plâtre stéariné. Le modelage fut exécuté le 8 février, mais non sans un petit accident particulier. Le malade voulait bien se laisser mouler la bouche, mais il demandait pour sa complaisance une somme de cent francs, ce qui fit dire à un critique probablement intéressé que notre sujet n'était pas fou.

En procédant à ce travail, nous constatons qu'il a continué son œuvre dévastatrice depuis cinq jours. La petite incisive droite était aussi réduite au ras de la gencive.

Le 4 mars suivant, à une visite nouvelle, le malade a continué de réduire plus encore ce qui restait des dents tronquées; c'est ainsi que la racine de la grande incisive et celle de la petite incisive gauche furent usées de plus de cinq millimètres encore sur ce que porte le présent modèle; les gencives lacérées, saignantes, les recouvraient, et il fallait l'œil exercé d'un praticien pour juger que des restes de racines étaient inclus au fond des alvéoles, en parties considérablement usés.

Cependant la petite incisive droite, quoique réduite de plusieurs millimètres sur le point indiqué par notre modèle était très accessible à l'œil; on apercevait aisément le canal radiculaire largement ouvert, ainsi que le nerf dentaire sectionné et sans sa pulpe. Aussi le malade vient-il nous demander de lui extraire cette racine qui le fait horriblement souffrir.

Nous acceptons de lui faire cette opération, à la condition toutefois qu'il me laisse au préalable extraire la racine de la seconde petite molaire fistuleuse, recouverte par la gencive. Mais, auparavant, je fis constater par M. le Dr Dubuisson l'extrême sensibilité de notre malade, afin qu'il fût bien évident qu'il n'était pas anesthésié par un état général; or la compétence de M. le Dr Dubuisson ne peut être contestée et doit être précieuse dans l'espèce, car il est l'auteur d'un travail fort remarquable sur les sensibilités. Ces deux opérations se firent dans les meilleures conditions.

Le 7 avril, je revois le malade; il est bien changé, ne divague plus et il a cessé son œuvre dévastatrice. Il vient nous demander de lui extraire les restes des racines de la grande incisive et de la petite incisive gauches restantes. La situation profonde des racines, jointe à l'inflammation coexistante, rendit l'opération douloureuse ; néanmoins, elle fut bien supportée.

Le lendemain, 8 avril, le sujet pouvait être rendu à sa famille dans un état aussi satisfaisant que possible.

Je reviens au modèle de la bouche.

1° Dans une dépression creusée dans le plâtre, au milieu de la voûte palatine, nous avons logé la racine de la petite incisive droite, avec son canal radiculaire largement ouvert. Vous remarquerez, avec intérêt, la qualité de la dentine, ainsi que les raies qui la sillonnent, produites par le passage des morceaux de verre.

2° Sur la face postérieure du modèle, du côté droit, se trouve logée la racine de la grande incisive gauche.

3° Sur la même face, mais du côté gauche, vous remarquerez aussi, logée de la même manière, la racine de la petite incisive gauche.

Ces deux dernières racines sont transparentes et présentent des points manifestes de dégénérescence.

Ces altérations pathologiques sont causées, en très grande partie, par l'état diathésique, par une série de troubles de la nutrition, par le traumatisme et la longue mutilation, que je vous ai retracée très fidèlement, par l'inflammation qui en a été la conséquence, provoquée et entretenue depuis le 8 janvier jusqu'au 7 avril, jour de l'avulsion.

En résumé, le malade est entré à l'asile Sainte-Anne, le 25 novembre 1888, avec les symptômes d'une paralysie générale: délire expansif, très accusé, projets insensés, idées de grandeur, mobilité excessive dans les conceptions, irrégularité pupillaire, la pupille droite est plus dilatée du côté droit, enfin l'observation médicale se termine par la constatation d'une légère hésitation dans la parole.

Les mutilations qu'il s'est faites volontairement, sur l'impulsion d'une idée aussi fausse qu'erronée, prouvent suffisamment son état mental et cérébral.

J'insiste sur ce point important de ma communication : le mieux ne s'est accusé d'une manière évidente que le jour où les dents mortes, dont une fistulaire, ont été extraites de la bouche. Cet exemple résume pour moi bien des séries fidèlement observées, tant dans le domaine psychique que dans celui de la pathologie, il semble confirmer cette proposition : qu'il convient dans l'espèce d'extraire sans retard les dents

mortes de la bouche, pour prévenir, guérir, ou même simplement amé-
liorer certains états généraux, causés ou aggravés par des dents dont les
produits de décomposition, très toxiques, intéressent les dents, la bouche, souvent le cerveau et parfois aussi l'organisme en entier.

Ces produits toxiques sont, pour la plupart, des ptomaïnes ou autres
alcaloïdes cadavériques, et les microbes multiples qui pullulent dans ces
milieux envahissent l'économie en suivant ordinairement le trajet et la
voie des veines qui se laissent pénétrer.

En terminant, permettez-moi d'insister sur un point présentant un
grand intérêt : c'est de voir un malade faire acte de volonté, non pas
pour obtenir d'un coup brusque et immédiat un résultat voulu et défini,
mais bien pour défier par une action aussi lente que persévérante et
aussi persévérante que douloureuse toutes les prévisions accumulées.

En effet notre sujet a pu user l'émail de ses dents sans trop d'efforts ni
de douleurs mais, lorsque la dentine a été atteinte, lorsque les fibrilles
dentinaires de Tomes ont été mises à nu, il a persisté dans sa détermination, il a continué ses efforts; plus tard, quand il rencontre la pulpe il ne
s'arrête pas, réduisant cette dernière à une véritable bouillie par un frottement perpétuel jusqu'à ce qu'il ait terminé son terrible travail.

Les gencives, les bords alvéolaires, tout y passe, rien ne peut le dé-
tourner du but qu'il veut atteindre.

De plus, si la réduction s'opérait rapidement, avec un instrument particulier, cela étonnerait moins. Il suffirait d'un temps plus ou moins long
pour terminer le supplice. Mais non, dans l'espèce, ce n'est pas pendant
des secondes, ni des minutes, ni des heures, ni même des jours que le
supplice est enduré, mais bien pendant des semaines, car le verre à
vitre poli use peu à la fois et il faut une énergie, digne d'un meilleur
sort, pour achever un travail ainsi commencé, pour passer d'une première dent à une seconde, puis à une troisième, et enfin recommencer
après trois autres dents.

Il y a lieu de penser que toutes les dents de la bouche auraient eu le
même sort, si l'amélioration ne s'était produite que plus tard, si, en un
mot, comme nous en avons la profonde conviction, nous n'avions pas
extrait de la bouche de ce malade les dents mortes qu'il possédait.

QUATRIÈME QUESTION

CLASSIFICATION ET TERMINOLOGIE DENTAIRES ET BUCCALES

M. GROSHEINTZ, de Paris, fait une communication sur la

STÉNOGRAPHIE DENTAIRE

Le regretté Dr Andrieu, dans son *Traité de dentisterie opératoire*, conseille à l'opérateur, entre autres choses, d'être muni d'un carnet d'opérations, pour y inscrire, outre le nom et l'adresse du patient :

1° Le résultat de l'examen des dents, pour ne plus avoir à le refaire à chaque nouvelle séance et gagner ainsi un temps précieux ;

2° Toutes les opérations exécutées ainsi que les observations scientifiques ou autres qu'il désire conserver. (Chapitre IV, Indications pratiques diverses.)

Cette pratique, qui peut se résumer en ces deux mots « *tout inscrire* », nous offre d'immenses avantages sur lesquels je n'ai pas besoin d'insister. Mais ce qui, à mon avis, contribue beaucoup à ce que nombre de dentistes ne suivent pas ce sage précepte, se contentant simplement d'un ordre parfait dans leur comptabilité, c'est l'absence d'une notation écrite, claire et concise qui, sans perte de temps, permette au dentiste d'inscrire avec quelques signes et d'embrasser d'un seul coup d'œil les observations et opérations faites ou à faire.

Tel est le but de ce que, par un terme mal choisi peut-être, j'ai appelé la *Sténographie dentaire.*

De même que le chimiste qui se sert des lettres initiales du nom des corps simples comme symboles pour représenter ces corps et qui, en combinant ces symboles, établit des formules, de même, d'une façon analogue, je me servirai de plusieurs séries de symboles susceptibles d'être combinés entre eux.

Je suppose les deux arcades dentaires divisées par deux lignes fictives. La première verticale, en passant entre les incisives centrales, séparerait le côté droit du côté gauche. La seconde, horizontale, séparerait l'arcade dentaire supérieure de l'inférieure. De cette sorte les deux arcades se trouveraient divisés en quatre quartiers. En supposant les arcades dentaires vues de face, j'aurais à droite de la ligne verticale le côté gauche et à gauche de cette ligne le côté droit des deux arcades.

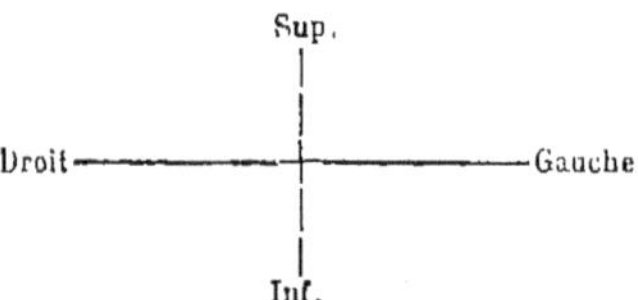

Quant aux dents que renferme chacun de ces quartiers fictifs, je les désigne par les symboles suivants :

L'incisive centrale .... par I

L'incisive latérale.. — i

La canine ou cuspidée... — c

La 1ʳᵉ prémolaire ou 1ʳᵉ bicuspidée............................. — B

La 2ᵉ bicuspidée .... — b

La 1ʳᵉ grosse molaire ou 1ʳᵉ multicuspidée..................... — M

La 2ᵉ multicuspidée .... — m

La 3ᵉ multicuspidée ou dent de Sagesse........................ — s

Ces symboles, comme on le voit, sont, pour la langue française, les lettres initiales des dents qu'ils désignent. Mais ils le sont également pour le latin qui, dans quelques langues étrangères comme l'Allemand, par exemple, fournit les termes de l'anatomie.

En latin, en effet, les dents s'appellent *Dentes incisivi, canini, buccales, molares, dentes sapientiæ*. Cela donne à ces symboles un caractère universel et pourrait les faire aisément accepter par tous.

Pour les dents de lait, nous nous servirons des mêmes signes, en ayant soin de placer à droite du symbole et un peu en haut, à la façon d'un exposant en algèbre, un petit c (lettre initiale de caduc; *caducus* en latin). Nous aurons donc, pour les dents caduques, les signes suivants: Jᶜ, iᶜ, cᶜ; quant aux molaires de lait nous pourrons les désigner soit par Mᶜ et mᶜ, soit par Bᶜ et bᶜ. Le B aurait ici le sens du *buccalis* latin, car, en latin, les molaires de lait ainsi que les bicuspidées qui les remplacent s'appellent *dentes buccales*.

Cela dit, pour désigner une dent quelconque, je fais précéder son symbole de celui des quatres angles formés par les deux lignes fictives qui correspond au quartier dans lequel est située la dent. Ainsi, pour désigner, par exemple, l'incisive centrale supérieure gauche, j'écris $<$ J ; la dent de sagesse inférieure droite indiquera $>$ s ; la canine caduque supérieure droit ⌐ cᶜ ; la symbolisation, si je peux parler ainsi, de la seconde bicuspidée inférieure gauche sera ⌐ b.

Je désigne ainsi par deux signes seulement une dent quelconque, et cela d'une façon bien plus simple et bien plus lisible surtout qu'avec l'écriture courante qui exige en moyenne 15 fois plus de temps.

Cette désignation des dents par des symbobles si concis et si simples qu'on écrit sans perte de temps et qu'on relit d'un premier coup d'œil, je ne voudrais pas seulement la voir figurer dans nos notes particulières, mais aussi dans nos journaux et dans nos livres, quelles que soient la langue dans laquelle ils sont rédigés ; je demande donc pour elle une acceptation universelle, une petite place dans notre science spéciale.

Cependant, ce n'est pas là que s'arrête notre sténographie. Voulons-nous exprimer qu'une dent est atteinte d'une carie du premier, second, troisième et même du quatrième degré. Rien de plus simple que de faire suivre le symbole de la dent des chiffres 1, 2, 3 ou 4, selon le degré de la carie de cette dent.

Exemple : Γ M³ veut dire que *la première multicuspidée inférieure gauche* est atteinte d'une carie du troisième degré.

Il nous importe souvent de noter le côté de la dent où est située la carie. Pour cela nous considérons sur la couronne de chaque dent indistinctement cinq faces et un bord adhérent. Les cinq faces qui, dans notre système, portent pour toutes les dents le même signe, sont :

1° La *face vestibulaire*, celle qui limite en arrière le vestibule de la bouche. Nous la désignerons par v. Andrieu l'a nommée *face buccale*; elle est ordinairement appelée *face labiale* ou *face antérieure* pour les dents antérieures ou dents de bouche (qui sont les incisives et les canines) et *face génienne* ou *face extérieure* pour les dents postérieures ou dents du fond (qui sont les molaires);

2° La *face linguale*, que nous désignerons par l; elle est aussi appelée *face palatine* pour les dents du haut;

2° La *face médiane* ou *mésiale* que nous désignerons par m; elle est aussi appelée *côté interne* ou *côté plan* ou *plan médian* pour les dents de bouche et *face antérieure* pour les dents du fond;

4° La *face distante* ou *distale* que nous désignerons par d; elle est aussi appelée *côté externe* pour les dents de bouche et *face postérieure* pour les dents du fond.

5° La *face triturante* des molaires que nous désignerons par t; elle est encore appelée *face coronaire*. Dans les dents antérieures elle est remplacée par le *bord tranchant* ou *bord incisif* et la pointe ou *cuspide* pour les cuspidées ou canines.

Nous désignerons par Γ le *bord adhérent* aussi appelé *bord cervical.*

Pour désigner la situation d'une carie nous complèterons notre formule en la faisant suivre, selon le cas, d'un v, l, m, d, t ou a. Ce dernier signe sera toujours combiné avec les signes v, l, m, d, suivant la face atteinte du bord adhérent. De sorte que pour dire, par exemple, que le bord adhérent de la face vestibulaire d'une deuxième

multicuspidée supérieure gauche est atteint d'une carie du deuxième
degré, nous écrirons : √ m 2 v a. Nous notons tout cela par 5 signes
très lisibles au lieu de 122 lettres qu'exigerait dans le cas présent
l'écriture ordinaire! Mais la carie peut avoir envahi deux ou plusieurs faces à la fois. Dans ce cas rien n'est plus facile que de le noter en combinant les signes respectifs des faces de la dent.

La couronne a-t-elle disparu et avons-nous affaire à la racine,
nous l'indiquerons par r.

Les complications les plus fréquentes de la carie ou d'autres états
pathologiques intéressant les dents seront également notées par abréviation.

C'est ainsi que nous pourront désigner :

$$\begin{array}{lll}
\text{Pulpite} & \text{par} & \text{Pp} \\
\text{Périostite} & \text{»} & \text{Pt} \\
\text{Abcès} & \text{»} & \text{Ab} \\
\text{Fistule} & \text{»} & \text{Ft} \\
\text{Erosion} & \text{»} & \text{Er}
\end{array}$$

et ainsi de suite.

Nous désignerons également par des symboles les opérations dentaires les plus usuelles.

Nous écrirons ainsi :

Pour Aurification..	O
» Amalgame,..	A
» Sullivan	S
» Etain......................................	E
» Ciment..	C
» Gutta-Percha..	G
» Pâte de Hill..	H
» Nettoyage..	N
» Extraction	X
» Pansement..	P etc.

Ex. o √ i d veut dire : *L'incisive latérale supérieure droite a été
aurifiée sur sa face distante.*

Ces 4 ou 5 séries de symboles que je viens d'énumérer et que chaque praticien pourra facilement modifier et augmenter à son gré,
suffisent déjà à la notation sténographique d'un grand nombre de
détails et peuvent satisfaire à notre pratique journalière. Je donne
encore un exemple de la concision de ces signes :

G ∧ m Pt 3 tma veut dire que *nous avons fait une obturation de
gutta-percha dans la deuxième multicuspidée inférieure droite at-*

teinte de périostite et présentant une carie du troisième degré située sur les faces triturante et médiane et allant jusqu'au bord adhérent.

Nous désignons ainsi très clairement par nos symboles en 9 lettres ce qui, en écriture ordinaire, nous en aurait demandé environ 180, soit 20 fois plus !

CONCLUSIONS

I. En raison des grands avantages qu'offrent au praticien les notations minutieuses de toutes ses opérations et des observations qu'il peut faire, et de ce que ces notations demandent relativement beaucoup de temps et qu'elles sont assez longues à relire, je conseille d'employer dans la pratique journalière, pour la désignation des dents, de leurs faces, des états pathologiques les intéressant et des opérations les plus usuelles, des symboles susceptibles d'être combinés entre eux et de former des notations sténographiques simples, concises, claires et très lisibles.

II. Je considère qu'il serait utile, pour la désignation des dents par l'écriture, d'établir et d'employer en dentisterie des symboles universels.

DISCUSSION

M. Dubois. — Il est certainement très désirable que les dentistes s'entendent sur un système d'abréviation à l'usage de la profession ; cela faciliterait, par exemple, la comptabilité et les observations cliniques, mais je doute que le système qui nous est présenté soit bien pratique. Il est difficile de se graver des lettres dans la mémoire et les chiffres sont préférables pour désigner les dents dans l'ordre naturel. J'ai déjà publié à ce sujet un essai qui repose sur d'autres bases. Ainsi les côtés droits et gauches sont désignés par des chiffres pairs et impairs en partant de la ligne médiane vers la partie postérieure de la cavité buccale ; un trait suffit pour distinguer la mâchoire inférieure de la supérieure. Je ne puis évidemment trancher la question mais je pense que, pour des résolutions de l'importance de celle-ci et soumises au Congrès, il serait bon qu'il y eût une commission d'examen.

M. Schwartz, de Nîmes. — Quand on examine, par exemple, les dents des enfants dans un établissement scolaire, il est difficile d'adopter l'un ou l'autre système. On pourrait cependant commencer par une molaire du bas, avec le n° 1, et finir avec la dernière du haut, avec les n°s 20, 24, 28 ou 32, selon le cas.

M. Trallero, de Cette, demande la nomination d'une commission, pour examiner la question.

M. Cunningham, de Cambridge. — Il s'agit de proposer un système qui soit, sinon parfait, du moins satisfaisant. Il y a quelque temps, j'en ai présenté un à une société américaine, qui a trouvé l'idée bonne, a nommé une commission, laquelle, malheureusement, n'a rien fait. Quelqu'un a numéroté les dents de 1 à 32 ; cela est parfait, j'ai moi-même employé ce moyen, mais j'avoue que si on me parle de la dent n° 29, je ne vois pas très bien de quelle dent il s'agit. D'ailleurs, il est trop long d'écrire des numéros, il faut des signes. On peut encore se servir de la première lettre de la dent, c'est assez pratique, mais il faut voir plus loin ; si vous voulez prendre sur un livre de clinique des notes de ce genre, il faut agir de même pour les médicaments et la chose est toute différente, on ne peut même pas employer leur formule chimique, qui est trop compliquée. On a fait, il est vrai, un petit dictionnaire avec un très petit nombre de noms, mais on a recours à ce système seulement dans les hôpitaux, tandis qu'il faut l'étudier aussi à l'école. La première chose que j'enseigne dans mes cours, c'est la carte de la bouche telle qu'elle exposée dans la brochure que j'ai l'honneur de déposer sur le bureau du Congrès. Les élèves étudient cette carte sur eux-mêmes ; d'ailleurs, elle est adoptée en Angleterre.

La nomination d'une commission chargée de présenter, dans la dernière séance du Congrès, des conclusions sur la question, est mise aux voix et adoptée

MM. Dubois, Cunningham, Grosheintz, Trallero et Schwartz sont désignés pour en faire partie.

M. Godon. — Nous serons appelés peut-être à nommer d'autres commissions. Quand feront-elles leurs rapports ? Il faudrait que ce fût avant la clôture du Congrès, par exemple, le vendredi 6 septembre, à 3 heures.

Il est décidé que le vendredi 6 septembre à 3 heures, les résolutions préparées par les commissions seront présentées au Congrès.

M. P. Dubois dépose un manuscrit intitulé :

ESSAI DE TERMINOLOGIE ET DE CLASSIFICATION DE QUELQUES MALADIES DES DENTS ET DE LA BOUCHE

I

La terminologie et la classification ne sont pas essentielles en matière scientifique et technique ; l'usage, appuyé sur des déductions plus ou moins rationnelles, les constitue le plus souvent en système acceptable, et cela sans de trop grands inconvénients, tant que la science est à ses débuts.

Mais, au fur et à mesure que la connaissance s'étend et se précise, il est nécessaire que la terminologie et la classification se rapprochent le plus possible de la réalité des choses, désignant d'une manière compréhensible et synthétique les phénomènes, et groupant ceux qui sont similaires, de manière à pouvoir leur appliquer une dénomination commune.

En adoptant des termes et des catégories semblables, ou au moins synonymes, dans les différentes langues, on servirait puissamment l'avancement de la science, par l'étude et par l'échange international des idées rendues compréhensibles pour tous, quelles que soient l'instruction et la langue des praticiens des différents pays.

La simplification et le rationalisme de la terminologie et de la classification, la synonymie internationale ne peuvent s'établir d'emblée. C'est là une affaire de temps et de pénétration que de grandes réunions comme celles-ci ne peuvent que préparer. Pour certaines branches des sciences naturelles, la botanique, la zoologie, etc., les savants ont adopté une terminologie et une classification acceptée par tous, quelle que soit leur nationalité, et, sans cet auxiliaire de progrès et de diffusion, ces sciences auraient eu de moindres éléments de développement. C'est grâce à cet internationalisme dans les formes de la pensée que les savants du monde entier travaillent sur les mêmes données. Nous pouvons, sans de trop grandes difficultés, faire de même en odontologie. La petite branche que nous avons à connaître est moins complexe, moins touffue que la partie des sciences naturelles traitant de l'ensemble des êtres du règne animal et du règne végétal ; l'entreprise est donc très justifiée.

Beaucoup de bons esprits ont préconisé l'usage d'une langue scientifique universelle. Il se peut qu'avec cette envergure l'idée manque de chances de réalisation immédiate ; néanmoins tout effort dans ce sens préparera des matériaux pour l'édification future. Ce n'est probablement que quand des spécialistes de même labeur et de mêmes préoccupations auront réalisé l'entente sur des champs restreints, qu'il sera possible de la généraliser et de l'étendre à des ordres de faits plus vastes.

Nous pouvons donc commencer le travail dès maintenant, laissant à un avenir plus ou moins prochain le soin de le compléter et de lui donner un cadre assez étendu et assez souple pour y placer les faits connus ou à connaître.

II

En odontologie, la terminologie et la classification se sont établies d'une manière très empirique. Les différents pays, les différentes écoles, et même les différents auteurs ne sont pas d'accord pour désigner, même avec une équivalence approximative, les désordres que le dentiste est appelé à combattre.

Pour l'école américaine — Harris, Taft, etc., — les caries se distinguent d'après leur localisation sur les différents points de la couronne ; pour l'école française, la classification des caries est basée sur les altérations anatomiques d'après leur degré de profondeur : émail, dentine, pulpe malade, pulpe morte ; il s'ensuit que lorsqu'un auteur français parle d'une carie du 4e degré, il n'est pas compris de son confrère américain. Cet état de choses ne peut se perpétuer sans inconvénients multiples.

Quels sont les principes qui doivent nous diriger pour établir ou réformer les dénominations et les groupements des principales affections que l'art dentaire se propose de guérir ?

Nous devons déclarer tout d'abord que nous ne pouvons être révolutionnaire, car on ne crée ni ne tranforme une langue de toutes pièces sans tenir compte de l'usage établi ; on ne peut donc être un logicien à outrance et baser sur un principe (plus ou moins contestable) la dénomination de tout un ensemble de faits. Il n'en est pas moins vrai que, si on réforme, on doit le faire au nom du rationalisme et de la filiation logique des idées.

L'idéal d'une dénomination et d'une classification est d'être *simple, mnémonique et logique.* La dénomination doit indiquer clairement et sans confusion possible ce qu'est l'affection, tout en permettant de classer le cas particulier dans une série plus générale, de manière à évoquer, par la simple énonciation du mot, tout un ordre de phénomènes ; cela existe déjà en partie, en nosologie médicale et dentaire ; nous n'aurons donc qu'à préciser, à modifier quelque peu, pour arriver au commencement d'entente que nous souhaitons.

Nous prendrons pour cadre de cet essai l'œuvre considérable de Magitot qui, le premier, a su mettre de l'ordre dans la description des maladies de la bouche et des dents. Malgré la valeur considérable des travaux de notre éminent compatriote, on ne peut accepter telle quelle sa classification qui n'a pas été coordonnée dans un but d'ensemble ; de plus, nous la trouvons trop compliquée pour être adoptée par tous ; ses subdivisions sont trop nombreuses, elles ne répondent pas toujours à la réalité des choses, aux rapports qu'elles ont entre elles ; enfin cette classification est peu mnémonique, ainsi que nous avons pu maintes fois le constater en interrogeant les élèves les plus studieu.

Il y a donc surtout à simplifier pour rendre cette classification acceptable par un grand nombre de praticiens. Nous espérons pouvoir le faire sans nuire à la synthèse et à l'analyse des idées.

Trois caractères principaux peuvent servir à dénommer une maladie : sa cause, son siège, la forme de la lésion. Si tous les trois étaient bien connus, le nom devrait les rappeler en abrégé. Il n'en est pas ainsi. La cause surtout est bien souvent encore sujette à discussion et ne peut que rarement servir à titre définitif. La localisation de la lésion, sa nature, c'est-à-dire l'anatomie pathologique, sont, en matière d'affections de la bouche et des dents, généralement plus certaines, et comme elles fournissent presque toujours l'indication de traitement, c'est à elles que nous ferons appel de préférence pour établir les noms et grouper les affections similaires.

III

Voici la terminologie et la classification que je soumets au Congrès :

1° AFFECTIONS DENTAIRES ;
2° AFFECTIONS BUCCALES.

1° AFFECTIONS DENTAIRES

a) TÉRATOLOGIE OU MALADIES DE LA PÉRIODE DE FORMATION (AFFECTIONS CONGÉNITALES).

b) PATHOLOGIE PROPREMENT DITE OU MALADIES DE LA PÉRIODE D'ÉTAT OU POST-ÉRUPTIVE (AFFECTIONS ACQUISES).

A. — TÉRATOLOGIE

MALFORMATIONS CONGÉNITALES OU ANOMALIES DENTAIRES

1° ANOMALIES DE FORME

Totales.

Partielles $\begin{cases} \text{coronaires.} \\ \text{radiculaires.} \end{cases}$

2° ANOMALIES DE STRUCTURE

De structure simple ou superficielle.
- Taches, lacunes, espaces interglobulaires.
- Erosion pointillée ou en cupules.
- Erosion en sillon.
- Erosion en nappe, en escalier.
- Amorphisme.

De structure profonde ou compliquée.

a) Odontomes.
- Embryoplastiques.
- Odontoplastiques.
- Radiculaires.

b) Kystes folliculaires ou dentigères.
- Embryoplastiques.
- Odontoplastiques.

c) Atrophie folliculaire.

3° ANOMALIES DE DISPOSITION

a) Par réunion de deux germes.
b) Par division d'un seul.

4° ANOMALIES DE SIÈGE

a) Par transposition dans l'arcade.
b) Par hétérotopie ou hors de l'arcade.

5° ANOMALIES DE NOMBRE

a) Par augmentation.
b) Par diminution.

6° ANOMALIES DE DIRECTION

a) Par antéversion.
b) Par rétroversion.
c) Par inclinaison latérale.
d) Par rotation sur l'axe.

7° ANOMALIES D'ÉRUPTION

a) Par éruption précoce.
b) Par éruption tardive.
aa) Par chute précoce.
bb) Par chute tardive.

8° ACCIDENTS DITS DE DENTITION

a) De la dentition temporaire.
b) Des 28 premières dents permanentes.
c) Dés dents de sagesse.

9° ANOMALIES DES MAXILLAIRES
(liées aux anomalies dentaires).

a) Atrésie.
b) Diastolie.
c) Prognathisme.
d) Opisthognathisme.

B. — PATHOLOGIE

AFFECTIONS DENTAIRES ACQUISES OU DE LA PÉRIODE POST ÉRUPTIVE

I. — LÉSIONS MÉCANIQUES DES DENTS

a) Fracture partielle ou éclat sans lésion des tissus mous.
b) Fracture avec lésion des tissus mous.

II. — ABRASION MÉCANIQUE

a) Abrasion sans lésion de la pulpe.
b) Abrasion avec lésion de la pulpe.

III. — CARIE DENTAIRE

I. — Premier degré.

Lésion de l'émail.

II. — Deuxième degré.

Lésions de l'émail et de la dentine (sans pénétration jusqu'à la pulpe).
Deux subdivisions ;
a) Carie superficielle peu profonde et notablement distante de la pulpe.
b) Carie atteignant le voisinage de la pulpe.

III. — Troisième degré.

Lésion de l'émail et de la dentine avec pénétration jusqu'à la pulpe.
Deux subdivisions ;

a) Avec dénudation récente et limitée.
b) Avec dénudation ancienne et étendue.

IV. — *Quatrième degré*

Lésions de l'émail et de la dentine avec mortification de la pulpe.
Cinq subdivisions ;
a) Carie avec mortification pulpaire simple, sans infection sensible des canaux.
b) Carie avec infection des canaux sans retentissement du côté du périoste.
c) Carie avec périostite légère, subaiguë ou chronique.
d) Carie avec désordres alvéolaires bénins, fistule gingivale, abcès alvéolaire récent et de faible intensité.
e) Carie avec désordres graves, aigus ou chroniques :

IV. — LÉSIONS DE LA PULPE

1° Pulpites aiguës.........
- *a*) P. subaiguës.
- *b*) P. aiguës.
- *c*) P. suraiguës.

1° avec atrophie

2° Pulpites chroniques.....
- *a*) dégénérescence calcique.
- *b*) dégénérescence graisseuse.

2° avec hypertrophie et néoplasie

- *a*) hypertrophique.
- *b*) tumeurs de la pulpe.

Nécrose de la pulpe.

- *a*) Nécrose partielle.
- *b*) Nécrose totale.

V. — LÉSIONS DE LA MEMBRANE ALVÉOLO-DENTAIRE

1° Formes hypertrophiques...
- *a*) Périostite subaiguë.
- *b*) Périostite aiguë.
- *c*) Périostite chronique avec hypertrophie simple.
- *d*) Périostite chronique avec abcès alvéolaire.

2° Formes néoplasiques......
- *a*) Kystes radiculaires.
- *b*) Tumeurs du périoste.

VI. — Lésions du cément

Exostoses.
Nécrose régressive.

VII. — Lésions de la dent en totalité

a) Luxation.
b) Fracture spontanée.

VIII. — Arthrite alvéolo-dentaire

2° AFFECTIONS BUCCALES

I. — Gingivites

a) Gingivite simple ou érythématheuse.
b) Gingivite suppurée.
c) Gingivite fongueuse.
d) Gingivite hypertrophique.
e) Gingivite ulcéro-membraneuse.

II. — Stomatites

a) Stomatite simple ou érythémateuse.
b) Stomatite ulcéreuse.
c) Stomatite aphteuse (ou vésico-ulcéreuse).
d) Stomatite crémeuse ou muguet.
e) Stomatite ulcéro-membraneuse.
f) Stomatite gangréneuse ou gangrène de la bouche.

Nous n'avons pas étendu le travail aux autres affections buccales, nous réservant de le faire ultérieurement.

COMMUNICATIONS DIVERSES

M. Arnim Rothmann, de Budapesth, lit la communication suivante :

PATHO-HISTOLOGIE DE LA PULPE ET DE LA MEMBRANE RADICULO-DENTAIRE.

J'ai l'avantage de vous présenter quelques préparations microscopiques des affections de la pulpe et de la membrane radiculo-dentaire. Les résultats les plus intéressants de l'étude que j'ai faite à ce sujet sont consignés dans la monographie intitulée *Patho-histologie der Zahnpulpa und Würzelhaut.* Je veux seulement vous montrer, à l'aide des préparations qui sont sous ces microscopes, les différentes formes d'inflammation de la pulpe et de la membrane radiculo-dentaire que j'ai décrites. En raison du manque de temps et de l'insuffisance des microscopes, je ne vous parlerai que de quelques-unes de ces affections de la pulpe et je me tiendrai, après la séance, à la disposition de ceux de mes honorables confrères qui le désireraient, pour leur montrer mes préparations.

Sous le premier microscope, j'ai placé la coupe d'une pulpe provenant d'une dent atteinte de carie avancée, mais non pénétrante, c'est-à-dire que cette pulpe était encore recouverte de dentine saine. L'extraction a été pratiquée parce que le patient souffrait horriblement depuis deux jours. Nous avons diagnostiqué une *pulpitis acuta septica*, et l'examen a prouvé le bien fondé de notre assertion, car nous avons trouvé, répandus dans le tissu pulpaire, une infinité de microcoques.

Dans la *pulpitis acuta partialis* l'inflammation s'étend toujours sur de très petites régions de la pulpe ; dans les cas les plus développés, le foyer n'a pas plus de 1 millimètre de diamètre, d'une coloration rose pâle ou rouge clair ou bien rouge foncé. J'ai observé quelquefois de petites hémorrhagies. Le siège de la maladie se distingue toujours des autres parties de la pulpe, après la teinture, par une coloration plus foncée.

L'inflammation pulpaire n'est pas toujours en rapport avec le point malade de l'ivoire. Dans un cas, par exemple, j'ai observé la pulpite, au niveau du collet de l'organe, la couronne de la pulpe était parfaitement saine et cependant la dent était atteinte d'une carie perforante sur la face triturante. Dans un second cas, il y avait deux foyers inflammatoires, l'un au sommet et l'autre au collet de la pulpe. La couche odontoplastique n'est pas altérée, les noyaux ne sont pas divisés par l'inflammation, mais, immédiatement sous cette couche, on remarque une forte infiltration qui ne va pas en diminuant vers le centre de l'organe, mais qui est nettement limitée. Nous ne désignerons pas cette forme sous le nom de *purulenta*, parce qu'à l'œil nu nous ne voyons jamais de pus sur le dessus de la pulpe et l'inflammation n'est caractérisée, en somme, que par l'hypérémie de la région infiltrée, visible au microscope.

L'affection que nous appellerons *pulpitis acuta partialis purulenta* nous présente un tout autre aspect ; elle débute au sommet de la pulpe et y fait une ulcération de la grosseur d'une tête d'épingle, c'est-à-dire visible à l'œil nu, les parois sont couvertes de pus. Au microscope, on ne retrouve plus cette couche saine de cellules odontoblastiques, comme dans le cas précédent. On remarque en outre au fond de cette ulcération du pus desséché, et un peu plus bas une zone infiltrée qui n'est plus nettement limitée, mais qui, au contraire, s'efface graduellement ; c'est pour cela que nous appelons cette maladie *pulpitis acuta ulcerosa*.

Dans la *pulpitis acuta totalis*, on voit, à l'œil nu, les mêmes manifestations pathologiques que dans la *pulpitis acuta partialis*, avec cette distinction cependant que, dans la première forme, ces manifestations s'étendent à la totalité de la portion coronaire de la pulpe et s'accusent par la coloration rose ou rouge de l'organe ; parfois, on y remarque aussi des ecchymoses. Les changements qu'on observe sous le microscope diffèrent suivant la durée de la maladie de la dent ; ainsi, lorsqu'une dent a été extraite, à la première douleur, la seule modification que le microscope révèle consiste dans l'élargissement des vaisseaux et l'hypérémie qui en résulte. Si, au contraire, l'ablation n'est faite qu'après trois ou quatre jours de douleurs, nous trouverons, en plus des phénomènes précédents, de l'infiltration cellulaire aux environs des vaisseaux.

J'ai de même étudié certains cas où l'infiltration était si forte qu'on ne pouvait plus distinguer le tissu pulpaire. Dans la *pulpitis acuta totalis*, on ne peut reconnaître des abcès, mais bien des ulcérations, si l'infiltration est très forte.

La *pulpitis acuta traumatica* ne présente pas toujours des modifications identiques ; cela dépend du temps qui sépare le moment du traumatisme du moment où l'examen a lieu. Je veux vous parler d'un seul cas, mais des plus intéressants : il porte sur une dent obturée à l'amalgame, un an avant son extraction. Le malade avait souffert à différentes reprises et, fatigué, s'était résigné à se séparer de sa dent. Nous avions porté le diagnostic *periodontitis acuta puruldiffusa*, qui nous fut corroboré par l'examen microscopique. Voulant rechercher les causes de la periodontitis, j'ai aussi examiné la pulpe dont vous verrez une coupe sous le microscope, et j'ai trouvé une cavité dans la portion radiculaire palatine de la pulpe. Le bulbe est brun rouge et friable. Du même côté, le palatin, on voit dans le tissu pulpaire une hémorrhagie encapsulée. Il est probable que l'obturation à l'amalgame a été la cause première des modifications de la pulpe et indirectement de l'affection par propagation de la membrane radiculo-dentaire.

Dans la *pulpitis chronica parenchymatosa,* les pulpes sont rarement rose pâle, elles ont plus souvent une coloration rouge foncé ou rouge brun ; dans quelques cas, elles sont grisâtres. Les portions radiculaires de la pulpe ont généralement la même couleur, mais quelquefois elles sont blanches. L'organe est d'ordinaire plus mou qu'à l'état normal, la portion coronaire est filandreuse, et parfois on peut découvrir, à l'œil nu, des ecchymoses. L'étude microscopique montre, dans cette forme pathologique, l'hyperhémie chronique, avec hyperplasie des tissus ; c'est, en somme, l'analogue de ce que notre honorable confrère, le Dr Black, a décrit comme *hyperhemia pulpæ.*

Selon nous, cette forme est une inflammation chronique, parce que les altérations constatées dans le tissu pulpaire ne peuvent se produire que sur des dents qui ont déjà souffert longtemps de la carie. L'hyperplasie a une marche lente, il lui faut du temps pour se produire. Cependant, si les causes déterminantes persistent, au lieu de l'hyperplasie, on voit se produire de l'atrophie. Les cellules envahissent l'organe et causent, par leur pression, l'atrophie des tissus. Je vous montrerai tout à l'heure une préparation de ce genre.

La *pulpitis chronica totalis purul.* est une forme dans laquelle les pulpes sont très souvent blanc grisâtre et, signe caractéristique, fluctuantes dans leur partie coronaire.

Sur une coupe que nous prenons au milieu de la pulpe, nous trouvons les changements suivants : la couche odontoblastique reste intacte, et, au-dessous de celle-ci, est une autre couche de tissus pulpaires non modifiés, mais, plus profondément, les fibres du tissu conjonctif entourent un abcès. En examinant différentes coupes de cette pulpe, nous pouvons très bien constater que la suppuration commence dans ces cas au centre de la portion coronaire de la pulpe pour s'étendre vers la périphérie. Si l'on n'extrait pas la dent et si les fibres de tissu conjonctif ne sont pas assez fortes, le pus peut se faire jour au sommet de la pulpe. Ces cas sont rares, car généralement ils sont accompagnés de douleurs intolérables que le malade cherche à calmer, mais alors il faut piquer la pulpe et laisser le pus s'échapper avant de mettre dessus de l'acide arsénieux, sans quoi la pression de la ouate sur la pulpe ne ferait qu'augmenter les souffrances.

Il est de toute nécessité de bien distinguer entre les quatre formes de pulpite :

1° Pulpitis acuta partialis ;

2° Pulpitis acuta partialis purulenta :

3° Pulpitis acuta totalis ;

4° Pulpitis chronica totalis purulenta.

Au premier cas, nous avons une inflammation qui commence sous la couche odontoblastique et ne s'étend que sur une très petite région ; cette inflammation est caractérisée par l'infiltration cellulaire, elle est probablement causée par des microbes.

La deuxième forme est un procédé ulcéreux qui détruit aussi les couches odontoblastiques et, selon l'intensité et la durée de la maladie, s'étend plus ou moins profondément dans les couches du tissu de la pulpe. Si la maladie dure longtemps, elle devient semblable à la forme ulcéreuse de la *pulpitis acuta totalis*.

Enfin, la *pulpitis chronica totalis purulenta* est un processus chronique qui débute au centre de la pulpe et s'étend lentement jusqu'à la périphérie.

DISCUSSION

M. LE Dr ISZLAï, de Buda-Pesth. — En matière de classification dans les sciences naturelles, par exemple en anatomie et en patho-histologie, il faut toujours s'en tenir rigoureusement à quelques principes généraux relativement aux antagonismes et aux analogies. Or, le travail de M. le Dr Arnim Rothmann ne présente pas une classification bien exacte, bien établie, notamment en ce qui concerne les bactéries. Pour ne citer que les différentes espèces de bactéries qui ont été constatées dans la bouche humaine, leur classement et leur nomenclature une par une permettent d'établir entre elles et les affections de la pulpe une relation suffisamment claire. Les staphilocoques pyogènes, aureus, citreus, albus, etc., les streptocoques pyogènes, les bacilles septiques I, II, III, de Prothenbach, les 4 espèces de proteus de Haüser, les micrococques de Miller (α. γ. δ), les spirilles d'Arndt et de Lewis, les micrococques rhomboïdes de Pasteur et de Sternberg jouent-ils un rôle dans les inflammations de la pulpe et du périoste ? Des recherches dans ce sens seraient bien dignes d'une classification ! La communication de M. Rothmann n'a pas tenu compte du principe essentiel de la classification sur les antagonismes. Pour que nous puissions admettre, sans réserve, sa classification, il faudrait au moins qu'il se fût signalé antérieurement comme bactériologiste et patho-anatomiste, par des travaux importants sur la matière. Et nous savons fort·bien, nous qui le connaissons, qu'il n'en a pas fait jusqu'à présent. Aussi, espérons-nous qu'il fera des recherches et nous fournira des garanties plus sérieuses des faits qu'il avance.

M. LE Dʳ ARNIM ROTHMANN. — L'interpellation de M. le Dʳ Iszlaï me fait penser à un proverbe hongrois qu'il connaît bien : « Dieu, tu nous as donné de la pluie, mais nous n'avons pas de remercie-ments à t'adresser. » Il trouve que ma division des maladies de la pulpe et de la membrane radiculo-dentaire n'est pas exacte parce qu'elle n'est pas basée sur les micro-organismes et parce que je n'ai pas étudié ceux-ci. Je dirai au Dʳ Iszlaï que, lorsque j'ai dû apprendre la botanique, mon plus grand ennemi était Linnée avec ses crypto-games et ses phanérogames et je m'écriais souvent : « Dieu ! la nature n'est-elle pas assez belle sans cryptogames ? » et maintenant je m'a-perçois que sans la classification de Linnée je n'aurais jamais pu apprendre la botanique. Je ne suis pas cause que la pulpe et la membrane radiculo-dentaire ont tant de maladies, mais toutes celles que j'ai mentionnées existent, on peut les diagnostiquer sur le ma-lade, et toutes causent des changements particuliers dans la bouche, spéciaux, dans le tissu pulpaire, changements faciles à observer au microscope. M. le Dʳ Iszlaï ne m'aurait certainement pas adressé ses critiques, que je n'accepte d'ailleurs pas, s'il avait pris la peine d'examiner mes préparations au microscope.

M. HUGENDSCHMIDT, de Paris, communique une

OBSERVATION D'HERPÈS ZOSTER BUCCAL ET GINGIVAL

Le but de ma communication est d'appeler l'attention sur une localisation spéciale de l'herpès zoster, de son siège sur la muqueuse de la cavité buccale.

Rare pour le praticien général, cette affection semble ne pas l'être moins pour le spécialiste, car, dans une période de près de dix ans, il ne m'a été permis d'en observer que deux cas, qui tous deux, par exemple, étaient bien déterminés et présentaient tous les symptômes cliniques classiques de la maladie que nous avons en vue.

Mon excellent maître, le Dʳ Thomas W. Evans, dans sa longue pratique, ne se rappelle pas avoir observé cette maladie sous une forme aussi nette, aussi précise, que dans les deux cas suivants, l'un sur la muqueuse de la joue, l'autre sur la muqueuse gingivale.

Voici nos deux observations :

En 1884, une dame de 50 ans se présenta à notre consultation pour une névralgie faciale du côté droit très intense, affection qu'elle attribuait à une grosse molaire du côté affecté.

Cette névralgie avait débuté trois jours auparavant le soir, par un accès de fièvre; la patiente avait de plus ressenti un malaise général auquel avait succédé cette névralgie qui s'étendait à toutes les ramifications du trijumeau.

La fièvre s'était renouvelée tous les jours à la même heure; le troisième jour cependant, le mal, quoique persistant dans les autres branches du nerf, s'était particulièrement localisé dans la région du maxillaire supérieur, près des molaires, ce qui avait fait croire à notre malade que cette névralgie était d'origine dentaire.

En examinant la bouche, nous trouvons les dents des maxillaires supérieur et inférieur en parfait état, aucune trace de périostite.

En voulant écarter la joue au moyen du miroir, pour examiner la surface externe des dents, la malade s'écria : « Là est le mal. »

Les surfaces dentaires et gingivales ne portaient aucune trace d'inflammation; par contre, à la face interne de la joue droite où se trouvait ce point hypersensible, nous trouvâmes une lésion suffisante pour expliquer la douleur produite. Sur une longueur de quatre centimètres environ et sur une largeur d'un centimètre, il existait une série d'agglomérations de petites vésicules herpétiques disposées très régulièrement sur une ligne antéro-postérieure parallèle à la direction des dents. Ces petites vésicules par leur forme, aussi bien que par leur disposition régulière, ressemblaient d'une façon indéniable aux lésions observées dans le zona intercostal par exemple.

Cette douleur persista pendant un mois environ; quant à l'éruption, elle disparut à peu près à la même époque.

Le seul traitement a été l'application de ouate entre la joue et la surface de la dent pour éviter toute friction, en même temps qu'un collutoire morphiné placé sur ce tampon combattait la douleur.

Dans ce cas, le mal principal n'était pas dû à une névralgie d'une des ramifications du nerf maxillaire supérieur mais probablement au nerf buccal qui, provenant du nerf maxillaire inférieur, se distribue à la partie interne de la joue.

Notre seconde observation est plus récente, elle date du mois de mai dernier. C'est une jeune fille de 22 ans environ, qui nous fut amenée, souffrant d'une forte névralgie du trijumeau droit depuis trois jours, qui, depuis le matin même, s'était particulièrement localisée dans la région du maxillaire inférieur.

A l'examen de la bouche, les dents du côté droit sont en bon état; la première molaire permanente inférieure a été extraite l'année précédente.

Notre attention se porte immédiatement sur la région gingivale du maxillaire inférieur où nous remarquons une longue traînée de vésicules herpétiques disposées en groupes, dans une direction parallèle au rebord alvéolaire, commençant à la canine inférieure du côté droit pour se terminer à la partie postérieure de la seconde grosse molaire ; ces vésicules étaient placées sur une muqueuse rouge et enflammée.

De même que dans le cas précédent, cette patiente a présenté des symptômes fébriles très accentués pendant les trois jours qui ont précédé l'éruption, elle a ressenti un malaise général, avec mal de tête, courbature, inappétence, etc.

Malgré tous les soins, ce n'est qu'au bout de trois semaines que la douleur disparut, mais, fait intéressant, la disparition du zoster coïncida exactement avec l'apparition d'une pneumonie très grave. Chez cette malade la fièvre n'a pas discontinué pendant tout le temps de l'éruption mais était plus ou moins forte.

Cette malade étant très anémique fut soumise à un traitement par l'arséniate de fer ; l'antipyrine fut administrée intérieurement et non localement comme j'en avais eu l'intention, car j'ai craint des accidents locaux trop prononcés à cause de l'état général. Un cordonnet de ouate, préalablement recouvert d'un collutoire calmant, fut placé entre la joue et la partie lésée.

De ces deux observations qui nous paraissent très claires, il semble que nous sommes en droit de déduire pour nous spécialistes le tableau suivant de la maladie.

L'herpès zoster buccal ou gingival se présente avec tous les symptômes d'une maladie générale. C'est une affection inflammatoire aiguë d'une partie de la muqueuse buccale, caractérisée par une éruption de vésicules herpétiques, ayant les dimensions d'un grain de millet ou beaucoup plus larges, si elles se fusionnent entre elles, disposées en groupe selon une direction régulière, *précédée* et accompagnée d'une douleur névralgique de toutes les ramifications de la cinquième paire.

L'évolution de l'affection peut se diviser en deux périodes :

1° La période d'invasion ; 2° la période d'éruption.

La période d'invasion comprend : une élévation de la température le soir, suffisamment prononcée pour être reconnue par le malade, des symptômes généraux, maux de tête, malaise, courbature, inappétence — puis une névralgie du trijumeau sans localisation particulière.

Cette période dure environ trois jours et est suivie de la période éruptive.

La douleur névralgique se localise plus spécialement en un point déterminé; cette partie devient excessivement douloureuse au toucher, la muqueuse est rouge et présente les vésicules herpétiques décrites ci-dessus. On ne trouve pas de vésicules disséminées çà et là dans la bouche. Cette névralgie persiste, en devenant un peu plus supportable cependant, malgré l'éruption, qui ne disparaît que quelques semaines plus tard.

Au point de vue étiologique, l'herpès zoster prend quelquefois toutes les allures d'une maladie infectieuse; ainsi, M. Kaposi, de Vienne, a remarqué que l'herpès zoster apparaît sous la forme épidémique à une certaine période de l'année, lorsque la pneumonie et l'érysipèle sont le plus fréquent.

Dans la clinique d'Unna, à Hambourg, on a observé, il y a quelque temps, après l'admission d'une malade atteinte de zoster dans une salle, que, pendant les six semaines qui ont suivi, quatre malades de cette même salle ont été pris de symptômes généraux suivis d'éruption de vésicules herpétiques.

Chez notre deuxième malade, la fièvre persista plus ou moins forte pendant toute la durée de l'éruption gingivale, et lorsque celle-ci disparut, la malade fut prise immédiatement d'une pneumonie très grave, qui ne se termina pas par la défervescence ordinaire, mais prit au contraire la marche d'une pneumonie chronique.

Les lésions locales sont attribuées à des troubles trophiques dûs à une névrite du nerf qui se distribue à la région envahie.

Au point de vue du diagnostic, si tous les symptômes sont bien indiqués, il nous semble que la maladie sera facilement déterminée.

L'origine dentaire de la névralgie sera écartée si toutes les dents sont normales.

Il ne resterait donc qu'à différencier l'herpès d'avec la stomatite herpétique ou de la stomatite aphteuse.

La stomatite herpétique se présente très rarement seule, on ne la rencontre qu'associée avec l'angine herpétique. Elle se distingue du zona, par la dissémination irrégulière, çà et là, sans ordre déterminé, des vésicules herpétiques sur la surface de la muqueuse buccale. De plus, la névralgie du trijumeau fait entièrement défaut. Quant aux symptômes généraux, ceux qui annoncent une angine herpétique sont autrement violents que ceux qui précèdent l'apparition du zona.

La stomatite aphteuse se présente, elle aussi, comme l'a indiqué le Dr David, avec tous les symptômes d'une maladie infectieuse générale. La douleur ici n'apparaît pas plusieurs jours avant l'éruption, elle est de plus localisée aux points où les aphtes vont paraître et cela des deux côtés de la bouche, tandis que le zona n'a toujours envahi qu'un seul côté du corps à la fois. Quant aux aphtes, on ne les confondra pas avec le groupement de vésicules herpétiques caractéristiques du zoster.

Comme traitement, il s'agit de protéger l'éruption contre la friction de la surface opposée ; pour cela on pourra fixer aux dents un cordonnet de ouate sur lequel on placera une très petite quantité du collutoire suivant qu'on renouvellera de temps en temps :

Chlorhyd. de cocaïne........... }	1 décigr.
Chlorhyd. de morphine aa.... }	
Borate de soude..............	5 gramm.
Miel......................	50 —

Comme traitement interne, l'arséniate de fer, l'antipyrine ou l'antifébrine, pour combattre les douleurs violentes. Dans mon second cas j'ai eu l'intention de faire une injection locale d'antipyrine, mais l'état général anémique de notre malade m'en a empêché, car j'ai craint une mortification locale à la suite d'une pareille injection.

M. Chauvin, de Paris, lit ensuite un travail fait avec la collaboration de M. Papot, de Paris, sur

LA GINGIVITE, ESSAI DE CLASSIFICATION, THÉRAPEUTIQUE RATIONNELLE, CONSÉQUENCES PATHOLOGIQUES.

Considérations générales.

En parcourant la littérature professionnelle, on est surpris de la pauvreté des travaux concernant les lésions inflammatoires des gencives. L'histoire et la description méthodique de la gingivite sont contemporaines ; jusqu'à ces derniers temps, cette affection, confondue par les auteurs avec la stomatite (même quand l'inflammation se limitait au tissu gingival), n'avait encore ni étiologie, ni symptomatologie, ni pathogénie, ni thérapeutique homogènes, lorsque la description nosographique de Magitot les créa de toutes pièces. Nous devons cependant reconnaître qu'avant lui le Dr Delestre, dans sa thèse inaugurale, avait traité du ramollissement des gencives et entrevu le rôle prépondérant que joue le tartre dans ces lésions [1].

1. Il disait dans ses conclusions : « Tantôt le ramollissement est unique.

Il semble, étant donné l'importance et la gravité de cette affection, que les dentistes auraient dû suivre la voie indiquée par le maître et travailler à augmenter ou à modifier les connaissances acquises. Depuis Magitot, nous trouvons bien peu de travaux sur cette matière, alors que les autres branches de la pathologie et de la chirurgie dentaires ont été dotées de si riches découvertes. Cependant nous devons citer un travail de M. H. Didsbury sur les *Complications dues au tartre dentaire*. L'auteur semble avoir compris l'importance du rôle que joue le tartre dans la production de la gingivite ; voici ce qu'il dit à la page 33 : « Indépendamment de la gingivite » tartrique proprement dite, le tartre dentaire peut être le point de » départ des autres formes de gingivite ; c'est ainsi que sous son » influence se développent les gingivites aphtheuse, fongueuse et » ulcéro-membraneuse. » Il est fâcheux que le Dʳ Didsbury se soit arrêté en si bon chemin et qu'il n'ait pas abouti à la netteté de conclusions où devait logiquement le conduire son étude.

L'activité et l'esprit inventif de nos confrères se sont portés sur l'étude des maladies des dents et surtout sur le perfectionnement des méthodes thérapeutiques et de l'arsenal opératoire ; dans cette voie, des progrès considérables ont été réalisés, et nos successeurs, profitant de l'expérience acquise, seront supérieurement armés pour la lutte contre la carie et ses conséquences.

Pourquoi l'étude des affections des gencives a-t-elle été négligée ou plutôt momentanément délaissée ? A-t-on pensé que Magitot était arrivé d'emblée à créer un enseignement dépourvu d'erreurs et par suite inaccessible à la critique ? Ce n'est ni dans notre siècle, ni dans notre profession qu'une semblable hypothèse peut être admissible ; la perfection d'une méthode est bien rarement réalisée au premier effort. Serait-ce parce que quelques praticiens des plus éminents, Tomes, Magitot, etc., ont pensé que, la gingivite étant une maladie d'ordre général, les médecins seuls pouvaient l'étudier avec fruit ? Nous savons tous que la clinique journalière, avec son ensemble de faits et ses détails d'exécution, nous en apprend plus que toutes les idées spéculatives et toutes les descriptions superficielles des médecins non experts en la matière. La pauvreté et la confusion de ces

---

» mais beaucoup plus souvent l'affection se développe, sous l'influence de
» causes multiples agissant simultanément ou successivement. C'est ainsi
» que la présence du tartre est une cause prédisposante qui joue un grand
» rôle dans la production du ramollissement. »

descriptions, à quelques exceptions près, le prouvent surabondamment.

Il nous paraît plus naturel de penser que l'œuvre colossale réalisée dans une autre voie par le personnel de notre profession, depuis plus d'un quart de siècle, explique suffisamment cette apparence de délaissement. Quoi qu'il en soit, nous en sommes encore presque exclusivement aux travaux de Magitot, qui sont devenus classiques ; la question a été posée et, bien que traitée magistralement, elle ne nous paraît pas résolue. Sa description est méthodique, mais ne s'impose pas clairement à l'esprit de l'étudiant, futur praticien. Nous sommes, certes, bien placés pour voir tous les jours qu'on apprend beaucoup par cœur les leçons du maître, en vue d'examens à passer, mais qu'on comprend peu et mal ses enseignements. En fait, l'étude de la gingivite est beaucoup plus simple qu'elle n'est présentée et sa classification est tellement diffuse et confuse que l'étudiant trouve bien rarement le moyen de s'y reconnaître et d'en faire l'application clinique.

Pour nous qui, depuis tantôt sept ans, recueillons nos observations sur ce sujet, nous pouvons affirmer, et les faits cliniques contrôleront nos affirmations, que la grande, la vraie et presque l'unique cause de l'inflammation des gencives est le tartre. La vraie gingivite est la gingivite tartrique : toutes les formes, même les formes toxiques, en sont plus ou moins tributaires. Si nous ne sommes pas exclusifs, si nous ne disons pas que le tartre est toujours la cause de cette maladie, c'est que nous exceptons ce qu'on appelle la gingivite-aphtheuse dont nous parlerons plus loin et la gingivite ulcéro-membraneuse, dont, pour nous, l'étude est indiquée aux accidents causés par l'éruption vicieuse de la dent de sagesse. Pour les gingivites spécifiques liées à des diathèses, à des états généraux graves et à certaines maladies aiguës, on ne peut établir la relation aussi nettement que pour les gingivites dites essentielles et la gingivite dite de la grossesse ; néanmoins nous persistons, sauf pour la dent de sagesse et la gingivite aphtheuse, à affirmer que le tartre, qui est souvent, non une cause d'origine, mais une cause occasionnelle secondaire des gingivites toxiques et de celles liées à certaines diathèses et à certaines pyrexies, est toujours la cause directe de toutes les gingivites essentielles et de la gingivite de la grossesse.

Ces prémisses posées, on comprendra que notre classification soit un peu différente de celle de Magitot et aussi que nous accordions un peu plus d'attention qu'il ne le fait à la gingivite tartrique.

PREMIÈRE PARTIE

§ 1er — GINGIVITE TARTRIQUE ET SES TRANSFORMATIONS.

Exposé.

Le tartre, dont nous ne donnerons pas la composition, qu'on trouvera, du reste, dans tous les auteurs [1] qui se sont occupés de la question, ne se dépose pas toujours de la même manière sur les dents ; sa composition chimique diffère suivant la région. En effet, la salive parotidienne étant plus chargée en carbonate de chaux, ce sel se retrouve en plus grande quantité sur les molaires supérieures à la partie externe ; il est à remarquer, pour cette raison, que ce tartre est sensiblement plus mou que celui déposé sur les dents de la mâchoire inférieure, notamment à leur partie linguale. En se représentant le débouché de différents canaux excréteurs des glandes salivaires, on connaîtra facilement les lieux d'élection du tartre. Les grosses molaires supérieures à leur partie labiale sont baignées par la salive parotidienne qui se déverse par le canal de Sténon, les incisives inférieures par la salive sublinguale se déversant par les canaux de Bartholin et les conduits de Rivinus et les grosses molaires inférieures par la salive sous-maxillaire se déversant par les canaux de Wharton. Il semblerait que le tartre ne devrait se trouver dans la bouche qu'aux endroits indiqués et avoir toujours, suivant son siège, une composition chimique absolument tranchée ; il n'en est pas ainsi, les sels se mélangeant toujours grâce à la formation d'une salive moyenne. Voici, d'après Magitot, les points où on l'observe plus spécialement, par ordre de fréquence : « La face postérieure des dents antéro-inférieures, située en regard de l'orifice » des conduits excréteurs des glandes sous-maxillaires et sublingua- » les, la face externe des molaires supérieures au voisinage de l'o- » rifice du canal de Sténon, puis les molaires inférieures. Il se dé- » pose très rarement à la face linguale des molaires des deux » mâchoires et ne se rencontre jamais à la face postérieure des dents » antéro-supérieures. » Ces observations sont purement théoriques et procèdent beaucoup plus d'un raisonnement très spécieux que de la rigoureuse observation clinique. Cela n'est pas du reste pour nous étonner, étant donné l'origine médicale de l'auteur. Le tartre se trouve partout jusques et y compris la face postérieure des dents antéro-supérieures et cela non par exception à la règle formulée par Magitot, car c'est assez fréquemment qu'on le rencontre à cette région ; tout au plus pourrait-on dire qu'il s'y trouve moins souvent et

1. Berzelius, Vauquelin et Laugier, Dr A. Vergne et Ditte, etc.

en masses moins compactes. Nous l'avons fait remarquer à maintes reprises aux étudiants de l'Ecole dentaire de Paris.

On peut poser les règles suivantes pour définir, au point de vue clinique, les caractères physiques et chimiques du tartre et l'importance du dépôt, suivant les régions ; il est évident que ces règles ne vont pas sans de fréquentes exceptions :

1° Faces postérieure et antérieure des dents antéro-inférieures : tartre sec, dur, coloré, plus chargé en phosphate de chaux, à cause du voisinage des glandes sublinguales, quantité plus considérable, en vertu des lois de la pesanteur.

2° Face externe des molaires supérieures : tartre mou, blanchâtre, plus chargé en carbonate, venant de la parotide, grande quantité.

3° Faces labiale et linguale des molaires inférieures : tartre sec provenant de la sous-maxillaire ; en plus grande quantité à la face linguale autour du collet qu'à la face labiale.

4° Dents antéro-supérieures : à la face antérieure en plus grande quantité et plus fréquemment qu'à la face postérieure ; il se rencontre toujours interstitiellement.

Les différences de tempérament jouent un grand rôle dans les modes de production du tartre, et sa consistance est en raison directe de l'état de santé du sujet ; chez les sujets sains et de constitution robuste, on rencontre le tartre sec, dur, de coloration brune, et même quelquefois noirâtre. Chez les sujets débilités au contraire, le tartre a beaucoup moins de consistance, et sa coloration est plus blanchâtre ; ce qui s'explique aisément par la plus ou moins grande quantité de déchets de matières organiques qui se mêlent aux sels terreux, pendant le dépôt, et qui se concrètent avec eux. Nous ne voulons pas faire ici l'étude des différentes colorations du tartre que l'on rencontre chez les sujets diathésiques, cela nous entraînerait hors du cadre que nous nous sommes tracé ; les deux grandes divisions que nous donnons correspondent à des états généraux nettement définis et nous pouvons nous reporter pour les détails aux descriptions qu'en a faites M. Poinsot, qui a minutieusement étudié la question. Nous sommes bien convaincus, du reste, que nous ne faisons qu'ouvrir la voie à des études plus approfondies, qui ne manqueront certainement pas d'intérêt. Quoi qu'il en soit, les différences de constitution physique du tartre que nous signalons s'expliquent ainsi : chez les sujets sains, on trouve le tartre sec à peu près exclusivement formé de matière minérale, tandis que, chez les sujets débilités, il se mêle au dépôt formé une grande quantité

de matières organiques, telles que produits de desquamation épithéliale, parasites de la bouche, qui empêchent la matière minérale de
se concréter avec la même densité.

Cela dit, comment la gingivite tartrique se transforme-t-elle et
passe-t-elle secondairement par les différents états qu'on observe
cliniquement ?

On reconnaîtra facilement par l'examen clinique que les dépôts se
forment d'abord par couches concentriques autour du collet des
dents, en tenant compte pour la consistance des différences de constitution déjà signalées. Si la progression se continue de la même
manière, on observera le déchaussement lent et progressif des
dents atteintes, avec une tendance peu marquée à l'inflammation.

Si le dépôt est principalement formé de matière calcaire (tartre
sec) en couches concentriques, l'inflammation de la muqueuse sera
à peine marquée et sans retentissement du côté du périoste ; par
suite pas d'ébranlement et peu de déchaussement.

Si, au contraire, le dépôt contient une forte proportion de matières organiques (tartre mou), l'inflammation se produira plus
intense en suivant régulièrement le collet des dents ; on pourra
observer alors une tendance plus marquée à l'ulcération de la
muqueuse, ulcération qui sera superficielle et limitée au bord gingival ; la maladie suivant son cours, le déchaussement s'accentuera
et l'ébranlement des dents en sera la conséquence. Cet ébranlement
est causé d'une part par la diminution des moyens de contention
de l'organe, et d'autre part, par la périostite consécutive à l'inflammation ; la périostite ne joue ici qu'un rôle relativement secondaire car l'ébranlement est surtout constaté pour les dents fortement déchaussées.

Ce sont là les formes simples de la gingivite tartrique sans transformation. Dans le premier cas (tartre sec), la progression du processus pathologique est insignifiante et les dents restent à peu près
dans le même état. Dans le second cas (tartre mou), la maladie
aboutit à la chute des dents, mais l'évolution est très lente et il
n'est pas rare de voir chez des sujets, ayant les dents presque complètement recouvertes de tartre, la chute de ces organes ne se produire que de longues années après le début de la maladie. Il est
facile de s'expliquer ainsi pourquoi on ne peut obtenir la consolidation des dents atteintes ; la résorption de l'alvéole, résultant de l'inflammation lente, laisse alors si peu de tissu contentif que le net-

toyage le plus minutieux, bien qu'entraînant la disparition de la
cause première, ne peut suffire pour amener la guérison.

Voici comment nous expliquons les différentes transformations
que peut subir la gingivite tartrique simple : à la faveur du décollement des languettes interdentaires ainsi que de la portion gingivale
s'appliquant au collet des dents, le tartre, au lieu de continuer à
surcharger la couche déjà déposée, se glisse entre la gencive et les
dents, et vient se concréter sur les racines, à une profondeur variable, suivant l'intensité de l'inflammation et l'étendue du décollement. Le dépôt sous-jacent ne se fait pas alors en couches concentriques, mais très irrégulièrement en raison de la résistance qu'opposent au passage des sels calcaires les tissus existants. Quelle que
soit la constitution du sujet, le tartre se concrète dans les profondeurs avec son maximum de densité. Ceci tient à la sélection qui
s'opère entre la matière minérale et la matière organique ; la matière organique reste en surface avec la couche concentrique et la
matière minérale pénètre profondément, surtout à la mâchoire inférieure; en vertu de son propre poids. On remarquera en effet que
la gingivite, quel que soit son état, est toujours plus intense à la
mâchoire inférieure ; on trouve alors sur les racines des dents, sur
toutes leurs faces, mais surtout interstitiellement et cela parfois à
une grande profondeur, de petits amas de tartre, parfaitement isolés
les uns des autres, assez semblables à des grains de café moulu. Ils
affectent, suivant la cristallisation, la forme pyramidale triangulaire
et quelquefois se rapprochent de la forme cubique ; la gencive recouvre ces productions. Cela admis, le mécanisme des transformations se comprend.

Si les dépôts secondaires sont peu profonds, la gingivite prendra
plus facilement les formes *fongueuses* et *ulcéreuses* agissant plus
énergiquement sur la partie gingivale la plus voisine du collet.

Lorsque les dents sont très serrées et chevauchent les unes sur les
autres, les languettes interdentaires sont sectionnées ou plutôt ne
sont pas réunies, leur partie externe affecte la forme d'un petit bouton ; lorsque le tartre ne se dépose pas, ce qui est rare, dans le cul
de sac formé par cette disposition, la gencive est ferme, pâle et présente en un mot tous les caractères d'un tissu normal, l'adhérence à
la dent se retrouve presque immédiatement au-dessous des languettes ; leur rupture constitue une prédisposition à la gingivite. Dans
ce cas, le traumatisme s'effectue interstitiellement et la maladie prend
de préférence la forme *hypertrophique* ; ici l'irritation est lente, les

déchirures du tissu superficielles, ce qui facilite l'hypergénèse des éléments de la gencive.

Lorsque le tartre se dépose par petits monticules profondément situés sur le cément, le traumatisme est continuel dans les parties profondes de la muqueuse. Au début de la période inflammatoire la muqueuse est le siège d'une hypérémie intense, puis le tissu dilacéré se mortifie par places et donne lieu à une suppuration qui débute à la partie interne des gencives, se prolonge ensuite dans leur épaisseur et finalement les traverse ; il y a alors suppuration profonde du derme muqueux : c'est la gingivite *phlegmoneuse*.

Il n'est pas rare du reste de voir plusieurs formes de gingivite sur le même sujet : les formes fongueuse et hypertrophique, par exemple.

§ 2.

De l'exposé qui précède il résulte que nous divisons ainsi la gingivite tartrique et ses transformations :

Gingivite tartrique
- simple dite simple
  - avec dépôt dur
  - avec dépôt mou
- à transformations
  - ulcéreuse
  - fongueuse
  - hypertrophique
  - phlegmoneuse

Nous rattacherons à ces catégories bien tranchées certaines formes de gingivites classées différemment par Magitot et qui, pour nous, appartiennent parfois, tantôt à l'une, tantôt à l'autre des formes indiquées ci-dessus.

Gingivites
- des fumeurs
- de certaines industries
- des femmes enceintes

Et, pour éclaircir notre champ d'études, nous allons les examiner de suite, réservant à la deuxième partie de ce travail la description des caractères anatomiques des transformations et la marche de la maladie dans chacune des divisions de la gingivite tartrique.

La *gingivite des fumeurs* est occasionnée par des particules charbonneuses qui se déposent au collet des dents ; elles produisent parfois une légère inflammation sur la muqueuse. Cette gingivite peut prendre un caractère assez intense, mais alors l'inflammation est beaucoup moins le résultat de l'action traumatique du charbon que celui de l'action mécanique, chimique et parasitaire du dépôt que l'on voit dans les bouches malpropres, formé de débris de cellules épithéliales, de parcelles alimentaires, de parasites et de tartre mou. Dans les bouches de fumeurs bien tenues, on peut observer le liseré charbonneux sur les dents, sans qu'il y ait inflammation de-la muqueuse ; dans ce cas, l'irritation, le sentiment de sécheresse et de brûlure, occasionnés par l'abus du tabac, sont généralisés, et s'il y avait inflammation véritable, ce serait la stomatite qu'on observerait. Ces sensations disparaissent aussitôt qu'on apporte quelque modération dans l'usage du tabac. Il est évident que l'amas formé par les déchets buccaux, concrété pour ainsi dire sur les dents et les gencives, qu'il recouvre à la manière d'un enduit, est la principale cause de la gingivite.

Le tartre se trouve toujours en certaine quantité sous ces dépôts ; il y a là, au point de vue étiologique, irritation mécanique, action parasitaire et chimique. Les irritations directes, provoquées par les aliments trop chauds, trop froids, trop épicés, par le tabac, peuvent mettre en mouvement l'action pathogénique qui provoque l'inflammation franche, mais elles n'en sont pas les causes génératrices. Ce sont des causes adjuvantes qui ne produiraient aucun symptôme sans un état local préexistant ; nous attacherons donc peu d'importance à la gingivite des fumeurs que nous considérons comme accessoire dans la pathologie gingivale.

Nous en dirons autant de la *gingivite de certaines industries*, lorsque ces industries ne produisent pas la gingivite toxique, notamment celle des ouvriers verriers, dont Putégnat, qui l'a observée le premier dans les tailleries de cristal de Baccarat, donne les caractères suivants : « Tuméfaction du bord libre des gencives avec bourrelet en
» festons au niveau du collet et des interstices dentaires ; la mu-
» queuse est rouge d'abord, puis passe bientôt à la couleur bleu noi-
» râtre ; c'est une sorte de liseré avec épaississement nullement
» assimilable au liseré saturnin. Une particularité de cette affection,
» c'est qu'elle est accompagnée de caries du collet qui arrivent
» rapidement à sectionner les dents. » Putégnat l'a constatée 95 fois sur 100, à des degrés différents.

Il ne nous a pas été donné d'étudier cette gingivite, mais nous nous expliquons facilement cette action mécanique des poussières de verre sur la gencive ; la carie fréquente du collet et la section de la dent indiquent nettement l'usure mécanique et rapide produite par le verre. Sans faire entrer comme coefficients dans les causes de-production de cette gingivite les conditions de température, de nourriture, d'aération, etc., qui, d'après l'auteur, n'ont pas grande importance à ce point de vue spécial, qu'il nous soit permis de supposer que, si tous les ouvriers ne sont pas atteints, s'il y a des degrés différents dans la maladie, l'absence d'hygiène locale peut être invoquée comme une cause adjuvante d'importance considérable.

Nous avons observé, en Suisse, pendant les travaux d'adduction exécutés pour doter d'eau potable, prise aux sources de l'Areuse, la ville de Chaux-de-Fonds, que les nombreux ouvriers et même les ingénieurs étaient atteints de gingivite. Le champ des travaux était continuellement enveloppé d'un nuage de fine poussière, produite par la pulvérisation des pierres granitiques qu'on trouve dans ces contrées. Nous sommes convaincus que cette gingivite devait avoir quelque analogie avec celle de Putégnat, mais nous avons pu remarquer que la bouche des malades était toujours privée des soins hygiéniques les plus élémentaires. La part de la lésion traumatique reste à faire, mais on doit admettre que l'hygiène locale bien comprise diminuerait dans de notables proportions l'intensité de la maladie. Quoi qu'il en soit, s'il est évident que toutes les causes traumatiques peuvent produire l'inflammation de la gencive, il est à remarquer que cette lésion particulière siége, d'après les observations de l'auteur, exclusivement au bord gingival, sans présenter d'extension au reste de la muqueuse buccale ni au périoste alvéolodentaire.

Pour terminer l'exposé des gingivités secondaires naissant de la gingivite tartrique, nous signalerons la *gingivite* dite *des femmes enceintes*. Cette forme de gingivite a été minutieusement décrite pour la première fois par MM. A. et D. Pinard ; elle serait, suivant eux, l'une des expressions morbides qui surviennent dans l'organisme par le fait de la gestation ; elle apparaîtrait comme un signe de troubles circulatoires. Notons que MM. Pinard l'ont observée 45 fois sur 75 ; sur 43 multipares, elle s'est rencontrée 31 fois ; sur 32 primipares, 14 fois. Elle serait habituellement simple, mais pourrait revêtir d'autres formes ; on la remarquerait de préférence chez les femmes dont l'état général est affaibli. Nous croyons certainement que l'état de grossesse peut déterminer, chez les femmes ayant déjà une gingivite à l'état latent, des symptômes qui attirent l'attention du médecin : saignements fréquents, douleurs dans la région atteinte, etc., et faire ainsi croire à une affection spécifique bien définie ; mais il en est de ces observations comme de beaucoup d'autres en pareille matière, elles sont beaucoup trop médicales et pas suffisamment cliniques. Nous avons observé souvent l'inflammation des gencives chez des femmes en état de grossesse ; il semblait indiqué de lui donner, d'après les auteurs, le nom de gingivite des femmes enceintes, d'ordonner le chlorate de potasse, etc., et de n'en prendre ensuite nul souci. Cependant, convaincus que ces prétendues gingivites spécifiques étaient tout simplement des gingivites tartriques plus ou moins intenses, nous avons pratiqué le traitement chirurgical, et *toujours* nous avons constaté la guérison, pendant la gestation même.

Donc, pour nous, la gingivite de la grossesse n'existe pas ; elle est toujours la résultante d'un état inflammatoire préexistant, dont l'étiologie est bien définie, et elle disparaît avant l'accouchement lorsqu'on en a fait disparaître la cause.

A l'appui de notre assertion, nous allons citer deux cas que nous choisissons parmi beaucoup d'autres, parce que dans ceux-ci le diagnostic avait été porté et le traitement classique institué sans résultat.

Mme X..., femme du Dr X..., médecin distingué, avait, pendant une première grossesse, souffert d'une gingivite, que le Dr Y..., son dentiste, avait traitée sans succès pour une gingivite liée à son état. Amenée dans notre cabinet, nous pratiquâmes un nettoyage des plus minutieux, et en quelques jours la guérison fut complète ; ajoutons qu'après chaque séance de nettoyage il fut fait une application d'une mixture astringente à base de teinture d'iode et de cochléaria ; mais tout dentiste sait que de semblables badigeonnages sont sans effet sur la gingivite, s'ils ne sont précédés du nettoyage. La bouche fut par la suite maintenue en bon état et, pendant une deuxième grossesse, aucune inflammation gingivale ne fut signalée.

Le deuxième cas est absolument identique ; c'est également la femme d'un médecin qui, atteinte de cette affection, fut guérie pendant la période de gestation et put supporter une autre grossesse sans voir réapparaître le mal dont elle avait souffert.

DEUXIÈME PARTIE

§ 1er. — GINGIVITE TARTRIQUE SIMPLE.

Cette affection se rencontre sous deux aspects, et suit une marche absolument différente dans les deux cas.

1° *Avec dépôt dur.* — Le dépôt étant formé de tartre sec, dur, en couches concentriques, provoque une irritation sur le bord gingival si peu marquée qu'elle n'est souvent pas appréciable. Lorsque cette gingivite ne se transforme pas, elle ne présente jamais une tendance plus grande à l'inflammation franche ; la quantité déposée est toujours minime, la mastication n'est nullement gênée, par conséquent le nettoyage naturel s'oppose assez bien à l'augmentation du dépôt. Ici, on ne constate aucun changement dans l'haleine ; c'est la forme la plus bénigne, on ne peut pas dire que sa marche soit lente, elle est à peu près nulle.

Le diagnostic est facile à établir : les seuls symptômes qui existent sont des symptômes objectifs et la cause se présente d'elle-même aux regards du praticien. Le traitement est aussi facile à instituer que le diagnostic à établir : il consiste simplement dans l'enlèvement minutieux du tartre. Quant au pronostic, il est des plus favorables : la gingivite abandonnée à elle-même, si elle ne subit pas de transformation, n'entraîne ni ébranlement, ni périostite, ni chute des dents.

Le tartre enlevé, il ne reste absolument aucune trace de la maladie et les soins usuels d'hygiène buccale écartent toute présomption de récidive.

2° *Avec dépôt mou.* — Le dépôt étant formé par du tartre mou produit, à cause des matières organiques mélangées aux sels, une irritation continue, quoique peu marquée. La résorption des tissus sous-jacents (gencive, alvéole, périoste) s'effectue, et de nouvelles couches concentriques viennent prendre la place du tissu résorbé. Abandonnée à elle-même, cette affection suit une marche lente et progressive jusqu'à l'ébranlement et la chute des dents. A ce moment, ces organes sont recouverts d'une couche considérable de tartre, et il n'est pas rare de voir plusieurs dents réunies par un même bloc. Au-dessous des dents, la gencive garde le plus souvent son caractère anatomique normal, ce qui explique la lenteur du processus pathologique.

Peu grave au début, cette affection devient cependant gênante au bout de quelques années ; le peu de solidité des organes affectés rend la mastication difficile et, lorsque le tartre atteint une proportion considérable, les débris de toutes sortes, alimentaires, de desquamation épithéliale, les parasites, tous les produits de décomposition en un mot communiquent à la bouche une fétidité particulière de l'haleine qui n'est pas comparable à celle qu'on rencontre dans des affections plus graves. Même dans ce cas relativement bénin, le malade subit la résorption des produits pathologiques, laquelle jointe à une mastication défectueuse, entraîne des désordres généraux qui se traduisent par une anémie assez marquée ; ce sont là les suites les moins graves de l'auto-intoxication qui est la conséquence de ces maladies. Comme dans la forme précédente, le diagnostic est facile à établir ; quant au traitement, il est toujours le même. Lorsque l'ébranlement est léger, les dents, débarrassées des dépôts qui les encombrent, reprennent leur solidité ; il est indiqué, même dans les cas d'ébranlement assez accentué, de pratiquer néanmoins l'ablation du tartre, et on obtiendra toujours un peu de consolidation, mais surtout l'assainissement de la bouche. Il est inutile de faire remarquer que ce traitement n'est efficace que s'il est appliqué strictement ; on peut, après chaque séance de nettoyage, faire quelques applications de teinture d'iode qui agit comme révulsif, comme antiseptique et comme astringent ; les lotions antiseptiques aident aussi à la guérison, qui se produirait, du reste, à la suite du nettoyage pur et simple.

§ 2. — GINGIVITE DITE SIMPLE.

La gingivite dite *simple* est, dans la classification de Magitot, la première des gingivites essentielles ; il la définit ainsi : « Une inflam-
» mation de la muqueuse caractérisée par un trouble circulatoire
» qu'accompagne une exhalation séreuse, et, par suite de celle-ci, la
» chute du revêtement épithélial. »

L'introduction dans la bouche de corps trop chauds ou trop froids, de substances irritantes, l'usage d'aliments trop épicés et autres causes banales sont invoquées par l'auteur comme pouvant produire la gingivite simple. A vrai dire, écrit-il « ces causes produisent plutôt la stomatite généralisée que la gingivite ». Nous dirons que si, comme il l'a remarqué dans la plupart des cas, l'inflammation produite sans ces causes se localise à la gencive, c'est parce qu'elle est déjà le siège des dépôts qu'on observe toujours chez les sujets mal soignés. En disant que l'absence des soins de propreté peut occasionner la gingivite simple, Magitot semble avoir entrevu la véritable cause de cette maladie qui se localise et ne cède pas d'elle-même, comme lorsque, occasionnée uniquement par les causes extérieures énoncées plus haut, elle se confond avec la stomatite. Ici donc on peut affirmer que les causes extérieures sont simplement circonstancielles, car la seule cause de cette gingivite est tout entière dans l'absence de propreté.

Le dépôt qui se forme au collet des dents et recouvre la gencive d'un enduit blanchâtre d'odeur fétide est toujours accompagné de la formation de tartre, qui se place plus volontiers interstitiellement et qui donne une sorte de concrétion à tous les déchets produits par la malpropreté. Cet état peut évidemment être le début de toutes les gingivites dites essentielles. L'action des matières ainsi concrétées est à la fois mécanique, chimique et surtout parasitaire ; l'inflammation, commençant au bord gingival, décolle les languettes et facilite les dépôts de tartre sur les dents. C'est alors que cette gingivite se trouve dans les conditions voulues pour changer secondairement d'état. Citer Magitot nous suffira pour donner la preuve des conclusions que nous voulons tirer de l'étude des gingivites, au point de vue général :

« Sur le bord libre de la gencive et sur la partie voisine de la
» dent se rencontre ordinairement un amas de mucosités, de débris
» de cellules épithéliales, mêlés à tous les produits qu'on peut
» trouver dans la bouche. Ce n'est qu'après la chute ou l'ablation
» de cet enduit blanchâtre qui recouvre par place la surface de la
» gencive et qui masque entièrement son bord libre et le collet
» de la dent qu'on peut bien apprécier les symptômes objectifs de
» l'inflammation.

» Lorsque la phlegmasie est ainsi localisée depuis plusieurs jours,
» le derme peut être complètement mis à nu, et on peut voir les
» papilles, ainsi que les anses des vaisseaux sanguins, fortement di-
» latées. La gencive saigne au moindre attouchement, soit des ali-
» ments, soit des doigts, de la langue ou des lèvres.

» Dans la gingivite simple, après la période initiale marquée par
» de la sécheresse, il y a toujours une production plus ou moins
» abondante de sérosité, à laquelle se joignent constamment quel-
» ques globules de pus. En même temps survient une hypersécrétion
» salivaire qui incommode fortement le malade. Alors l'haleine prend
» une odeur fétide assez accentuée.

» L'inflammation simple de la gencive constitue presque toujours
» une affection purement locale. Ce n'est qu'exceptionnellement,
» dans les cas d'une intensité considérable, et chez des sujets d'ail-
» leurs prédisposés, les enfants, les femmes très impressionnables,
» qu'elle s'accompagne de phénomènes généraux. »

Le rapprochement de ces divers paragraphes est fait à dessein, bien qu'ils n'aient aucun lien dans le texte et qu'ils ne soient les prémisses d'aucune conclusion. Nous les rappellerons à temps ; dès maintenant, il résulte pour nous, même d'après Magitot :

1° Que dans la gingivite simple, on constate « ordinairement » (adverbe qui, pour qui sait lire entre les lignes, est mis là pour « toujours ») un amas de mucosités, de débris de cellules épithéliales, etc. C'est ce qui, selon nous, en y ajoutant le tartre, est la cause génératrice de l'inflammation dont nous nous occupons. C'est donc le point le plus important, bien qu'il paraisse secondaire, dans l'étude de Magitot.

2° Que la maladie à un certain état, amène la production de sérosité et des globules de pus, ainsi qu'une fétidité très marquée de l'haleine.

3° Qu'elle s'accompagne quelquefois de phénomènes généraux qui ne sont du reste pas décrits, qui sont limités, d'après l'auteur, à une certaine classe de malades, mais qui sont constatés tout au moins à titre d'épiphénomènes.

La gingivite dite simple n'est donc pas une gingivite essentielle ; il est inadmissible, du reste, que l'inflammation gingivale ne soit empreinte d'aucun caractère étiologique ou spécifique bien défini.

Si le processus pathologique est à marche plus rapide que dans la gingivite tartrique simple, si l'inflammation est plus franche et mieux caractérisée, c'est parce que les matières organiques en décomposition exercent d'emblée une action septique qui se traduit par une mortification superficielle de tissu, sans l'intervention forcée d'une cause traumatique ; en un mot, la septicémie débute ici sans traumatisme, tandis que, dans les cas plus graves, elle est la conséquence des contusions et déchirures produites par le tartre. Dans les transformations de la gingivite tartrique ou même de la gingivite dite simple, avec formation postérieure de tartre, nous verrons que le processus est le même, bien que les lésions soient plus graves.

Le traitement de la gingivite dite simple consiste d'abord à éloigner la cause ; le nettoyage minutieux s'impose donc, puis les lotions antiseptiques. La réparation de la muqueuse étant un fait accompli, quelques badigeonnages de mixture astringente raffermiront complètement la gencive.

§ 3. — GINGIVITE ULCÉREUSE.

La gingivite ulcéreuse est caractérisée par la chute du revêtement épithélial et la mise à nu du derme muqueux.

Cette forme peut être liée à toutes les gingivites de transformation, on la rencontre souvent, à la suite de la gingivite dite simple ; dans ce cas, elle est le résultat de l'action parasitaire chimique et mécanique, exercée directement par le dépôt de tartre et de matières organiques en voie de décomposition ; elle se limite au bord gingival, il en est de même lorsqu'elle accompagne la gingivite fongueuse ; le décollement des languettes et leur épaississement se compliquent souvent de l'irritation aiguë de la partie superficielle de la muqueuse, et, cet état persistant, de la chute de l'épithélium. Dans la gingivite ulcéro-membraneuse elle est le fait du traumatisme articulaire des dents supérieures sur la muqueuse recouvrant partiellement la dent de sagesse inférieure, aidé de l'inflammation venant des parties sous-jacentes.

Cette forme de gingivite, qui n'est pas décrite comme entité pathologique, ne peut exister d'emblée, elle est toujours la conséquence d'une gingivite de début ou plutôt de transformation. Sa symptomatologie est donc peu compliquée ; la disparition de la gingivite occasionnelle entraîne forcément celle de l'ulcération, c'est même le fait le plus caractéristique : en effet, si l'on prend comme exemple la gingivite fongueuse, celle qui entraîne le plus souvent l'ulcération, le traitement aura pour conséquence la guérison de la partie ulcérée avant toute autre. La réparation de la partie épithéliale desquamée se fait avec une grande rapidité et on peut constater que l'état physiologique de la gencive et l'adhérence au collet des dents sont postérieurs à la réparation épithéliale. La mise à nu du derme entraîne la production de sérosité et donne à l'haleine une fétidité particulière ; les parties découvertes sont facilement saignantes, douloureuses au moindre contact, soit des aliments, soit des causes extérieures. Cet état ne peut passer inaperçu et les symptômes subjectifs sont de grande importance ; le malade accuse de la douleur spontanée et de contact, cette douleur s'augmente par les aliments trop épicés, les boissons trop chaudes ou trop froides, etc. Comme symptôme objectif, la mise à nu du derme est ce qui frappe surtout le regard du clinicien.

Le pronostic est peu grave, car, lorsque la gingivite revêt cet état, le traitement est bientôt réclamé par le malade ; si elle était abandonnée à elle-même, elle aggraverait la gingivite primitive et pourrait provoquer sa transformation.

Le traitement principal consiste, comme pour toutes ces gingivites, dans l'enlèvement minutieux du dépôt tartrique et dans des lotions antiseptiques, puis selon la gingivite qui a occasionné la forme ulcéreuse, vient le traitement adjuvant que nous indiquons pour cette gingivite occasionnelle.

§ 4. — GINGIVITE FONGUEUSE.

Cette forme de gingivite est caractérisée par le développement, au niveau du bord gingival et des languettes interdentaires, de végétations charnues, molles, irrégulières et mamelonnées ; on les trouve constituées par une masse de tissu embryonnaire qui devient tissu conjonctif. Ces productions sont très vasculaires et facilement turgescentes, ce qui explique les hémorragies abondantes et fréquentes dont elles sont le siège. Cette variété, ou plutôt cet aspect de l'inflammation gingivale, se retrouve assez souvent dans toutes les formes secondaires de la gingivite tartrique à transformations ; elle représente un épiphénomène de tout état inflammatoire ancien. On la rencontre fréquemment dans la gingivite dite des femmes enceintes, sans préjudice de la gingivite ulcéreuse et phlegmoneuse dans les cas graves. Mais que cette gingivite soit de transformation directe ou qu'elle naisse d'une inflammation existante ayant elle-même subi la transformation, il est impossible de la rencontrer sans constater la présence du tartre, plus ou moins profondément et irrégulièrement situé, surtout interstitiellement. Comme de toutes les autres gingivites dont nous avons parlé, on peut dire de celle-ci qu'elle n'apparaîtrait pas si la gingivite tartrique et l'absence de soins de propreté n'assuraient un terrain favorable à son développement ; les dents très serrées, causes du détachement des languettes, occasionnent cette production en favorisant les dépôts tartriques ; les pièces de prothèse, soit qu'elles contusionnent directement les gencives, soit qu'elles assurent, étant mal tenues, le contact des matières organiques ainsi que les dépôts de tartre, sont généralement une cause de gingivite, mais plus particulièrement des formes fongueuse et ulcéreuse.

Les symptômes objectifs de cette gingivite se trouvent forcément décrits par l'énoncé de la forme anatomo-pathologique de la lésion. Dans les cas d'inflammation intense ou d'ancienne date, la gencive est épaissie et les fongosités forment des masses quelquefois assez volumineuses, surtout au niveau des interstices dentaires. Grâce à sa grande vascularité, sa coloration est d'un rouge très foncé et d'une teinte plus vive par places sur les bords où l'épithélium est enlevé. Un liquide purulent, peu abondant, baigne ces parties ; ces productions sont molles et dépressibles sous le doigt, et nous avons dit qu'elles saignent facilement. Comme dans toutes les inflammations un peu marquées des gencives, l'haleine du malade est très désagréable quoique beaucoup moins fétide que dans les formes décrites plus loin.

Les symptômes subjectifs sont la douleur, très légère du reste, qu'éprouve le malade ; comme dans toutes les gingivites cette douleur peut être augmentée par l'introduction dans la bouche de liquides chauds, froids, mets épicés, etc. ; puis une légère tendance à la périostite, surtout pendant les poussées inflammatoires qui peuvent survenir, et quelquefois un peu de gêne pendant la mastication.

Le traitement de cette affection consiste toujours et avant tout dans l'enlèvement du tartre ; il est bon de remarquer que de tous les médicaments pouvant être employés, aucun ne réussira s'il n'est précédé du nettoyage complet qui est une condition *sine qua non* de succès. L'application du thermo-cautère sur les fongosités et le traitement antiseptique viendront accélérer la guérison qui, sans ces adjuvants, se produirait moins vite.

§ 5. — GINGIVITE HYPERTROPHIQUE.

L'épaississement plus ou moins considérable de la muqueuse, avec formation de bourrelets, de masses plus développées sur les languettes interstitielles est, comme pour la gingivite fongueuse, le caractère anatomo-pathologique le plus apparent de cette gingivite ; elles n'ont cependant aucune analogie entre elles si ce n'est leur communauté d'origine. Ici les masses constituées par l'hypergenèse des éléments du derme n'ont pas été précédées par la formation du tissu embryonnaire. Cela tient à ce que le processus est d'une extrême lenteur. Le tissu formé présente la texture normale de la gencive et son peu de vascularité. Les gencives sont décollées des dents peu profondément, mais sur toute l'étendue de la lésion. Dans la grande majorité des cas, cette forme n'entraîne avec elle ni suppuration, ni fétidité de l'haleine. Les symptômes objectifs et subjectifs se bornent donc à la constatation d'une lésion qu'on pourrait plutôt appeler anatomique qu'inflammatoire. La douleur est nulle et, pour que le malade s'aperçoive et se plaigne de la maladie, il faut que le volume des masses hypertrophiées augmente au point de devenir une cause de gêne.

La marche de cette affection est lente, progressive ; elle s'observe de préférence chez les sujets robustes. Bien qu'elle puisse être un résultat de transformation de la gingivite fongueuse, la cause à peu près unique est la gingivite tartrique simple. Le dépôt se fait sous la gencive légèrement décollée à une faible profondeur. Le tartre est sec, dur, et déposé régulièrement en couches concentriques. Pas de solutions de continuité dans les couches de tartre, pas d'amas isolés, pas de traumatismes violents, par conséquent. Un simple contact légèrement irritant qui ne suffit pas pour amener la transformation de cette gingivite, ce qui fait dire qu'elle a pour caractère de rester stationnaire ou de ne progresser qu'avec une extrême lenteur.

Le passage de la forme fongueuse à la forme hypertrophique s'explique par ce fait que le dépôt tartrique étant peu profond, bien que mêlé à des matières organiques, l'inflammation peut s'atténuer et prendre le caractère d'une irritation légère à marche lente. Nous n'avons pas eu l'occasion de voir des masses hypertrophiques aussi volumineuses que celles signalées par les auteurs, mais nous avons vu souvent des dents à moitié cachées par la masse du tissu.

L'enlèvement du tartre constitue, dans ce cas comme dans les autres, la première phase du traitement ; il y a lieu de remarquer pourtant l'absolue nécessité de pratiquer concurremment des cautérisations ignées, et nous avouons même que, le plus souvent la présence du tartre n'étant pas soupçonnée, on peut obtenir des apparences de guérison alors qu'il reste caché sous la gencive, mais certainement le processus reprend ultérieurement sa marche lente et il y a toujours récidive tant que le tartre n'a pas été minutieusement enlevé.

§ 6. — GINGIVITE PHLEGMONEUSE.

La gingivite phlegmoneuse a pour caractère essentiel une inflammation de toute l'épaisseur de la muqueuse gingivale, c'est-à-dire une phlegmasie fibro-muqueuse généralisée, avec tous les caractères de l'état phlegmoneux, jusqu'à la suppuration et la destruction des tissus (Magitot). Les symptômes objectifs de cette maladie sont, en première ligne, la fétidité extrême de l'haleine. Comme pour toutes les gingivites subissant une poussée aiguë, on constate au début de cette poussée, qu'il ne faut pas confondre avec le début de la maladie, une sécheresse marquée de la gencive ; mais l'épithélium, bientôt soulevé par une exhalation séreuse se détache, et la muqueuse fortement gonflée est baignée par un liquide séro-purulent venant des tissus profondément mortifiés. Elle est molle, se déprime sous le doigt, et un instrument, la traversant même à une certaine distance du collet, va directement frapper le cément de la dent, en regard du point perforé ; la disparition de l'alvéole par résorption donne l'explication de ce fait. Dans les cas graves, les lésions deviennent considérables et amènent la série des complications : engorgements ganglionnaires, ulcérations de la muqueuse, ostéite et nécrose de portions alvéolaires formant des séquestres quelquefois assez volumineux.

Le seul symptôme subjectif qu'on reconnaisse est la douleur qu'éprouve le malade au moindre attouchement sur les gencives et sur les dents. A ce degré d'intensité, les phénomènes généraux sont très marqués, accompagnés de fièvre et amènent rapidement un état cachectique bien caractérisé.

Ces poussées aiguës, très intenses, ne sont pas la règle, et cette gingivite se rencontre le plus souvent à l'état chronique, bien que de faibles poussées douloureuses se manifestent fréquemment ; dans les cas les plus ordinaires, les phénomènes généraux, pour être moins marqués, plus chroniques si l'on peut s'exprimer ainsi, sont fort redoutables en ce qu'ils passent inaperçus. Bien des états graves, sans maladie organique aiguë ou chronique caractérisée, ont pour cause exclusive et directe, non pas seulement cette gingivite, mais toutes les gingivites arrivées à un certain degré. Nous parlerons du reste de cela à propos des conséquences pathologiques.

La gingivite phlegmoneuse reconnait deux causes :

1° Une cause accidentelle, l'ingestion de certains médicaments agissant suivant les doses, les sujets, etc., comme toxiques (mercure phosphore, etc.). Cette cause est la moins grave par cette raison que le diagnostic est toujours facilement établi et qu'il suffit d'arrêter ou d'atténuer le traitement général qui l'a provoquée pour la faire cesser ;

2° Le tartre, qui s'est déposé par fragments irréguliers à une grande profondeur sous la gencive qu'il irrite et déchire continuellement, amène une hyperémie intense et une mortification profonde des tissus mous. Cette cause est certainement la plus grave parce qu'elle est absolument méconnue des médecins qui sont souvent consultés à propos de cette affection, et que la plupart des dentistes, s'en rapportant trop souvent aux descriptions et au traitement classiques, ne songent pas à incriminer le tartre pour un état aussi grave et ne le soupçonnent pas si profondément situé. La chute des dents en contact avec les parties atteintes, peut être, en l'absence de traitement, considérée comme un bienfait, car elle amène la résolution de l'affection ; il n'est pas rare, en effet, de voir des malades se féliciter de la perte de leurs dents et prétendre avec raison que leur santé compromise s'est trouvée rétablie après leur chute.

Le traitement de cette gingivite est à instituer suivant la cause. Si elle est due à l'action de certains médicaments, la modification ou la cessation du traitement général est indiquée ; là encore, pour activer la guérison, l'antiseptie fait merveille : on a cité un cas de guérison de gingivite mercurielle par le mercure ; il n'y a pas à s'en étonner, le résultat de la gingivite étant la mortification de certaines portions de tissus mous. Le bichlorure de mercure, agent antiseptique très puissant, combat avantageusement la septicémie qui en est la conséquence. Tous les antiseptiques, du reste, peuvent être employés et nous recommandons habituellement une solution boriquée à 3 ou 4 0/0 parce qu'elle peut être employée en lavages à chaque instant sans inconvénient par le malade lui-même.

Si le tartre est la cause de la maladie, et c'est le cas à peu près constant, il est indiqué d'en pratiquer l'ablation, mais il est nécessaire d'en faire la recherche parfois très profondément ; on obtient, par ce moyen, une amélioration immédiate. Lorsque le nettoyage est complet, on suit pour ainsi dire, heure par heure, les progrès de la guérison ; l'antiseptie est encore absolument indiquée, et nous employons l'eau boriquée, l'eau phéniquée, l'eau oxygénée ; mais ceci est une affaire d'appréciation, l'essentiel est de faire faire de fréquentes lotions par le malade et de pratiquer soi-même des lavages vigoureux à l'aide d'une poire qui projette le liquide désinfectant dans toutes les anfractuosités formées par les interstices des dents et la gencive décollée. Les badigeonnages sont aussi fort efficaces, nous les pratiquons avec la mixture suivante :

Cachou concassé............	4	grammes
Myrrhe	4	—
Benjoin....................	4	—
Tannin à l'alcool...........	20	—
Alcool à 90°................	100	—
Alcool de cochlearia........	150	—
Essence de menthe ordinaire.	3	—
Essence d'amande amère...	» 50	

Faire macérer pendant une dizaine de jours.

Puis prendre de cette macération............	37 gr. 50
Et y ajouter glycérine off....................	75
Iode bi-sublimé..............................	1 »

(CODEX.)

TROISIÈME PARTIE

I

Bien que cette communication soit déjà très longue, nous croyons
utile, pour terminer l'étude critique de la classification de Magitot,
de dire encore quelques mots :

1° Sur la gingivite aphtheuse ;

2° Sur les gingivites toxiques ;

3° Sur les gingivites spécifiques.

Non que nous ayons l'intention de faire ici un traité pédagogique,
ce n'est ni le lieu ni le moment, mais nous communiquons de simples observations cliniques, remettant à plus tard une étude détaillée
de ces lésions à formes si diverses. Nous avons voulu simplement décrire une affection courante très répandue, et nous tenions à signaler
un état de choses ayant toujours des débuts et une cause uniques,
amenant des complications très variables et parfois graves. Nous
tenions à démontrer que le même traitement essentiel s'adressait
à toutes les formes et ne différait que pour le traitement adjuvant. Comme nous l'avons indiqué après la description de chaque
forme, nous n'y reviendrons que pour ajouter ceci : c'est qu'on
peut dire de l'ablation minutieuse du tartre et de l'antiseptie, et avec
beaucoup plus de raison, ce que Magitot dit de l'acide chromique :
« que c'est le traitement par excellence de la gingivite », et nous
sommes heureux de nous rencontrer sur ce point avec notre distingué confrère le Dr Didsbury, qui s'exprime ainsi : « La première
» chose à faire, la première indication à remplir, c'est d'obtenir la
» propreté absolue de la bouche. » (*Loc. cit.*, page 53.)

II

GINGIVITE APHTHEUSE.

A notre avis, contrairement à l'opinion de Magitot, ce n'est pas
avec la gingivite que cette affection doit être étudiée, mais bien avec
la stomatite ; en effet, lorsque, sous l'influence d'une cause inflammatoire quelconque, générale ou locale, il se produit des aphthes, ils
siègent aussi bien sur les lèvres, les joues ou la langue que sur la
gencive. En lui donnant le nom de stomatite, nous la rayons de fait
de notre classification des gingivites ; nous n'entrerons donc pas
dans les détails si intéressants de l'anatomie pathologique de l'aphthe, et nous laisserons à plus compétent que nous le soin d'éclaircir

et la pathogénie et la classification de cette lésion ; il serait cependant curieux d'examiner si l'on doit dire de l'aphthe qu'il est l'acné ou plutôt l'herpès des muqueuses. Disons seulement en passant que nous avons observé que l'éruption aphtheuse était quelquefois la conséquence d'un état d'irritation des muqueuses en général, nous l'avons vue se produire chez des sujets habituellement constipés, se livrant à un travail sédentaire ou fatiguant pour l'esprit et développant un état assez caractérisé d'irritabilité nerveuse. Nous n'avons pas constaté que ces sujets fussent forcément des fumeurs, nous avons remarqué souvent le contraire. En tous cas, les causes extérieures agissent d'autant plus sûrement qu'elles rencontrent chez le sujet des prédispositions momentanées.

Cette éruption se produit quelquefois en l'absence de ces prédispositions ; les corps irritants introduits dans la bouche, le tartre même sont souvent suffisants pour expliquer l'apparition et le développement des aphthes. Dans le *Dictionnaire encyclopédique* (page 264, 7e alinéa), Magitot cite un cas dû au tartre ; nous supposons que cette production tartrique devait être irrégulière avec fragments plus ou moins tranchants, et nous regrettons que cette particularité n'ait pas été signalée.

III

GINGIVITES TOXIQUES.

Pour cette classe de gingivites, nous conserverons l'ordre adopté par Magitot :

> Gingivite mercurielle
> — iodique
> — phosphorique
> — cyanique
> — fuchsinique, etc.

Nous en avons observé quelques-unes, principalement la gingivite mercurielle et nous ne pouvons que nous en rapporter aux descriptions de l'auteur cité plus haut. Nous dirons pourtant que chez les sujets subissant une médication spéciale, toutes choses égales au point de vue du tempérament, des diathèses et de l'idiosyncrasie, une inflammation gingivale préexistante appellera une inflammation de nature toxique ; autrement dit, tel sujet pouvant supporter impunément, avec des gencives saines, certaines doses de médicaments toxiques, verrait ces mêmes doses lui occasionner des inflammations intenses s'il avait, tout d'abord, de la gingivite tartrique. Nous formulerons ainsi notre pensée : une muqueuse enflammée par cause traumatique est un lieu d'élection pour une inflammation de nature toxique, diathésique, etc.

Nul doute que la gingivite toxique n'apparaisse d'emblée, sous l'influence de causes spéciales, suivant les doses et l'intolérance du malade aux agents thérapeutiques ; nul doute aussi que la gingivite traumatique ne constitue une prédisposition dont il faut évidemment tenir compte.

IV

GINGIVITES SPÉCIFIQUES.

Dans les considérations générales, nous avons attribué aux accidents causés par l'éruption vicieuse de la dent de sagesse ce qu'on appelle la gingivite ulcéro-membraneuse, et dans la gingivite tartrique, nous avons décrit la forme dite des femmes enceintes, nous n'avons pas à y revenir ; il nous resterait donc à parler des gingivites liées au scorbut et à certaines pyréxies, mais, comme pour les gingivites toxiques, nous préférons nous en rapporter à l'étude de Magitot. En effet, là, ainsi que nous le disions au commencement de ce travail, nous ne pouvons établir aussi nettement que pour les gingivites essentielles et celle dite de la grossesse la relation entre le tartre et la production de ces lésions ; cependant, pour bien démontrer l'importance que nous attachons à établir l'étiologie et à faire reconnaître le tartre comme le grand agent de la gingivite, nous publions l'observation suivante :

Un de nos amis, M. G..., ancien officier de marine, avait été, pendant ses voyages, atteint du scorbut. L'état général avait été grave ; il avait eu la gingivite dans toute sa rigueur. Ayant cessé ses voyages, la gingivite était passée à l'état chronique, à l'état de guérison dans sa pensée, puisqu'il ne souffrait plus ; une ou deux poussées inflammatoires le déterminèrent à venir nous trouver.

Malgré la guérison du scorbut, la gingivite conservait les caractères d'une affection scorbutique : gencives épaissies, spongieuses, très gonflées, pendant les poussées inflammatoires, odeur fétide, etc. Nous n'avions cependant pas constaté les plaques ecchymotiques, mais le malade nous affirmait qu'il les avait eues dans la bouche ainsi que sur le corps pendant la période ultime de sa maladie. Nous enlevâmes le tartre accumulé depuis de longues années dans les espaces interdentaires, au niveau et au-dessus du collet des dents qui étaient notablement déchaussées et chancelantes. Après l'ablation du tartre nous lui fîmes subir un traitement antiseptique et révulsif assez long. La gingivite n'a pas reparu et bien que les dents ne se soient jamais consolidées complètement, le résultat n'est cependant pas à dédaigner; depuis six ans, ces dents se sont maintenues en place alors que le malade les considérait comme perdues quand il vint nous consulter.

De ce côté encore le tartre constituait une prédisposition aux inflammations futures affectant une autre forme que la gingivite tartrique.

QUATRIÈME PARTIE

CONSÉQUENCES PATHOLOGIQUES

Nous devons rappeler les citations que nous avons faites de Magitot, desquelles il résulte qu'il a observé dans les cas d'une intensité considérable, qu'il limite trop exclusivement, à notre avis, à certains sujets, que l'inflammation locale s'accompagne de phénomènes généraux; nous dirons que ces phénomènes sont d'ordre toxique.

Dans une leçon faite à la clinique de l'École dentaire [1], l'un de nous citait des cas très rigoureusement observés où des malades atteints d'auto-intoxication buccale due à différentes causes en étaient arrivés à un tel état de misère physiologique qu'aucune fonction ne s'accomplissait plus normalement. Nous pourrions citer des cas où des malades avaient perdu la netteté de leurs idées. Chez d'autres l'estomac ne supportait plus les aliments. Chez tous, nous avons constaté des désordres du côté du foie, des vomissements de bile, un état nerveux et presque constamment fébrile.

Nous pourrions également citer nombre de cas où les malades soignés pendant des années, changeant constamment de médecins qui tous les gratifiaient de maladies différentes, n'ont recouvré la santé qu'après l'assainissement complet de leur bouche.

Avant de présenter nos observations, disons que, dans tous les états de septicémie buccale, le plus grand agent de cette dégénérescence de tout l'organisme, de cette auto-intoxication, c'est la gingivite à l'état grave. Tout ce qui peut rendre la bouche malade y con-

---

1. L. Richard-Chauvin, *Hygiène de la bouche*. Considérations générales. La bouche à l'état sain, à l'état pathologique, accidents généraux consécutifs à un état local infectieux (*Odontologie*, décembre 1887).

tribue certainement et nous pouvons, sans vouloir sortir de notre sujet, citer les dents et les racines pathologiques, la rétention de séquestres alvéolaires dans le tissu gingival, les fractures, les accidents de la dent de sagesse muqueux ou osseux ; mais nous le répétons encore, l'agent le plus actif et le plus fréquent de la septicémie buccale est la gingivite. Nous attribuons cette particularité, non à ce que les produits de mortification des gencives sont plus toxiques que ceux qu'on trouve dans les racines ou les dents pathologiques, mais à ce qu'ils se produisent en plus grande quantité et se renouvellent avec une plus grande rapidité ; la quantité absorbée directement par la muqueuse buccale est donc beaucoup plus considérable. Les deux cas suivants, dont l'un est très récent, nous semblent utiles à citer comme justification de nos assertions.

1º En décembre 1887, le Dr E. Bérillon nous adressait une de ses malades qui était dans un état de faiblesse extrême : vomissements fréquents, céphalalgies, teint semblable à celui qu'on observe dans l'ictère, haleine repoussante ; tels étaient les symptômes objectifs et subjectifs qui servirent de base à notre diagnostic. Elle disait avoir été soignée depuis une dizaine d'années par plusieurs médecins ; tous les symptômes allaient s'aggravant. Le Dr Bérillon, à la perception de son haleine, n'hésita pas dans son diagnostic et nous l'adressa. Plusieurs causes concouraient à la production de son état pathologique :

1º Une dent de sagesse inférieure droite qui avait provoqué quelques accidents muqueux peu graves, une contracture peu marquée et de l'otite ;

2º Quelques racines qui, ainsi que la dent de sagesse, furent enlevées ;

3º Une gingivite fongo-ulcéreuse avec suppuration assez abondante ;

4º Un appareil de prothèse reposant sur les racines ; nous citons l'appareil de prothèse parce qu'il était à base de caoutchouc et très malpropre.

Sans aucun doute la gingivite était la principale cause de la maladie. Trois semaines après, si nos souvenirs sont précis, nous constatâmes, avec le Dr Bérillon, que la malade était guérie. L'appétit était revenu ainsi que le sommeil normal, et tous les accidents généraux avaient complètement disparu. Depuis 18 mois pas de trace de récidive.

2º L'autre cas est plus récent, il remonte à 4 mois : Une dame de

Sèvres (sœur de M. Renard, pharmacien, 9, Grande Rue), qui s'est d'ailleurs gracieusement mise à notre disposition pour donner les renseignements que nos confrères voudraient lui demander, souffrait depuis de longues années lorsqu'elle vint réclamer nos soins. À peine dans notre cabinet elle nous raconta son histoire d'un air lamentable: elle avait changé plusieurs fois de médecin, on ne pouvait ni la guérir ni lui dire ce qu'elle avait, etc. etc. ; cette malade paraissait n'avoir pas les idées très nettes, elle nous a depuis, du reste, confirmé cette appréciation.

Nous lui énonçâmes tous les accidents qu'elle devait éprouver : nausées, vomissements, dégoût des aliments, faiblesse extrême, sueurs nocturnes, lourdeurs, céphalalgie, troubles de la vision, etc. Elle parut surprise que nous eussions fait notre diagnostic sans l'interroger. Hélas ! son haleine était un symptôme suffisant pour l'établir. Nous le lui fîmes comprendre de notre mieux. Elle nous avoua qu'elle était venue contre l'avis de son frère et de son médecin qui redoutaient pour elle les conséquences des opérations sanglantes, qu'ils supposaient bien qu'un dentiste déclarerait inévitables ; elle se sentait, suivant son expression, *la bouche si horriblement mauvaise* qu'elle avait passé outre, espérant, sans trop savoir pourquoi, une amélioration de ce côté. Nous la félicitâmes vivement de son courage et nous lui promîmes une amélioration notable et rapide. À ce moment elle marchait à grand peine ; douze jours après elle vint à pied chez nous, de la place de la Concorde. Nous l'avons revue, il y a deux mois, son frère ne pouvait croire qu'elle eût été guérie par nos soins, et il s'attendait constamment à une rechute. Pensant bien que son médecin ne manquerait pas d'attribuer sa guérison à l'adaptation de deux pièces de prothèse dentaire, et tenant à conserver à ce cas toute sa netteté thérapeutique, nous lui fîmes remarquer quinze jours après que la guérison était complète, que l'appétit était revenu, que les digestions se faisaient bien sans le secours de dents artificielles et qu'elle n'aurait ses appareils prothétiques que six semaines après sa première visite, temps que nous jugeâmes nécessaire au rétablissement complet de ses gencives.

Ici la cause unique de la maladie était une gingivite devenue phlegmoneuse ; l'avulsion d'une grande partie des dents restantes était devenue indispensable, quelques-unes seulement purent être conservées, après un nettoyage minutieux, étant donné leur solidité relative.

Nous ne voulons pas déflorer une communication qui doit être faite prochainement par un médecin du Raincy, le Dr P., contentons-nous de signaler le fait en quelques mots, nous proposant d'ailleurs, avec son autorisation, de l'exposer plus complètement devant la Société d'Odontologie de Paris. Il s'agit d'un cas de mort occasionné par une gingivite grave d'origine tartrique.

Le Dr P. surpris de ne trouver chez un de ses malades aucune affection organique, appela en consultation son confrère le Dr T., qui, pas plus que lui, ne découvrit chez le sujet d'autre maladie qu'une cachexie arrivée au dernier degré. Ces deux médecins avaient eu connaissance d'une leçon publiée par nous sur l'hygiène de la bouche, aussi l'haleine nauséabonde du malade leur révéla-t-elle la nature de l'affection. Ils ordonnèrent le nettoyage et l'assainissement local, mais, appelés trop tard, leur thérapeutique fut inefficace et le malade succomba.

Certes, nous ne prétendons pas avancer que toutes les gingivites puissent atteindre ce haut degré de gravité, mais nous pensons que la relation de cette dernière observation, d'un intérêt si considérable pour nous, est de nature à attirer sérieusement l'attention du médecin. Dans tous les cas de maladies mal définies, il devra toujours s'assurer de l'état de la cavité buccale (la fétidité de l'haleine pourra facilement éclairer sa conviction) ; il trouvera dans cette pratique adoptée déjà par plusieurs médecins avec lesquels nous sommes en relation, la raison d'un certain nombre de malaises, de lésions, de désordres qui, sans menacer habituellement l'existence de leurs patients, la leur rendent souvent insupportable.

Pour terminer posons cet axiome : chez tout sujet, même de constitution robuste, la bonne santé ne peut atteindre son complet épanouissement qu'autant que la bouche, vestibule de l'estomac, se trouve en parfait état de santé et aussi aseptique que possible

CONCLUSIONS

Du long exposé qui précède nous concluerons :

1° Que l'inflammation de la gencive, sauf dans les cas d'ordres toxiques ou spécifiques, est toujours la conséquence d'une cause traumatique ;

Que, dans l'espèce, la cause à peu près unique du traumatisme est due à l'action du tartre, et que la gravité de la maladie dépend précisément de la façon dont il se dépose.

Nous remarquerons :

Que les formes à évolution lente, d'intensité moyenne ou à peine marquée, sont toujours provoquées par des dépôts concrétés régulièrement et peu profondément situés ;

Qu'au contraire, les gingivites à marche et à transformation rapides, présentant des symptômes d'une certaine gravité, sont toujours provoquées par des dépôts situés profondément, et placés irrégulièrement sur le cément ;

Que cette irrégularité, et les rugosités qui en sont la conséquence, expliquent le traumatisme continuel, les blessures produites sur la gencive et la mortification des tissus mous, qu'on observe toujours dans les cas graves ;

Que la gencive s'irrite, dans la profondeur des tissus, d'autant plus vivement qu'elle demeure en continuel contact avec l'agent d'irritation et de traumatisme, et qu'elle peut ainsi subir toutes les transformations, en partant de la plus bénigne pour arriver à la plus grave.

2° Que l'apparition des gingivites toxiques et spécifiques peut être provoquée plus tôt et prendre une forme plus grave, grâce à la présence du tartre, et passer ainsi plus facilement d'un état chronique supportable à un état franchement aigu ;

Qu'en outre, dans certains cas de gingivites toxiques, la gingivite mercurielle, par exemple, tel malade, toute question d'idiosyncrasie à part, supportera, sans accident, une dose de médicament qui provoquerait l'inflammation toxique, s'il était sous l'influence d'une gingivite préexistante.

3° Que les conséquences pathologiques de la gingivite peuvent être de la plus haute gravité pour la santé générale du malade, et même quelquefois amener une terminaison fatale, ainsi que le prouvent les cas que nous citons et qui ne sont pas les seuls qu'il nous ait été permis d'observer.

4° Que la thérapeutique sera d'abord chirurgicale, qu'elle est du ressort exclusif du dentiste, qui devra, avant tout autre traitement, pratiquer le nettoyage minutieux des dents en plusieurs séances si c'est nécessaire, et s'assurer qu'aucune parcelle de tartre n'est restée entre les dents et les gencives, pour y jouer le rôle d'épine inflammatoire ;

Que la thérapeutique chirurgicale sera au besoin destructive (emploi du thermo ou du galvano-cautère dans les gingivites fongueuses ou hypertrophiques) ;

Que le médecin, consulté dans les cas de gingivite, devra, quand bien même l'inflammation serait la conséquence d'un état diathésique ou d'une médication toxique, conseiller à son malade d'avoir recours au dentiste pour faciliter, par la guérison locale, les effets d'une thérapeutique générale.

5° Que la thérapeutique médicale sera toujours antiseptique. En effet, l'irritation et le traumatisme continuels amenant le sphacèle des tissus mous, l'ostéite et parfois la nécrose, la mortification de ces tissus et la décomposition des substances et déchets organiques rendent la cavité buccale septique au plus haut degré.

C'est à ces effets qu'il faut s'attaquer, après avoir fait disparaître la cause.

DISCUSSION.

M. Dubois. — Je ne suis pas de l'avis de M. Chauvin en ce qui concerne bien des points de son intéressante communication. Il est certain que le tartre s'associe aux inflammations gingivales, les produit même, et, dans nombre de cas, le tartre enlevé, l'inflammation disparaît. Mais si on veut baser la classification des gingivites sur la nature du tartre, on va, beaucoup trop loin; il vaut mieux, je crois, établir cette classification sur l'anatomie et les altérations anatomo-pathologiques du tissu gingival. Il ne faut pas oublier que le tartre n'est pas toujours dans la gingivite le phénomène initial, il est alors épiphénomène, et si le tartre est cause dans beaucoup de cas de l'inflammation, il ne peut dominer toute la pathologie de la gingivite.

M. Chauvin. — A part la gingivite toxique, vous trouverez toujours la cause de la gingivite dans le tartre, et lorsque vous aurez fait le nettoyage de la bouche, celle-ci disparaîtra.

M. le Dr Frank, de Vienne. — Une dame m'amena un jour la nourrice de son enfant en me disant qu'elle sentait très mauvais de la bouche, qu'il était impossible de rester une heure avec elle dans la même chambre. L'enfant avait 7 mois et se portait à merveille ; cette dame ne voulait donc pas se défaire de sa nourrice et elle me la conduisit sur le conseil de son médecin. Je constatai la mauvaise odeur et je trouvai dans la bouche des caries à tous les degrés, une gingivite très développée et de grandes quantités de tartre ; je fis le nettoyage de la bouche, j'enlevai une partie des mauvaises dents et j'obturai les autres, mais l'odeur persistait toujours. Je découvris alors qu'elle provenait d'un ozène intense.

DEUXIÈME SECTION

DENTISTERIE OPÉRATOIRE, THÉRAPEUTIQUE SPÉCIALE ET MATIÈRE MÉDICALE

COMMISSION :

MM. Paul DUBOIS, secrétaire rapporteur,
DUBRAC,
POINSOT,
POURCHET,

Questions mises à l'ordre du jour :

1re *Question.* — Traitement des dents à pulpe malade et de celles à pulpe morte.

2e *Question.* — Valeur comparée de l'aurification et des substances plastiques pour l'obturation des dents avec exposé des progrès récents sur la matière.

3e *Question.* — L'anesthésie locale.

(Suite de la séance du mardi 3 septembre 1889.)

PREMIÈRE QUESTION

LE TRAITEMENT DES DENTS A PULPE MALADE ET DES DENTS A PULPE MORTE

M. AMOEDO, de la Havane, fait une communication sur le

TRAITEMENT DES DENTS MORTES AVEC OBTURATION IMMÉDIATE DES RACINES

Les dents mortes, c'est-à-dire celles dont la pulpe a cessé de fonctionner physiologiquement, occupent toujours l'attention des praticiens les plus éminents en chirurgie dentaire.

Actuellement le Dr W. D. Miller, de Berlin, étudie les pulpes gangrenées considérées comme foyers d'infection. Parmi ses nombreuses expériences bactériologiques, une des principales est la suivante : il inocule une pulpe gangrenée à la racine de la queue d'un rat ; par suite de cette inoculation, le sang se trouve envenimé et l'animal meurt avec des symptômes d'intoxication entre le deuxième et le sixième jour, montrant à l'autopsie un nombre considérable de micro-organismes dans le sang et les autres organes.

Le Dr Miller considère les pulpes gangrenées comme des foyers d'infection, les dents en cet état d'altération pouvant servir de canal par où passent inévitablement les bactéries pathogènes de la cavité buccale pour envahir les tissus sous-jacents et pénétrer dans la circulation.

Chacun sait que les périostites et les abcès alvéolaires, dans la majorité des cas, sont causés par les matières organiques putréfiées contenues dans les canaux radiculaires. La même cause donne lieu à des conséquences plus graves, telles que ostéite, nécrose, et si un abcès s'ouvre dans la bouche, le pus qui est sécrété s'écoule constamment en provoquant des troubles gastriques et peut-être un résultat fatal. Ce pus peut arriver dans la circulation par les voies digestives et par l'absorption, peut occasionner une pyémie ou une septicémie de terminaison fatale également, et, de même que l'air expiré par une bouche en mauvais état est éminemment nuisible à notre odorat, de même je crois nuisible à nos poumons et, par suite, à toute l'économie, l'air inspiré par une bouche qui renferme des foyers d'infection.

Ne pourra-t-on pas, dans l'avenir, démontrer la relation de cause à effet entre ce même air méphytique et le développement du bacille de Koch dans la tuberculose pulmonaire ?

L'utilité qu'il y a à prévenir cet état morbide nous démontre la nécessité de traiter convenablement les dents mortes.

Les procédés que j'emploie pour l'obturation immédiate de ces dents sont les suivants :

1° Traitement de dents mortes dont la pulpe a une partie morte et une partie vivante.

2° Traitement de dents dont la pulpe est morte depuis quelque temps.

3° Traitement de dents mortes avec fistules alvéolaires.

1° *Traitement de dents permanentes mortes dont la pulpe a une partie vivante.*

Pour opérer la guérison, il faut élargir les bords de la carie, enlever les restes d'aliments et de dentine ramollie, et bien laver avec une solution tiède de permanganate de potasse à 1 pour 1000. Après avoir appliqué la digue de caoutchouc, sécher la cavité avec de l'éther et de l'air. Si la dent n'a qu'une racine, enlever la plus grande quantité possible de pulpe morte, recouvrir la carie avec du caoutchouc ordinaire et, après avoir introduit la canule d'une seringue au travers de ce caoutchouc, injecter dans le reste de la pulpe une ou deux gouttes d'une solution de cocaïne à 15 pour 100. Trois ou quatre minutes après on peut extraire sans douleur le reste de la pulpe avec une petite soie.

Cette opération est presque toujours suivie d'une petite hémorrhagie qu'on arrête avec une injection d'eau froide stérilisée. On sèche ensuite le canal avec quelques cônes très fins de papier japonais
absorbant et on applique quelques fils de soie floche imbibés d'acide
phénique pur pendant trois ou quatre minutes, après lesquelles on
peut obturer définitivement avec d'autres fils imbibés de chloro-
percha iodoformée.

Si la dent a plus d'une racine et si une de ces racines seule contient un reste de pulpe vivante, il faut traiter les racines mortes
comme nous l'indiquerons dans la seconde partie, en obturant la cavité pulpaire avec du ciment et en laissant libre l'entrée du canal
dans lequel se trouve la pulpe vive pour la traiter comme nous l'a-
vons déjà dit, et en la mettant en état d'être obturée définitivement
avec de l'or, de l'amalgame, une couronne, etc.

2° Dents dont la pulpe est morte depuis quelque temps.

La première chose qu'il convient toujours de faire, c'est de rendre
facile l'accès des canaux radiculaires en coupant sans hésiter la
quantité nécessaire de tissus de la couronne ; dans les incisives, il est
plus commode, quand la carie est petite et latérale ou antérieure,
d'ouvrir une communication directe avec le canal par la face postérieure. On nettoie la carie et, après avoir appliqué la digue de
caoutchouc, on sèche et, avec une grande délicatesse, on nettoie le
mieux possible le canal ou les canaux avec des mèches fines de
Donaldson, de Walker, etc.

Souvent, et particulièrement dans les molaires, il est difficile de
bien nettoyer les canaux sans les agrandir convenablement. Dans ce
but, j'emploie les mèches *Gates Gildden* dans l'angle droit et celles de
Walker pour les bicuspides et la racine antérieure des molaires inférieures. Ces mèches doivent être maniées avec beaucoup d'habileté
et d'attention pour éviter la perforation de la racine ou la rupture de
l'instrument dans l'intérieur de celle-ci. Il faut également avoir
grand soin de ne pas laisser passer par l'orifice de l'apex jusqu'au
cément de substances septiques, car c'est toujours à cette cause
qu'est due la périostite consécutive au traitement d'un canal. Une
fois élargis, les canaux doivent être lavés avec une solution de per-
manganate de potasse, d'eau phéniquée à 5 0|0, avec une solution
de peroxyde d'hydrogène ou tout autre désinfectant convenable, au
moyen d'une seringue dont la canule doit être assez fine pour que, en
pénétrant presque jusqu'au fond du canal, le liquide projeté puisse
entraîner vers la bouche tous les restes de pulpe putréfiés, ainsi que

la poussière produite par la mèche. Les canaux une fois libres de corps étrangers, on les sèche avec du chloroforme et de l'air et on les stérilise avec une solution de bichlorure de mercure à 1 pour 500 ou avec l'instrument du Dr M. Evans. Le canal nettoyé et stérilisé, on peut alors procéder à son obturation définitive avec de la gutta-percha iodoformée. Le reste de la carie peut s'obturer avec du ciment sur lequel on peut placer immédiatement de l'or, de l'amalgame, etc.

3° *Dents mortes avec fistules alvéolaires.*

On prépare la couronne comme nous avons dit pour les cas précédents. On nettoie le mieux possible le canal, on garnit la cavité de caoutchouc vulcanisé au travers duquel on passe la canule d'une seringue et on fait passer avec quelque force plusieurs injections tièdes de permanganate de potasse. Le caoutchouc placé sur la carie empêche le liquide de reculer. J'ai réussi, dans beaucoup de cas, à projeter la solution avec tant de violence que celle-ci, après avoir traversé le canal, allait retomber à plus d'un mètre de la bouche du patient. Après avoir franchi ainsi le conduit fistuleux, on enlève le caoutchouc et on remplit le canal avec la préparation suivante :

Iodoforme.. }
Baume du Pérou... } *a. a.*
Glycérine... } *q. s.*

qu'on porte sur des fils de soie floche ; on garnit de nouveau la carie de caoutchouc ou de cire molle en comprimant cette substance avec une certaine force, afin que la préparation passe au travers du conduit fistuleux. Une fois ce résultat obtenu, on remplace le caoutchouc par du ciment. On badigeonne les gencives avec de la teinture d'iode concentrée et l'opération est finie.

Les périotistes ne sont pas rares comme complications, dans le traitement des dents mortes et surtout de celles dont la pulpe est morte sans indice extérieur ou qui sont le siège d'un abcès à l'état latent. Ces dents doivent être traitées chirurgicalement au moyen d'un drain perforant la cloison alvéolaire au niveau de l'apex de la racine afin que cet abcès s'écoule par là. Dans d'autres cas, les contre-irritants, tels que la teinture d'iode concentrée appliquée sur les gencives, les *capsicum-plasters* du Dr Darby, de Philadelphie, etc..., les collutoires antiphlogistiques, les cataplasmes émollients d'amidon cuit, les sangsues etc... suffisent seuls. Si ces moyens directs ne sont pas suffisants, on doit les accompagner d'autres moyens indirects tels que bains de pieds, antipyrine. Puis, aussitôt, pour que le traitement immédiat ait du succès, il faut, sans y manquer, désinfecter et obturer parfaitement les canaux et il faut aussi que l'état de la bouche soit bon, c'est-à-dire qu'il n'y ait pas de concrétions calcaires ni de racines malades autour et que l'état général soit satisfaisant.

Enfin, pour conclure, je dirai que, depuis que j'ai abandonné la méthode ancienne de l'acide phénique et des autres irritants, je sauve un plus grand nombre de dents qu'auparavant. En deux ans environ, j'ai traité par la méthode immédiate à peu près 400 dents. Je n'en ai perdu qu'une à cause d'un traumatisme causé par l'enlèvement de l'obturation d'amalgame. Un autre cas, parmi celles qui ont été traitées pour une fistule alvéolaire, se montra rebelle au traitement que j'ai décrit et m'obligea à l'extraction de la dent, à la guérison de l'abcès et à la réimplantation de la même dent.

Je conseille à mes confrères l'emploi de cette méthode.

Conclusion :

Le traitement des dents mortes peut donc se réduire au traitement d'un foyer d'infection et, par suite, celui-ci peut se désinfecter en une séance comme en plusieurs, quelle que soit la dent qu'il s'agisse de traiter.

M. Parr, de New York, traite

LA DÉSINFECTION DES CANAUX PAR L'INSTRUMENT DU Dr EVANS.

Permettez-moi de vous présenter un petit instrument qui assure la désinfection rapide des canaux, la sonde-cautère du Dr Evans.

Elle est constituée par une partie renflée sous forme d'ovoïde en cuivre et une partie effilée en argent destinée à pénétrer dans les canaux. En chauffant la boule, la chaleur va vers l'extrémité effilée et s'y maintient un certain temps. On peut ainsi désinfecter et sécher les canaux et même détruire des débris de pulpe dont on n'aurait pu avoir raison avec l'acide arsénieux. Ce n'est pas douloureux et on obtient les meilleurs effets au point de vue du traitement.

M. G. Cunningham, de Cambridge, communique des

RECHERCHES STATISTIQUES SUR LES RÉSULTATS DU TRAITEMENT IMMÉDIAT DES DENTS SANS PULPE ET AVEC ABCÈS.

Le traitement immédiat peut être brièvement défini : la méthode par laquelle les racines des dents sans pulpe ou avec abcès sont traitées et obturées en une séance, sans qu'on ait égard aux conditions antérieures.

La durée du temps exigé pour le traitement efficace de ces dents par les méthodes ordinaires est un obstacle sérieux qui empêche le public de nous demander nos services.

Comme l'obturation immédiate des dents sans pulpe et avec abcès entraîne une économie de temps considérable, si on la compare aux diverses espèces de traitements généralement adoptés, qu'on peut appeler, pour la commodité, du nom unique de *méthodes de pansement*, toute méthode présentant le double avantage d'économiser du temps et du travail mérite une attention sérieuse et un examen impartial.

Le Dr Ottofy attache une grande importance à son affirmation que l'opération ne doit pas être entreprise dans les cas où les patients sont lymphatiques, anémiques ou de constitutions autrement apathiques, mais seulement chez les sujets robustes et sains. Enhardi par le succès dans les cas mêmes qui semblaient les plus défavorables, à la fois relativement aux dents et à la constitution de l'individu, et avec l'intention de déterminer les limites de l'emploi de cette méthode, je l'ai employée pendant plusieurs années *universellement* dans tous les cas de dents sans pulpe et avec abcès, et j'ai obtenu ce résultat que la majorité des dents ou racines pour lesquelles l'extraction était le seul remède sont maintenant sauvées et rendent d'excellents services. Il est même possible que le traitement ait été poussé trop loin, mais même l'examen le plus complet et le plus attentif des cas notés avec soin n'a pas indiqué avec certitude le degré exact de la limite, quoique je pense qu'il indique la ligne dans laquelle des recherches ultérieures doivent être dirigées.

La méthode adoptée dans tous les cas relatés peut brièvement être décrite comme comprenant les opérations suivantes : — Premièrement, j'ai assuré un accès libre et direct autant que possible à toutes les racines. Suivant la facilité et l'assurance avec lesquelles le tissu perdu pouvait être remplacé, une excavation hardie de la couronne dans la direction voulue a été pratiquée à volonté. — Deuxièmement, la digue a été employée dans tous les cas où je pouvais la placer. — Troisièmement, les canaux des racines ont été dégagés avec les mèches au moyen du tour dentaire, aussi loin vers l'apex que c'était prudent ou nécessaire. Dans tous les cas où j'avais le plus léger soupçon d'infection putride de la dentine, j'ai fait tous mes efforts pour la faire disparaître, mais les canaux dans lesquels un petit tire-nerf ne pouvait pas passer aisément n'ont pas été obturés. Quelques praticiens, si l'on s'en rapporte à leur affirmation, accomplissent parfaitement cette opération, mais un grand nombre ne peuvent pas

atteindre à cette perfection trop vantée. J'appartiens à cette dernière
catégorie et, afin que vous puissiez vous faire une idée de l'imperfection de mes opérations, j'ai mentionné dans un tableau les limites
dans lesquelles la racine ou les racines de chaque dent ont été obturées. — Quatrièmement, j'ai injecté ou appliqué des médicaments,
tels que la solution à 1 0/0 d'acide arsénieux dans de la glycérine en
premier lieu, ou de la solution semblable de chlorure de mercure
en second lieu. Quand j'ai jugé imprudent ou impossible d'enlever
entièrement par excision la dentine infectée, j'ai employé le chloroforme comme agent de nettoyage. Le choix et la préparation des instruments et des substances pour la phase suivante laissent un certain
temps à l'obturation pour pénétrer dans les tissus environnants si
cela est possible. — Cinquièmement, la matière employée pour obturer les racines consistait presque invariablement en oxychlorure de
zinc, en petits lambeaux de coton dont j'entourais un tire-nerf,
quand il était nécessaire de porter la substance aussi loin que possible dans les parties les plus étroites des canaux, que je laissais
humides à dessein pour faciliter la pénétration de la matière obturatrice. — Sixièmement, la cavité de la couronne était alors traitée de
la façon habituelle et, enfin, quand le temps le permettait, avec une
obturation permanente d'or ou d'amalgame. Dans les cas où des racines seules existaient, il était ordinairement nécessaire d'ajourner
l'opération du couronnement à une séance ultérieure, mais pas toujours éloignée.

TABLEAU A

STATISTIQUE DU TRAITEMENT DES DENTS SANS PULPE ET AVEC ABCÈS PAR
LA MÉTHODE DE PANSEMENT ET LA MÉTHODE IMMÉDIATE, 1882-1887 [1].

	NOMBRE TOTAL DE CAS.		POURCENTAGE.	
	Pansement	Immédiat.	Pansement	Immédiat.
Tous les canaux nettoyés, traités avec des antiseptiques et obturés avec l'oxychlorure de zinc(dans la plupart des cas)........................	122	512	100	100
Cas exigeant un traitement subséquent :				
1º Pour des périostites légères......	36	3	29,5	1,15
2º Pour des enflures ou des abcès.....	32	5	26,2	0,27
3º Par extraction....................	6	3	4,91	0,50

1. Ces chiffres ne comprennent pas toutes les extractions avec une ou l'autre
méthode, car, sans aucun doute, d'autres dents ont été extraites par d'autres

Les cas dans lesquels l'obturation immédiate des racines est possible peuvent être classés en trois catégories distinctes et faciles à reconnaître, savoir:

PREMIÈRE CLASSE. — Cas dans lesquels la pulpe est enlevée par extirpation ou dévitalisation.

DEUXIÈME CLASSE. — Cas dans lesquels une ouverture fistuleuse indique avec certitude la présence d'un abcès à l'apex.

TROISIÈME CLASSE. — Cas dans lesquels la pulpe est morte sans cavité actuelle ou possible, c'est-à-dire tous les cas n'appartenant pas aux classes I et II.

COMPARAISON DES ÉTATS SEC ET HUMIDE
TABLEAU F

PROPORTION DES PÉRIOSTITES SE PRODUISANT DANS DES CAS DE GANGRÈNE SÈCHE ET HUMIDE DE LA PULPE, ANTÉRIEUREMENT AU TRAITEMENT (CLASSE III).

ÉTAT DU CONTENU du CANAL PULPAIRE.	NOMBRE de CAS.	PERIOSTITE PRÉALABLE.	
		Présente.	Absente.
Sec..................................	15	2	13
Humide. { Absence de pus...........	18 } 24	5 } 9	13 } 15
Humide. { Présence de pus..........	6 }	4 }	2 }

TABLEAU G

PROPORTION DANS LAQUELLE LA PÉRIOSTITE SE PRODUIT APRÈS L'OPÉRATION (CLASSE III).

ÉTAT DU CONTENU du CANAL PULPAIRE.	NOMBRE de CAS.	PERIOSTITE SUBSÉQUENTE.	
		Présente.	Absente.
Sec..................................	13		13
Humide. { Absence de pus...........	13 } 15	2 } 3	11 } 12
Humide. { Présence de pus..........	2 }	1 }	1 }

TABLEAU RÉSUMÉ

Après avoir considéré chaque classe en détail, j'ai préparé un résumé général qui permet d'examiner et de comparer l'état antérieur et les résultats du traitement immédiat des racines dans les trois classes de dents sans pulpe et avec abcès (tableau H).

mains, mais les résultats sont comparables puisque les conditions ont été identiques dans les deux périodes.

TABLEAU H

RÉSUMÉ MONTRANT L'ÉTAT ANTÉRIEUR ET LES RÉSULTATS DU TRAITEMENT IMMÉDIAT DES RACINES DANS 115 CAS ;

AOUT 1887 A MARS 1888.

Traitement. — (1) Excavation libre des canaux pulpaires. — (2) Injection avec une solution à 1 0/0 de $HgCl_2$. (3) Obturation des racines à l'oxychlorure de zinc.

CLASSIFICATION.	NOMBRE de dents.	PÉRIOSTITE ANTÉRIEURE.	%	NOMBRE de dents enflammées.	PÉRIOSTITE SUBSÉQUENTE.	%	OBTURATION PERMANENTE de la couronne.	%	DIGUE	%	PERTE par extraction.	FISTULE subséquente.	FISTULES OBSERVÉES. nombre	fermées	%
I. Pulpes extirpées.	34	6	17 65	23	1	4 34	26	76 57	32	97 »	»	»	»	»	»
(Après cautérisation)	(23)	(5)	21 73	»	»	»	»	»	»	»	»	»	»	»	»
II. Dents avec abcès et fistule	21	»	»	212	2	9 52	13	61 90	18	85 7	»	»	16	15	93 73
III. Cas non compris dans les classes I et II	60	15	25 »	45	4	28 88	42	70 »	40	80 »	»	»	»	»	»
Totaux	115	26	22 60	89	7	7 86	81	70 43	99	86 »	»	»	»	»	»

TABLEAU I

FRÉQUENCE RELATIVE DES OBTURATIONS DE COURONNE PERMANENTES CONSÉCUTIVES AU TRAITEMENT DU CANAL DE LA RACINE PAR LE PANSEMENT ET LA MÉTHODE IMMÉDIATE (MÊME OPÉRATION).

PÉRIODE.	MÉTHODE.	NOMBRE DE DENTS.	OBTURATIONS PERMANENTES.	POURCENTAGE.
1883-1884.........	Pansement.	38	2	5 26
1886-1887.........	Immédiat.	150	61	40 66
1887-1888.........	»	66	49	71 7

Si ce n'était à cause des limites imposées par la commodité de l'opérateur ou du patient, il n'y a pas de raison pour que ce pourcentage élevé ne puisse pas être porté à son plus haut point, car, dans les cas peu nombreux où aucune opération ultérieure n'est nécessaire, il est préférable et plus pratique de l'appliquer directement au siège de la lésion, au travers de la paroi alvéolaire, qu'au travers du long et étroit canal de la racine lui-même.

TABLEAU J

SUSCEPTIBILITÉ RELATIVE DES DIVERSES DENTS A PERDRE LEUR PULPE OU A ÊTRE ATTEINTES D'ABCÈS.

	SUPÉRIEURES.			INFÉRIEURES.		
	droites.	gauches.	total.	droites.	gauches.	total.
Incisives centrales.......	44	32	76	1	1	2
— latérales.........	26	24	50	4	»	4
Canines...............	21	17	38	1	»	1
Bicuspides premières.....	60	63	123	9	11	20
— secondes......	40	52	92	22	14	36
Molaires premières.......	65	60	125	37	53	90
— secondes........	22	18	40	29	29	58
— troisièmes........	2	3	5	7	3	18
Totaux...............	280	269	549	110	111	221

TABLEAU K

FRÉQUENCE RELATIVE DES TROIS CLASSES DE DENTS SANS PULPE ET AVEC ABCÈS (ANALYSE 770 CAS).

NOMBRE DE DENTS.	CLASSE I — Pulpes extirpées.	CLASSE II — Dents à abcès avec fistule.	CLASSE III — Toutes les dents non comprises dans les classes I et II.
770	158	123	489
Pour cent.	20 5	16	63 5

En mettant en relief les avantages relatifs de la méthode de pansement comparée à la méthode immédiate, j'arrive aux conclusions suivantes :

1° Avec la méthode immédiate, il y a peu d'extractions et d'insuccès :

2° Il y a peu d'attaques subséquentes accompagnées d'enflures et d'abcès aigus, et, par conséquent, le traitement immédiat provoque moins de douleur.

3° Il exige beaucoup moins de temps de la part du patient et du praticien, la durée moyenne du traitement et de l'obturation de ces dents étant notablement inférieure à une heure ;

4° Par suite de ces avantages, nous avons été à même de traiter et de sauver plus de cas désespérés, beaucoup de cas mentionnés dans les tableaux présentant de grandes perforations de racines, tandis que d'autres avaient déjà été condamnés par d'autres praticiens comme incurables ;

5° Cette méthode, plutôt que les substances, joue un grand rôle dans les résultats et elle aurait probablement réussi également bien dans un très grand nombre de cas sans aucune médication ;

6° En raison de la difficulté de diagnostiquer des cas semblables, il vaut mieux conduire l'opération avec toutes les précautions antiseptiques.

M. P. DUBOIS, de Paris, parle du

TRAITÉMENT DES DENTS A PULPE MALADE ET DE CELLES A PULPE MORTE

Les indications thérapeutiques sont notablement différentes dans les dents à pulpe malade et celles où la mortification est complète.

La division en carie des 3° et 4° degrés s'impose donc non-seulement d'après l'anatomie pathologique, mais encore d'après les différences du traitement.

DENTS A PULPE MALADE OU CARIES DU 3° DEGRÉ

Deux genres de traitement ont été recommandés pour les caries du 3° degré :

a) *Traitement conservateur.*

b)   —   *destructeur.*

Le traitement conservateur ou *coiffage de la pulpe* a à son actif des apparences logiques : il semble irrationnel de détruire un organe qui n'a subi qu'une faible irritation et dont la vitalité s'affirme par une survie prolongée dans les dents non traitées et affectées d'inflammation pulpaire chronique.

Aussi, depuis longtemps, nombre de dentistes distingués se sont-ils faits les avocats du coiffage et se sont-ils ingéniés à rendre ce mode de traitement efficace pour qu'il atteigne le résultat visé : la conservation de l'organe central de la dent.

On a préconisé l'emploi de matières de coiffage non irritantes, ayant même des effets réparateurs, en excitant à la formation de dentine secondaire au point primitivement dénudé. On a mis à contribution toute la matière médicale dentaire sans obtenir, du moins à notre connaissance, de résultats heureux dans la majorité des cas.

L'école allemande, et notamment Witzel, s'est faite le défenseur le plus convaincu du coiffage.

Cet auteur en a précisé les indications thérapeutiques et le manuel opératoire beaucoup mieux qu'on ne l'avait fait avant lui et il a obtenu des succès assez nombreux. Malgré cela le coiffage ne semble pas pouvoir s'imposer à la majorité des praticiens, car la plupart de ceux qui l'ont essayé ont eu tant de déboires qu'ils en sont revenus à la méthode classique du traitement destructeur.

Quels sont donc les obstacles à la réussite constante ou à peu près d'une opération aussi simple ? Tout d'abord l'état de la pulpe. Celle-ci est dans un état pathologique bien avant la dénudation, et l'observation de dégénérescence calcique ou même graisseuse sur des dents affectées de caries du deuxième degré ou simplement d'abrasion montre que la pulpe a le plus souvent perdu de sa vitalité au jour où les progrès de la carie la mettent à découvert. Cela est d'autant plus prononcé quand la dénudation est quelque peu ancienne ; alors, il y a une infection externe qui peut n'exister qu'à l'état latent et ne se manifester qu'après le traumatisme opératoire.

On a parfois soutenu que la pulpe n'avait qu'un rôle transitoire et que, chez l'adulte, elle survivait sans rôle indispensable ; c'est là un point confirmé par les bons effets du traitement destructeur qui assure la conservation de la dent dans la quasi-totalité des cas.

Quoi qu'il en soit, il est évident que l'âge lui imprime une atrophie physiologique qui entrave inévitablement toute réparation spontanée ou provoquée. Dans ces conditions, on comprend très bien que les lésions de la pulpe ne soient pas justiciables du même traitement que celles du tégument à l'état de mue et de rénovation permanente des organes vasculaires où l'apport constant des liquides vitaux permet l'auto-réparation et le retour spontané ou provoqué à la normale. Nous avons montré que la pulpe ne subissait que très secondairement les effets de l'état général : c'est une preuve de vitalité restreinte qui explique le peu de tendance à la restitution *ab integra*.

Le traitement conservateur est donc difficile dans ces conditions pour les raisons anatomiques et physiologiques que nous venons d'exposer ; il l'est encore par les conditions et les difficultés du manuel opératoire mêmes. Si la pulpe dénudée pouvait, comme celle qui est faiblement irritée, donner naissance à de la dentine de nouvelle formation, on pourrait espérer que, à l'abri de la néo-dentine, la pulpe vécût jusqu'au jour où la sénilité de la dent la frapperait ; mais on n'a établi que par des exceptions que ce processus réparateur s'était produit. Il faut donc que la pulpe vive au contact d'un corps étranger qui peut l'irriter mécaniquement et chimiquement.

L'oxyde de zinc, l'iodoforme, le plâtre hydrargyrisé, l'amiante, l'oxychlorure de zinc seront-ils tolérés longtemps dans le voisinage de l'organe comme la dentine elle-même ? On ne peut guère l'espérer. Leur contact doit engendrer fatalement une irritation chronique aboutissant à la mortification, encore cela dans le cas où l'opération a été bien conduite, où la pulpe était bien en vue, facilement accessible, où on a pu placer avec toutes les précautions nécessaires la pâte de coiffage, où on l'a protégée ensuite contre toute possibilité de pression pendant les manœuvres opératoires subséquentes.

Mais ces conditions ne seront réalisables qu'exceptionnellement, dans les cavités distales des molaires ; un petit déplacement de la coiffe métallique déterminera une irritation mécanique préjudiciable au retour à l'état de santé de l'organe.

Le coiffage a d'autres conséquences pour les dents peu épaisses dans le sens antéro-postérieur, incisives latérales, prémolaires, surtout sur les sujets jeunes : il diminue l'épaisseur, la force, la durée et la solidité de l'obturation.

Le coiffage est-il une opération absolument mauvaise ? Nous ne le pensons pas. Les travaux de Witzel ont beaucoup amélioré les résultats qu'on obtient par son emploi.

Le coiffage tel qu'il était pratiqué avant lui avait des effets immédiats le plus souvent fâcheux : il amenait la mortification de la pulpe à brève échéance et provoquait, dans la grande majorité des cas, une courte accalmie suivie d'une pulpite aiguë compliquée de périostite.

Les indications thérapeutiques les plus précises, le perfectionnement du manuel opératoire ont modifié cet état de choses. Après un coiffage bien fait, la douleur cesse, l'hyperesthésie de la pulpe tombe, la dent garde pendant assez longtemps ses fonctions physiologiques, la mortification de la pulpe est retardée, elle s'opère, comme dans les dents non cariées, d'une manière lente et est même parfois ignorée du malade. On dirait ces dents dont l'organe s'est mortifié à la suite d'un traumatisme et dont les effets subjectifs ne se manifestent qu'après plusieurs années. Quoique la coloration ne soit plus normale, elle n'est pas comparable à celle des dents à chambre pulpaire ouverte. Elle a donc, à défaut de succès complet, la restitution *ab integra* des effets palliatifs heureux. Ceux-ci, d'après les partisans du coiffage, seraient dans la proportion de soixante à soixante-dix pour cent et, dans trente pour cent au moins, il faudrait avoir recours au traitement destructeur.

Nous devons ajouter que le coiffage par la méthode Witzel est assez douloureux et que certains patients nerveux ne peuvent le supporter.

Pour toutes ces raisons nous estimons que le traitement conservateur n'a que des indications restreintes et que, dans l'état actuel, il ne peut se substituer dans la pratique courante au traitement classique dont nous allons exposer les conditions.

Nous ne pouvons accepter comme traitement conservateur l'amputation de la pulpe conseillée par Witzel, car elle agit comme tout traitement destructeur et, ce qui fait la différence du traitement classique, c'est l'extirpation incomplète.

Traitement destructeur.

Les conditions et le manuel opératoire ont été indiqués par l'école américaine ; il est plus long, parfois plus douloureux que le traitement conservateur, mais, bien conduit, il assure des succès constants, et les échecs ne doivent pas dépasser 2 ou 4 pour mille.

L'extirpation immédiate est rarement applicable, à moins de dégénérescence avancée ; à l'aide de l'acide sulfurique cocaïné, elle peut s'exécuter, dans les cas urgents. La résection de la couronne pour la pose d'une dent à pivot fait exception.

Quoique bien des caustiques puissent détruire chimiquement la pulpe, les meilleurs agents de dévitalisation sont les composés arsenicaux ; ils agissent comme irritants et congestifs vasculaires et non comme les escharotiques proprement dits. La douleur consécutive à leur application est la conséquence de ces effets irritants et congestifs et, pour la diminuer, il faut leur adjoindre des topiques à action constrictive, l'atropine, l'ésérine, la cocaïne.

L'addition de créosote, de morphine, ou de leurs analogues ne diminue pas la douleur des applications arsénicales, par suite de leur peu d'action sur le diamètre des artérioles pulpaires.

Le composé arsenical qui convient le mieux pour la dévitalisation de la pulpe est l'acide arsénieux.

Les alcaloïdes cités plus haut pour combattre les effets douloureux de l'arsenic sont très dangereux, principalement l'atropine ; c'est là une contre-indication absolue de l'emploi en thérapeutique dentaire de l'alcaloïde de la belladone. L'ésérine et surtout la cocaïne ne seraient réellement dangereuses qu'en cas d'applications maladroites faites sur plusieurs dents à la fois. Si l'ésérine et la cocaïne diminuent la douleur du pansement arsenical, elles diminuent aussi l'énergie et l'étendue de la dévitalisation.

S'il est préjudiciable de combattre avec l'arsenic tous les signes de vitalité de la pulpe, il est sans inconvénient de l'appliquer une, deux ou trois fois lorsque le premier pansement n'a pas triomphé de la vitalité au moins jusque dans la chambre pulpaire. Les périostites se produisant après le pansement arsenical ne sont pas dues au transport du poison au-delà de l'apex de la racine par les vaisseaux de la pulpe, mais bien à l'action irritante et à la mortification consécutive. Le composé arsenique-ésérine ne produit pas de périostite pour les raisons que nous venons d'énoncer.

La formule que nous avons fait connaître dans l'*Aide-Mémoire du chirurgien-dentiste*, 2° édition, répond à ces indications ; elle est ainsi composée :

Acide arsénieux...................................... 8 décigrammes
Esérine........ .... 2 —
Cocaïne.. .... 2 —

Chloroforme, quelques gouttes en quantité suffisante pour faire une pâte semi-solide.

Ce pansement dispense de la trépanation de la chambre pulpaire, mais non du nettoyage assez complet de la cavité, avant le placement du pansement.

La dévitalisation n'est que le premier temps du traitement destructeur, l'extirpation doit suivre à bref délai, sous peine d'avoir une propagation infectieuse et nécrosique au delà de l'apex.

Quelques praticiens pensent que l'extirpation complète de la pulpe est une complication opératoire et douloureuse superflue et que des parties mêmes assez considérables de tissu pulpaire mortifié peuvent rester incluses sous l'obturation sans accidents immédiats ou éloignés. Afin d'empêcher la décomposition et l'action nocive de ces fragments pulpaires, on a conseillé plusieurs moyens. Witzel recouvre la pulpe amputée d'un pansement à l'oxyde de zinc iodoformé et d'une coiffe de métal ; il prétend même assurer ainsi une survie des tronçons isolés de l'organe.

Ce que nous contestons.

M. Gillard combat les conséquences de la mortification en utilisant les propriétés absorbantes du charbon qui, placé sec dans la cavité pulpaire (ou rendu tel après une vaporisation du véhicule volatil ayant servi à l'introduire), absorbe les gaz au fur et à mesure de leur formation.

D'autres, moins scientifiques, se contentent, dans les dents multiradiculaires d'enlever la partie la plus accessible de la pulpe, et, s'il s'agit d'une grosse molaire, le nerf palatin, puis de déssécher autant que possible par l'air chaud les restes de tissus mous ou bien de les rendre peu putrescibles en les imbibant de créosote, d'acide phénique ou d'iodoforme.

Ces moyens peuvent donner d'assez bons résultats, des observations nombreuses le prouvent ; mais ils mettent moins que l'extirpation totale à l'abri des récidives.

Cette dernière est donc le vrai moyen d'assurer le plus de succès ; elle est la méthode rationnelle et on peut dire que les périostites subséquentes sont presque toujours en proportion de la masse de tissu mortifié dans la chambre pulpaire et les canaux.

L'extirpation à l'aide de tire-nerfs est moins complètement et moins facilement exécutée qu'à l'aide de l'équarissoir d'horloger entouré de quelques filaments de coton.

Pour calmer la douleur de l'extirpation, le meilleur analgésique est l'acide sulfurique cocaïné ;

    Acide sulfurique... 1 gr.
    Chlorhydrate de cocaïne................... .... 0 gr. 5

CONCLUSIONS

1° Le traitement conservateur ou coiffage de la pulpe a des effets palliatifs heureux lorsque la pulpe n'est que peu altérée et quand elle est dénudée récemment, Si la dénudation est très récente, comme à la suite d'un accident opératoire, le coiffage peut amener une conservation indéfinie de l'organe.

Dans la pulpite chronique, le coiffage n'empêche pas la mortification pulpaire, mais il la rend lente, comme dans les dents séniles et celles frappées de traumatisme extérieur.

2° Le traitement destructeur s'impose donc dans la grande majorité des caries du 3e degré.

Les composés arsénicaux sont les meilleurs agents de la dévitalisation de la pulpe ; ils agissent comme irritants et congestifs et non comme les escharotiques proprement dits. Les médicaments qui atténuent ou suppriment la douleur consécutive aux applications arsénicales sont ceux qui déterminent un rétrécissement des artérioles : l'atropine, l'ésérine, la cocaïne. Le premier est trop dangereux pour pouvoir être couramment employé, le second et le troisième peuvent être mis à contribution, l'addition de créosote et aussi celle de la morphine sont sans action utile.

Les composés qui diminuent la douleur diminuent aussi l'étendue de la dévitalisation.

3° Le traitement radical exige l'extirpation complète des débris pulpaires. La douleur de l'opération est atténuée par l'application répétée de l'acide sulfurique cocaïné.

L'extirpation doit être suivie de l'obturation parfaite des canaux, le fil d'aluminium enduit de gutta-percha à l'oxyde noir de cuivre est le moyen le plus parfait et le plus rapide d'obturation des canaux radiculaires.

La périostite ne doit se produire ni pendant ni après une carie du 3e degré bien traitée.

4° L'antiseptie de la cavité et des matières de pansement est une condition de succès pour le traitement des dents affectées de pulpite. Le pansement réellement occlusif peut seul l'assurer, et le coton chargé de teintures résineuses ne protège qu'imparfaitement la cavité de l'infection externe.

5° Sauf pour la dévitalisation et l'extirpation de la pulpe, les médicaments caustiques et fortement acides doivent être délaissés.

6° Le traitement des dents à pulpe morte, avec ou sans désordres de voisinage, relève essentiellement de l'application de topiques, désinfectants et antiseptiques. L'assainissement mécanique et chimique de la cavité et des canaux permet de triompher presque toujours des désordres les plus graves et les plus invétérés. Il s'obtient surtout par le pansement occlusif.

Les médicaments qui conviennent le mieux comme pansements à demeure sont les absorbants et les antiseptiques volatils (ainsi que les solutions hydrargyriques pour les dents où la décoloration n'est pas à redouter). Ils ne doivent pas être caustiques.

7° L'obturation précoce est presque toujours avantageuse, elle est supérieure à l'obturation immédiate, ainsi qu'à l'obturation longtemps différée.

8° La greffe dentaire n'a que quelques indications exceptionnelles, le traitement (la dent en place) peut presque toujours triompher des désordres dentaires et alvéolaires.

La dent ne pouvant être soignée heureusement par le canal n'est presque jamais assez bonne pour être réimplantée.

9° L'obturation parfaite des canaux s'impose comme dans la carie du 3° degré.

10° La médication interne, les applications révulsives sur la gencive, ainsi que la création d'un exutoire artificiel, ne peuvent être employées qu'accessoirement et comme auxiliaires du traitement local de la dent elle-même.

DISCUSSION

M. Dubois. — Je propose que la discussion des trois communications portant sur la même question soit faite d'ensemble.

Adopté.

M. Bogue. — M. Poinsot a dit que, dans ma clientèle, j'avais réussi à empêcher la carie du 4° degré. M. Poinsot a oublié de dire que j'ai voulu parler seulement des dents des clients qui ont toujours été et sont encore dans mes mains et qui observent scrupuleusement les indications que je leur donne quant à la propreté absolue.

M. Cunningham. — Les dents mortes peuvent être classées différemment. La classification dans mes tableaux diffère de celle de

M. Amoedo. Beaucoup de praticiens entendent les mots obturation immédiate autrement que moi, et l'opération s'accomplit en deux séances.

La statistique que je vous soumets est le résumé d'observations de dents traitées par la méthode de Coleman. Je ne lui crois pas des vertus particulières et je suis bien convaincu que des modes analogues de traitement seraient aussi heureux.

Mes tableaux sont consciencieusement faits, toutes les causes d'erreur en ont été éliminées, ils ne contiennent pas seulement des observations favorables, mais tous les cas similaires de ma pratique depuis plusieurs années.

Je dois avouer que je n'extirpe pas toujours complètement les débris de pulpe et que parfois de petits fragments restent inclus dans les canaux, et cela sans inconvénient avec mon mode de traitement. Soigner une dent six semaines est le plus souvent impraticable et il vaudrait mieux risquer un insuccès par la méthode immédiate plutôt que de lasser son malade, d'autant plus que les chances de réussite sont plus grandes par mon système.

Si nous examinons les deux classes de ma division au point de vue de la méthode immédiate, on voit ceci :

Dans la classe I, celle où la pulpe est enlevée, l'obturation immédiate est excellente aux yeux de tous. Dans la classe II elle est plus critiquée, pourtant elle ne donne que peu d'insuccès.

Désinfectée, une dent ayant donné lieu à une fistule se guérit en peu de jours sans autre traitement.

Au sujet des dents mortes, je ne saurais aussi trop m'élever contre l'opération qui consiste à pratiquer un trou dans l'épaisseur de l'obturation ou de la dent pour laisser échapper le gaz. On n'obtient ainsi qu'un soulagement de quelques jours.

Quoiqu'à l'époque où j'ai commencé à recueillir les observations qui font la matière de ces tableaux, je ne susse pas ce que je sais aujourd'hui, leurs résultats sont assez encourageants pour vous expliquer la confiance que j'ai en la méthode immédiate. Je puis dire que lorsque les autres ont le plus de craintes, c'est là que j'ai le plus d'assurance dans le résultat final. Du reste, ma statistique prouve bien que les accidents sont réellement très rares.

M. Dubois. — Le désaccord entre M. Cunningham et moi n'est pas absolu. J'obture, comme lui, dès la première séance, exceptionnellement à la seconde, la différence est dans la matière obturatrice qui, chez lui, est définitive et, chez moi, provisoire.

En un mot, je me ménage une porte de sortie. M. Cunningham la croit inutile. L'est-elle tant que cela? Si je prends les chiffres de M. Cunningham, je vois que, sur 45 cas, il y a eu 4 périostites consécutives ou 9 pour cent ; ce n'est pas négligeable. Je crois que si, au lieu d'obturer son canal avec de l'oxychlorure de zinc, et la cavité avec de l'or ou de l'amalgame, il avait placé un médicament désinfectant et de la gutta-percha par dessus, il n'aurait pas eu ce tant pour cent de périostites ; pour mon compte, je le trouve élevé et je n'en ai que beaucoup plus rarement. Il ne faut pas comparer l'obturation immédiate définitive au traitement employé il y a quelques années. Il est certain que l'avantage serait pour la première, mais il n'en est plus ainsi si on la met en parallèle avec l'obturation provisoire recouvrant des médicaments désinfectants et antiseptiques.

Oui, il est vrai que le traitement du quatrième degré ne doit pas être conduit lentement et l'obturation provisoire précoce assure le maximum de succès.

M. Chauvin. — Je demanderai à M. Cunningham s'il a revu beaucoup de malades traités par lui et combien de temps après le traitement ? Sur quelles dents et à quel degré de carie ce traitement s'adressait-il ? Nous savons tous combien dans certaines dents l'infection est profonde, que l'antisepsie superficielle ne suffit pas, et, si l'on se contente d'enlever l'odeur, on n'est pas assuré de l'accomplissement de la désinfection. Lorsque l'infection est profonde, je suis tout à fait opposé à l'obturation immédiate, même après avoir élargi le canal et constaté l'absence d'odeur. Je crois à la grande efficacité de l'air chaud dans les caries du quatrième degré.

Dans ce but, j'ai modifié la poire dont on se sert habituellement en lui ajoutant une longue canule en platine, canule qu'on peut rougir à volonté pour injecter de l'air chaud à plusieurs reprises, tant que le patient la tolère.

La dentine ainsi desséchée est alors toute prête à absorber un antiseptique et, s'il y a de la septicémie, on la combat avec succès. Je recouvre chaque fois d'une obturation provisoire. Je trouve plus sûr de faire revenir un malade à plusieurs reprises que de risquer un échec avec une obturation définitive faite en une séance.

Permettez-moi d'insister en finissant sur le rôle de la chaleur ; surtout pour les grosses molaires inférieures où les canaux antérieurs sont très ténus, l'air chaud est du meilleur effet.

M. Cunningham. — M. Dubois représente le Cunningham d'il y a quelques années et non celui d'aujourd'hui. Nous ne différons pas essentiellement quand il préconise l'obturation provisoire et moi l'obturation définitive. Il juge nécessaire la porte de sortie, tandis que je n'en ai plus besoin puisque je supprime la cause de l'affection.

Il me dit obtenir des résultats supérieurs aux miens comme proportion de succès, mais il n'en apporte pas la preuve par des observations nombreuses comme celles de ma statistique. Si je vous donnais les derniers résultats que j'ai obtenus, ils seraient encore plus satisfaisants que ceux-ci. J'ai fait ce qu'il a fait et je l'ai abandonné après expérience. Ce n'est pas après des succès constants, datant de plusieurs années, que je renoncerai à une méthode qui m'a permis de sauver des dents qu'il aurait été impossible de sauver autrement.

Je répondrai aussi à M. Chauvin que j'ai revu nombre de cas dont je parle, quoique la population scolaire que je soigne soit assez flottante.

M. Dubois. — J'avoue ne pas avoir de statistique à opposer à celle de M. Cunningham. Je n'ai que des remarques personnelles, mais, à mes yeux, elles sont assez précises pour dire que je n'ai pas aussi souvent la complication de la périostite que le montrent les tableaux qui nous sont soumis.

M. le Dr Dunogier, de Bergerac, fait une communication sur

LE TRAITEMENT INTERNE DE L'ODONTALGIE

Il montre que l'odontalgie peut être combattue par la médication interne et qu'on n'y a pas assez souvent recours. Il résume ainsi son opinion : « Certains médicaments exercent sur le trijumeau une action puissante à tel point que leur effet est dans nombre de cas, pour ainsi dire précis, mathématique, amenant l'atténuation ou la cessation, dans l'espace de quelques heures à une journée, de douleurs pouvant durer plusieurs jours et nécessiter ou l'extraction d'un organe utile ou des opérations très douloureuses ou mêmes inopportunes, telles que le débridement de la pulpe, qui a l'inconvénient de transformer une carie du 2e degré en carie du 3e degré.

Quant à nous, nous ne négligeons plus d'y recourir dès que le traitement local nous paraît insuffisant et, après bien des essais, nous avons fini par nous arrêter à la formule suivante qui, depuis plusieurs années, nous a donné les résultats les plus constants et les plus rapides.

Aconitine cristallisée	1/4 de milligramme.
Gelsémine	1 centigramme.
Valérianate de quinine	5 centigrammes pour

une pilule

Deux ou trois pilules par 24 heures pour un adulte.

DISCUSSION

M. Dubois. — Comme dentistes nous avons à faire du traitement local et ce n'est qu'exceptionnellement que le traitement interne doit être mis à contribution. Dans notre pratique, il n'est qu'un auxiliaire et ne peut dispenser de l'action sur la lésion elle-même. Je regrette, puisque l'auteur de la communication conseille l'emploi de médicaments très dangereux comme l'aconitine et la gelsémine, qu'il n'ait pas fait mention d'un médicament relativement anodin, quoique des plus efficaces, surtout dans la pulpite et la périostite aiguës : l'antipyrine.

M. Dunogier. — Je suis de l'avis de M. Dubois et ce que j'en ai dit n'est pas pour déconseiller l'intervention locale. Je n'ai pas parlé de l'antipyrine, parce que je n'ai pas eu à l'employer dans ces cas, la formule ci-dessus m'ayant maintes fois rendu service.

M. Poinsot. — Il ne faut pas abuser des calmants.

M. le Dr Redard, de Genève, examine les

CARIES DES DEUXIÈME ET TROISIÈME DEGRÉS

Le Congrès est surchargé de travaux ; aussi me permettrai-je d'être très concis, d'autant plus que je me réserve de compléter verbalement ma communication.

Avant de parler du traitement des dents cariées au troisième degré, dites compliquées, je désire attirer votre attention sur les dents cariées au deuxième degré, qui deviennent par trop facilement caries compliquées, lorsqu'elles sont obturées d'une façon défectueuse. L'aurification mal faite est un danger aussi bien que l'obturation accomplie par de mauvais amalgames ou des amalgames mal préparés.

Je passerai outre sur l'aurification ; on ne devient aurificateur que par la pratique ; une aurification bien faite ne permet pas à la carie de poursuivre son œuvre. Il n'en est pas de même pour un amalgame. Quand celui-ci est mal préparé, mal comprimé, il peut avoir un retrait considérable et ainsi laisser la porte ouverte à la carie. Je n'ai pas besoin de vous rappeler que la carie a pour cause une action chimique et parasitaire et que les théories des mauvais sucs enfermés dans la dent, et celles de la mauvaise nutrition, de l'inflammation, des vers, etc., n'ont plus cours ; or, un retrait de l'obturation peut permettre à l'action chimique et parasitaire de se continuer, de là l'obligation de n'employer que des amalgames ayant le moins de retrait possible. A cet effet, j'ai l'honneur de vous présenter un petit appareil qui me semble réunir les conditions voulues pour pouvoir mesurer rapidement, et d'une façon certaine, la diminution de volume d'un plombage dans les vingt-quatre heures, le *pyknomètre*.

Opération pour déterminer le retrait des amalgames employés pour l'obturation dentaire par le pyknomètre (flacon de densité) :

On pèse le pyknomètre vide et parfaitement sec ; on note le poids.

On pèse très exactement une quantité d'alliage (nous opérons sur 2 grammes).

On prend une quantité suffisante de mercure pour obtenir un amalgame absolument semblable à celui qu'on emploie pour l'obturation dentaire ; si l'amalgame était trop mou, on ajouterait une petite quantité d'alliage ; s'il était trop dur, on ajouterait quelque gouttes de mercure ; dans aucun cas, on ne doit presser l'amalgame pour enlever l'excès de mercure. On mélange bien l'amalgame dans un petit mortier de verre, de porcelaine ou de porphyre, jusqu'à ce que l'amalgation soit complète ; on en forme ensuite un petit cylindre qui puisse passer facilement par le col de l'appareil ; on remplit le pyknomètre avec de l'eau distillée à 15° au-dessus de o ; on place le thermomètre, qui sert de bouchon au grand tube, l'eau doit effleurer très exactement la partie plate du petit tube ; on essuie le pyknomètre avec un linge fin ou un papier buvard, de manière à ce qu'il ne reste pas d'humidité ; on place la cape qui ferme un petit tube ; on pèse le pyknomètre, qui contient l'eau distillée ; on note le poids ; on enlève le thermomètre et la cape ; on introduit le petit cylindre d'amalgame dans l'appareil ; on replace le thermomètre en faisant effleurer l'eau à la partie du petit tube, on met la cape et l'on essuie soigneusement ; on pèse le pyknomètre qui contient alors l'eau distillée et le cylindre d'amalgame ; cette pesée donne le poids absolu par différence avec le poids de la première pesée ; on note le poids. Une heure après, on procède à une nouvelle pesée, comblant le vide de l'appareil par de l'eau distillée ; à la suite du retrait de l'amalgame, cette pesée donne un poids supérieur à celui de la précédente, puisqu'on a ajouté un volume d'eau égal au retrait de l'amalgame ; on continue et on répète ces pesées au bout de cinq heures, dix heures, vingt-quatre heures, en prenant les mêmes soins et les mêmes précautions, et lorsque les deux dernières pesées ont donné le poids, tout retrait a cessé et l'on chiffre les différences. A chaque pesée, pendant que l'amalgame opère en retrait, le poids augmente par la quantité d'eau distillée qu'on doit ajouter pour faire effleurer au petit tube. On doit prendre les plus grandes précautions pour maintenir la température à 15° au-dessus de o, pendant le cours de la manipulation. Cette condition est indispensable pour obtenir des résultats précis ; toutes les pesées doivent être faites avec la plus grande exactitude.

Ceci dit, permettez-moi de vous parler du traitement de la carie au troisième degré. *Ici la pulpe est à nu ;* elle peut être saine ou irritée, *atteinte* par suppuration ou par un autre mode pathologique *d'inflammation,* ou *détruite en partie.*

De même qu'une inflammation quelconque du corps doit être soignée, qu'on ne coupe pas une jambe ou un doigt pour un panaris, ou pour une plaie, de même doit-on faire de la chirurgie conservatrice pour les pulpes malades ou pour leur débris. Le traitement de Lister, antiseptique et occlusif, est tout indiqué.

Depuis sept ans, je n'emploie pas d'autre méthode et, chaque jour, je me félicite des résultats obtenus.

Depuis sept ans, j'ai proscrit de chez moi l'arsenic et les tire-nerfs. Je conserve tout, pulpes ou débris de pulpes, partant de ce principe que la pulpe, cet organe nourricier, est la partie importante de la dent, et que, sans lui, nous voyons par trop facilement le périoste se phlogoser.

Je n'entrerai que dans les détails pratiques et cliniques et je laisserai à plus tard le soin de recherches microscopiques sur le sujet, n'ayant pas encore pu le faire, faute de matériel.

Lorsqu'on a une dent cariée au troisième degré, on doit enlever la dentine attaquée au moyen d'une curette, en ayant soin de ne pas blesser la pulpe, puis on pratique un lavage antiseptique. J'emploie généralement une solution de sublimé au 1,10.000, à laquelle j'ajoute un 1/500 de résorcine. Il est admis que le mélange de plusieurs antiseptiques a une action plus puissante pour la destruction des spores et des micro-organismes. Ce lavage terminé, il ne reste plus qu'à faire un pansement aussi serré que possible sur les bords de la cavité, en ayant soin de protéger la pulpe contre toute compression. Le pansement se fait avec du coton de Schaffouse et une teinture résineuse contenant des agents antiseptiques. Je me sers volontiers de la liqueur suivante :

Sublimé corrosif.............................. 2 centigrammes.
Extrait d'opium...................... .... 1/2 gramme

Chloroforme.................................... ..   1 —
Résorcine................................. ......   1 —
Teinture de benjoin trés épaisse............. ..   3 —

La teinture de benjoin, en contact avec la salive de la bouche, se précipite dans les mailles du coton et forme ainsi une obturation parfaite pouvant résister de vingt-quatre à quarante-huit heures aux causes extérieures. Ce pansement sera renouvelé tous les jours, puis tous les deux jours ; on lavera, chaque fois, la cavité avec la solution de sublimé.

Lorsqu'après une dizaine de jours toute douleur et toute odeur auront disparu, on procédera à une dernière obturation provisoire qu'on laissera une huitaine de jours sans y toucher. Pour cette obturation, on procédera de la façon suivante : la cavité bien lavée, on appliquera une boulette de coton iodoformée, qui servira de cape à la pulpe, puis on fera l'occlusion de la cavité, au moyen d'un pansement imbibé de teinture de sandaraque, en ayant soin de tasser fortement sur les bords de la cavité. Si aucun accident ne survient pendant le septenaire, enlevez l'obturation en laissant la cape iodoformée ; coulez ensuite une petite quantité de ciment Rostaing semi-liquide, sur le fond de la cavité, puis, le ciment devenu résistant, finissez l'obturation avec la même préparation ayant la consistance molle.

La dent, ainsi préparée et obturée, est sauvée. J'ai revu de nombreux clients auxquels j'ai appliqué ce procédé, tous en ont été vivement satisfaits.

J'ai eu l'occasion, au commencement d'août dernier, de désobturer une grosse molaire soignée par cette méthode, en 1883. La pulpe était recouverte d'une couche dure qui paraissait être de la dentine de nouvelle formation. Je fis un amalgame; la dent continue à être en excellent état. J'ai l'honneur de vous recommander ce procédé si simple, si peu douloureux et si important, au point de vue de la vitalité de la dent.

Pour les dents mortes, cariées au quatrième degré, le traitement antiseptique ne réussit régulièrement que lorsque la racine n'a pas souffert de périostite ou n'est pas atteinte de nécrose du sommet. Le nettoyage des canaux n'est pas absolument nécessaire ; mais, si on le pratique, il ne faut employer que des fraises à canaux, en forme de vrille, et ne pas pousser trop loin son instrument, sous peine de voir des poussières pathogènes chassées à la pointe de la racine et déterminer une inflammation suppurative du périoste. J'emploie les mêmes antiseptiques et les mêmes procédés que pour la carie au troisième degré, savoir : soins antiseptiques pendant quelques jours, obturation iodoformée provisoire ; puis, après huit jours, si rien ne s'est produit, obturation définitive.

Voici les conclusions que je formule :

1° Toute pulpe ou tous débris pulpaires doivent être sauvés ;

2° L'usage de l'arsenic doit être proscrit, sauf dans certains cas exceptionnels ;

3° Le tire-nerf est un instrument qui doit être employé à tout autre usage que celui de l'extirpation de pulpe ;

4° La méthode antiseptique bien comprise est la base du traitement des caries aux troisième et quatrième degrés ;

5° Après un temps plus ou moins long, suivant l'âge du malade, on peut obturer, avec un métal, la dent encapée ;

6° Par le traitement antiseptique, le nettoyage des canaux d'une dent atteinte d'une carie au quatrième degré n'est pas de rigueur.

DISCUSSION

M. POINSOT. — Vous employez plusieurs antiseptiques mélangés, cela vaut-il mieux que de les employer séparément ?

M. REDARD. — Les travaux faits jusqu'à présent sur les antiseptiques recommandent le mélange, et les insuccès sont dûs à l'emploi de ces antiseptiques administrés isolément et à des doses trop fortes.

M. DUBOIS. — Je ne connais pas, parmi les sujets à l'ordre du jour du Congrès, de question plus importante que le traitement de la carie compliquée. Vous me permettrez d'y revenir. Dans la communication que vient de nous faire M. Redard il est dit que l'arsenic et le tire-nerf n'ont plus de raison d'être. Notre art serait ainsi de beaucoup simplifié. M. Redard fait du traitement conservateur, mais sans toutes les précautions opératoires et antiseptiques conseillées par Witzel ; on pourrait ainsi faire de l'antiseptie avec des mèches mises à demeure dans le canal et recouvertes de coton imbibé de teinture de benjoin : je m'inscris en faux contre cette doctrine. C'est l'honneur de l'école américaine d'avoir institué le traitement de la carie compliquée par le nettoyage complet des canaux et je serais bien surpris que la majorité de ceux qui sont ici pensassent, comme notre distingué confrère, que ce sont là des manœuvres superflues. J'estime que le système conseillé par M. le Dr Redard ne peut pas donner de résultats durables et c'est tout au plus s'il a des effets palliatifs.

M. CARACATZANIS, d'Athènes. — Il y a quatre ans une dame de

Genève vint chez moi. Elle avait eu 4 dents obturées par M. Redard, elle ne souffrait plus, bien que l'obturation remontât à cinq ans.

M. Chauvin. — Ce n'est pas une preuve. Le système de M. Redard est en désaccord avec les principes les mieux établis. Il faudrait qu'on l'essayât dans toutes les cliniques et que des commissions examinassent ensuite les malades. Jusque-là les résultats annoncés par M. Redard n'auront pas la même valeur que ceux de M. Cunningham.

M. Thuillier, de Rouen. — Je ne crois pas possible de conserver une pulpe qui a donné lieu à de la suppuration, contrairement à ce que dit M. Redard.

M. Redard. — J'énonce seulement ce que j'obtiens depuis sept ans, les observations existent; elles ont été faites à l'Ecole dentaire de Genève et dans ma pratique personnelle. L'antisepsie peut assurer la conservation des pulpes enflammées.

M. Schwartz, de Nîmes, indique un

TRAITEMENT DES RACINES PAR L'EMPLOI DU VIDE

Les partisans du traitement de la racine trouveront là une satisfaction. Quand un client a une suppuration, vous le priez de faire une succion pour obtenir le vide ; j'ai donc pensé à nettoyer les racines par ce moyen et j'ai obtenu un vide plus parfait que celui de la machine pneumatique à l'aide d'un caoutchouc percé par un chalumeau pénétrant dans la racine. J'ai essayé également ce moyen pour sortir le nerf d'une dent en attachant les deux extrémités au plateau d'une balance ; il ne s'est rompu qu'à 375 gr...

DISCUSSION

M. Poinsot. — En 1876, Collin m'a construit une pompe à produire le vide dont la puissance était telle que, par son aide, j'ai pu une fois retirer une pulpe.

DEUXIÈME QUESTION

VALEUR COMPARÉE DE L'AURIFICATION ET DES SUBSTANCES PLASTIQUES POUR L'OBTURATION DES DENTS AVEC EXPOSÉ DES PROGRÈS RÉCENTS SUR LA MATIÈRE.

M. R. Heidé, de Paris, fait connaître un système d'

OBTURATION A L'AIDE DE MORCEAUX D'ÉMAIL DE DENTS NATURELLES

Depuis un certain nombre d'années, on s'est ingénié à trouver de nouvelles substances d'obturation pour assurer encore mieux que par le passé la conservation des dents. L'idéal serait d'avoir une matière d'obturation ayant la teinte de la dent, ne se contractant pas, résistant à l'usure et aux acides de la bouche et reconstituant la dent avec ses formes primitives.

L'amalgame de cuivre, tombé en discrédit, par suite de la décoloration, peut rendre des services pour les dents placées au fond de la bouche. L'amalgame argent-étain, quoique moins foncé, ne laisse pourtant pas à la dent sa teinte naturelle.

La gutta-percha et le ciment sont au point de vue esthétique, plus parfaits, mais la première s'use par la mastication, tandis que le second se désagrège par les secrétions buccales et les acides contenus dans la bouche. L'or est de beaucoup supérieur à toutes les autres matières, mais sa coloration métallique, et ses difficultés d'application en restreignent l'emploi.

J'ai voulu remédier à ces défectuosités en appliquant, dans les cavités des dents antérieures, des morceaux d'émail de dents naturelles et, depuis quatre ans, j'ai expérimenté ce genre d'obturation. Les résultats que j'ai obtenus ont été très encourageants et on peut dire que, au point de vue esthétique, c'est merveilleux, et la solidité est de beaucoup supérieure au ciment.

Mes premières applications remontent à quatre ans et je n'ai eu qu'un seul insuccès. Cette obturation était fixée sur le bord libre de la dent et par conséquent très exposée à être brisée. Elle fut replacée de nouveau et, depuis deux ans, elle n'a pas bougé. Les morceaux d'émail sont fixés par le ciment Contenau et Godart. Ces opérations sont, comme l'aurification, entourées de certaines difficultés, le morceau doit être vivement placé dans la cavité déjà remplie de ciment, l'ajustement réclame beaucoup de patience et de précautions, étant donné son peu d'épaisseur : pour le maintenir dans les cavités, il faut limer des facettes. Il y a environ deux ans, M. Meng a cité devant la Société d'odontologie un cas où il a placé un morceau d'émail naturel et, à la même séance, j'ai mentionné quelques cas en indiquant les facettes comme moyen de rétention. D'autres essais dans le même but ont été faits par M. Herbst, de Brême, depuis près de deux ans ; ce dernier applique des morceaux de verre fondu. L'invention est assez heureuse. M. Dubois a fait connaître, dans la 2me édition de l'*Aide-mémoire du chirurgien dentiste*, le système de M. How, qui, afin d'obtenir un ajustement aussi parfait que possible, fait faire de petits cylindres de porcelaine de différentes nuances et correspondant à des fraises de diamètre égal. Cependant je trouve que ces procédés ont un assez grand inconvénient : ils exigent des cavités profondes et un agrandissement assez notable.

MANUEL OPÉRATOIRE

Cavités typiques.

1° Je suppose qu'il s'agit d'une carie d'une assez grande étendue de la face médiane d'une incisive latérale. La préparation de la cavité se fait comme pour une obturation au ciment avec une bonne rainure cervicale ainsi qu'à la pointe de la dent. Sur une autre dent naturelle je taille et sculpte la partie correspondante pour avoir juste la forme, en ayant soin de laisser une étroite interruption aux deux extrémités s'adaptant sous les rainures ; le bord labial est limé plat tandis que sur le bord lingual du morceau je fais un léger biseau.

2° Sur la face labiale des grandes incisives il se présente trois sortes de cavités : ronde, ovale et carrée. Comme on doit toujours respecter la forme de la cavité, on prépare le morceau d'après celle-ci. La forme ronde se trouve parsemée un peu partout sur les dents érodées ; la cavité carrée siège généralement sur les mêmes points ; pour la forme ovale elle est surtout située au collet des dents.

3° Les 1re et 2me bicuspidés sont bien des fois atteintes de carie sur leur face médiane avec extension jusqu'à la face triturante. Les aurifications se voient trop bien et donnent quelquefois à penser que la personne porte des dents artificielles. Le ciment seul s'use vite à cette place, la mastication y étant active ; le morceau d'émail appliqué dans ces cas rend de grands services. Comme ces cavités sont également profondes, on peut limer l'émail en boutons de chemise, ce qui assure la solidité, ou encore par un bord supérieur devant entrer dans la rainure cervicale ainsi que par des facettes obliques selon l'épaisseur.

Le ciment Contenau et Godart doit être un peu liquide pour permettre la mise en place du fragment d'émail ; la brucelle ou un instrument garni de cire au bout sert à porter et fixer le revêtement d'émail. Le tout, devenu bien fixe et solide, est meulé et poli avec des disques au tour. Ce travail ne peut jamais être assez juste pour qu'on ne voie pas de trace du ciment, on aperçoit toujours une raie fine tout autour, qui diminue par l'usure. Dans un cas je suis arrivé à rendre cette raie à peu près imperceptible.

Obturation à l'aide de plaquettes d'or scellées.

Comme cela arrive souvent, les cavités des grosses molaires sont trop grandes ou ont des parois trop friables ou la pulpe est trop voisine pour qu'on fasse des aurifications. Une obturation au ciment ou même à la gutta couverte d'une plaque d'or rend de très grands services. Les morceaux de porcelaine préparés dans le même but sont également d'une grande utilité ; cependant leur épaisseur et leur forme ne pouvant pas, même par le meulage, s'adapter partout, je préfère les plaquettes d'or préparées à l'atelier avec un crampon à la partie interne et ayant la forme de la cavité. Si une paroi latérale manque, comment peut-on la refaire avec de la porcelaine ? Avec la plaquette en or qu'on courbe, la reconstitution s'opère parfaitement. La matière sous l'or se trouve protégée et la durée est excessivement longue.

CONCLUSIONS

Par l'incrustation des morceaux d'émail naturel on obtient une reconstitution des dents cariées qui peut tromper l'œil le plus exercé. Au point de vue esthétique et aussi au point de vue de la durée, cela vaut toujours mieux que nombre d'obturations plastiques. La difficulté de l'ajustage est la même que pour une aurification difficile, mais, vu le bon résultat, on surmonte ces obstacles. Dans les bouches où l'érosion a déformé la dent et aussi lorsqu'il y a des pertes de substances sur les faces visibles des dents antérieures, l'emploi de cette méthode est tout indiqué.

DISCUSSION

M. Chauvin. — Je regrette que M. Heidé n'ait pas mentionné mes tentatives faites, il y a neuf ans, et publiées au *Bulletin du Cercle des Dentistes.*

M. Guerini, de Naples, préconise l'

EMPLOI DU CORAIL POUR FAIRE DES OBTURATIONS

Pour qu'une substance puisse être utile et pratique pour l'obturation des dents, il faut qu'elle ait les qualités suivantes :

Qu'elle soit avant tout d'une manipulation facile, qu'elle ait à peu près le poids de la dentine, qu'elle ne ressente pas la désagréable sensation du chaud et du froid au nerf, résiste le plus possible au frottement de la mastication et à l'action de la salive, qu'elle ne nuise pas à la dent et n'en change pas la couleur, comme le font les amalgames, et qu'elle puisse enfin s'enlever facilement au besoin.

Le corail présente toutes ces qualités et il a une résistance supérieure à tous les éléments.

Il y a déjà une année que j'emploie avec beaucoup de succès le corail pour l'obturation des dents, dans tous les cas qui s'y prêtent. Je me sers de morceaux de plusieurs grandeurs et nuances, et il est très avantageux pour ceux qui n'ont pas les moyens de payer une aurification.

M. EILERTSEN, de Paris, indique un

MODE DE RECONSTITUTION DES DENTS A L'AIDE DE FRAGMENTS D'ÉMAIL.

(Voir 5ᵉ section).

Il présente également une

ETUDE SUR L'AIR CHAUD PUR OU MÉDICAMENTEUX.

(Voir 5ᵉ section).

M. le Dʳ GAILLARD, de Paris, recommande l'

UTILISATION DE LA FORCE MUSCULAIRE DES MUSCLES DE LA MACHOIRE POUR LA CONDENSATION DES FEUILLES MÉTALLIQUES EMPLOYÉES AUX OBTURATIONS.

Quand on veut obturer une dent, la question c'est la condensation de la matière. Plusieurs moyens sont employés dans ce but : des fouloirs, de l'or en feuilles minces, etc., des feuilles plus ou moins épaisses pesant même jusqu'à 2 grammes. Or, on peut se servir utilement de la puissance musculaire des masséters dans ce cas. Toutes les faces, il est vrai, n'admettent pas ce moyen, mais les faces triturantes l'admettent bien. Le maillet ne donne au plus que 8 à 9 kilogrammètres et cet appareil va jusqu'à 50 par centimètre carré.

Une force plus grande serait presque impossible ou alors les petites forces ne seraient guère possibles avec le même ressort. Au lieu du maillet qui peut amener certains ébranlements cérébraux, le professeur Dolbeau me conseilla autrefois de rechercher un appareil qui les évitât. J'imaginai celui-ci ; maintenant si, au lieu de répartir la force sur un centimètre, on la concentre sur un millimètre, la condensation est bien plus vive. Quand le patient a gardé la bouche ouverte un certain temps, vous ramassez l'or et il la ferme ; il fait ainsi son travail lui-même et éprouve à cela une certaine satisfaction. Mon père et moi nous utilisons cet instrument depuis de longues années. L'idée n'est pas neuve, mais ceci peut suffire pour qu'on la développe et qu'on la perfectionne. Pour une aurification qui pèse plus d'un gramme, il ne faut pas plus de 20 minutes. Avec les faces triturantes, c'est un jeu : il faut 5 minutes.

Dépresseur de langue. — Quand vous opérez sur les dents du bas, vous perdez du temps. Si vous placez une digue latéralement, la langue se maintient assez bien et vous n'avez pas de salive. Avec ce dépresseur le patient tient lui-même l'instrument qui porte une petite lampe électrique pour travailler le soir. Il peut se tourner à droite et à gauche et permet de travailler dans les deux sens.

Condensateur articulé. — Il y a une série de condensateurs de Flagg qui se composent de plusieurs pièces, mais ils ne présentent pas de fixité parce que les pointes branlent. Voici une articulation qui résout la difficulté. On choisit sa combinaison et l'instrument est fait. C'est simplement une modification apportée au condensateur de Flagg.

DISCUSSION

M. Poinsot. — L'idée des condensateurs a préoccupé il y a long-temps les praticiens ; avant de connaître les instruments du Dr Gaillard, j'employais ceux de Bing qui, à mon avis, étaient inférieurs. Aussi achetai-je ceux de M. Gaillard dès leur apparition et ils m'ont rendu les plus grands services. J'ajouterai que j'ai un peu modifié les condensateurs en question, car je leur reproche également d'avoir des pointes un peu moins parfaites que celles des instruments américains. Leur quadrillage est moins parfait.

M. Chauvin. — J'ai pu me convaincre ce matin de la puissance des condensateurs de M. le Dr Gaillard. Ayant fait une démonstration d'aurification à la clinique, mon or était tassé autant qu'il est possible de le faire à la main et à l'aide des condensateurs de Bing. Je croyais impossible de le tasser davantage et pourtant M. Gaillard m'a montré qu'avec son condensateur on pouvait obtenir mieux. Je crois donc son instrument de beaucoup supérieur à son analogue et je regrette que les fournisseurs n'en mettent pas facilement à notre disposition.

M. Rollin, de Paris. — N'avez-vous jamais eu d'accidents par suite de leur trop grande puissance ?

M. le Dr Gaillard. — Je ne vois pas l'importance du quadrillage des pointes. Quand vous avez placé l'or, qu'importe qu'elles soient quadrillées et striées très régulièrement ? Du reste, peu de mes pointes sont striées profondément ; elles ont toujours des parties polies permettant d'agir quand l'or est suffisamment tassé par des moyens de glissement.

Quant à la seconde question, je dirai que c'est au dentiste à savoir s'il est plus ou moins près de la pulpe et à la protéger si c'est nécessaire. Vous craignez que le patient ne casse sa dent? Quand il a mordu une ou deux fois, il sait ce qu'il a à faire car les dents perçoivent parfaitement les sensations. Du reste, si cet instrument donnait des insuccès je l'aurais abandonné tandis que je m'en sers depuis vingt ans.

M. le Dʳ SACHS, de Breslau, présente des

SPÉCIMENS DES DIFFÉRENTES OPÉRATIONS ET MATIÈRES OBTURATRICES SUR LES MAXILLAIRES INFÉRIEUR ET SUPÉRIEUR.

M. SPAULDING présente, au nom du Dʳ Sachs, de Breslau, une série de travaux de dentisterie opératoire montrant d'une manière schématique les différents genres d'obturations et de couronnes artificielles pouvant s'exécuter sur les dents cariées ou découronnées.

Séance du mercredi 4 septembre

Présidence de M. SAUSSINE, vice-président.

M. POINSOT, de Paris, recommande le

LAVAGE DES AMALGAMES.

L'oxy-sulfuration des métaux combinés ou isolés résulte de l'action de l'air qui modifie leurs propriétés physiques.

Cette oxy-sulfuration favorise la préparation de l'amalgame en ne demandant qu'une petite quantité de mercure.

Cependant, une fois l'amalgame formé, il est opportun d'enlever les oxydes et les sulfures qu'il contient afin de conserver au mélange sa bonne coloration et d'éviter les altérations consécutives.

Dans ce but, je viens vous présenter le composé suivant à l'aide duquel je lave tous mes amalgames depuis quelques années.

Huile de pétrole.	100 grammes
Alcali volatil.	10 —
Chlorure de zinc.	5 —
Saponine.	1 —

Placer dans une grande bouteille afin de pouvoir agiter le composé, et le maintenir en état d'émulsion parfaite.

TROISIÈME QUESTION
DE L'ANESTHÉSIE LOCALE

M. Poinsot, de Paris, examine l'

EMPLOI DE LA COCAÏNE PURE INJECTÉE DANS LE TISSU GINGIVAL

Les résultats obtenus en oculistique par l'emploi du chlorhydrate de cocaïne pour produire un effet anesthésique étaient à peine connus que j'étudiais ce nouveau produit au point de vue dentaire exclusivement.

Les badigeonnages répétés, les compresses maintenues un temps plus ou moins long, sur les parties à anesthésier, des solutions de 10 à 40 0/0 de chlorhydrate de cocaïne, même additionnées d'acide phénique, de chloroforme, d'éther, de menthol, etc.; ne me donnèrent que des résultats relativement satisfaisants, peu supérieurs à une solution d'acide phénique appliquée de la même manière.

Près de deux années après; M. le Dr Telschow fit, à l'Ecole dentaire de Paris, trois injections sous-gingivales de chlorhydrate de cocaïne; c'était la première fois que je voyais employer ce moyen.

Les résultats anesthésiques furent complets, mais deux des trois sujets injectés eurent des accidents généraux qui frappèrent tous les témoins de cette démonstration.

Deux dentistes diplômés de l'école dentaire de Paris, MM. Viau et Martial Lagrange, travaillèrent ensuite à trouver une méthode supprimant les accidents constatés.

Malgré les précautions les plus grandes, j'eus aussi des accidents, et je restreignis l'emploi des injections de chlorhydrate de cocaïne.

Ces accidents étaient de deux ordres : généraux et locaux. Les premiers étaient dûs à l'extrême fluidité de l'eau, qui permettait l'introduction de la solution dans la circulation ; de plus, l'injection n'étant pas localisée suffisamment, son action n'était pas toujours complète sur le point voulu.

Pour obvier à cet inconvénient, plusieurs patriciens se servaient de deux seringues simultanément, qu'ils laissaient jusqu'à l'anesthésie ; ils s'opposaient ainsi à la sortie du liquide injecté.

Les accidents locaux doivent leur origine moins à la nature des produits employés qu'aux combinaisons résultant de leur préparation et surtout de l'ancienneté de celle-ci.

Ensuite, il faut tenir grand compte de la valeur physiologique des tissus à injecter : les tissus sains donnent de bons résultats, mais

plus ces tissus deviennent pathologiques, plus on doit redouter des
accidents locaux graves, tels que la gangrène des gencives et la nécrose des alvéoles, sur les points opérés.

Or, dans l'espèce, nous sommes appelés à nous rapprocher bien
plus de ce dernier type, car, grâce aux progrès de la thérapeutique
spéciale, nous restreignons le nombre des opérations dentaires, et
c'est justement lorsqu'une dent a donné des accidents de voisinage
à forme chronique que nous sommes appelés à intervenir chirurgicalement. C'est aussi dans ces cas que, le plus généralement, on a à
redouter ces accidents locaux. Nous procédâmes dès lors, M. Vigier
et moi, à une série d'expériences pour employer la cocaïne pure.

L'oléo-naphtine du Dr Lancelot nous donna un bon véhicule
neutre, antiseptique, dissolvant à chaud la cocaïne pure. Cependant
l'injection était difficile ; le liquide épais demandait, pour être injecté,
l'emploi d'une grande force ; de plus, les cristaux de cocaïne pure
se reformaient par un abaissement de la température, ce qui bou-
chait l'aiguille et augmentait les difficultés de l'injection.

Pour obvier à cet inconvénient, nous ajoutâmes à l'oléo-naphtine
l'huile d'arachide stérilisée dans les proportions suivantes pour répondre à des besoins différents :

Mélange n° 1

Oléo-naphtine............................	50 centigrammes
Huile d'arachide.........................	
Cocaïne pure.............................	8 —

Mélange n° 2

Huile d'arachide.........................	66 centigrammes
Oléo-naphtine............................	33 —
Cocaïne pure.............................	5 —

Ma formule antérieure était :

Oléo-naphtine............................	1 gramme
Cocaïne pure.............................	0 gr. 05 centigr.

Par l'emploi judicieux de ces formules, on peut les utiliser pour
l'anesthésie locale sans danger.

Les avantages peuvent se résumer ainsi :

1° On localise l'action de la cocaïne pure sur le point d'injection ou dans un très faible rayonnement.

2° On évite l'action générale de la cocaïne sur l'économie, sauf
quelques cas particuliers et très rares.

3° On évite le sphacèle et la nécrose des bords alvéolaires,

Le mode de faire est très important.

Lorsqu'on se propose d'injecter la solution, il convient :

1° De faire dissoudre au bain-marie la cocaïne dans le mélange choisi.

2° De passer l'aiguille de la seringue de Pravaz dans l'acool absolu ; cette aiguille devra être aussi courte que possible et du diamètre le plus restreint.

3° De bien nettoyer et passer à l'acool absolu le point de la gencive sur lequel on se propose de faire les piqûres.

4° Les injections devront se faire très lentement, les piqûres seront plus nombreuses autour des dents à racines multiples que pour celles à racine unique.

5° Les gencives sont bien injectées lorsqu'elles offrent une coloration blanchâtre caractéristique.

6° Pour obtenir une anesthésie complète, il convient d'attendre, après l'injection, un laps de temps variant de quatre à huit minutes.

7° Le contrôle de l'anesthésie peut se faire et même se compléter par la section de la gencive à l'aide d'un bistouri, ou mieux par l'application sur divers points de la susdite gencive ; mais principalement sur les piqûres mêmes d'un instrument en acier de deux ou trois millimètres de section, chauffé au rouge blanc.

8° Opérer ensuite selon les règles de l'art.

9. Les précautions seront prises contre les hémorrhagies ; il convient même de s'abstenir de l'emploi de la cocaïne chez les sujets hémophiles.

10. Il convient aussi de diviser le nombre des opérations et de n'opérer, sauf exception, que par une dent ou deux dents à la fois.

11. Au début des accidents généraux, faire respirer des vapeurs d'alcali volatil.

12. Plus tard, il convient de faire prendre de six à huit gouttes de laudanum de Sydenham dans une tasse de café noir sans sucre.

13. Les phénomènes observés n'offrent jamais que des caractères peu inquiétants.

14. Les conseils qui précèdent sont le résumé de près de deux mille cas d'anesthésie locale par la cocaïne pure, chez des sujets dissemblables et dans les cas les plus variés.

15. L'anesthésie locale est plus accusée lorsque l'injection est faite dans des tissus épais et sains.

16. Cette dernière est moins accusée lorsque, inversement, la

muqueuse est mince et déjà altérée par un état pathologique chronique.

17. Les dents du maxillaire supérieur sont extraites dans des conditions d'anesthésie locale bien supérieures à celles du maxillaire inférieur, surtout les grosses molaires, et parfois certaines dents de sagesse inférieures incluses dans les tissus osseux épais.

CONCLUSION

Les injections de cocaïne pure peuvent être avantageusement employées dans la grande majorité des cas, sans dangers réels, à la condition toutefois pour l'opérateur de suivre scrupuleusement le mode de faire que nous venons d'indiquer.

M. CHAUVIN, de Paris, présente un

ESSAI SUR LA COCAÏNE. — LA COCAÏNE SYNTHÉTIQUE

C'est Merck qui s'est occupé, le premier, de la synthèse de la cocaïne; il a trouvé qu'on pouvait l'obtenir en chauffant de la benzoïlecgonine [1].

Divers procédés étaient employés pour isoler la cocaïne des feuilles de coca. Niemann l'a primitivement obtenue en faisant macérer ces feuilles dans de l'alcool à 85 0/0, additionné d'un peu d'acide sulfurique. Au bout de plusieurs jours on sépare la teinture par expression et on y verse un lait de chaux en léger excès. Après repos, la liqueur alcaline est décantée, neutralisée par un peu d'acide sulfurique et l'alcool chassé par la dissolution. Il reste une masse noirâtre qui, reprise par l'eau, lui laisse le sulfate de cocaïne. La solution filtrée, additionnée de carbonate de soude, précipite la cocaïne sous forme de dépôt brun. On épuise ce dépôt par l'éther, qui enlève la cocaïne, on laisse évaporer l'éther et on purifie par plusieurs cristallisations dans l'alcool.

M. Lassen traite par l'eau, soit froide, soit à 60 ou 80°, précipite la solution par le sous-acétate de plomb et enlève l'excès de plomb à l'aide d'une solution de carbonate de soude à saturation. Lorsque la solution possède une légère réaction alcaline, il l'agite avec de l'éther qui dissout la cocaïne. Il purifie en la dissolvant dans l'eau à l'aide d'un léger excès d'acide chlorhydrique et soumet la solution à la dialyse. Il précipite la base par le carbonate de soude et purifie par les cristallisations successives dans l'acool.

La cocaïne chauffée à 100°, avec de l'acide chorhydrique concentré,

1. *Union pharmac.* 1888.

dans un tube scellé, se dédouble en acide benzoïque et en une base nouvelle, l'ecgonine de Wœhler. Ce dédoublement s'opérerait d'après l'équation suivante.

$$C^{16} H^{20} Az O^4 + H^2 O = C^7 H^6 O^2 + C^9 H^{16} Az O^3$$

cocaïne   ac. benzoïque   ecgonine

D'après M. Lassen, ces corps ne sont pas les seuls produits de dédoublement de la cocaïne ; elle formerait en même temps de l'alcool méthylique. La composition et le dédoublement s'expriment alors de la façon suivante.

$$C^{17} H^{21} Az O^4 + 2(H^2 O) = C^9 H^{15} Az O^3 + C^7 H^6 O^2 + CH^4 O$$

cocaïne   ecgonine   ac. benzoïq. alc. méth.

Ces données de Lassen paraissaient d'accord avec la théorie d'Einhom qui trouva plus tard que le groupe méthyle dans la cocaïne était lié à un groupe de carboxyle, autrement dit que la cocaïne était l'éther méthylique de la benzoïlecgonine. Mais ceci rentre dans l'histoire de la cocaïne synthétique. Nous avons dit que Merck, le premier, avait essayé de l'obtenir.

Vers la même époque Skraul obtient de la cocaïne en petite quantité par l'action de la chaleur sur la benzoïlecgonine en présence du méthyle iodé et de l'iodure de méthyle.

Merck, partant toujours de l'ecgonine, trouva qu'il formait de la cocaïne en petite quantité par l'action de l'iodure de méthyle et de l'acide benzoïque anhydre. Ses tentatives pour transformer l'ecgonine en benzoïlecgonine restèrent sans résultat.

Einhom, en faisant passer, dans une solution de benzoïlecgonine dans l'alcool méthylique, un courant d'acide chlorhydrique gazeux obtint un certain nombre de cocaïnes homologues.

Enfin récemment, Liebermann a trouvé que les atropils cocaïne bases du coca, regardées comme amorphes, se dédoublent, par l'action de la chaleur, en présence de l'acide chlorhydrique, en alcool méthylique, en acide atropique, et en ecgonine. De plus d'autres bases amorphes du coca forment également de l'ecgonine. Ce corps est devenu facile à produire puisqu'on peut l'obtenir des bases accessoires du coca qui étaient sans valeur.

En outre, Lieberman et Giessel sont parvenus à transformer l'ecgonine en benzoïlecgonine de sorte que, en utilisant le procédé d'éthérification de Einhom, la cocaïne synthétique est obtenue.

Cette découverte permet d'obtenir la cocaïne à un grand état de pureté. Les cocaïnes du commerce obtenues par les procédés ordinaires sur la feuille du coca contiennent en plus ou moins grande quantité des alcaloïdes qui agissent en dehors de la cocaïne. Ces alcaloïdes sont l'ecgonine, l'hygine et principalement l'isatropilocaïne, qui est un poison du cœur.

Nous avons pu, grâce à un ami, obtenir de Liebermann, 1 gramme de cocaïne synthétique, car il est bien évident que cette substance n'est pas encore d'une fabrication courante ; nous l'avons fait transformer en chlorhydrate de cocaïne afin de pouvoir faire des solutions aqueuses, et nous avons commencé quelques expériences avec la faible quantité que nous possédions.

Nous avons pris deux cobayes de même poids et nous avons injecté à l'un 1 centigramme de cocaïne ordinaire. La mort est arrivée au bout de trois minutes, malgré les soins que nous lui avons donnés : injection de quelques gouttes d'éther, respiration artificielle, frictions énergiques. Nous avons constaté : troubles nerveux, accès tétaniques peu intenses d'une part, accélération de la respiration, oppression complète, respiration et battements du cœur à peine perceptibles. A la deuxième minute un sommeil comateux commençait avec léger refroidissement des membres inférieurs. C'est alors que nous avons pratiqué la respiration artificielle, les frictions, et l'injection d'éther qui a parut ranimer l'animal un instant, mais, à la fin de la 3° minute, la mort est arrivée.

L'autre cobaye, avec une injection d'un centigramme de cocaïne synthétique a éprouvé des accidents nerveux beaucoup plus intenses, des accès tétaniques plus prononcés ; nous l'avons abandonné à lui-même et nous avons constaté alternativement des périodes d'excitation et de dépression qui ont duré plusieurs heures, et de la contracture musculaire ; mais, au bout de 3 heures, tous les accidents avaient cessé et l'animal ne semblait pas avoir conservé le souvenir des angoisses passées, puisque nous pouvions nous approcher de lui sans provoquer de sa part des protestations trop vives. Plusieurs fois ces expériences ont donné les mêmes résultats.

Pour les malades, j'ai employé le plus de cocaïne synthétique qui me restait, environ 60 centigrammes, et je n'ai constaté ni troubles circulatoires, ni syncopes cardiaques, comme cela m'était arrivé avec la cocaïne ordinaire. Je dois dire que les accidents nerveux n'ont pas complètement disparu avec cette cocaïne ; pourtant ils ont été notablement diminués. Sur des sujets opérés quelques mois ou plus auparavant, qui avaient été en proie à des accidents nerveux, la cocaïne de Liebermann n'à donné lieu qu'à des symptômes fort peu inquiétants.

Une dame, entre autres, que j'avais opérée plusieurs fois avec la cocaïne, sur le conseil de son médecin, se trouva beaucoup mieux du nouveau procédé. Précédemment elle était prise, aussitôt après l'injection, d'accidents nerveux hystériformes qui allaient croissant après chaque opération. (Il y eut 4 séances) La dernière opération avait retenu chez moi la malade pendant plus de deux heures et elle avait dû rester deux jours couchée.

L'indisposition avait persisté plusieurs jours. Avec la même quantité de cocaïne synthétique, elle put quitter mon cabinet au bout d'une heure (encore fut-ce pas prudence que je la gardai aussi longtemps) et n'eut pas le plus léger trouble au dehors. J'ai malheureusement opéré avec une trop petite quantité de cocaïne et les expériences faites ne peuvent aboutir à aucune conclusion absolument formelle.

Sur ces entrefaites, M. Buchet, sous-directeur de la Pharmacie Centrale, me fit part des différents travaux faits postérieurement par le chimiste de la Pharmacie et me dit que, sans faire la cocaïne synthétique, il était parvenu à isoler cet alcaloïde des autres substances toxiques, qu'en un mot il était certain d'avoir un produit tout-à-fait pur. Je continuai donc avec le produit de M. Buchet, qui me donna d'excellents résultats. Je pus en injecter jusqu'à 1 centigramme 1/2 en injections hypodermiques sur un lapin sans produire le moindre trouble. Dans la clientèle, les résultats sont bons. Cependant, même avec la cocaïne synthétique, je crois qu'on ne doit pas se départir des règles de la prudence la plus rigoureuse. J'ai été, dans le cours de ces expériences, amené à adopter la méthode suivante :

Quantité maximum de chlorhydrate de cocaïne injectée 0,02 centigr. 1/2.

Injection faite en 5 minutes, temps minimum, avec 1/2 centigramme par minute; opération pratiquée aussitôt après l'injection.

L'esprit du malade toujours en éveil et détourné de toute préoccupation ayant trait à l'opération et surtout à l'administration du médicament.

Cette méthode m'a donné plusieurs résultats : d'abord l'injection lente est beaucoup mieux tolérée ; ensuite on peut s'arrêter après 1/2 centigramme, 1 centigramme, 1 centigramme 1/2, aussitôt qu'on voit apparaître le moindre symptôme d'accident. Enfin j'ai acquis la certitude que, dans beaucoup de cas, 2 centigrammes, 1 centigramme 1/2, 1 centigramme, et exceptionnellement un demi-centigramme, sont des doses suffisantes et qu'il est alors inutile de pousser jusqu'à 2 1/2, maximum que nous avons indiqué il y a plus d'un an et que, selon nous, on ne doit jamais dépasser.

Nous pensons que les admirateurs et les détracteurs à outrance de la cocaïne pourraient bien avoir eu raison à leur tour. La cocaïne, qu'elle soit donnée telle qu'elle, rendue soluble dans l'oléonaphtine, ou sous forme de chlorhydrate, n'offre pas de dangers sérieux à la condition qu'elle soit séparée des alcaloïdes qui occasionnent les accidents graves. Nous ne pouvons que souhaiter que les travaux de Liebermann et Giessel entrent bientôt dans une période pratique et que la cocaïne synthétique devienne un produit mis à la disposition de tous les praticiens.

CONCLUSIONS

Il ressort de l'étude que nous venons de faire :

1° Que malgré les travaux de Liebermann et Giessel, même avec la cocaine obtenue par synthèse ou la cocaine rendue pure par d'autres procédés, on doit toujours l'employer avec circonspection ;

2° Que les accidents observés après l'emploi de produits purs paraissent être d'ordre exclusivement nerveux ;

3° Qu'étant donné la séparation de la cocaine des alcaloïdes toxiques qu'elle contenait, l'ergonine, l'isatropilcocaïne, qui est un poison du cœur, on n'a pas à s'étonner de la suppression des accidents toxiques et cardiaques ;

4° Qu'il est indifférent d'administrer la cocaïne sous forme de sel (chlorhydrate de cocaïne) soluble dans l'eau distillée ou l'alcaloïde lui-même non transformé, soluble à 2 0/0 dans l'oléonaphtine, à la condition expresse que le produit employé soit chimiquement pur ;

5° Que le meilleur moyen d'éviter les accidents est d'opérer lentement l'introduction des liquides et de donner des doses modérées (2 cent. 1|2 pour une seringue de Pravaz) ; on pourra, surtout si l'on a quelque raison de suspecter l'état nerveux du malade, mettre cinq minutes à faire l'injection de la seringue en donnant 1|2 centigramme chaque minute. Ce système offre l'avantage de pouvoir arrêter l'introduction du médicament à l'apparition des premiers symptômes de troubles. Par ce moyen, du reste, l'anesthésie locale est mieux confirmée ;

6° Que si les accidents nerveux ne sont pas complètement supprimés, ils sont du moins considérablement atténués ;

7° Qu'enfin, avec ces précautions, les accidents graves ou mortels semblent n'être plus à redouter.

M. le Dr BLEICHSTEINER, DE Gratz, traite des

INJECTIONS DE COCAÏNE POUR L'ANESTHÉSIE LOCALE

Si je viens vous parler des injections de cocaïne, c'est que j'en ai déjà fait plus de 3000, et que je crois avoir éprouvé la valeur de cet agent pour l'extraction des dents sans douleur.

J'ai commencé, en décembre 1886, par une solution de chlorhydrate de cocaïne à 20 0/0. J'en injectais de 2 à 6 gouttes, ce qui, à raison de 0 gr. 02 par goutte, représentait de 4 à 12 centigr. de sel. Mais, après les vingt premières injections, je dus, pour éviter de graves accidents d'intoxication, qui se traduisaient par des phénomènes de collapsus, recourir à une solution à 10 0/0. Les accidents devinrent alors moins sérieux, tout en restant toujours très fréquents, car je les observais presque une fois sur trois. J'injectais de 3 à 10 gouttes de cette solution, c'est-à-dire de 3 à 10 centigr. de sel, puisque chaque goutte en renfermait un centigramme. Aujourd'hui, j'ai réduit ma solution à 5 0/0 et j'ai la satisfaction de ne plus avoir de symptômes inquiétants même avec 10 gouttes, c'est-à-dire avec cinq centigrammes de cocaïne, chaque goutte représentant 0 gr. 005

COMPOSITION DU LIQUIDE DES INJECTIONS

Un mot maintenant sur la composition du liquide de mes injections.

Au début, je faisais une solution nouvelle pour chaque opération. Mais bientôt, comme je ne pratiquais plus d'extraction sans cocaïne, je songeai au moyen de stériliser ma solution. Après de longues recherches, je trouvai que le meilleur liquide antiseptique pour la cocaïne se composait de 1 partie de sublimé (Hg A²) pour 5000 parties d'eau distillée (H²O). Je dissous 0 gr. 5 de chlorhydrate de cocaïne dans 1) gram. de ce liquide, quantité suffisante au moins pour dix injections. Une semblable solution reste limpide pendant des mois, preuve évidente qu'elle est parfaitement stérilisée. Je la conserve dans des flacons d'acide phosphorique du nouveau plombage minéral de Poulson (Hambourg). La contenance de ces flacons jusqu'au goulot est juste de 10 gram. ou 10 centim. cubes, comme je m'en suis assuré à maintes reprises en les mesurant et en les pesant. Je les ferme avec un bouchon de caoutchouc quand j'ai besoin de ma solution, je commence par remplir un de ces flacons jusqu'au goulot de la solution de sublimé, puis j'introduis 5 décigr. de chlorhydrate de cocaïne (exactement pesés) qui se dissolvent très promptement

SERINGUE A INJECTION

Ma seringue à injection diffère notablement, par sa forme intérieure de la seringue de Pravaz, mais, comme celle-ci, elle contient 1 gram. de liquide.

Elle se compose d'un cylindre de verre monté en caoutchouc durci ; son extrémité est contournée en S, et s'écarte d'environ 18 millim. de l'axe longitudinal de l'instrument, pour revenir ensuite dans la direction de cet axe avec la canule qui porte l'aiguille à injection. L'angle ainsi compris entre la canule et le prolongement du grand axe est de 30 à 35°, ce qui donne la possibilité d'injecter commodément sur la face linguale de la mâchoire.

Le haut de la seringue porte deux appendices recourbés pour l'application des doigts index et medius.

La tige du piston est graduée en 10 parties égales.

Quant aux aiguilles, elles sont aussi montées en ébonite et mesurent, les unes 20 millim., les autres 10 millim. de longueur, et l'extrémité tranchante seulement 2 millim.

Pour remplir l'instrument, ou en plonge l'extrémité dans le flacon contenant la solution; on a eu soin, au préalable, de bien nettoyer cette extrémité dans une solution phéniquée à 5 0/0. Ensuite on chasse les bulles d'air en pressant sur le piston, l'aiguille dirigée en haut, de manière à faire sortir 1 ou 2 gouttes de liquide.

MANUEL OPÉRATOIRE

La manière de procéder à l'injection est de la plus grande importance. J'insiste tout particulièrement là-dessus. Je fais l'injection seulement dans la gencive et j'évite absolument les replis qu'elle forme avec la membrane muqueuse buccale. Je lave d'abord soigneusement la gencive, autour de la dent à enlever, avec un tampon d'ouate imbibée d'une solution phéniquée à 5 0/0, puis je la dessèche afin de pouvoir m'assurer si par hasard le liquide injecté ne refluerait pas le long de l'aiguille.

Si ce fait a lieu, je fais aussitôt une nouvelle piqûre et une nouvelle injection.

Généralement, je fais 4 piqûres horizontales, le plus possible parallèles au bord de la gencive, et 4 verticales parallèles au grand axe de la dent. Je commence par piquer le feston gingival qui répond au côté *mésial* de la dent, en m'appliquant à maintenir l'instrument autant que possible parallèle au bord de la gencive, et j'injecte 1 ou 2 gouttes de ma solution de chlorhydrate de cocaïne à 5 0/0, solution dont 1 goutte pèse 0 gr. 1 du liquiae qui représente 0 gr. 005 de cocaïne.

Si la piqûre a été bien faite, c'est-à-dire ni trop superficielle, ni trop profonde, on voit nettement le trajet suivi par le liquide à la pâleur rapide de la muqueuse gingivale, pâleur qui, le plus souvent, s'étend bientôt, en suivant le collet dentaire, jusqu'au feston de la gencive qui répond au côté *distal*.

Je pique ensuite près du bord gingival *mésial* de la dent correspondante *distale*, mais toujours en restant parallèle au bord de la gencive. On peut alors voir la pâleur caractéristique s'étendre le long du feston gingival *distal*.

Je fais une troisième piqûre sur le feston *lingual-mésial* de la gencive et j'injecte du côté du feston *lingual-distal*.

Enfin, je pique sur le feston *lingual-distal* en dirigeant mon injection vers le pont gingival situé au-dessus de la cloison alvéolaire de la dent voisine. En procédant ainsi, la première piqûre seule est perçue dans la plupart des cas, les autres se faisant dans une gencive déjà anesthésiée.

On fait ensuite les piqûres verticales exactement dans le même ordre que les précédentes. Si l'une d'elles tombe sur un point insensible même dans la profondeur, on n'injecte plus rien, sauf dans le cas où la sensibilité réapparaîtrait à la piqûre suivante. Ces piqûres verticales sont donc en même temps des piqûres d'épreuve, confirmatives de l'anesthésie.

Je pratique l'extraction aussitôt après la dernière piqûre, empêchant ainsi, dans une forte mesure, l'absorption inutile de cocaïne.

J'ai employé de la sorte, dans ma clientèle depuis le mois de février 1887 (époque à dater de laquelle j'ai fait venir directement ma cocaïne de chez F. Merck, de Darmstadt), jusqu'en juillet 1889, 150 gr. de chlorhydrate de cocaïne exclusivement pour des injections sous-gingivales. Or, je dissous 0 gr. 5 de cocaïne dans 10 gr. de la solution de sublimé, et cette quantité me suffisant pour 10 injections, les 150 gr. de sel m'ont permis de faire *plus* de 3000 injections, car chaque injection n'exige pas 10 gouttes et, par suite, je calcule que j'ai pu faire 300 injections en plus.

Le nombre de mes injections depuis décembre 1886 jusqu'à

février 1887 est de 52 ; mais je n'en tiens pas compte dans ma statistique, parce que 20 ont été faites avec une solution de cocaïne à 20 0/0 et 32 avec une à 10 0/0.

INSUCCÈS ET SUCCÈS

Parlons maintenant des insuccès et des succès des injections de cocaïne. Au début de mes essais, le défaut d'expérience me fit rencontrer de grandes difficultés, tant au point de vue toxique qu'au point de vue anesthésique : au point de vue toxique, parce que le désir de réussir me conduisit à injecter au-delà de la quantité nécessaire ; au point de vue anesthésique, parce que je n'avais aucune base pour établir le pronostic favorable de l'anesthésie.

Mais après une expérience de 6 mois, mes succès furent tels que, sur 100 sujets, il y en avait tout au plus 10 qui n'étaient pas satisfaits ; ce chiffre est déjà en faveur de la cocaïne, car l'anesthésie par le protoxyde d'azote ne m'a jamais donné de meilleure proportion.

En ce qui concerne les phénomènes toxiques, les résultats s'améliorèrent aussi en raison de l'expérience acquise.

Déjà, avant d'interpréter comme tels tous les phénomènes auxquels donne lieu l'intoxication cocaïnique, j'avais eu souvent l'occasion, surtout lorsque la quantité de cocaïne injectée dépassait 0 gr. 05, d'observer un groupe de symptômes, qui me donnaient une idée de l'empoisonnement par la cocaïne. Tels sont : la dilatation pupillaire, la sécheresse de la gorge, des nausées, du vertige, des bourdonnements d'oreilles, le ralentissement et la faiblesse du pouls, qui se laisse facilement déprimer et peut même s'interrompre ; un ralentissement semblable de la respiration, l'anémie avec apparition d'une sueur froide sur le front, les mains et même sur tout le corps ; un sentiment de froid, des frissons plus ou moins violents, de la rigidité musculaire, de la défaillance, un état saporeux, la perte des forces allant jusqu'au collapsus.

Observons ici que, dans la syncope résultant d'une autre cause que la cocaïne, on trouve également la dilatation des pupilles et même le collapsus, mais qu'il suffit le plus souvent de mettre le sujet dans la position horizontale pour dissiper l'anémie du cerveau. Je ne songerais à une intoxication qu'autant que la sécheresse de la gorge et la rigidité musculaire apparaîtraient conjointement avec les autres symptômes de collapsus.

Les paroxysmes hystériques, les attaques d'hystéro-épilepsie ou

d'épilepsie pure peuvent offrir de la ressemblance avec les phénomènes d'empoisonnement cocaïnique.

Toutefois, dans cette intoxication, les convulsions cloniques et la
contraction pupillaire font absolument défaut.

J'ai vu jusqu'ici 4 paroxysmes hystériques évidents, qui furent
plus émouvants et plus inquiétants que les intoxications les plus graves. Dans trois de ces cas l'anesthésie étant incomplète, c'est la sensation douloureuse qui fut cause de l'apparition des convulsions. Dans
le 4°, la première piqûre de l'aiguille suffit pour provoquer des convulsions, d'abord aux extrémités inférieures, puis aux supérieures
avec du spasme de la gorge. Ici, il était impossible d'incriminer absolument la cocaïne.

J'ai observé une fois, chez une domestique, une attaque d'épilepsie
pure après une injection de 0 gr. 05 de cocaïne. Cette malade présentait des convulsions cloniques surtout aux extrémités supérieures,
ainsi qu'une contraction des pupilles. Elle ne répondait à nos appels
par aucun signe de connaissance. Apres avoir respiré du nitrite
d'amyle, ses pupilles se dilataient et se contractaient alternativement.
Ayant essayé une seconde fois le nitrite d'amyle, je fus obligé d'y
renoncer parce qu'il amenait toujours des convulsions toniques avec
dilatation des pupilles. Quand la malade revint à elle, j'appris qu'elle
était épileptique, et qu'elle craignait d'être surprise par une attaque
possible en venant chez moi.

Je n'ai rencontré jusqu'à présent qu'un seul fait d'intoxication po-
sitive offrant une gravité particulière, et encore était-ce tout-à-fait
au début, alors que je me servais de la solution à 20 0/0. Dans ce cas,
j'avais injecté 7 gouttes, représentant, à raison de 0 gr. 02 chacune,
14 centigr. de cocaïne. L'anesthésie fut complète, mais il survint un
collapsus énorme avec dilatation prolongée et continue [des pupilles.
Le nitrite d'amyle eut raison de l'anémie, mais provoqua !à sa
place des symptômes désagréables d'hypérémie qui allèrent jusqu'à
la cyanose, si bien qu'on dût en suspendre l'emploi. On donna une
grande quantité de cognac par portions successives, et, peu à
peu, la respiration et l'action cardiaque revinrent à l'état normal.

Cette malade réclama, pendant environ 3 heures, les soins les plus
vigilants, sans cependant avoir perdu connaissance un seul instant.
Elle répondait péniblement à nos questions, restait étendue sur le
divan comme paralysée, se plaignant de sécheresse de la gorge, de nausées, de vertiges et de bourdonnements d'oreille ; elle avait 48 pulsa-

tions et 18 respirations par minute. La peau était notablement froide.

Enfin un mieux sensible se produisit, et, au bout d'une heure, la malade put regagner sa demeure. C'est ce cas qui m'amena à réduire ma solution de 20 à 10 0/0.

Avec celle-ci, les accidents s'atténuèrent chaque fois au point que les sujets pouvaient s'en aller seuls.

Aujourd'hui, avec ma solution à 5 0/0, [c'est *par hasard* que je rencontre des malades se plaignant de sécheresse de la gorge et de nausées. Quant aux phénomènes de collapsus, ils sont très rares et on les fait disparaître en donnant un verre de vin rouge et en plaçant le sujet dans la position horizontale.

Je ne saurais fournir de meilleure preuve des heureux résultats anesthésiques que j'obtiens maintenant avec la solution à 5 0/0 qu'en disant que je recours exclusivement aux injections de cocaïne et que je les préfère au protoxyde d'azote, à l'emploi duquel j'ai complètement renoncé.

Depuis 1876 jusqu'à 1887, j'ai fait environ 1500 anesthésies par le protoxyde d'azote, tandis que depuis 1887 jusqu'à ce jour, j'ai pratiqué plus de 3000 injections, c'est-à-dire qu'en deux ans et demi mes anesthésies cocaïniques ont été plus du double de celles que j'avais faites en onze ans avec le gaz hilarant.

Ces chiffres sont le témoignage le plus concluant en faveur de la cocaïne. L'opinion des malades n'est pas non plus à dédaigner ; or, tous ceux à qui j'avais donné auparavant le protoxyde d'azote et que j'ai opérés depuis sous l'influence de la cocaïne s'accordent à reconnaître la supériorité de ce dernier agent.

Un de ses plus grands avantages, c'est ce que son effet anesthésique dure près de 10 minutes.

Voici, en terminant, comment je résumerais les résultats de mon expérience sur les injections de cocaïne :

1° Comme signes caractéristiques de la réussite de l'anesthésie, il faut placer en première ligne la blancheur de la gencive et son insensibilité même dans la profondeur ;

2° L'injection aura encore plus de chances de succès si elle est faite dans une gencive tuméfiée et hyperémiée ;

3° La durée de l'anesthésie est de 10 minutes ;

4° Les solutions à 5 0/0 sont suffisantes et le perfectionnement du manuel opératoire permettra même probablement de les abaisser à 3 0/0 ;

5° En règle générale, il ne faut pas injecter [plus de 0 gr. 05 en une seule séance ; en opérant à intervalles d'une demi-heure on peut répéter cette dose trois fois ;

6° Il faut faire le plus possible de piqûres et n'injecter chaque fois que le moins possible de cocaïne ;

7° Une fois les injections terminées, on doit procéder immédiatement à l'extraction ;

8° Quand on a plusieurs dents à enlever, il ne faut pas enfoncer l'aiguille au voisinage des plaies produites par les extractions précédentes pour éviter une trop grande absorption de cocaïne ;

9° Dans le cas où il surviendrait du collapsus, la position horizontale et l'administration de vin ou d'alcool seraient indiquées, mais je ne saurais recommander l'emploi du nitrite d'amyle ;

10° Dans les attaques hystériques, il est bon de donner de la glace ou de faire une injection de 10 gouttes d'une solution à 10 0/0 d'extrait aqueux d'opium.

M. Hugenschmidt, de Paris, présente des

CONSIDÉRATIONS SUR L'ACTION PHYSIOLOGIQUE ET LES ACCIDENTS DE LA COCAINE. MOYENS DE LES ÉVITER

La cocaïne ou l'un de ses sels est certainement un des meilleurs anesthésiques locaux que nous possédions en chirurgie dentaire.

Employée par la voie hypodermique, elle nous donne toujours des résultats très satisfaisants ; malheureusement son emploi présente quelques inconvénients, sous forme d'accidents généraux qui se manifestent dans certains cas, accidents qui ont effrayé et empêché nombre de nos collègues d'avoir recours à ce nouveau procédé, qui, cependant, avec quelques précautions, peut être employé, sans danger aucun.

Son mode d'emploi a été si souvent décrit que je me bornerai, dans cette communication, à n'exposer que l'action physiologique clinique de la cocaine, les accidents qui sont observés et la façon de les éviter autant que possible.

Deux sortes d'accidents se présentent :

1° Les accidents locaux.

2° Les accidents généraux.

Les accidents locaux sont excessivement rares et doivent être évités ; ils consistent soit en un sphacèle des tissus qui ont reçu l'injection, soit en une nécrose très limitée de l'alvéole dans la même région.

Ces accidents peuvent être évités par les moyens suivants :

1° La surface de la région dans laquelle on va faire l'injection doit être tout à fait aseptisée par un lavage préalable avec une solution antiseptique de bichlorure ou d'acide borique.

2° Il ne faut employer, pour l'injection, qu'une solution fraîche de cocaine, c'est-à-dire, n'ayant pas plus de trois quatre jours. Si on prépare la solution soi-même, il ne faut pas oublier de faire bouillir même l'eau distillée employée pour la solution.

Avec ces précautions élémentaires, j'ai fait une série de huit à neuf cents injections, et n'ai observé qu'un seul accident, une nécrose alvéolaire de la dimension d'une lentille au point d'injection, qui était placée au niveau de la paroi alvéolaire externe d'une dent de sagesse supérieure. Cet accident, je l'attribue à l'oubli de ma part d'avoir lavé cette région particulièrement septique avec une solution désinfectante et peut-être aussi à ce que l'injection a été faite, l'aiguille étant en contact avec l'os, ce qui produisit un décollement local du périoste.

Les accidents généraux que nous sommes appelés à rencontrer sont des syncopes partielles, vertiges, éblouissements, troubles de la respiration, de la circulation, de la calorification. Si la dose administrée est beaucoup plus forte que celle employée en chirurgie dentaire, qui est de 1 à 2 centigr. 1/2, on observera, outre les symptômes précédents, des convulsions tétaniques, contractures des bras, des jambes, du tronc, etc.

Les symptômes cardiaques et pulmonaires se présentent en même temps, ce sont : 1° Une accélération et une irrégularité des battements du cœur, le malade se plaint de palpitations ; 2° Une irrégularité, une gêne dans les mouvements respiratoires. La respiration devient pénible, saccadée, s'arrête momentanément : je l'ai vu présenter le type Cheyne-Stokes.

Si on laisse le patient tranquille pendant un certain temps, il ferme les yeux, paraît s'endormir, oublie de respirer, ses mouvements respiratoires sont suspendus pendant quelques secondes ; il se trouve à ce moment dans un état de somnolence, de semi-léthargie qui rappelle l'état cérébral observé à la suite d'une forte dose d'opium.

Cette suspension temporaire de la respiration, ainsi que les irrégularités observées, n'est pas due à une abolition de la volonté ; celle-ci reste intacte, car dès qu'on ordonne au malade de bien respirer, immédiatement sa poitrine se soulève et il prend une forte inspiration ; elle est due plutôt à une action directe du médicament sur le centre pneumo-bulbaire, le pneumogastrique est plus ou moins influencé, la sensibilité pulmonaire est diminuée, il y a interférence dans le reflexe respiratoire, le malade ne peut bien respirer que par l'intervention de sa volonté.

Les symptômes cardiaques indiquent aussi une influence sur le nerf inhibiteur cardiaque ou pneumogastrique.

Le trouble calorifique généralement observé est un abaissement de la température périphérique, par suite de troubles dans la circulation sous-cutanée, le malade a froid et désire être couvert ; il y a là une action probable de la cocaine sur les filaments vaso-constricteurs du grand sympathique, qui, en produisant une constriction des artérioles, amène une diminution dans la quantité de sang distribuée dans les régions cutanées et par conséquent, un abaissement de la température périphérique.

L'action de la cocaine sur le cerveau est celle qui nous intéresse le plus, car elle est la plus communément observée. En effet, les premiers symptômes indiqués sont d'ordre cérébral, le patient se plaint d'une sensation étrange dans la tête, d'un sentiment de vide, il a des vertiges, des éblouissements, les objets dansent devant ses yeux, il a l'air effaré, son facies est pâle, la sueur apparaît sur le front, il croit, il sent qu'il va se trouver mal, il passe alors dans cet état de somnolence, de semi-léthargie que nous avons indiqué précédemment. Tous ces symptômes indiquent clairement que nous sommes en présence d'une anémie cérébrale momentanée, produite par la cocaine ; cette action nous a été de plus confirmée par les observations cliniques suivantes :

Une jeune femme très anémique, à qui j'avais donné 2 cent. 1/2 de cocaine en injection, présente tous les symptômes cocainiques que je viens de décrire.

Un mois plus tard, ayant une nouvelle injection à faire, je m'efforçai de produire préalablement une hyperémie cérébrale physiologique, en faisant rire notre patiente pendant quelques instants ; je profitai des congestions faciale et cérébrale produites, pour faire mon injection, et aucun symptôme ne fut observé.

D'un autre côté j'ai noté que les personnes pléthoriques, qui ont un facies rouge congestionné, supportent beaucoup mieux les injections de ce médicament, même lorsqu'elles sont effrayées.

J'ai, de plus, employé la cocaïne en injection hypodermique faciale sur deux malades présentant des symptômes de congestion cérébrale par suite d'insolation ; l'injection de 2 centigr. de cocaïne fit disparaître en moins de cinq minutes tous les symptômes présents (congestion faciale, oculaire, éblouissement, vertiges, perte partielle de la connaissance, etc.)

Comme nous venons de le voir, l'action élective du médicament porte surtout sur le cerveau, c'est donc sur cet organe que nous devons diriger toute notre attention pour prévenir l'apparition de symptômes désagréables.

D'abord, il faut éliminer toutes les personnes qui se présentent à nous, et qui, voulant être traitées par la cocaïne, ont peur de l'opération ou de l'injection, il faut les renvoyer à une séance ultérieure.

L'action psycho-physiologique de la peur sur la circulation encéphalique est de produire une anémie cérébrale ; si donc on injecte de la cocaïne à une personne qui est sous l'influence d'une peur quelconque, il est évident qu'on augmentera les conditions déjà présentes, l'anémie cérébrale deviendra extrême et de sérieux accidents seront à redouter.

L'observation suivante, publiée dans le *Bulletin Médical* l'année dernière, montre l'influence de la peur sur le cerveau :

« Une dame d'une soixantaine d'années, très anémique, vint nous demander de lui injecter de la cocaïne, pour une opération dentaire douloureuse. Vu son état général, je refusai catégoriquement et d'autant plus que cette personne avait été prévenue par son médecin des accidents produits quelquefois par la cocaïne. Cette dame insistant et ne voulant pas quitter le cabinet d'opération, je lui fis une injection de dix gouttes d'eau distillée. En moins de 30 secondes, la malade se jette en arrière, les bras en l'air, en criant « je meurs » et elle s'évanouit pendant près d'une demi-heure. »

L'anémie cérébrale étant la cause principale des accidents qu'on observe, il s'agit de prévenir cet état, en produisant une hyperémie du cerveau avant d'introduire le médicament.

Le professeur Lépine, de la Faculté de Lyon, dans un très intéressant article, publié dans la *Semaine médicale*, a recommandé l'emploi du nitrite d'amyle en inhalations, immédiatement avant l'injection.

D'autre part M. Poinsot, professeur de l'Ecole Dentaire de Paris, a recommandé avec juste raison, l'emploi de la vaseline liquide au lieu de l'eau distillée pour faire la solution, cela, pour éviter l'absorption trop rapide de la cocaïne.

Dans notre pratique, si une personne, ajournée précédemment à cause de la peur, se présente de nouveau dans les mêmes conditions, je lui fais prendre deux cuillerées à bouche de cognac dans un quart de verre d'eau et la laisse attendre une demi-heure. L'alcool, en effet est un stimulant cardiaque, et cérébral certain ; son action est très rapide, car il passe avec une grande facilité à travers la muqueuse stomachale pour rentrer dans la circulation générale, d'où il a une action stimulante sur toutes les fonctions de l'organisme. Comme l'indiquent les tracés sphygmographiques, l'action de l'alcool sur le cœur se fait sentir au bout de dix minutes ; ce n'est qu'une demi-heure après environ, que son action est bien développée, les contractions ventriculaires sont plus accentuées, le pouls est plus fort. L'hypérémie faciale, ainsi qu'une légère excitation du cerveau, indique à la fois son action sur la circulation périphérique et sur la circulation cérébrale, le patient a chaud. Voilà donc le moment favorable de faire notre injection sans avoir à craindre les accidents généraux cocaïniques.

Une autre précaution, qui nous paraît très importante, c'est de ne pas opérer avant que l'anesthésie locale soit bien développée, ou encore lorsqu'apparaissent des symptômes d'intoxication ; il ne faut pas non plus prendre le malade par surprise ; quant à l'opération dentaire elle-même, elle doit être faite aussi délicatement que possible, sans employer de mouvements brusques, tout cela pour éviter le choc opératoire. Nous avons en effet remarqué que plusieurs de nos patients, qui immédiatement avant l'opération ne présentaient aucun symptôme cocaïnique, se laissaient aller immédiatement en arrière, dès que l'instrument était retiré de la bouche, en présentant des troubles cérébraux, circulatoires et respiratoires très marqués. Il y a là une action reflexe, qui doit être prise sérieusement en considération, car nous ne devons pas oublier que la majorité des accidents mortels par le chloroforme dans la pratique dentaire a été attribué à une anesthésie incomplète trop légère qui, en n'abolissant pas les reflexes superficiels, a permis la production, par l'intermédiaire de la cinquième paire, d'un reflexe mortel qui a arrêté le cœur, une syncope cardiaque.

Le traitement à opposer aux accidents cocaïniques est le suivant :

Le malade est placé immédiatement dans le decubitus dorsal ; si c'est un homme, son gilet doit être ouvert, ainsi que la ceinture du pantalon ; si c'est une femme, le corset doit être dégraffé, afin de donner libre action aux mouvements respiratoires.

On aura soin de ne pas laisser le malade tranquille, il faut lui parler, le questionner afin d'occuper son esprit, lui commander de respirer. Si, au bout de quelques minutes, le malade ne va pas mieux, on aura recours aux inhalations de nitrite d'amyle ou encore d'ammoniaque ; on donnera des grogs très chauds.

Si les symptômes s'aggravaient, ce qui est peu probable avec les doses employées en chirurgie dentaire, on ajoutera aux grogs 30 gouttes d'éther ou dix gouttes d'ammoniaque liquide qui sont des stimulants cardiaques très énergiques et très rapides. Finalement on emploiera les injections hypodermiques d'éther, d'alcool ou même de teinture de digitale.

M. le Dr DUNOGIER, de Bergerac. étudie

L'ANESTHÉSIE LOCALE PAR LA COCAÏNE.

Il arrive aux conclusions suivantes :

1° S'assurer de l'état du cœur et *surtout* des antécédents du sujet, au point de vue de la facilité plus ou moins grande avec laquelle il tombe en syncope et s'abstenir de l'injection, si l'on a des craintes, pour recourir soit au chlorure de méthyle, soit au simple badigeonnage, suivant les règles que nous donnions en 1885.

2° S'assurer par l'examen de la dent à extraire, de la douleur plus ou moins grande qui suivra l'extraction, *ce qui est presque toujours facile* à un praticien un peu exercé. — Cette douleur dépend généralement de l'état plus ou moins aigü de la périostite.

Commencer par une injection d'un centigramme, observer le faciès, faire causer le patient, tâter le pouls. Au bout de cinq minutes, appliquer le doigt sur la dent en appuyant un peu ; si la pression est encore très douloureuse et si le sujet ne paraît pas incommodé par cette dose de cocaïne, faire une nouvelle injection du même côté ou du côté opposé, peu importe, et ainsi de suite, jusqu'à ce que la douleur à la pression soit devenue supportable. A ce moment on pourra pratiquer l'avulsion, sans qu'il y ait une douleur trop vive, et c'est là tout ce que l'on doit rechercher ; car il est inutile de pousser l'anesthésie jusqu'à son extrême limite et d'aller, par exemple, comme cela nous est arrivé quelquefois, sans accident du reste, jusqu'à la dose de 20 à 25 centigrammes.

S'il s'agit d'une dent atteinte de périotiste, une injection d'un centigramme, un simple badigeonnage ou le chlorure de méthyle suffiront presque toujours.

3° *S'assurer de la bonne qualité de la cocaïne.* — Sans qu'il soit besoin de recourir à des expériences de laboratoire, en voici une très simple, qui ne nous a jamais trompé jusqu'à présent : badi-

geonner la gencive en laissant le coton imprégné de cocaïne dans la
dent ou simplement en contact avec la gencive ; au bout de dix à
quinze minutes le patient éprouvera à la langue une sensation d'é-
paississement, signe absolu de l'activité du produit.

4° La solution devra toujours être faite au moment même ; pour
cela on a, tout préparés, des paquets de quatre centigrammes ; on
prend un tube gradué ou, si l'on préfère, on remplit d'eau simple ou
d'eau distillée sa seringue de Pravaz ; cette eau est ensuite versée
dans un récipient quelconque, où l'on a préalablement jeté la cocaïne,
et reprise lorsque le sel est entièrement dissous. De cette façon, il n'y
a pas d'erreur possible ; on connaît exactement la force de sa solution ; on en injecte un quart, une moitié, suivant les indications données plus haut. Pour plus de simplicité, on peut introduire directement la cocaïne dans la seringue, l'emplir d'eau et laisser dissoudre.

Quant aux divers liquides phéniqués et autres, employés pour les
solutions, nous n'hésitons pas à les déclarer inutiles ou même dangereux.

Il nous resterait à indiquer une préparation que nous expérimen-
tons depuis trop peu de temps pour pouvoir en parler savamment.
Quelques médecins, pour combattre les effets nauséeux de la morphine, ont soin d'ajouter à leur solution quelques milligrammes de
sulfate d'atropine : c'est une précaution dont nous nous sommes très
bien trouvé. C'est par analogie que nous avons songé à faire entrer
dans nos solutions de cocaïne, et pour combattre certains effets de
celle-ci, une très faible quantité de strychnine ; mais, nous le répétons,
notre expérience est encore trop incomplète.

M. le Dr Dunogier, de Bergerac, étudie également

L'ANESTHÉSIE LOCALE PAR LE CHLORURE DE MÉTHYLE

Il s'en sert par la méthode du stypage dû au docteur Bailly, de
Chambly. Il résume ainsi les avantages et conditions de son emploi :

Le chlorure de méthyle rend d'excellents services dans la pratique
dentaire, lorsqu'il s'agit d'une extraction ordinaire et dans tous les
cas où l'on ne peut recourir à l'injection de cocaïne. Pour ceux qui
ont fait un long usage des pulvérisations d'éther et qui, par suite, ont
pu apprécier leur réelle valeur, il nous suffira de dire que le mode
d'action est le même, mais beaucoup plus rapide, plus facile à limiter, plus commode. Nous l'employons couramment et n'avons qu'à
nous en féliciter ; seulement nous répéterons ce que nous avons déjà
dit pour le précédent anesthésique, à propos des badigeonnages ; il

ne faut pas demander au chlorure de méthyle qu'il empêche toute douleur, dans les périostites suraiguës, par exemple, celles surtout où le protoxyde d'azote même était insuffisant. Il atténuera cette douleur dans de notables proportions et on n'aura jamais à regretter de s'en être servi.

Ceux qui voudraient l'employer ne devront pas perdre de vue que sa vaporisation est rapide et qu'il est inflammable, excessivement inflammable. Il faudra donc le tenir éloigné d'un bec de gaz ou d'une lumière quelconque, sans quoi on s'exposerait, comme cela est déjà arrivé à l'un de nos confrères, à voir le gaz prendre feu et faire sauter le siphon !

M. CARACATZANIS, d'Athènes, recommande

LE CHLORHYDRATE DE COCAÏNE COMME ANESTHÉSIQUE LOCAL

Il y a trois ans que j'ai commencé l'usage de la cocaïne comme anesthésique local pour l'extraction des dents. Je l'employais sous forme d'injections hypodermiques, dans la dissolution suivante :

Acide phénique...................... 25 centigrammes.
Chlorhydrate de cocaïne............... 1 gramme.
Eau distillée........................ 30 grammes.

Sur plus de *deux cents* dents que j'ai extraites, j'ai observé les faits suivants : anesthésie complète sur les dents de la mâchoire supérieure, anesthésie incomplète et même souvent nulle sur les dents de la mâchoire inférieure.

N'étant pas rassuré sur les effets de ce médicament, je n'ai jamais employé plus de *six* centigrammes pour chaque opération. Sur quelques sujets d'une constitution faible, je n'employais que *trois* ou *quatre* centigrammes, et, malgré cette faible dose, les sujets étaient souvent pris de nausées et d'attaques de nerfs, mais l'anesthésie était complète. Sur des sujets robustes et sanguins, *six* centigrammes sans succès, et régulièrement suivis de nausées.

Sur les nombreuses observations que j'ai faites je vous citerai les plus concluantes. Ayant à me faire extraire une grosse molaire du côté gauche de la mâchoire supérieure, je demandai qu'on m'injectât 4 centigrammes de chlorhydrate de cocaïne ; l'anesthésie fut complète et ne fut suivie d'aucun accident.

Un mois après je me faisais extraire la seconde grosse molaire du côté droit de la mâchoire supérieure, avec la même dose ; l'anesthésie fut incomplète et suivie de nausées et de tremblement dans les jambes.

Mlle X..., jeune fille robuste de 20 ans, me pria de lui extraire une grosse molaire du côté droit de la mâchoire supérieure. Je fis une injection de 4 cent. ; le succès fut complet et elle n'éprouva aucun malaise. Au bout de 6 mois elle revint me prier de lui extraire une grosse molaire du côté gauche de la mâchoire supérieure : j'employai une solution de 3 centigr. Anesthésie nulle, à peine l'absorption avait-elle eu le temps de se faire qu'elle fut prise d'une pâleur extrême de douleurs aiguës dans les jambes et de tremblements convulsifs. Je lui fis des injections sous-cutanées d'éther et le malaise cessa quelques instants, puis reparut pour ne la quitter qu'au bout de trois jours.

M. L..., 50 ans, vint chez moi pour se faire extraire une dent de sagesse de la mâchoire inférieure gauche. Comme la dent était ébranlée, je ne fis qu'une injection de 1 centigramme, mon client pâlit et m'avoua éprouver un malaise extraordinaire.

Je fis une injection d'éther et le malaise disparut.

Trois heures après, le fils de M. L. vint me prévenir que son père était tombé par terre sans connaissance et que les médecins désiraient savoir quel médicament j'avais employé en ajoutant que M. L..., courait un grand danger.

Je recommandai des injections sous-cutanées d'éther et j'appris peu après que mon client était complètement rétabli. Découragé de tant d'insuccès et d'accidents, j'ai complétement renoncé à l'emploi de la cocaïne.

DISCUSSION

M. Thuillier de Rouen. — On administre la cocaïne à plusieurs doses et par des procédés différents. Nous en avons eu l'exemple à la clinique de ce matin, à l'École dentaire de Paris. Mlle X..., 2 centigrammes 1/2, opérée après cinq minutes, a une syncope prolongée. M. le Dr Bleischsteiner opère de suite, pas d'accident. M. Chauvin, 2 centigr., opère après cinq minutes, pas d'accident. Comment expliquer qu'en injectant 1 centigramme et en opérant de suite, comme M. Bleischsteiner, on obtienne l'anesthésie tandis que quelquefois, après une injection de 2 centigrammes et une attente de cinq minutes, on n'obtient rien du tout ? Je ne me l'explique pas mais, avant de donner ma confiance à la méthode qu'on nous a présentée ce matin, je voudrais d'autres exemples semblables. Il y a certes beaucoup à faire avec la cocaïne, mais il faut être très prudent dans son emploi et ne jamais atteindre cinq centigrammes : commencer par un, aller à deux quand il y a quatre minutes que le patient a absorbé le premier, puis pousser même jusqu'à trois sans aller au-delà.

Quant au mode d'administration, je ne suis pas de l'avis des opérateurs de ce matin. Je suis partisan de la solution préparée à l'avance, le procédé des petits paquets étant très défectueux, car on pèse difficilement un centigramme. Vous n'ignorez pas d'ailleurs que le pharmacien pèse en une fois les 10 centigrammes et les divise à l'œil en dix paquets forcément inégaux. En préparant la solution vous avez également de la perte dans le papier, dans le verre, dans la seringue.

Je crois aussi qu'on doit injecter le moins possible de liquide, car si on vide la seringue, l'aiguille peut être mal ajustée et une portion de la solution ne pénètre pas dans la muqueuse.

En résumé, une solution d'un gramme de chlorhydrate de cocaïne pour 6 grammes d'eau distillée remplit la seringue au tiers : chasser l'air avec deux ou trois gouttes, arrêter le piston à un trait quelconque, descendre la petite roue du piston à un trait suivant pour avoir un centigramme de médicament me paraît le meilleur mode d'administration.

Quant à croire à l'administration de cinq centigrammes sans accidents, je ne le puis.

M. SCHWARTZ, de Nîmes. — Je demanderai à M. Bleischsteiner s'il opère toujours immédiatement ou s'il attend parfois quelques minutes.

M. BLEISCHTEINER. — J'opère toujours immédiatement.

M. CHAUVIN. — Il est certain que les doses employées par M. Caracatzanis étaient trop élevées.

M. CARACATZANIS, d'Athènes. — M. Chauvin m'a reproché d'avoir employé 6 centigrammes. Ce n'est qu'au début de mes expériences ; je suis descendu ensuite jusqu'à 1 centigramme et parfois mes malades éprouvèrent un malaise extraordinaire. Les effets de la cocaïne dépendent surtout du tempérament du malade.

M. MOUSIS, de Pau. — L'emploi d'une solution d'acide phénique en injection hypodermique a les mêmes effets anesthésiques que la cocaïne.

M. le Dʳ ABONYI, de Buda-Pesth, fait une communication sur

LE BROMURE D'ÉTHYL

Ses expériences ont porté surtout sur son action cardiaque. Il dit : Concernant mes observations sur l'éthyl bromhydrique, je ne veux mentionner, tout d'abord, que l'influence de ce remède sur le centre de la circulation.

Les traits principaux des expériences que j'ai faites sur quelques animaux dans l'institut de M. le docteur Hogyes, professeur de pathologie et de thérapeuthique générale à l'université de Buda-Pesth, sont les suivants. Pour observer bien exactement la fonction du cœur, je me suis toujours servi de la même méthode, l'excision du sternum de deux grenouilles (cela pour chaque expérience); puis, j'attendais de dix à quinze minutes, afin que l'agitation du cœur après l'opération fût terminée. Après avoir narcotisé l'une d'elles par l'inhalation de l'éthyl bromhydrique (0,3 gr.), j'ai comparé la fonction du cœur de la narcotisée à celle de l'autre. Les ayant observées pendant une heure, je ne remarquai aucune différence entre elles : la qualité de la fonction, c'est-à-dire la contraction du cœur plus ou moins forte ou faible, le nombre des contractions, ne montraient aucune déviation clairement perceptible. Le même résultat négatif fut constaté après l'injection sous-cutanée de ce remède. En détruisant le système nerveux central, et faisant l'injection hypodermique de 0,5 grammes à une des grenouilles, aucune différence entre la fonction des deux cœurs ne put être autrement observée.

Sur la fonction du cœur des animaux à sang chaud et la respiration en général, je ferai un rapport à l'occasion de ma communication au Congrès.

DISCUSSION

M. le Dr Iszlaï de Buda-Pesth. — Dans les expériences faites à l'Institut dentaire de Buda-Pesth et dans mon laboratoire par M. Abonyi, le succès a été constant.

M. Lehr, de Buchsweiler. — J'ai employé également le bromure d'éthyl et j'en ai eu de bons résultats.

Communications diverses

M. Lecaudey dépose un manuscrit intitulé :

DU CHOIX DES ANTISEPTIQUES EN CHIRURGIE DENTAIRE.

Ayant depuis quelque temps l'intention de faire une étude comparative sur la valeur des antiseptiques employés jusqu'à ce jour en art dentaire, je n'ai pas rencontré, dans les travaux excellents à tous points de vue que j'ai eu l'occasion de parcourir, tous les renseignements que j'aurais désirés à propos des indications. Il m'a semblé qu'on avait surtout envisagé la question d'un côté, et qu'on s'en était tenu un peu trop à l'expérimentation.

Tel antiseptique détruit plus vite que tel autre les micro-organismes dans un liquide de culture, voilà ce qui est facile à constater. Mais, après une telle constatation, on n'a pas le droit de conclure que le premier est toujours, dans tous les cas, préférable au second. Ce n'est pas le moment d'esquisser l'histoire critique des applications que nous avons faites jusqu'ici de l'antisepsie et des services qu'elle nous a rendus. Il me semble pourtant qu'en admettant — ce qui parait bien prouvé aujourd'hui — que bon nombre des affections auxquelles nous avons affaire soient de nature parasitaire, il faut, pour instituer une thérapeutique rationnelle, tenir compte :

1° De la nature du parasite ;

2° Du terrain dans lequel il se développe (milieu de culture).

C'est à la microbiologie de résoudre les questions qui touchent au premier point. En tenant compte des données qu'elle nous fournit, on arrive sans trop de peine par l'expérimentation à savoir quelle substance détruit le plus sûrement et le plus vite un *schizomycète* donné. Mais on ne peut rien apprendre du milieu sans l'observation clinique.

Le praticien doit pourtant se préoccuper sérieusement de ce milieu au point de vue thérapeutique. Le rendre réfractaire à l'insulte du microbe spécifique, l'aider à réparer les désordres que celui-ci a produits, ce sont là deux moyens de guérir.

J'ai l'intention de présenter, dans cette communication, quelques considérations très brèves sur ce dernier point.

La manière dont s'effectue l'ensemble des échanges organiques, qui constitue ce qu'on appelait autrefois le tempérament ou la constitution, donne souvent à un même processus morbide des allures et un aspect si disparates qu'on est tenté de croire à des maladies distinctes. Nous savons tous combien diffèrent la marche et les accidents des caries chez les gens robustes et chez les sujets débilités, profondéments anémiques, scrofuleux ou tuberculeux de longue date.

Il m'a semblé que ces conditions qui modifient la marche même des affections devaient constituer une indication pour le choix des moyens dirigés contre elles. Il est en effet rationnel d'admettre que les médicaments qui, administrés par voie gastrique, peuvent être utiles dans un état constitutionnel déterminé, le seront également lorsqu'ils seront mis en rapport avec les tissus. Depuis plusieurs années, j'ai toujours tenu compte de ces considérations dans ma pratique et je n'ai eu qu'à m'en louer.

Si l'antisepsie est nécessaire pour un patient pléthorique, chez lequel la moindre irritation amène des poussées congestives, j'ai recours de préférence au chlorure de zinc et à l'acide phénique, parce qu'ils exercent une action révulsive, manifeste, en même temps qu'ils agissent comme antiparasitaires. Quand, au contraire, je me trouve en présence d'une personne à téguments pâles, à tissus flasques, à susceptibilité ganglionnaire attestée par des cicatrices ou des indurations sous-maxillaires, je me garde bien d'ajouter à l'irritation spontanée, déterminée par la maladie, une irritation thérapeutique, même légère. Il existe dans les cas dont je parle, du lymphatisme, du scrofulose, de la tuberculose, peut-être les trois à la fois, car il est possible que ces états ne soient que des manières d'être différentes d'une même diathèse. Je crois que le meilleur choix à faire, c'est celui d'un agent dont l'usage interne ou externe serait indiqué s'il n'existait rien du côté du système dentaire ou de la muqueuse buccale ; je préfère l'iodoforme ou l'iodol : appliqués avec persévérance, ils donnent des résultats excellents. Je n'en citerai ici qu'un seul cas :

M. E..., 28 ans, ayant éprouvé antérieurement différentes manifestations du côté du système lymphatique, vient me trouver pour des abcès ; l'un ayant décollé la gencive, l'autre la fibro-muqueuse de la voûte palatine. Ces abcès partaient de la petite incisive supérieure droite, cariée depuis longtemps. Le malade ne voulait à aucun prix que cette dent fût enlevée (elle avait été extraite antérieurement et réimplantée). J'incisai largement et, afin d'empêcher la réunion immédiate des bords, je mis, dans le foyer des abcès, de petites mèches de soie aseptique. Pendant quize jours, je fis régulièrement tous les jours des injections d'éther iodoformé dans le foyer ; la suppuration s'arrêta ; la dent ébranlée se raffermit ; malheureusement elle fut brisée six mois plus tard à la suite d'un accident. Je la limai jusqu'au niveau du bord alvéolaire, et après avoir foré la racine, fait des injections d'éther iodoformé dans sa cavité, et fait appliquer de petites compresses iodoformées sur la gencive, j'ai pu ajuster une dent à pivot qui n'a jamais occasionné le moindre accident, depuis sept mois qu'elle est en place.

Si, au lieu d'un scrofuleux ou d'un tuberculeux, je me trouve en présence d'un syphilitique, je dirige mon antisepsie dans un sens différent. Cette fois, c'est le bichlorure de mercure que je préfère.

A la suite d'une nécrose de l'alvéole, d'origine spécifique, survenue chez un de mes clients, M. N..., âgé de 55 ans, j'ai fait, après l'enlèvement du séquestre, des injections d'une solution de sublimé au 1000e.

Au bout d'une dizaine de jours, la cicatrisation étant complète et régulière, je pus placer un appareil.

M. V..., âgé de 55 ans, présentait une nécrose de même nature à la partie centrale de l'apophyse palatine du maxillaire supérieur. Après l'enlèvement du séquestre, il restait une solution de continuité mettant en communication la cavité buccale et les fosses nasales ; je fis quelques injections de sublimé et. les jours suivants, comme l'aspect des bords de l'ulcération était excellent, je remplaçai le sublimé par du chlorure de zinc, je fis un appareil provisoire pour rapprocher les bords; au bout de deux mois, la cicatrisation était complète.

De ces faits, je crois pouvoir conclure :

1° Que, dans le choix des antiseptiques, il faut tenir compte non seulement de l'état local, mais encore de la constitution et de l'état général du malade.

2° Le chlorure de zinc et l'acide phénique sont utiles surtout chez les individus robustes, sans diathèses ni tares organiques.

3° L'iodoforme et l'iodol sont préférables chez les scrofuleux ou les tuberculeux.

4° Pour les syphilitiques, le meilleur antiseptique qu'on puisse employer est la solution de sublimé au 1000°.

M. Hugenschmidt traite la question de l'

IMPLANTATION DES DENTS

L'inplantation des dents est une opération, qui a été introduite en chirurgie orale, il y a quelques années, par le Dʳ Younger, de San-Francisco.

Elle consiste à faire un nouvel alvéole, dans la partie alvéolaire du maxillaire, dans laquelle on fixe une dent qui a été enlevée plusieurs mois ou plusieurs années auparavant.

Cette méthode a pris tout de suite une grande extension aux Etats-Unis, où elle a été pratiquée sur une grande échelle et avec succès par MM. Kirk de Philadelphie, R. Ottolengui de New-York et G. C. Curtis de Syracuse.

En Europe les praticiens dentaires se sont montrés beaucoup plus réservés à l'égard de ce nouveau procédé. En effet, sauf les communications du Dʳ Cunningham en Angleterre et de M. Meng en France, la littérature dentaire de ce côté de l'Atlantique ne contient que de très rares allusions à ce sujet.

Ce n'est qu'en février 1888 que je me suis décidé à employer cette méthode et jusqu'en juillet de la même année j'ai fait une série de sept implantations dont voici les observations résumées ainsi que les résultats :

1° En février 1888. — Jeune fille; tempérament nervo-lymphatique, implantation d'une seconde bicuspide droite inférieure. La dent implantée avait été enlevée une ou deux années auparavant. La ligature fut maintenue pendant huit jours, résultat parfait, dent très solide.

2° En avril. Pour la même personne. Implantation d'une première bicuspide gauche supérieure. Dent implantée, vieille. Les ligatures furent enlevées au bout de dix jours, la dent étant très solide. Trois semaines après, elle commença à remuer, elle fut ligaturée de nouveau pendant quelques semaines, mais comme elle ne se consolidait pas, je me décidai à l'extraire. L'examen microscopique de la dent montra que les deux tiers supérieurs de la racine étaient complètement noirs, sans autre trace de nécrose.

Un mois après cette extraction, je tentai une nouvelle implantation dans ce même alvéole. Je fus d'abord obligé d'enlever une partie des tissus partiellement ossifiés, qui avaient rempli la cavité artificielle. Malgré toutes les précautions antiseptiques prises, cette dent eut le même sort que la précédente. J'ai compté dans mon total des cas ces deux tentatives comme deux insuccès.

3° Jeune homme. Parfait état de santé. Implantation d'une centrale supérieure gauche. La dent implantée avait été enlevée, il y avait au moins vingt-cinq ans, et conservée depuis dans l'alcool, sa racine était complètement noire. Elle fut maintenue en place pendant trois semaines environ et devint très solide.

4° En mai. Dame, 35 ans. Implantation d'une première bicuspide supérieure gauche. Ligatures enlevées quinze jours après l'opération la dent étant très solide. Quelque temps après, un jour, pendant la mastication, la malade ressentit un craquement, la dent devint branlante ; je suivis ce cas pendant quelques semaines, la dent devenant toujours de plus en plus mobile. Cette personne quitta Paris en juillet 1888, et j'étais convaincu que la dent avait dû tomber depuis longtemps, lorsqu'en juillet dernier je fus surpris de la trouver très ferme et très solide.

5° Jeune homme. État physique excellent. Implantation d'une canine gauche inférieure. La dent implantée était très vieille. Elle fut maintenue en position pendant trois semaines et devint très solide.

6° Dame. Tempérament nerveux. Implantation d'une première bicuspide droite supérieure ; dent maintenue en place pendant trois semaines, la ligature fut enlevée, la dent étant très ferme ; quelques jours après cependant, elle commençait à remuer ; mais je dus laisser partir cette dame dans ces conditions après avoir de nouveau ligaturé la dent. J'ai revu cette patiente au commencement d'août : la dent était très ferme.

Pour les opérations que nous venons de décrire, le manuel opératoire et la préparation de la dent à implanter ont été les suivants :

Je dois dire d'abord, que je n'ai jamais employé de dents fraîches, je me suis contenté de dents qui avaient été extraites un nombre indéterminé d'années auparavant et conservées dans l'alcool.

Pour éviter tout danger d'infection de la part de ce corps étranger, introduit dans une partie vivante de l'organisme, la dent doit être absolument neutralisée. La cavité pulpaire de chaque dent à implanter est largement ouverte à l'extrémité de la racine, puis cette dent est placée dans une solution de bichlorure 1/1000 ou 1/2000 pendant une période d'un mois environ. Le jour précédant l'opération, la cavité pulpaire est obturée soit avec de l'or ou de la gutta-percha, puis la dent est replacée dans la solution de sublimé. Le lendemain, une demi-heure environ avant d'opérer, la dent est mise dans une éprouvette contenant de l'eau stérilisée et maintenue à la température du corps entre 37 et 38° centig., elle est alors prête à être insérée.

Pour la bouche, les dents doivent être bien nettoyées quelques jours avant l'opération, tout le tartre doit être enlevé soigneusement ; puis on recommande au patient de se rincer et de se brosser la bouche plusieurs fois par jour avec une solution d'acide borique au 1/40 ou de bichlorure au 1/4000.

Au moment d'opérer, la bouche est de nouveau brossée avec une solution de sublimé. Cela étant fait, on donne une injection de 2 centigr. 1/2 de cocaïne à la partie interne et externe de la gencive, ce qui produit une insensibilité complète de la région.

Le premier temps de l'opération consiste à exposer le maxillaire ; pour cela, on enlève, soit au bistouri ou avec le couteau circulaire du tour de White, un disque de gencive, ayant une circonférence à peu près égale au collet de la dent ; le périoste est ensuite repoussé de chaque côté.

Le second temps comprend la formation du nouvel alvéole. L'os est attaqué au moyen d'une grosse vrille ajustée sur le tour, le tissu osseux se laisse facilement pénétrer ; lorsque nous arrivons à une profondeur équivalente à la longueur de la racine à implanter, nous employons des fraises d'un diamètre de plus en plus fort pour confectionner l'alvéole. Chaque fois que la vrille ou la fraise est retirée (et cette dernière doit l'être à chaque moment, car le tissu osseux adhère intimement à l'instrument) de la plaie osseuse, celle-ci est soigneusement lavée avec de l'eau stérilisée, une solution de bichlorure ou d'eau oxygénée.

Lorsque l'alvéole artificiel est jugé suffisamment grand, la dent est sortie de son éprouvette et essayée jusqu'à ce que l'adaptation soit parfaite. La dent est alors fixée en position, soit par des ligatures aux dents voisines ou mieux avec un appareil en caoutchouc vulcanisé, qui a été préalablement construit.

La dent étant en place, il faut recommander au patient de ne pas mastiquer avec sa nouvelle dent ; de plus, il faut l'obliger à se rincer la bouche le plus souvent possible et surtout après les repas avec de l'eau boriquée ou une solution au $\frac{1}{4000}$ de sublimé. Au bout d'une huitaine de jours la dent doit être solide, mais il vaut mieux cependant maintenir l'appareil contentif en place pendant une période de trois à quatre semaines, temps nécessaire à la consolidation d'une fracture du maxillaire par exemple.

Si l'opération a été bien faite, le résultat immédiat est des plus satisfaisants. Mes deux insuccès, je les attribue tons deux à une faute opératoire de ma part, j'ai fait l'alvéole trop grand, ce qui a laissé un certain espace entre la dent implantée et la nouvelle paroi alvéolaire, espace où les micro-organismes pathogènes, qui infectent la cavité buccale, ont pu se développer à leur aise.

D'un autre côté, si le patient ne veut pas se donner la peine d'entretenir sa bouche dans un état aseptique aussi complet que possible, au moyen des solutions antiseptiques recommandées, sommes-nous responsables des insuccès qui peuvent en résulter ?

Certains praticiens des Etat-Unis, qui font de l'implantation une pratique courante, semblent attacher une grande importance à la présence, sur la dent à implanter, du périoste dentaire ; ils croient ce tissu absolument nécessaire pour la réussite de l'opération. D'après nos observations, il nous semble que le périoste joue un rôle bien passif, pour ne pas dire nul, dans la consolidation de la dent ; car chacune des dents que nous avons implantées a eu la surface de sa racine absolument nettoyée de tout tissu membraneux. Quant à la question de la régénération ou revivification de ce périoste adhérent, lorsque la dent a été extraite depuis plusieurs mois et même plusieurs années, comme l'ont admis certains auteurs, M. Younger en particulier, elle nous paraît tout à fait insoutenable.

Une autre question très intéressante a été et est encore aujourd'hui : comment la dent se consolide-t-elle, comment est-elle fixée ? Est-ce par union vitale, par ankylose ou par un moyen mécanique ?

Quelles sont les conditions présentes ? Nous avons une plaie osseuse faite dans un tissu absolument normal, dans cette plaie osseuse on introduit un corps étranger tout à fait aseptique. Il est incontestable que la dent qui a été extraite depuis un nombre x d'années n'est pas autre chose qu'un corps étranger. Celui-ci qui n'a aucune vitalité est donc un corps tout à fait passif à l'égard du travail de cicatrisation, travail qui appartient exclusivement au tissu osseux.

Comment ce tissu osseux se répare-t-il ? D'après les conditions présentes, conditions aseptiques, nous pourrions observer tous les phénomènes d'une ostéite simple, c'est-à-dire les canaux de Havers, les canalicules osseux qui auront été ouverts pendant l'opération, auront une tendance à s'agrandir par suite de la résorption de la matière osseuse des parois de ces canaux et par le développement de la moelle qu'ils contiennent ; cette moelle contribue à la formation des bourgeons charnus qui viendront obturer complètement l'espace compris entre la racine de la dent et la partie sectionnée du maxillaire. La racine se trouve donc alors entourée d'un tissu à l'état embryonnaire ; bientôt, cependant, ce tissu sera traversé par des projections ou travées osseuses qui, partant de l'os ancien, viennent remplacer graduellement le tissu d'origine inflammatoire. La racine de la dent sera alors encerclée par adaptation exacte de l'os nouveau autour de la racine de la dent et non par union osseuse directe ou par amalgamation, pour ainsi dire, des deux surfaces en contact.

Quant au résultat éloigné de l'opération, on a remarqué qu'un grand nombre de dents implantées disparaissaient, étaient rejetées par résorption des racines, tandis que d'autres restaient fermes après plus de quatre années d'insertion et ne présentaient aucun signe de réaction inflammatoire.

L'un ou l'autre de ces résultats éloignés dépend, croyons-nous, absolument de la condition physique de l'individu.

En effet, si nous opérons sur un patient qui est, au moment de l'opération, dans un état de santé parfaite, le résultat immédiat sera excellent ; mais si, d'autre part, cette même personne est sujette de temps en temps à des troubles passagers qui portent atteinte à la nutrition générale, tels que les fièvres paludéennes, il est certain qu'à un de ces moments la dent implantée sera le point vulnérable de l'organisme, le *locus minoris resistentiæ* du professeur Verneuil, et c'est vers lui, que se concentreront tous les phénomènes de réaction inflammatoire. J'ai eu l'opportunité d'observer le cas suivant qui démontre clairement cette influence.

Un docteur en médecine se fit implanter deux bicuspides gauches supérieures par un des plus adroits opérateurs de New-York ; au moment où cette opération fut faite, le patient se trouvait en parfait état de santé, aussi le résultat immédiat fut-il admirable. J'eus l'avantage de voir le résultat de cette opération, en 1886, à Philadelphie. En 1887, ce médecin vint en Europe et il me fut permis de constater que les dents étaient très saines et très solides. Pendant l'hiver de 1887-1888 il fut atteint d'un zona frontal avec complication, puis plus tard, il présenta quelques symptômes d'une affection hépatique qu'il avait contractée pendant son séjour dans un pays où régnait la malaria. Je le vis de nouveau quelques temps après sa maladie, en août 1888, et je fus très surpris de trouver les deux dents tout à fait branlantes ; quelques semaines après, je les cueillais avec les doigts. L'examen macroscopique nous démontra une résorption très avancée des deux racines qui baignaient dans le jus ; une résorption similaire apparemment à celle que nous observons sur les racines des dents temporaires.

D'autre part, si l'opération a été faite chez un homme bien portant, chez qui les accidents légers de tous les jours guérissent rapidement et n'ont pas de tendance à s'enflammer, sur un tel sujet la réaction inflammatoire et la formation osseuse se feront d'une manière tout à fait normale, physiologique. Cette dent implantée se trouvera donc entourée par de l'os nouveau, mais n'en restera pas moins un corps étranger, aussi, l'économie en disposera-t-elle comme elle le fait toujours avec les corps étrangers qui pénètrent dans un organisme normal et y sont retenus, c'est-à-dire par enkystement ; mais dans ce cas, il y aura enkystement osseux, sclérose osseuse de la partie de l'os immédiatement en contact avec la dent, cette partie deviendra plus dense, par suite de la disparition de la matière organique qui sera remplacée par de la substance osseuse, il y aura ostéite condensante et la dent pourra être ainsi préservée indéfiniment.

Nous avons un exemple de cet enkystement osseux sur les préparations anatomiques de chirurgie militaire, qui présentent des balles retenues dans les os pendant de longues années, sans donner nais-

sance à aucun symptôme désagréable. Si nous examinons ces prépa-
parations, nous trouverons que le tissu osseux *immédiatement* en
contact avec la balle est tout à fait compact, condensé, si on le compare aux régions voisines. Il s'est formé là un enkystement osseux,
qui a isolé ce corps étranger du reste de l'organisme, et a aussi permis
sa rétention pendant une période de temps illimitée.

Comme conclusion, je crois pouvoir affirmer que l'implantation
des dents est appelée à rendre de réels services dans certains cas, à
la condition de ne pas faire cette opération sur toutes les personnes
qui se présentent et de bien choisir son terrain opératoire.

DISCUSSION

M. MENG, de Paris. — J'ai opéré des implantations deux fois, en
mars et en avril 1886, et j'ai réussi. Deux ans après, la première
dent est tombée. Quant à la deuxième, elle tient encore et ma patiente a été examinée ce matin à la séance clinique du Congrès, à l'E-
cole dentaire de la rue Rochechouart.

M. SCHWARTZ, de Nîmes. — Des opérateurs ont réussi, mais prétendent qu'il faut connaître la vitalité du cément avant de pratiquer
l'implantation ; d'autres prétendent qu'une dent sèche peut être parfaitement greffée.

M. CUNNINGHAM, de Cambridge. — J'ai fait huit opérations d'implantation, de novembre 1887 à août 1889, et les résultats sont sur ce
tableau. Je ne crois pas que ce mode de greffe soit une opération
vraiment recommandable, mais plutôt une expérience. Tout le monde
ne doit pas la tenter parce qu'on peut se faire un grand tort.

Un article du *Cosmos* prétend que, sur 100 implantations, il y a une
proportion de 15 insuccès ; comme on n'indique pas depuis combien
de temps les dents sont implantées, je crois que le nombre ira rapidement en s'accroissant.

On a parlé d'expériences sur les animaux. Vous pouvez en faire ici,
mais en Angleterre nous ne le pouvons pas, ou, du moins, très difficilement. Comme j'ai pu en obtenir l'autorisation, j'ai fait 167 implantations sur des chiens, mais ce n'est point aisé, l'animal irritant
ensuite la dent greffée. Je n'ai implanté que des dents fraîches.

M. Hugenschmidt dit que le succès de la greffe dépend en grande
partie de la nutrition générale ; je n'en crois rien et ne partage pas
son avis.

M. le Dr ETCHEPAREBORDA, de Buenos-Ayres, traite l'

INFLUENCE DU RHUMATISME SUR LA PRODUCTION DES MALADIES DE LA BOUCHE ET PARTICULIÈREMENT DU SYSTÈME DENTAIRE.

Il paraît difficile aujourd'hui de méconnaître les relations du rhumatisme et de certaines affections buccales ; il est aussi difficile de nier l'importance que présente l'étude de ces relations ; plus nous allons, plus la pathologie tend à devenir rationnelle, plus la thérapeutique tend à devenir causale. Le temps des maladies essentielles et des médications symptomatiques est fini ; les localisations des processus réclament des interventions spéciales ; personne ne songe à traiter la bouche comme le tube digestif, l'articulation temporo-maxillaire comme celle du genou. Mais si, en dehors et au-dessus de ces localisations, il existe une même cause générale capable de les provoquer et de les entretenir, il ne faut ni la perdre de vue, ni la négliger.

Le rhumatisme peut-il retentir sur la bouche et en particulier sur le système dentaire ? S'il y retentit, quelles manifestations présente-t-il ? Quel ordre doivent occuper ces manifestations dans la chronologie des accidents de même origine ? Telles sont les questions qui s'imposent dès qu'on aborde cette étude. Elles en comportent d'autres qu'il n'est pas possible de résoudre à l'aide de l'observation seule.

Rhumatisme est un terme bien vieux et bien vague. On l'applique à une maladie fébrile aiguë qui retentit profondément sur l'organisme, qui touche les glandes séreuses viscérales, tue souvent par la gravité de ses déterminations ou par hyperthermie, qui se comporte en un mot comme la plupart des pyrexies infectieuses ; on l'applique aussi aux arthrites mono-articulaires, aux douleurs erratiques : les arthropathies d'origine blennorrhagique sont rattachées au rhumatisme. Le terme est si compréhensif qu'on arrive à se demander si, véritablement, on ne l'a pas appliqué à des processus de différents ordres. On n'est même pas fixé sur les tissus qu'il touche primitivement. Il nous a semblé qu'il était indispensable de faire précéder l'étude que nous allons entreprendre, sur des déterminations buccales et particulièrement dentaires, des considérations générales sur la nature et le siège de manière à ce quelles puissent nous servir d'introduction.

I. NATURE DU RHUMATISME

On disait, au siècle dernier « quo la douleur de rhumatisme était causée par la redondance ou la qualité peccante des humeurs qui s'amassent et croupissent dans les vaisseaux capillaires des tuniques et des membranes qu'elles distendent, picotent et corrodent ; on ne doit point douter que ces causes ne contribuent à la production du rhumatisme et de la goutte ».

Malgré l'abandon de ces doctrines surannées, il existe toujours ue théorie humorale. Le rhumatisme tiendrait à une altération des liquides organiques ayant pour caractéristique la présence dans le sang d'un acide en excès. Les auteurs ne sont pas d'accord sur la nature de cet acide : pour les uns, c'est l'acide urique, pour les autres l'acide lactique. Parmi les partisans de la première hypothèse, il faut ranger M. Jaccoud. Pour lui, le rhumatisme et la goutte représenteraient deux degrés différents d'une même maladie. De telle sorte que le sang des rhumatisants renfermerait un peu moins d'acide urique que celui des goutteux, et un peu plus qu'il n'en renferme à l'état physiologique. Cette opinion est rejetée par la plupart des auteurs qui se sont occupés de la question.

L'urée est en quantité normale dans le sang d'individus souffrant de rhumatisme articulaire aigu. Il eût été bien difficile, d'un autre côté, de concilier l'idée d'un excès d'acide urique coïncidant avec le type de la fièvre angioténique et un état phlegmasique. Dans les accès de goutte, chez les sujets imprégnés d'urate de soude, il suffit du processus inflammatoire de l'arthrite goutteuse pour faire disparaître l'acide urique de la sérosité recueillie dans l'atmosphère de l'articulation attaquée. Les investigations de Garrod effectuées, soit directement sur le sérum du sang, soit sur la sérosité d'un vésicatoire, ont constaté l'absence d'acide urique dans le sang d'individus attaqués de rhumatisme articulaire aigu et la démonstration qu'il en a donnée paraît incontestable. Dans le rhumatisme articulaire chronique, les altérations du sang ne diffèrent pas de celles qui sont propres au rhumatisme articulaire aigu. En aucune période, il n'a été possible de trouver de l'acide urique. Le seul fait qui, actuellement, corresponde à un résultat pratique direct consiste dans l'absence d'acide urique en excès dans le sang ou dans la sérosité extraite d'un vésicatoire.

Les objections de M. Besnier à la théorie qui attribue le rhumatisme à la présence de l'acide urique dans le sang peuvent être ramenées à deux points :

1° Les phénomènes cliniques observés pendant l'attaque de rhumatisme articulaire aigu diffèrent notablement de ceux de l'accès de goutte, maladie dans laquelle l'acide se trouve toujours en assez grande quantité dans le sang.

2° Jamais on n'a constaté la présence de cet acide au moment de

l'attaque du rhumatisme articulaire. A la rigueur, la dernière objection suffirait; mettre des phénomènes morbides sur le compte d'un
agent chimique dont les propriétés sont classiques et la présence facile à reconnaître, c'est faire un retour en arrière et chercher non plus
ce qui est, mais ce qui doit être. Mais les résultats négatifs de Garrod ne sont ni aussi absolus, ni aussi constants qu'on pourrait le
croire. Des recherches soigneuses ont décelé quelquefois là présence
d'acide urique dans le sang et les sécrétions des rhumatisants : il est
vrai qu'ils présentaient toujours, dans ces conditions, une affection du
rein ou du système nerveux central ; c'est à elle que M. Besnier rattache la présence de l'acide urique.

Je l'ai cherchée moi-même à l'hôpital, chez des malades sous le
coup d'une attaque de rhumatisme articulaire aigu, et voici le procédé que j'ai employé le plus souvent :

Après avoir évaporé par la chaleur le liquide contenant de l'acide
urique et placé le résidu presque arrivé à dessication dans un verre
de montre, en le traitant par une petite quantité d'acide nitrique, on
obtient une coloration jaunâtre. On sèche de nouveau avec précaution, on laisse refroidir et on ajoute une goutte d'ammoniaque. Le
produit nouveau, ainsi obtenu, a une coloration rougeâtre ; il devient
bleu après avoir été traité par la soude.

Il est plus facile et peut-être préférable de rechercher les cristaux.
Sur le porte-objet du microscope, on met une petite quantité du liquide à examiner additionnée d'une goutte d'acide nitrique ; on
chauffe à la flamme de la lampe à alcool jusqu'à dessication ; en ajoutant une goutte d'ammoniaque, les cristaux d'acide urique prennent
une coloration rouge pourpre qui devient bleue lorsqu'on ajoute la
potasse caustique : c'est la réaction dite de murexide considérée par
Pelletan, Bizzorero, etc., comme caractéristique. J'ai employé concurremment ces deux méthodes, chez les rhumatisants dont j'ai
parlé ; elles ne m'ont donné que des résultats négatifs, de telle sorte
que si je prends pour guide mon expérience personnelle, je ne saurais me ranger à la suite de ceux qui attribuent tous les accidents à
la présence d'un excès d'acide urique dans le sang.

Il existe une autre théorie ou plutôt une autre adaptation de la
théorie humorale à l'explication de la genèse du rhumatisme. Le
vrai coupable serait, non pas l'acide urique, mais l'acide lactique.
Cette opinion, défendue avec énergie en France par M. Proust, est
également celle de Richardson, Förster, Todd, Fuller, etc.

Voici comment on explique les phénomènes de l'attaque : l'acide

lactique qui résulte du deliquium des éléments des muscles en travail
est éliminé en grande partie par la peau ; que les fonctions de celle
ci soient suspendues dans le cours de l'activité musculaire, et une rétention survient. Des expériences de Richardson et Förster semblent
justifier cette manière de voir : le premier, après avoir injecté l'acide
lactique dans les veines des chiens, les sacrifie et trouve à l'auptosie
des phlegmasies de différentes séreuses articulaires et de l'endocarde. Förster donne de l'acide lactique à l'intérieur à un diabétique et
il voit survenir des accidents ressemblant assez exactement à la polyarthrite rhumatismale aiguë. Ces faits, tout intéressants qu'ils
soient, n'empêchent point la théorie à laquelle on les rattache de
présenter bien des points faibles. Maclagan a formulé avec beaucoup
de netteté et de justesse les objections qu'on peut lui faire, et jusqu'à
présent on ne l'a pas réfuté. On n'a pas démontré d'une manière indiscutable la présence d'un excès d'acide lactique dans le sang, pendant le cours ou à la suite de l'attaque du rhumatisme : quand on
l'aurait démontrée, il n'existerait aucune raison d'établir une relation
de cause à effet. L'urée augmente dans la fièvre, la fibrine dans les
inflammations. A t-on songé à dire que les fièvres et les phlegmasies
dépendent des modifications présentées par le sang ? Nullement, tout
le monde admet que ces phénomènes sont des conséquences e t non
des causes. Pourquoi l'augmentation de l'acide lactique ne serait-
elle pas la conséquence plutôt que la cause du rhumatisme ?

Et, comme les explications empruntées à l'humorisme moderne
ont pour principal avantage leur simplicité, elles ne répondent point
à des faits expérimentaux constants et indéniables ; elles ne satisfont
pas complètement l'esprit et sont loin d'expliquer les particularités et
les bizarreries des formes.

On a voulu leur subtituer des théories organiques et biologiques.
Des médecins allemands, poussant à l'extrême le besoin de localisation, ont fait du rhumatisme aigu une maladie infectieuse ayant
pour siège primitif la séreuse intra-cardiaque et tenant le milieu entre son inflammation simple et l'endocardite ulcéreuse. Afin de ne
pas revenir à une nomenclature oubliée, et de ne pas faire une nouvelle et vaine tentative pour ressusciter les métastases, ils ont admis
que les inflammations articulaires résultent d'une foule d'embolies
microscopiques partant du foyer primitif. On n'a jamais trouvé une
seule embolie dans les artérioles de la synoviale ou dans le voisinage
des jointures et on voit heureusement un certain nombre de cas dans
lesquels le rhumatisme ne touche ni le péricarde, ni l'endocarde. Je

ne dis rien de la théorie chère à Foriep, Mitchell, Cantani : au lieu de partir du centre circulatoire, tout partirait de la moelle. A la rigueur, on peut expliquer ainsi les troubles sensitifs, moteurs et trophiques, tardifs pour la plupart, mais la fièvre, les déterminations viscérales, les crises, restent comme autant d'énigmes dont la doctrine en cause ne rend nullement compte. Il a donc fallu arriver à la théorie parasitaire et il faut dire, à la louange de ceux qui l'ont défendue, qu'ils n'ont pas attendu, pour s'y rallier, que la bactériologie eût été imposée par de puissantes autorités, qu'elle eût soulevé un enthousiasme plus sentimental que scientifique, qu'elle fût entrée de force dans certains recoins de la pathologie où nos petits enfants seront probablement fort étonnés de la rencontrer.

Nous avons vu en effet qu'il y a dans la marche et l'aspect clinique du rhumatisme articulaire aigu bien des traits qui font songer aux maladies infectieuses : invasion générale et d'emblée de l'économie, déterminations multiples, réactions critiques qui s'annoncent dès le premier jour par l'abondance des sueurs et des urines ; anémie consécutive comme à la suite de tous les insultus infectieux et dans les cas graves exagération et marche foudroyante de la fièvre. Tout cela fait penser directement à l'invasion de l'organisme par un principe qui lui est étranger et à la lutte qu'il soutient contre lui ; Klebs a le premier formulé nettement cette théorie : le principe pathogène pénétrerait dans l'économie par les pores de la peau, dilatées comme elles le sont nécessairement dans la transpiration. Une recherche de Freischhauer sembla donner un point d'appui expérimental à cette doctrine : il trouve une grande quantité de micrococques de différentes natures chez un malade mort huit jours après le début d'un rhumatisme articulaire aigu ; d'autres hypothèses microbiennes sont de même ordre.

Il y en a une cependant qui mérite de nous arrêter un instant, celle de Maclagan : c'est lui qui a, le premier, en 1874, eu l'idée d'appliquer au traitement du rhumatisme la salicine. Depuis lors, on a préféré un de ses dérivés, l'acide salicylique et ses sels, mais quels que soient les agents chimiques qu'elle comporte, la médication est toujours en vigueur depuis 13 ans ; c'est une longévité exceptionnelle pour une méthode thérapeutique. Maclagan y avait été conduit par une arrière-pensée doctrinale. Le rhumatisme est une affection miasmatique de même ordre que les accidents malariques. La substance vraiment spécifique contre lui doit être donnée par des végétaux croissant en abondance dans les pays où il est endémique.

De tous ces végétaux, le plus commun est le saule ; le principe immédiat de son écorce, la salicine, ne le cède comme fébrifuge et antizymotique qu'aux préparations de quinquina. Or les fièvres intermittentes sont en réalité des maladies microbiennes. Dès 1879, Klebs et Thomas Crudeli ont décrit le schizomycète spécifique, le bacillus malariae, et leurs recherches furent confirmées par celles de Marchiatva qui le retrouva en longs filaments, dans le sang, la rate et la moelle osseuse de malades ayant succombé à des accès pernicieux ; les recherches de Cubori, Laugi, Terrigi ont apporté un nouvel appui à cette opinion. L'argumentation de Maclagan tend tout entière à démontrer qu'il n'existe aucune différence essentielle entre le rhumatisme et les fièvres palustres ; le type de la fièvre est le même, la prédisposition constituée par une première attaque se rencontre dans les deux cas ; l'un et l'autre laissant à leur suite une dépression organique profonde, ont une durée incertaine, parfois longue ; les mêmes médicaments réussissent dans les deux cas ; c'est la seule proposition démontrée, encore l'action des préparations salicylées n'a-t-elle point le caractère spécifique de la quinine dans le rhumatisme !

D'un autre côté, c'est malheureusement un fait d'expérience courante qu'on le rencontre dans une foule de localités qui ne sont pas et n'ont jamais été palustres, que dans certaines contrées éprouvées de date immémoriale par les maladies, certains de ces accidents prennent le masque rhumatoïde. C'est un fait qui n'est pas discutable, mais dire que dans tout rhumatisme il y a de l'impaludisme, cela nous paraît une exagération.

Dans ces derniers temps un médecin distingué de Bordeaux, le D' Voyard, a placé la question sur un terrain un peu différent. Nous allons voir s'il est plus solide. Pour expliquer la genèse du rhumatisme il faut tenir compte de la prédisposition, c'est-à-dire d'une altération des liquides, des solides, d'un trouble fonctionnel habituel qui diminuent la résistance et la force de réaction des tissus et des appareils. Plus un organisme est parfait, plus il est exposé à ces accidents ; les prédispositions sont infiniment plus nombreuses chez l'homme que chez les animaux inférieurs. Le froid retentit ou tout au moins agit spécialement sur la peau, la suppression partielle de la perspiration cutanée amène toujours du catarrhe d'un côté ou d'un autre. Dans la nutrition, il faut tenir compte d'une série de phénomènes positifs aboutissant à l'assimilation et d'une autre série de phénomènes négatifs aboutissant à la désassimilation des éléments devenus caducs et désormais inutiles. Dans celle-ci la peau et l'appareil urinaire jouent le rôle capital et se suppléent l'un l'autre. Dans certaines conditions anormales, cette suppléance et l'équilibre deviennent irréalisables, alors il faut, pour que les fonctions s'exécutent, que de nouveaux émonctoires s'établissent.

Il se fait, comme le dit M. Voyard, un mouvement fluxionnaire pathologique, c'est lui qui intéresse les séreuses et les muqueuses dans le cours de l'attaque, puis les liquides excrétés n'ont pas toujours la constitution et les réactions qu'ils devraient avoir ; il y en a d'irritants et même de dangereux, ce qui explique les complications locales et les accidents généraux d'auto-infection. Ces données permettent de comprendre tout le processus rhumatismal. L'action prolongée du froid supprime en partie les fonctions cutanées ; l'action du rein ne suffit plus au mouvement de désassimilation et la suppléance se fait pour les séreuses.

Cette théorie est commode, mais elle explique peu de chose. Pourquoi un coup de froid provoque-t-il une attaque aiguë chez une personne, tandis qu'il est parfaitement supporté par une autre? Pourquoi est-il bien supporté aujourd'hui et le sera-t-il mal demain par la même personne? La thèse de Voyard ne nous permet pas de trancher ces difficultés.

On a beaucoup écrit, beaucoup discuté sur le rhumatisme. Deux choses me paraissent purement et simplement acquises : l'influence de la prédisposition, qui est ordinairement héréditaire et congénitale et le caractère général et polymorphe de la maladie.

Rien dans tout cela n'est en contradiction avec l'hypothèse de localisations banales de différents ordres et de différents sièges.

II. SIÈGE PRIMITIF DU RHUMATISME

Les anatomo-pathologistes ne sont pas plus d'accord sur ce point que sur la nature même du mal. Tandis que MM. Ollivier et Ranvier ont cru que le cartilage était le premier en cause, Robin a déclaré qu'il n'est jamais pris. D'après Richet, la synoviale articulaire serait la première atteinte; Besnier croit que ses lésions sont passagères et insignifiantes. Pour Voyard, tout réside dans le tissu cellulaire ; Maclagan craint, au contraire, que les phénomènes les plus importants ne se passent du côté du tissu fibreux et séreux. Cette opinion ne serait erronée que si on la poussait jusqu'à l'exclusivisme. C'est en effet par là qu'on trouve les observations des principaux accidents dans les formes subaiguës ou chroniques, surtout celles qu'on rattache aux muscles et dans lesquelles tout se passe en réalité du côté

des aponévroses. La fréquence des lésions valvulaires n'est nullement
en contradiction avec cette hypothèse ; on s'explique alors aisément
que la cavité buccale ne soit pas à l'abri du rhumatisme. On discute
aujourd'hui sur la nature et l'usage du périoste alvéolo-dentaire. Le
nom de périoste qu'on lui donne lui convient-il. N'est-ce point plutôt un ligament destiné à la fixation des dents ? Dans le premier cas
il aurait pour fonction principale de pourvoir la nutrition, ce serait,
une sorte de pulpe externe capable jusqu à un certain point de remplacer la pulpe interne lorsqu'elle est détruite. Je ne dis pas qu'au
point de vue de l'embryologie la solution de cette question n'ait pas
un vif intérêt; elle en a moins au point de vue pratique.

L'expérience de tous les jours montre que la nutrition des dents
et des alvéoles est singulièrement compromise, lorsque le périoste
alvéolo-dentaire est détruit; leur fixation est à peu près nulle, lorsqu'elle n'est plus faite que par les vaisseaux et les nerfs aboutissant
à l'extrémité des racines; cela revient à dire qu'il existe une solida-
rité absolue entre l'intégrité de la dent et celle de la membrane qui
la limite, qu'elle sert à la fois à l'odontogénèse et à la fixation. Dans
un cas comme dans l'autre, elle est exposée, par sa structure
même aux déterminations du rhumatisme ; celui-ci ne respecte pas
plus le périoste qu'il ne respecte les ligaments. Tomes a montré
que la membrane avéolo-dentaire est formée par des fibres du tissu
conjonctif arrivées à différents degrés de développement et entre
croisées profondément. J'ajoute même que la cavité buccale est plus
exposée peut-être qu'aucune autre au rhumatisme. Qu'on admette la
théorie vitaliste de Voyard ou la théorie parasitaire de Maclagan, on
est toujours obligé à propos des prédispositions accidentelles qui
règlent l'attaque, d'en arriver au froid, surtout à une transition
brusque du chaud au froid. Nulle part elles ne sont plus fréquentes
que dans la bouche. Un aliment glacé suit parfois presque immédiatement un aliment brûlant; on sort d'une pièce chauffée à
25 ou 30°, si l'on ouvre involontairement la bouche pour respirer
comme cela arrive trop souvent, on est saisi par le contraste de l'air
extérieur. Quelle que soit l'idée qu'on se fasse du rhumatisme et
de ses localisations, il n'est nullement absurde de supposer qu'il
puisse atteindre les différentes parties qui limitent la cavité buccale, en particulier les arcades-dentaires. Nous allons essayer de démontrer qu'il les atteint et quelles formes offrent de préférence ses
localisations.

III. ACCIDENTS RHUMATOÏDES OBSERVÉS DU COTÉ DE LA BOUCHE ET DES DENTS.

En Angleterre et aux États-Unis, où les formes mixtes et incertaines du rhumatisme sont peut-être plus communes qu'ailleurs, on est disposé à étendre le domaine habituel de la maladie ou plutôt à faire remonter tout ce qui s'y rapporte à une diathèse primitive dont la goutte et le rhumatisme ne sont que des manières d'être, à l'arthritis. En France, ces idées sont également en faveur depuis quelques années. On peut reprocher aux partisans de l'arthritis de n'avoir pas toujours suffisamment prouvé leurs idées, d'être restés dans un vague plus commode que scientifique. Dans tous les cas, cette hypothèse n'a rien d'absurde ni de choquant, il existe une telle ressemblance entre certaines manifestations subaiguës ou chroniques de la goutte et du rhumatisme qu'on n'a pas trouvé encore de critérium qui permette de les rattacher sûrement à l'un ou à l'autre.

Rattachons-les à l'arthritis. Voici ce que dit le Dr Dyce Duckworth dans une étude consacrée aux dents des arthritiques : « Londres paraît la capitale ou tout au moins le centre le plus important de la goutte dans le monde. Je crois qu'il existe une diathèse arthritique dont les résultats se rattachent à deux rameaux pathologiques principaux : le rhumatisme et la goutte. Ils ne peuvent ni se confondre, ni se transformer, mais il peuvent coexister et mêler leurs phénomènes. C'est pour cela que je parlerai des dents des arthritiques et non des goutteux.

La première dentition est habituellement satisfaisante, elle ne diffère pas de celle des autres enfants. Notre expérience n'est pas la même que celle du Dr Carpenter : les goutteux ont en général d'excellentes dents, peu sujettes à la carie. Parmi trois cents malades d'hôpital atteints de goutte héréditaire à différents degrés, j'ai trouvé que les dents étaient très fortes, pourvues d'un émail excellent, sans désordres d'aucune sorte. Laycock a signalé le fait, il y a 25 ans, lorsqu'il avait pour élèves Jonathan Hutchinson et M. Coleman. J'ai trouvé que, dans la diathèse arthritique, les dents sont en général larges, régulières, les angles sont mousses, elles sont peu carrées. Les incisives ont, comme l'a signalé Laycock, une tendance marquée à être poussées en avant, les enfants ont l'habitude de grincer des dents durant le sommeil et cette habitude persiste souvent dans la vie... Il existe une prédisposition au tartre, qui est souvent abondant. Des dents tout à fait saines peuvent être détruites lorsque l'âge avance, j'en ai vu de nombreux exemples ; elles sont résistantes pourtant et, dans les conditions ordinaires, difficiles à enlever ; l'absence des soins de bouche et l'intempérance provoquent la production du tartre et la carie. Les gens de complexion morbide sont plus prédisposés à celle-ci, et à la résorption alvéolaire. »

Ces considérations nous montrent ce que nous savions déjà, qu'il n'existe point de forme particulière des dents en relation directe avec la diathèse arthritique, qu'on essayerait vainement de trouver de ce côté la précision que Hutchinson et Parrot ont apportée, dans la description des dents syphilitiques ; en revanche que l'arthritis ou mieux le rhumatisme créent une prédisposition aux désordres dentaires ; qu'on voit des manifestations buccales alterner avec d'autres, ou suivre une marche parallèle à celles-ci, de telle sorte qu'elles rétrocèdent comme elles, subissent des exacerbations en même temps qu'elles : c'est ce que je vais m'efforcer de démontrer. Le rhumatisme est fréquent à Buenos Ayres, de telle sorte que j'ai pu recueillir sans difficulté des matériaux suffisants pour mener mon travail à bien ; j'ai vu dans ma clientèle beaucoup de personnes présentant des accidents rhumatoïdes de siège et d'intensité variables, j'en ai vu un certain nombres d'autres à l'hôpital atteintes d'attaques aiguës. Toutes ou presque toutes avaient des accidents du côté des gencives et du système dentaire en général ; pourtant, dans les cas aigus, ces accidents n'étaient pas contemporains de l'attaque, ils remontaient à une période plus ou moins éloignée. Voici ce que j'ai relevé le plus souvent :

1° Résorption des alvéoles ;
2° Gingivite simple et ulcéreuse ;
3° Ostéo-périostite alvéolo-dentaire ;
4° Périostite alvéolaire ;
5° Nécrose dentaire et chute spontanée des dents ;
6° Névralgie faciale ;
7° Périostite du corps des maxillaires ;
8° Carie et nécrose des maxilliaires.

Il existe une gradation entre ces accidents : la carie et la nécrose des maxilliaires, par exemple, ne sont jamais produites spontanément par le rhumatisme, elles résultent de la propagation d'une affection moins grave et mieux localisée. Nous allons maintenant poursuivre cette étude en donnant le résumé de 85 observations que nous avons pu recueillir et en faire le dépouillement stastistique.

Obs. I. 41 ans, militaire. Attaque de rhumatisme articulaire aigu, il y a trois ans. Résorption des alvéoles des grosses molaires supérieures (face linguale). Gingivite marginale de toute l'arcade dentaire inférieure (face labiale).

Obs. II. D. 45 ans, médecin. Rhumatisme à forme vague, à la fois articulaire et musculaire. Résorption alvéolaire supérieure (face linguale). Ostéo-périostite alvéolo-dentaire ; nécrose et chute spontanée de plusieurs dents, deux ans plus tard.

Obs. III. — Mme N. N. 39 (française). Depuis plusieurs années, accidents de rhumatisme vague. Gingivite. Résorption alvéolaire au niveau des grosses molaires supérieures droites.

Obs. IV. — Mme N. N. 25 ans. Rhumatisme subaigu, le plus souvent monoarticulaire et localisé à un genou. Elle souffre encore actuellement d'une chute spontanée de la deuxième petite molaire inférieure, de la première et de la deuxième grosse molaire supérieure gauche.

Obs. V. — Mme N. N. 58 ans. Rhumatisme articulaire chronique depuis plusieurs années. Résorption alvéolaire et gingivite généralisée.

Obs. VI. — Mme N. N. 44 ans. Rhumatisme chronique à poussées subaiguës, jusqu'ici monoarticulaire. Résorption alvéolaire commençant au niveau des grosses molaires supérieures gauches (face linguale). Gingivite marginale inférieure.

Obs. VII. — N. N. 45 ans militaire. Attaque de rhumatisme articulaire aigu. A ce moment, carie de la première grosse molaire inférieure droite, périostite alvéolaire, phlegmon consécutif.

Obs. VIII. — Mme P. X, 32 ans. Fille de parents rhumatisants. N'a éprouvé jusqu'ici que des douleurs erratiques vagues qu'on peut rattacher à la diathèse. Résorption alvéolaire au niveau des grosses molaires supérieures des deux côtés.

Obs. IX. — Mme E. D., 45 ans. Attaque de rhumatisme articulaire aigu, il y a 5 ans. Résorption alvéolaire, gingivite.

Obs. X. — G.H., 56 ans. Rhumatisme articulaire chronique. Chute spontanée de la plupart des dents. Résorption alvéolaire au niveau de celle qui restent. Accidents très douloureux.

Obs. XI. Mme N.N. 57 ans. Rhumatisme articulaire chronique sans localisation permanente. Résorption alvéolaire au niveau de l'arcade dentaire supérieure.

Obs. XII. — Mme D. T., 38 ans. Rhumatisme monoarticulaire chronique. Résorption alvéolaire. Gingivite légère.

Obs. XIII. — M. N., 32 ans, originaire d'Espagne. Résorption alvéolaire au niveau des grosses molaires supérieures gauches, ostéo-périostite du maxillaire au même niveau. Ebranlement de toutes les dents, fistule gingivale correspondant à l'incisive latérale supérieure gauche. Rien à relever dans les antécédents.

Obs. XIV. — N. D., 34 ans. Rhumatisme chronique de l'articulation radio-carpienne gauche. Résorption alvéolaire, gingivite.

Obs. XV. — K. L., 41 ans. Douleurs rhumatoïdes vagues. Résorption alvéolaire du côté gauche (mâchoire supérieure). Gingivite correspondant à la face labiale.

Obs. XVI. — M. T., avocat, 30 ans. Rhumatisme monoarticulaire aigu il y a cinq ans. Résorption alvéolaire supérieure correspondant à la face linguale des incisives. Ostéo-périostite alvéolo-dentaire confirmée.

Obs. XVII. — M. N., 33 ans. Douleurs rhumatoïdes vagues. Résorption alvéolaire correspondant aux grosses molaires supérieures gauches. Gingivite.

Obs. XVIII. — N. V., ans, 45 originaire d'Espagne. Douleurs rhumatoïdes vagues, plusieurs attaques subaiguës. Irritabilité cutanée telle que l'application d'un cataplasme provoque de l'érythème. Les poussées d'érythème alternent avec les accidents articulaires. Résorption alvéolaire au début, gingivite légère.

Obs XIX. — Mme F. 32 ans. Rhumatisme articulaire aigu, il y a un an. Résorption alvéolaire commençante correspondant aux grosses molaires supérieures.

Obs. XX, — M. X. 45 ans., Douleurs rhumatoïdes vagues. Résorption alvéolaire; gingivite.

Obs. XXI. — M. Z., 38 ans, originaire de l'Italie. Plusieurs attaques de rhumatisme articulaire aigu. Résorption alvéolaire supérieure gauche (face labiale). Ostéo-périostite alvéolo-dentaire généralisée.

Obs. XXII. — Mme S., 38 ans, fille d'un père rhumatisant. A plusieurs reprises douleurs vagues rattachées au rhumatisme. Résorption alvéolaire supérieure gauche.

Obs. XXIII. M. D., 28 ans. Parents rhumatisants ; attaque de rhumatisme articulaire aigu, il y a deux ans. Ostéola-périostite alvéo dentaire confirmée.

Obs. XXIV. — T., 8 ans. Père mort de complications dans le cours d'un rhumatisme articulaire aigu. A eu lui-même plusieurs attaques de rhumatisme subaigu. Gingivite érythémateuse correspondant à l'arcade dentaire inférieure.

Obs. XXV. — N. B., 32 ans. Fils de parents rhumatisants. Résorption alvéolaire. Gingivite érythémateuse chronique.

Obs. XXVI. — H. J., 30 ans, originaire d'Espagne. A l'âge de 19 ans attaque de rhumatisme articulaire aigu. Gingivite. Plusieurs périostites alvéolaires depuis lors.

Obs. XXVII. — Docteur E. P., 29 ans. Parents rhumatisants, plusieurs frères le sont également. Résorption alvéolaire, ostéo-périostite raréfiante. Depuis, rhumatisme articulaire à forme subaiguë.

Obs. XXVIII. — M. L., 52 ans. A dix ans, attaques de rhumatisme articulaire aigu. Périostites alvéolaires spontanées à plusieurs reprises; résorption alvéolaire et gingivite chronique.

Obs. XXIX. — Mlle N., fille du précédent malade, *gingivite chronique*. Pas d'autres manifestations rhumatoïdes.

Obs. XXX. — Mme K. N., 35 ans, Première attaque de rhumatisme aigu à 25 ans. Gingivite. Résorption alvéolaire au début.

Obs. XXXI. — M. N., 24 ans, militaire. Rhumatisme articulaire aigu. Gingivite également aiguë au moment de l'attaque.

Obs. XXXII. — M. M., 60 ans. Rhumatisme articulaire. Ostéo-périostite alvéolaire raréfiante ayant déterminé la chute des dents inférieures.

Obs. XXXIII. — M. N. S., 27 ans, fils de mère rhumatisante ; douleurs rhumatoïdes vagues ; résorption alvéolaire ; ostéo-périostite alvéolo-dentaire.

Obs. XXXIV. — M. G..., militaire. A l'âge de 15 ans rhumatisme articulaire aigu. Chute de plusieurs dents par nécrose spontanée des extrémités tradiculaires, périostite et résorption des alvéoles.

Obs. XXXV. — Mme O..., 48 ans. Rhumatisme articulaire aigu il y a quelques années. Depuis lors douleurs vagues dans différentes jointures, Gingivite chronique, névralgie faciale.

Obs. XXXVI. — Mme R..., 10 ans, fille d'un père rhumatisant. Poussées de différentes articulations. A ce moment gingivite et stomatite aphteuse.

Obs. XXXVII. — M. L..., 39 ans, avocat. Attaque de rhumatisme articulaire aigu. Ostéo-périostite alvéolo-dentaire raréfiante et chute spontanée des dents trois ans après la chute de la première qu'il a perdue.

Obs. XXXVIII. — M. M..., 41 ans. Rhumatisme mono-articulaire chroniques. Olotéo-périostite alvéo-dentaire généralisée. Résorption alvéo-dentaire ; fistule au niveau de l'incisive supérieure gauche centrale.

Obs. XXXIX. — Mme S..., 29 ans. Fille de parents rhumatisants ; plusieurs attaques subaiguës. Périostite alvéolaire spontanée au niveau des incisives inférieures ; névralgie du trijumeau.

Obs. XL. — M..., 40 ans. La père est rhumatisant. N'a pas même eu jusqu'ici d'accidents rhumatoïdes proprement dits. Ostéo-périostite alvéolo dentaire des deux arcades. Résorption avéolaire généralisée.

Obs. XLI. — Mme N..., 39 ans. Mère rhumatisante à différentes reprises. Douleurs rhumatoïdes vagues. Résorption avéolaire généralisée.

Obs. XLII. — Mme N..., 34 ans. Père rhumatisant.. Première attaque de rhumatisme subaigu ; il y a trois ans, accidents non localisés. Périostites dentaires rebelles. Résorption générale des alvéoles.

Obs. XLIII. — Mme D..., sœur de la malade précédente. Il y a plusieurs années, attaque de rhumatisme articulaire aigu. Gingivite. Périostites alvéolaires multiples. Résorption alvéolaire commençante.

Obs. XLIV. — M. T..., 60 ans. Rhumatisme articulaire chronique ; premiers accidents il y a vingt ans ; chute spontanée de plusieurs dents ; fistules gingivales au niveau des dents de sagesse inférieures de chaque côté.

Obs. XLV. — M. V..., 24 ans. Père et mère rhumatisants. N'a jamais eu lui-même d'accidents proprement dits ; caries multiples, périostites alvéolaires tenaces. Gingivite.

Obs XLVI. — Dr V..., 37 ans. Mère rhumatisante. Rien dans les anté-cédents personnels ; jamais d'accidents rhumatoïdes. Gingivite. Résorp-tion alvéolaire généralisée.

Obs. XLVII. — M. Y..., 32 ans, frère du malade présédent. Rhuma-tisme mono-articulaire, plusieurs poussées subaiguës. Résorption alvéo-laire généralisée; nécrose de la première petite molaire gauche, fistule à ce niveau.

Obs. XLVIII. — M. N..., 31 ans. A 28 ans, attaque de rhumatisme arti-culaire aigu ; depuis lors sciatique. Gingivite. Résorption alvéolaire com-mençante.

Obs- XLIX. — M. E..., 45 ans, italien. Douleurs rhumatoïdes vagues, ostéo-périostite ayant amené la chute de plusieurs dents de la mâchoire inférieure.

Obs. L. — E. B..., 24 ans. Mère rhumatisante. N'a jamais eu lui-même d'accidents. Résorption avéolaire commençante.

Obs. LI. — M. J. G..., 26 ans. Mère rhumatisante. Attaque de rhuma-tisme articulaire aigu. Résorption alvéolaire au niveau des grosses molai-res supérieures, gingivite.

Obs. LII. — Mlle N. G..., sœur du malade précédent, mêmes manifes-tations que chez lui.

Obs. LIII. — M. N..., 16 ans. Père rhumatisant. Gingivite ulcéreuse ; poussées de périostite alvéolaire sous la moindre influence.

Obs. LIV. — Mme A...,32 ans. Italienne Douleurs rhumatoïdes vagues ; accès d'asthme. Résorption avéolaire généralisée.

Obs. LV. — Mme N..., 39 ans. Père rhumatisant. Rhumatisme arti-culaire aigu. Ostéo-périostite alvéolo-dentaire, nécrose dentaire, chute consécutive de plusieurs dents.

Obs. LVI. — Mme V..., négresse, 54 ans. Attaque de rhumatisme arti-culaire aigu il y a dix-huit ans. Ostéo-périostite généralisée ; toutes les dents sont ébranlées, plusieurs sont tombées spontanément.

Obs. LVII. — Enfant de 4 ans, fils de père rhumatisant. Douleurs arti-culaires fréquentes, chorée sous la moindre influence, périostites alvéo-laires tenaces avec poussées phlegmoneuses locales suivies de fistules gin-givales.

Obs. LVIII. — Mme N. A..., 48 ans. Rhumatisme chronique, résorption alvéolaire avancée.

Obs. LIX. — Mme F..., 52 ans, sœur de la précédente. Rhumatisme articulaire à 80 ans. Ostéo-périostite, nécrose et chute spontanée de plu-sieurs dents.

Obs. LX. — Mme L..., 18 ans, mère rhumatisante. A déjà eu elle-même des accidents articulaires vagues. Résorption alvéolaire commençant aux grosses molaires supérieures gauches; du côté de la face labiale gingi-vite.

Obs. LXI. — M. O..., 42 ans, espagnol. Rhumatisme articulaire chronique à poussées subaiguës fréquentes. N'a pas eu la syphilis. Pas de sucre dans les urines. Périostite du corps du maxillaire limité au côté droit de la mâchoire inférieure, ayant amené des nécroses partielles. Extraction de la deuxième petite molaire et d'un séquestre et des deux grosses molaires correspondantes ; toutes les dents restantes sont déchaussées et très ébranlées. Les dents de la mâchoire supérieure sont dans le même état. Pyorrhée alvéolaire abondante.

Obs. LXII. — M. G..., 23 ans. Mère rhumatisante, pas d'accidents jusqu'à ce jour. Gingivite. Résorption alvéolaire commençante.

Obs. LXIII. — M. L..., 35 ans. Douleurs rhumatoïdes vagues. Gingivite, résorption alvéolaire.

Obs. LXIV. — M. O..., 17 ans. Mère rhumatisante, pas d'accidents. Gingivite.

Obs. LXV. — Mme L..., 25 ans, sœur de la précédente. Pas d'accidents rhumatoïdes jusqu'ici. Périostites alvéolaires multiples.

Obs. LXVI. — M. S..., 45 ans. Rhumatisme chronique. Résorption alvéolaire au niveau de toutes les grosses molaires inférieures.

Obs. LXVII. — M. R..., 42 ans, italien. Rhumatisme articulaire aigu à l'âge de 31 ans. Depuis lors, douleurs rhumatoïdes vagues. Résorption alvéolaire au niveau des grosses molaires supérieures gauches. Nécrose de la première grosse molaire supérieure du même côté.

Obs. LXVIII. — Mme S... 28 ans. Mère rhumatisante, n'a pas eu elle-même d'accidents. Résorption alvéolaire généralisée ; les racines des grosses molaires sont complétement à découvert.

Obs. LXIX. — M. D... 35 ans. Rhumatisme mono-articulaire chronique. Carie de la canine inférieure gauche, périostite phlegmoneuse, carie correspondante du maxillaire. Suppuration abondante, nombreux petits séquestres, plusieurs dents du voisinage ébranlées.

Obs. LXX. — M. W... 45 ans. Rhumatisme chronique. Périostite alvéolaire spontanée au niveau de l'incisive centrale inférieure gauche ; fistule gingivale correspondante.

Obs. LXXI. — Mme A.... 24 ans. Mère rhumatisante, pas d'accidents. Gingivite, résorption alvéolaire commençante.

Obs. LXXII. — Mlle D..., 19 ans, sœur de la précédente malade. Mêmes manifestations que chez elle.

Obs. LXXIII. — M. N..., 48 ans. A l'âge de 37 ans, attaque de rhumatisme articulaire aigu, résorption alvéolaire avancée, les racines sont à découvert.

Obs. LXXIV. — M. O..., Italien, 28 ans. Rhumatisme chronique. Ostéo-périostite alvéolaire.

Obs. LXXV. — Mlle N..., 17 ans. Mère rhumatisante. Pas d'antécédents rhumatoïdes jusqu'ici. Gingivite, résorption alvéolaire commençante.

Obs. LXXVI. Mme V..., 26 ans, sœur de la précédente. Pas d'accidents rhumatoïdes. Ostéo-périostite. Résorption alvéolaire.

Obs. LXXVII. — Mme N..., 49 ans. Mère des deux précédentes. Plusieurs attaques de rhumatisme articulaire aigu. Polyarthrite rhumatismale chronique pendant la marche et tous les mouvements très difficiles. Ostéo-périostite alvéolaire. Nécrose et chute spontanée de plusieurs dents. Suppuration abondante au niveau du collet.

Obs. LXXVIII. — M. N. A..., 21 ans. Mère rhumatisante. Douleurs rhumatoïdes vagues. Résorption alvéolaire. Gingivite.

Obs. LXXIX. — Mlle C..., 16 ans. Mère rhumatisante, pas d'accidents rhumatoïdes antérieurs. Gingivite. résorption alvéolaire.

Obs. LXXX. — M. F.... 38 ans. Italien. Rhumatisme mono-articulaire chronique. Nécrose de la dent de sagesse inférieure droite d'extraction très facile, ne provoquant ni douleur ni hémorrhagie.

Obs. LXXXI. — M. B..., 52 ans. Français. Rhumatisme vague. Ostéo-périostite des incisives et des canines supérieures.

Obs. LXXXII. — M. P. A..., 40 ans. Attaque subaiguë de rhumatisme mono-articulaire se présentant après les accidents buccaux. Résorption alvéolaire généralisée. Ostéo-périostite alvéolo-dentaire. Périostite alvéolaire spontanée.

Obs. LXXXIII. — M. H..., 28 ans, Italien. Parents rhumatisants. Gingivite chronique, pas de rhumatisme.

Obs. LXXXIV. — M. J..., 34 ans. Plusieurs attaques de rhumatisme articulaire aigu. Gingivite. Résorption alvéolaire.

Obs. LXXXV. — M. B..., 54 ans. Rhumatisme chronique. Résorption alvéolaire avancée. Les racines de plusieurs molaires supérieures sont à découvert.

Parmi nos 85 malades, nous en trouvons :

52 du sexe masculin,
33   »   féminin.

Voici comment ils peuvent être répartis d'après l'âge :

Au-dessous de 20 ans................................ 10
De 20 à 30 ans..................................... 17
De 30 » 40 » 25
De 40 » 60 » 22
De 50 et au delà.................................. 11
Total............................ 85

Sur ce nombre, on a noté des antécédents héréditaires :

Chez le père............................... 8 fois
» la mère............................... 19 »
» les deux............................... 7 »
» les deux frères et sœurs............... 7 »

Dans les antécédents personnels, on a relevé :

Le rhumatisme articulaire aigu................ 20 fois
Le rhumatisme chronique subaigu, vague...... 24 »
Le rhumatisme localisé..................... 13 »
Les accidents rhumatoïdes se présentèrent avant
   les accidents dentaires...................... 25 »
En même temps qu'eux..................... 20 »
Après eux................................. 2 »

Parmi les accidents relatifs aux dents et à leur voisinage, nous trouvons :

Résorption alvéolaire seule.................. 25 fois
  »   avec gingivite.................... 40 »
  »   avec ostéo-périostite en voie d'évolution 15 »
Chute spontanée des dents................... 8 »
Carie avec périotiste alvéolo-dentaire......... 2 »

En somme, nous croyons pouvoir terminer ce travail par les conclusions suivantes.

CONCLUSIONS

I. Les dents, les maxillaires et les parties molles de la bouche sont fréquemment le siège d'accidents d'origine rhumatismale.

II. Ces accidents peuvent précéder, accompagner ou suivre des manifestations articulaires, musculaires, fibreuses, etc., aiguës, subaiguës ou chroniques. Elles peuvent rester longtemps isolées et constituer la seule expression visible de la diathèse.

III. Les accidents les plus fréquents d'origine rhumastismale sont :

1° Du côté *des dents :*

a) La périostite alvéolaire ;

b) L'ostéo-périostite alvéolo-dentaire ;

c) La nécrose dentaire ;

d) La chute spontanée des dents.

2° Du côté *des gencives :* les inflammations simples et aphteuses ;

3° Du côté *du système nerveux :* la névralgie faciale, correspondant à l'une ou à l'autre des branches du trijumeau ;

4° Du côté *des maxillaires :* résorption alvéolaire, carie et nécrose des maxillaires.

Aucune de ces affections locales ne peut être regardée comme une affection propre au rhumatisme ; on les observe, avec la même physionomie clinique, chez des sujets qui ne sont pas rhumatisants ; elles peuvent avoir une origine locale ou générale.

Il est impossible de fixer leur place dans la chronologie et l'ordre de succession des accidents rhumatismaux. En général pourtant, ces manifestations sont tardives. Leur maximum de fréquence correspond à l'âge moyen de la vie (de 25 à 40 ans).

IV. C'est surtout dans des formes vagues et chroniques, qu'on observe les manifestations rhumatismales. Elles alternent assez souvent avec d'autres. Dans les formes chroniques, par exemple, une poussée subaiguë du côté du tissu fibreux, des jointures ou des muscles est souvent suivie d'une rétrocession des accidents buccaux. Ceux-ci ne constituent en aucune façon un *noli me tangere* : on peut les traiter sans crainte de localisations diathésiques de même ordre et plus graves. Il est même indispensable de les traiter à cause de leur marche progressive. On n'oubliera pas, toutefois, en posant les indications, le substratum diathésiques rhumatismal, de telle sorte qu'en même temps que le traitement local, une indication générale est indiquée.

M. Barrié de Paris, indique un

EMPLOI DU CHLORHYDRATE DE COCAINE COMME HÉMOSTATIQUE.
APPAREILS COMPRESSEURS

Beaucoup d'auteurs ont fait des communications sur le chlorhydrate de cocaïne comme anesthésique local, mais aucun d'eux n'a parlé de ses propriétés comme hémostatique : cependant il n'est pas caustique comme le perchlorure de fer ; il produit l'hémostase instantanément.

A l'appui de cette assertion, je citerai le fait suivant :

M. L., âgé de 27 ans, se rendit chez moi pour se faire enlever la 1re grosse molaire supérieure droite ; un petit fragment osseux provenant de la lame alvéolaire vint avec.

Hémorragie ordinaire, n'ayant rien d'inquiétant ; quatre heures après l'opération, le patient revint me voir : le sang suintait toujours de l'alvéole, malgré l'application de perchlorure de fer faite une heure avant par un pharmacien.

J'eus alors l'idée d'introduire des mèches saturées d'une solution de chlorhydrate de cocaïne à 20 0/0, une dans chaque alvéole, après avoir préalablement irrigué la cavité alvéolaire avec une solution de chlorhydrate de cocaïne à 1 0/0.

Immédiatement l'écoulement sanguin cessa.

J'appliquai une attelle d'amadou à cheval sur la gencive, maintenue par un clamp spécial que j'ai l'honneur de vous présenter.

Il est nécessaire d'en avoir deux, un pour la mâchoire inférieure, un autre pour la mâchoire supérieure ; ce dernier, ayant dans certains cas une tendance à glisser, doit être maintenu en place par des ligatures fixées aux dents voisines.

CONCLUSIONS

1° Le chlorhydrate de cocaïne, employé de la manière indiquée ci-dessus, est un excellent hémostatique pour les hémorragies dentaires ; il ne donne pas d'eschare et produit l'hémostase instantanément.

2° L'amadou maintient bien en place le pansement hémostatique, il amortit la pression douloureuse que produirait le clamp sur la muqueuse gingivale.

3° Ce clamp est un heureux adjuvant du pansement, en exerçant une pression utile de chaque côté de l'alvéole et dans une certaine étendue Il a l'avantage de pouvoir être appliqué instantanément et de s'enlever de même, si l'on a besoin d'examiner l'état de la muqueuse gingivale ou d'irriguer la partie malade, etc.

DISCUSSION

M. POINSOT. — Avez-vous employé la cocaine pure ou le chlorhydrate de cocaine ?

M. BARRIÉ. — Le chlorhydrate.

M. POINSOT. — C'est très important ; car vous avez une action hémostatique due à l'acide chlorhydrique.

M. DUBOIS. — L'appareil de M. Barrié est très élégamment exécuté et je le crois appelé à rendre les plus grands services, mais il me permettra de réclamer la priorité de l'idée. J'ai conseillé l'emploi du clamp comme hémostatique, il y a déjà plusieurs années, ainsi qu'en font foi la 1re et la 2e édition de l'*Aide-mémoire du chirurgien dentiste*.

M. BARRIÉ, de Paris, présente ensuite des

APPAREILS CONTENTIFS EN PLATINE POUR LES DENTS RÉIMPLANTÉES

Tous les dentistes savent qu'il y a nécessité absolue de maintenir d'une manière ferme les dents réimplantées dans leurs alvéoles. Ceci bien établi, examinons les procédés employés pour répondre à ce desideratum :

1° La gutta-percha, impropre selon moi, à assurer l'ajustement de la dent.

2° La ligature. Les défauts de ce mode de rétention sont très bien indiqués dans l'*Aide-mémoire du chirurgien dentiste* de M. Dubois.

La ligature en 8 maintient mal la dent en place, surtout dans sa hauteur ; les efforts masticatoires, la forme conique de la dent tendent à faire glisser les fils, à irriter la gencive et même le périoste, tout en n'exerçant pas cette pression de bas en haut qui ne serait pas nécessaire (loc. cit.)

3° La digue. Ce procédé, préconisé par Herbst, n'est pas exempt de critiques :

A. L'absence de dents voisines empêche son application ;

B. Le caoutchouc, en raison de son élasticité, peut imprimer une direction vicieuse à la dent ou exercer une pression inutile sur toute la surface alvéolaire, pression pouvant, dans certains cas, produire de la périostite.

4° Les appareils en vulcanite. Ces appareils ne conviennent guère qu'à quelques cas spéciaux, quand il y a une ou deux dents absentes, autrement, ils sont disgracieux, encombrants, et s'opposent aux fonctions de la mastication.

5° Les appareils en platine mince estampés. Ces appareils sont faciles à construire, ils doivent prendre une forme spéciale, selon la dent qu'ils ont à maintenir en place.

Il faut une heure et demie au maximum pour les confectionner en employant le métal Darcet. Voici deux petits appareils que j'ai l'honneur de vous présenter, ils sont remarquables par leur simplicité ; je les ai employés avec succès pour deux réimplantations.

1° Appareil pour une grande incisive supérieure gauche réimplantée.

Une petite plaque en platine est estampée sur la partie antérieure de la dent à réimplanter et des deux voisines ; elle festonne les dents au collet et monte jusqu'au tiers du bord libre. Quatre petits fils plats en platine sont soudés à la partie supérieure de la plaquette : 2 pour la dent réimplantée, 1 pour chaque dent voisine. Ces fils sont recourbés à la pince au moment de la mise en place de l'appareil et sertissent en quelque sorte les dents avec lesquelles il est en rapport. Un petit fil de platine soudé en forme de demi-lune aux extrémités de la plaquette laisse passer la ligature de fil de platine ou de soie destinée à maintenir l'appareil en place. Les points faibles sont renforcés par la soudure.

2° Appareil pour une 2° petite molaire supérieure gauche.

Estamper une petite calotte en platine coiffant simplement la partie supérieure de la dent à réimplantion ; les points touchant trop les dents antagonistes peuvent être meulés sans inconvénient. Cette dent étant isolée, j'ai dû ajouter deux petites ailettes qui vont rejoindre en avant la canine, en arrière la 2° grosse molaire. Deux petits fils de platine sont soudés en forme de demi-lunes aux extrémités des petites ailettes pour le passage des ligatures qui doivent fixer le petit appareil aux dents indiquées ci-dessus.

CONCLUSIONS

Les appareils en platine mince estampés sont préférables aux autres procédés de rétention. Ils sont légers, peu encombrants, se prêtent à toutes les combinaisons, empêchent tout déplacement de la dent, n'entravent nullement les fonctions de la mastication.

DISCUSSION

M. Chauvin. — J'ai employé tous les moyens contentifs pour les dents réimplantées et je n'en ai trouvé aucun qui soit plus simple que celui de M. Barrié ; toutefois je dois dire que la digue de caoutchouc bien placée ne cause pas de déviation.

M. le Dr Darin, de Paris, fait une communication sur

L'ANESTHÉSIE

Depuis 12 ans, j'administre l'anesthésie et les dentistes m'appellent souvent. Quoique le protoxyde d'azote soit bon, ses effets sont trop fugaces, mais j'ai construit un appareil qui triple la durée de sa narcose. C'est un compte-gouttes duquel tombe le chloroforme sur un voile tendu exposé à l'air.

Avec le chloroforme seul, comme il faut dix minutes, c'est-à-dire un temps trop long, pour aller plus vite, le protoxyde d'azote arrive par une tubulure, volatilise le chloroforme et, en une demi-minute, on est endormi.

M. Trouvé, de Paris, indique

QUELQUES APPLICATIONS DE L'ÉLECTRICITÉ A L'ART DENTAIRE

Vous avez les moteurs à eau quand la pression est suffisante, mais ils sont très encombrants et leur vitesse est très faible ; les moteurs à gaz ont des inconvénients: ils réclament un nettoyage fréquent et sont trop volumineux. Il y a aussi le prolongement de l'axe du petit tour, mais cela détériore l'appartement et puis l'aide peut tousser, remuer et le patient croit être observé.

Le moteur électrique, au contraire, ne répand pas d'odeur, il est très simple, n'a pas de frottement, son action rotative est directe, il se prête à tous les usages, enfin il est peu susceptible de dérangement : les baleines seules s'usent. Le générateur, il est vrai, présente des inconvénients, mais quand vous aurez l'électricité très répandue, vous pourrez faire tout ce que vous voudrez et ce sera l'idéal ; jusque-là, il faut une pile et la pile au bichromate seule fournit le cheval électrique à 3 francs l'heure ; il est vrai qu'il faut l'entretenir tous les 15 jours. Ma pile représente jusqu'à 1/2 cheval. Le moteur est, quoique très petit, suffisant pour développer jusqu'à 15 kilogrammètres, et il peut se placer sur l'axe ou au plafond.

Cette pile fournit la lumière à l'aide d'un réflecteur et d'une lentille, des galvano-cautères dont on peut graduer la chaleur à volonté ; elle permet aussi l'emploi de divers petits instruments.

Elle permet enfin le transport de la force à distance, 500 à 1000 mètres même, sous forme de chaleur et de lumière.

M. le Dr FRANK, de Vienne, préconise l'emploi de la

DIGUE DE CAOUTCHOUC COMME MOYEN HÉMOSTATIQUE, APRÈS L'EXTRACTION
DES DENTS

On peut observer que l'écoulement sanguin qui suit l'extraction chez les hémophyliques ne dure pas tout d'abord plus longtemps que chez les sujets bien portants, et ce n'est, le plus souvent, qu'après cinq ou six heures, parfois dans la nuit suivante, que se produit l'écoulement secondaire. Si le malade dort, il se réveille épouvanté, la bouche pleine de sang. Si avant l'extraction nous sommes avertis que nous avons devant nous une personne sujette aux hémorrhagies, nous appellerons son attention sur le danger qu'elle court et l'engagerons à réclamer de suite notre secours. Comme les difficultés qui entourent le traitement de ces hémorragies sont très grandes, on s'entourera des plus grandes précautions. Les cas dont l'issue fut fatale, mentionnés dans la littérature professionnelle, prouvent la gravité du danger. Je ne rappellerai que l'observation d'Harry Albert, de Londres, où tout l'appareil chirurgical fut mis à contribution sans succès.

Malheureusement il arrive que le malade est hémophylique, sans que nous le sachions et quelquefois sans qu'il le sache lui-même. Certains aussi n'accusent pas leurs tendances aux hémorragies abondantes, afin d'être débarrassés de la cause de leurs douleurs.

Que de fois on ne réclame notre secours que très tard, demandant d'abord aux amis et familiers de la maison leur avis, pour faire appel ensuite au pharmacien, puis au médecin qui, lui-même, n'a recours au dentiste que dans des cas dangereux !

Quand l'hémorragie existe depuis un certain temps, le malade se trouve dans un état d'épuisement alarmant ; il a l'air blême, les yeux éteints, parle difficilement et éprouve des menaces fréquentes de syncope.

La région alvéolaire offre dans ces cas un triste aspect par suite des moyens employés précédemment : du sang coagulé oblitère l'alvéole, et sous les caillots suinte par goutelettes le sang liquide. Ceux-ci écartés, on trouve la muqueuse ordinairement couverte de croûtes par suite de l'action caustique du perchlorure de fer ou du fer rouge. Au fond de l'alvéole on voit le sang sourdre et s'écouler en assez grande abondance.

Dans cet état, la première chose à faire c'est d'étancher le sang au plus vite, puis de placer un tampon dans toute la profondeur, en le retenant solidement, de manière à éviter qu'il ne soit emporté par le courant sanguin venant des capillaires et des artérioles lésées. Parfois, il suffira, pour atteindre ce résultat, de faire porter la dent antagoniste sur le tampon. Un bandage ou une mentonnière maintenant fermement les mâchoires en contact servira de moyen auxiliaire.

Le procédé de Coleman, consistant à placer des feuilles de malico recouvertes de tampons d'ouate, n'est guère supérieur à la compression mécanique seule, puisqu'il s'agit de retenir les caillots à l'orifice des vaisseaux.

Les tampons sont aussi très bien maintenus par un bouchon comprimé par la mâchoire opposée.

Je mentionnerai aussi le procédé qui consiste à prendre une empreinte de gutta-percha, qu'on replace dans l'alvéole après l'avoir taillée en enlevant l'excédent. Ce moyen est excellent par suite des propriétés connues de la gutta-percha, qui se moule parfaitement et assure la rétention du tampon.

Nous pouvons substituer à cette méthode sûre mais compliquée, une autre méthode plus simple qui consiste à placer un morceau de digue de caoutchouc. Je m'en suis servi à plusieurs reprises et je puis assurer que, dans les cas où il est applicable, le succès est merveilleux.

Un des avantages de ce procédé c'est qu'il rend inutile la compression des mâchoires ; les malades peuvent se nourrir convenablement, ce qui, dans ce cas, est d'une grande importance. La digue placée et son excédent coupé, on la laisse en place de 24 à 48 heures sans y toucher ; au bout de ce temps on l'enlève ainsi que le tampon. Il serait préjudiciable de laisser le pansement plus longtemps, car il pourrait déterminer une périostite légère qui, toutefois, ne persisterait pas.

Je fixe ma digue avec des ligatures de scie sur les dents voisines.

Il faut ajouter que le dentiste n'a pas rempli tous ses devoirs lorsqu'il a assuré l'étanchement de l'alvéole ; il lui faut encore veiller attentivement sur l'état général du malade.

La perte de sang a entraîné, en effet, une dépression générale avec abaissement de température cutanée et il pourrait survenir ensuite une crise fatale.

On surveillera donc ensuite la température ambiante et on relèvera les forces autant que possible par du thé ou du lait additionné de cognac. S'il survenait des défaillances, on combattrait l'anémie cérébrale par des applications de bandes élastiques.

Dans les cas désespérés il faudrait procéder à la transfusion du sang. La ligature de la carotide ne peut donner grande espérance, surtout si le sujet est hémophylique, car on crée une nouvelle blessure, ce qui est toujours dangereux avec de tels malades, d'autant plus que le saignement alvéolaire recommencerait aussitôt la circulation collatérale rétablie.

Dans le cas de cessation de l'hémorrhagie, la région alvéolaire n'exige aucun traitement supplémentaire.

M. le Dr HARLAN, de Chicago, examine la

DIFFUSIBILITÉ DES MÉDICAMENTS DANS LA DENTINE VIVANTE OU MORTE

Les substances qui coagulent l'albumine ne sont pas diffusibles (expansibles). Expériences à l'appui.

Expériences démontrant que les corps non coagulateurs sont diffusibles.

Argument en faveur de la médication diffusible, en remplacement des médicaments qui coagulent.

DISCUSSION

M. DUBOIS. — J'approuve absolument les idées du Dr Harlan et vous me permettrez d'ajouter que j'ai aussi préconisé l'usage des essences et des huiles essentielles pour le traitement des dents cariées, ainsi qu'en font foi les leçons que j'ai publiées et la 2° édition de l'*Aide-Mémoire du chirurgien-dentiste*. Je crois qu'il faut donner la préférence aux antiseptiques non caustiques et volatils. Ils ont des inconvénients pour le patient s'ils ne sont recouverts que par du coton, ils n'ont que des avantages si la gutta-percha les protège, car alors ils se diffusent dans la dent sans se diffuser dans la cavité buccale.

M. le Président. — Pourquoi M. Harlan est-il opposé aux médicaments gras, puisque les corps gras pénètrent les tissus de la dentine ?

M. Harlan. — Ils ne sont pas volatils, pas cristallisables et ils sont insuffisamment antiseptiques.

M. le Dr Saxton, de Philadelphie, indique un

NOUVEAU PROCÉDÉ DE PRÉPARER DES SOLUTIONS MÉDICAMENTEUSES, APPELÉES TABLOÏDES HYPODERMIQUES SOLUBLES ET COMPRIMÉES

J'ai l'honneur de présenter au Congrès, de la part de MM. Burroughs, Welcome et Cie, de Londres et de New-York, des préparations sur lesquelles j'appelle toute votre attention.

Voici d'abord ce qu'en pensent quelques autorités médicales.

Le Dr Bartholoms trouve que :

« Une solution gardée pendant longtemps, quoiqu'elle soit claire, ou, si elle n'est pas claire, après le filtrage, causera souvent, quand on l'emploie comme injection, une tumeur douloureuse qui reste pendant quelques mois, et qui suppure ou est absorbée tardivement.

» D'autre part, les disques gélatineux se dissolvent tardivement et l'absorption de la gélatine est imparfaite ; ainsi une irritation locale peut résulter. »

Au contraire, il estime que : « L'amélioration la plus importante faite dernièrement consiste dans les tabloïdes hypodermiques. Elles contiennent des quantités bien déterminées des agents employés comme d'habitude, et toutes les drogues employées aujourd'hui sont préparées sous cette forme. »

Le professeur Augustus Wilson, M. D., dit : « Les disques se dissolvent très lentement, et exigent 15 minutes pour faire une solution; quand j'ai fait l'épreuve sur moi-même, j'ai trouvé que la gélatine causait l'irritation des tissus. »

Les « tabloïdes » solubles hypodermiques n'ont aucun des défauts des alcaloïdes et elles sont exemptes des objections qu'on fait aux solutions hypodermiques. Elles sont très solubles et on peut les conserver parfaitement: elles ont une action rapide et sûre, ne subissent pas de changement et elles sont ainsi plus dignes de confiance que les solutions. La quantité introduite est tout entière active et il n'en résulte aucune irritation gastrique ni aucun dérangement; de plus ceux qui ne veulent ou ne peuvent prendre les médicaments par la bouche supportent très bien les tabloïdes. Je réclame donc les qualités suivantes pour les tabloïdes:

Convenance de l'emploi ;

Immunité du changement;

Exactitude de la quantité et du dosage ;

Certitude et rapidité de l'action.

DISCUSSION

M. Poinsot. — Ce mode de préparation garantirait la pureté.

TROISIÈME SECTION
PROTHÈSE ET ORTHOPÉDIE DENTAIRES

COMMISSION :

MM. Saussine, M. F. P., *Secrétaire rapporteur.*
    Chauvin,
    Chignier,
    Papot.

(Par décision de la Commission de publication, le travail de la section a été fait par M. Papot.)

Questions mises à l'ordre du jour :

1re *Question.* — Indications et procédés des couronnes artificielles et du travail à pont.

2e *Question.* — Conditions requises pour exécuter le redressement des dents et des arcades alvéolaires avec exposé de nouveaux moyens de redressement.

3e *Question.* — Du choix des substances pour la construction des appareils de prothèse.

4e *Question.* — Restauration de la face et des maxillaires.

(Suite de la séance du mercredi 4 septembre 1889).

Les travaux de la section commencent à 5 heures.

M. Saussine, président, demande à l'Assemblée de vouloir bien entendre, avant leur tour, MM. Brugger et Préterre, qui ont tous les deux des malades à présenter. (Voir Quatrième question.)

L'Assemblée accepte cette proposition.

Séance du jeudi 5 septembre 1889.

La séance est ouverte à 3 heures un quart, sous la présidence de M. le Dr Gaillard, président du Congrès.

M. Pourchet, secrétaire général, donne lecture d'une note ainsi conçue : « Il a paru dans un journal de Bruxelles un article sur le Congrès qui constitue une réclame pour M. Kœnaart et contre lequel nous, membres de la Société odontologique de Belgique, nous protestons, déclarant que M. Kœnaart n'est pas membre de cette Société. — Signé : Delapierre, Pourveur, Minne, Drœsbecke, de Paepe. »

M. Kœnaart, de Bruxelles. — C'est un client de M. Delapierre qui a écrit cet article.

M. Delapierre, de Bruxelles. — Je ne m'oppose pas à ce que M. Kœnaart parle en son nom personnel, mais j'entends bien établir qu'il ne saurait parler au nom de la Société odontologique de Belgique.

L'incident est clos.

PREMIÈRE QUESTION

INDICATIONS ET PROCÉDÉS DES COURONNES ARTIFICIELLES ET DU TRAVAIL A PONT

M. Kœnaart, de Bruxelles, lit un mémoire sur le

TRAVAIL A PONT. SES AVANTAGES

Il présente en même temps divers appareils dont il fait la démonstration.

(Voir cinquième section).

DEUXIÈME QUESTION

CONDITIONS REQUISES POUR EXÉCUTER LE REDRESSEMENT DES DENTS ET DES ARCADES ALVÉOLAIRES AVEC EXPOSÉ DE NOUVEAUX MOYENS DE REDRESSEMENT.

M. le Dr Frank, de Vienne, lit une communication ayant pour titre :

PRÉSENTATION D'UN APPAREIL POUR ÉLARGIR L'ARCADE DENTAIRE AVEC DISSERTATION SUR LES CAUSES DES IRRÉGULARITÉS DES DENTS

Cette description est accompagnée de l'appareil composé de deux plaques de vulcanite s'adaptant l'une sur l'autre et permettant, par une combinaison spéciale, d'élargir l'arcade dentaire dans les cas où cela est nécessaire pour le redressement des dents.

L'orateur énumère ensuite les causes des irrégularités des dents.

DISCUSSION

M. Poinsot, de Paris. — L'appareil semble des plus ingénieux. Lorsque des arcades dentaires sont mal évoluées, il y a des causes étrangères à notre art spécial, il n'est donc pas mauvais de montrer notre bouche à un spécialiste afin que la cause en soit attaquée par lui en même temps que par nos moyens.

M. Préterre, de Paris. — Comment vous opposez-vous à la rétraction quand vous avez obtenu la dilatation ?

M. le Dr Frank, de Vienne. — En faisant porter un appareil pendant quelque temps ; maintenant je dis seulement que mon appareil est utile dans quelques cas.

M. le Dr Gaillard. — Pour l'auteur, toute les anomalies proviennent de l'atrésie de la mâchoire tandis que, en majeure partie, elles ont d'autres causes.

M. le Dr Dunogier, de Bergerac, renonce à sa communication sur le

REDRESSEMENT

M. Godon, de Paris, déclare que, la séance étant trop chargée, il retire sa communication sur l'

ÉTUDE DU REDRESSEMENT DES DENTS ET DES ARCADES ALVÉOLAIRES

dont les conclusions étaient les suivantes :

1° Le redressement peut être entrepris sur des adultes, mais la durée du traitement est en raison directe de l'âge du sujet, ainsi que le maintien de l'appareil de contention ; 2° dans les cas de prognatisme de la mâchoire supérieure, il est presque toujours nécessaire, au début du traitement, de provoquer l'allongement de la dernière molaire, afin de rehausser l'articulation.

Séance du vendredi 6 septembre 1890.

PRÉSIDENCE DE M. POINSOT.

M. le Dr Gaillard, fait une communication sur le

REDRESSEMENT DES DENTS

Cette question n'a pas été suffisamment traitée hier. On nous a montré des appareils de redressement, mais tout le monde a constaté qu'on n'a pas toujours affaire à cette forme de bouche en ogive car, quand les dents sont frappées d'anomalie, c'est dans un sens ou dans l'autre.

Dans la pratique, on est obligé d'écarter les 2 dents, il faut donc faire une série d'appareils en caoutchouc. Comme je l'ai déjà dit en 1880, les anomalies sont dues à des implantations vicieuses du développement folliculaire et, dans la production de la dent, si cette production n'est pas dans les conditions normales, vous avez une anomalie. Il y a aussi des anomalies de nutrition. Quant au prognathisme ou menton de galoche, il est évident que vous pouvez le rencontrer dans une bouche avec plusieurs de ces anomalies. Doit-on enlever les dents ou les laisser, car le maxillaire ne se développe qu'autant qu'il le doit ? En général, la mâchoire inférieure est presque toujours régulière. — Dans tous les cas qui peuvent se rencontrer successivement ou ensemble, vous avez presque toujours à dé-

velopper l'arcade dentaire et le sujet demande un appareil qui ne le
gêne pas. Or, toutes les substances sont gênantes, même le caoutchouc, et la plus supportée est le métal. Vous fixez l'appareil sur
la région des molaires, vous établissez l'arcade et vous amenez les
dents à venir toucher l'appareil. Il a l'avantage de refouler la canine
en exerçant la traction sur l'incisive, c'est-à-dire qu'il fait deux
mouvements à la fois. Les dents reculent avec plus de facilité qu'elles n'avancent ; dans le sens de la traction, il n'y a pas de douleur,
dans le sens contraire pas davantage. Mon moyen de traction consiste dans un fil de caoutchouc qui donne une traction lente et permanente; il fournit 2 kil. de force et a 2 millim. de grosseur. Si la dent
ne vient pas ainsi, on double la force. L'appareil ne s'enlève jamais
(mais je vois le malade tous les 8 jours) et il sert au redressement
du commencement à la fin. Si on a besoin de sectionnement, on
agrandit l'appareil ; j'ajoute que le caoutchouc ne peut pas glisser sur
le collet de la dent.

DISCUSSION

M. Schwartz. — Je suis très partisan de l'appareil de M. le
Dr Gaillard ; je l'emploie depuis 10 ou 12 ans et il me donne des
résultats sûrs, sans souffrance.

TROISIÈME QUESTION

DU CHOIX DES SUBSTANCES POUR LA CONSTRUCTION DES APPAREILS DE PROTHÈSE

M. Michaels, de Paris, indique un

NOUVEAU MOYEN DE FAIRE DES PIÈCES EN MÉTAL SANS ESTAMPAGE AU
MOYEN DE CE QU'IL APPELLE : LA MICHAELS DUCTILE MÉTALLIQUE
PLAQUE, AVEC DÉMONSTRATION A L'APPUI.

J'ai l'honneur, le devoir et aussi un grand plaisir à vous présenter une nouvelle invention appelée, je l'espère, à rendre de précieux
services à tous dans la fabrication des pièces de prothèse dentaire, et
dont le but et le résultat seront de supprimer la nécessité des différents moulages, plâtre, zinc et plomb, ainsi que l'estampage. L'avantage de ce procédé consiste à pouvoir opérer immédiatement sur le
premier modèle en plâtre, avec une grande facilité, d'où il résulte
une économie considérable de combustible, de peine et de temps.

La modification complète de la façon d'opérer, pour arriver à ce
résultat, est toute dans la préparation première des plaques métal-

liques, or, argent, platine ; cette préparation consiste à faire, au moyen d'une matrice spéciale, sur une des surfaces d'une plaque métallique, des impressions profondes, qui coupent cette surface en forme gaufrée, quadrillée régulièrement sur toute sa superficie, fig. 1).

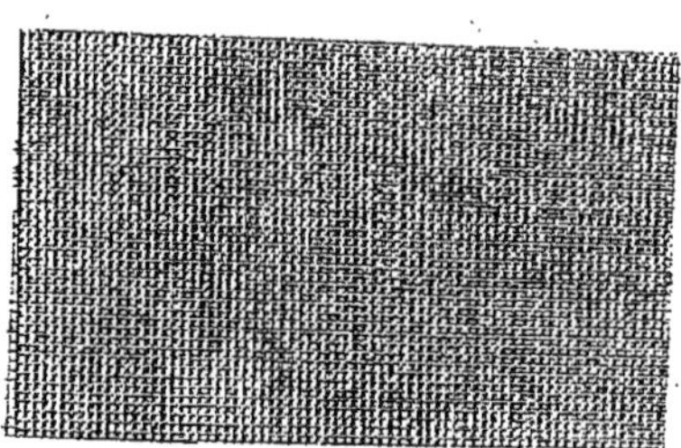

Fig. 1. — Plaque quadrillée.

Les sillons de ce gaufrage doivent pénétrer aux 9/10 de l'épaisseur de la plaque, de façon à détruire complètement la rigidité et l'élasticité du métal. Ces dépressions, d'une profondeur donnée, fournissent une surface en relief, d'aspect de petits carrés pyramidaux côte à côte, de 1 millimètre de base.

Ces plaques, ainsi préparées, ont la propriété d'être non élastiques, inertes, pour ainsi dire, malaxables ou ductibles ; elles sont susceptibles de recevoir et de conserver toute impression, de s'appliquer aux surfaces accidentées ou irrégulières, quelles qu'elles soient, et d'en coserver la forme.

La forme désirée obtenue, on coule sur la surface quadrillée de la soudure du métal employé, qui comble les vides dans les sillons et donne à la plaque, avec une épaisseur égale, la rigidité nécessaire au but qu'on se propose. Les plaques débitées d'après un modèle en plomb s'appliquent sur le modèle en plâtre, et, par la simple pression des doigts, elles s'adaptent aux formes des modèles, sans résistance ; on peut s'aider, pour les coins et les interstices, d'instruments ou brunissoirs et, en quelques minutes, on arrive à un résultat qui n'a été obtenu jusqu'à ce jour que par plusieurs heures de peine et de travail.

Comme moi, vous avez dû être frappés de voir combien, depuis des années, le travail des pièces artificielles laisse à désirer dans son exécution incorrecte ; ces pièces sont lourdes et trop massives pour, en somme, être la dernière expression de l'art dentaire.

Vous savez que lorsque le caoutchouc a été présenté à la profession, le travail d'or avait été abandonné presque complètement ; on peut se demander la raison de ce fait ! C'est sans doute parce que le travail de caoutchouc offrait de plus grandes facilités, avec moins de frais et de temps. Si le travail d'or avait été aussi simple que le travail de caoutchouc, incontestablement on aurait préféré l'employer aussi sans nul doute, c'eût été plus avantageux pour les personnes appelées à porter des dents artificielles.

Sans donner plus de valeur à cette question, néanmoins, le travail dit « Bridge-Work » est une indication : on paie excessivement cher ce genre de travail, pour être débarrassé de la masse de matière que représente une pièce artificielle moderne.

La nouvelle méthode que je présente aplanit les difficultés rencontrées dans le travail des pièces d'or, et le résultat sera, je l'espère, l'abandon du caoutchouc dans la confection des pièces partielles. Frappé des inconvénients et aussi du travail considérable obligé dans la fabrication des plaques métalliques, j'ai longtemps réfléchi au moyen d'y remédier, de supprimer la nécessité de faire des moules de zinc et de plomb ; bref, de simplifier le travail.

Ayant trouvé la solution d'un problème que je me suis posé, je serai très flatté si ma communication a pu vous intéresser.

Le procédé de travail de la « *Michaëls ductile métallique plaque* », est le suivant :

1° Prendre une bonne impression de la bouche avec la gutta-percha rose, laisser refroidir suffisamment pour ne pas craindre le tirage ;

2° Couler le moule en plâtre et sable (2 parties plâtre et 1 partie sable ou grès) de 3 centimètres d'épaisseur, ou, si l'on désire garder le modèle de la bouche, le faire en plâtre et refaire un deuxième modèle en plâtre et sable pour souder dessus ;

3° Ajuster et monter les dents sur une plaque de cire, comme on le ferait pour une pièce en caoutchouc, ceci dans le cas où l'on désire essayer la pièce, pour la teinte et l'articulation ;

4° Faire les crochets d'attache d'avance et les poser, en forçant, sur le modèle plâtre et sable ;

5° Avec les crochets en place, on découpe un modèle en feuille de plomb, tel qu'on désirera avoir la plaque, on fait un point de repère sur le dessus et on la rapporte sur la surface lisse de la plaque quadrillée ; on la dessine avec une pointe d'acier et on la débite avec des ciseaux et des outils ordinaires ;

6° Placer la plaque d'or — la surface libre — sur le modèle en plâtre, et la presser sur place avec les doigts, en développant une pression suffisante pour ajuster la plaque à toutes les inégalités de la

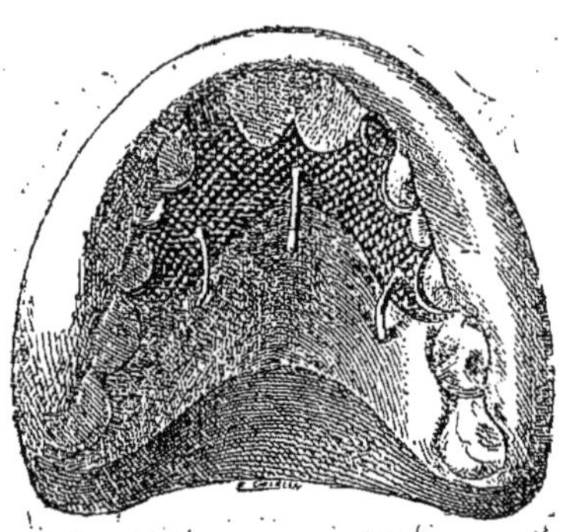

Fig. 2. — Plaque ajustée et prête pour la soudure.

surface ; les coins et les interstices doivent être ajustés avec un brunissoir ou autre instrument semblable ;

7° Se servir de clous minces, de 12 millimètres de longueur et à tête ; plier le clou à un centimètre de la tête, à angle droit, et enfon-

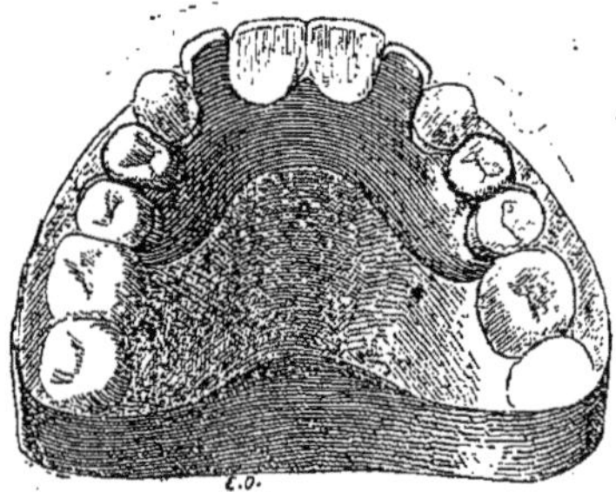

Fig. 3. — Plaque terminée.

cer la pointe dans le plâtre, laissant la tête du clou reposer sur la plaque d'or pour l'immobiliser. On peut mettre deux ou plusieurs de ces clous, selon la dimension de la plaque ;

8° Mettre les dents sur le modèle et le coller avec un peu de cire spéciale ; couler plâtre et sable autour de la pièce pour maintenir les dents ; une fois le plâtre sec, nettoyer la cire à l'eau bouillante ;

9° Les vides entre les dents artificielles et la plaque, ainsi que les vides entre les crochets et la plaque, doivent être remplis par de petits fragments de feuilles de platine mince, roulés en petites boules et pressés en place;

10° La pièce prête à souder, bien boraxer complètement la surface de la plaque et les dents (la plus grande propreté est recommandée dans ce travail);

11° Couvrir entièrement la surface de la plaque d'or avec des paillettes de soudure et souder à large flamme; y mettre plus ou moins de soudure, selon les besoins de la rigidité de plaque, mais toujours en quantité suffisante pour remplir les sillons de la plaque;

12° La soudure terminée, la pièce refroidie, dérocher à l'acide, puis polir la pièce.

DISCUSSION

M. LE Dʳ MARCHANDÉ, de Paris. — Cet appareil ne présente rien de nouveau, c'est simplement un progrès dans l'exécution rapide du travail, mais il ne peut pas remplacer l'appareil de caoutchouc, quoiqu'il puisse rendre de grands services.

M. SCHWARTZ, de Nîmes. — Pourra-t-il détrôner la pièce en or que nous avons toujours faite? Durera-t-il aussi longtemps? Je ne le crois pas, quoique je sois cependant partisan des pièces en or suppléant le caoutchouc.

M. MICHAELS. — Les sillons du métal sont profonds et la soudure qui y est coulée forme une masse épaisse très estampée; j'en fais usage depuis 4 ou 5 mois, et je m'en trouve bien.

INCIDENT

M. LE Dʳ GAILLARD, président. — Un des représentants de la Société d'Odontologie me fait observer que je ne dois pas avoir deux présidences de suite. Je me retire.

M. LE Dʳ BOGUE, de New-York, prend la présidence.

M. GODON. — M. Lecaudey devait présider aujourd'hui et n'a pu venir; il a chargé M. Poinsot de le suppléer et, par suite de malentendu, M. Poinsot ne préside pas: je l'ai fait observer à M. le Dʳ Gaillard et je regrette qu'il en ait informé le Congrès, car cette observation devait rester entre nous. Je demande la continuation de la présidence de M. le Dʳ Gaillard.

L'assemblée, consultée, approuve cette proposition.

M. LE Dʳ GAILLARD, qui a repris la présidence. — Je suis confus de ce qui vient de se passer, mais, ne voyant pas M. Lecaudey

comme président du Congrès, j'ai cru devoir prendre la présidence,
L'incident est clos et je vous exprime mes remercîments.

M. PRADÈRE, de Lyon, lit une communication sur la

PRÉSENTATION D'UNE MATIÈRE ANTISEPTIQUE POUR LA MONTURE DES DENTS

C'est un mémoire sur le caoutchouc durci et ses effets désastreux.
L'orateur y joint des échantillons d'un caoutchouc qu'il est parvenu,
prétend-il, à rendre antiseptique et qu'il appelle cellulose antiseptique.

Cette lecture soulève des protestations unanimes.

M. le PRÉSIDENT. — Un membre demande si cette communication
sera insérée aux comptes rendus. Qu'en pensez-vous ? C'est la commission nommée qui décidera si les communications seront insérées
en entier ou en partie.

M. GODON, de Paris. — La question est très sérieuse; la plus grande
utilité des communications réside dans leur publication puisque la
plupart ont été lues rapidement; il est donc nécessaire de décider
qu'elles seront toutes insérées intégralement, car, si nous devons
faire des choix, nous ne savons pas où nous nous arrêterons. Je propose que la question de la nomination d'une commission pour la
publication soit mise à l'ordre du jour.

M. CHAUVIN de Paris. — Bien que je n'approuve pas la communication de M. Pradère, nous ne devons pas empêcher ses opinions car
les nôtres ne perdront pas beaucoup aux siennes. Je suis donc partisan de la publication in-extenso.

M. GODON, de Paris. — Pour parer à la publication de ce que vous
considérez comme une hérésie, l'assemblée peut formuler son
opinion.

M. le PRÉSIDENT. — La proposition de M. Godon est du ressort admi-
nistratif. La commission du Congrès est souveraine.

M. GODON. C'est contraire à l'opinion de M. le professeur Gariel,
notre président d'honneur.

QUATRIÈME QUESTION

RESTAURATION DE LA FACE ET DES MAXILLAIRES

M. BRUGGEN, de Kreuzlingen, soumet un

OBTURATEUR POUR PERFORATION DE LA VOUTE PALATINE

En même temps que nous connaissons réellement très peu de cas dans lesquels, à la suite d'uranoplastie et de staphylorraphie, on a obtenu, même après une instruction ultérieure spéciale, une parole satisfaisante, nous constatons que la prothèse n'est pas encore une difficulté vaincue et que nous sommes plutôt contraints de lui donner toute notre attention en tant que moyen d'action indispensable.

Certes la réunion opératoire heureuse des deux moitiés du voile du palais donne un palais normal dans la plupart des cas, mais on constate que le voile ainsi obtenu est trop court et trop raide pour s'appuyer à la paroi du pharynx et former ainsi une occlusion entre la cavité buccale et les fosses nasales ; il en résulte conséquemment un insuccès pour la parole. Il faut donc chercher à obtenir une occlusion entre la cavité nasale et la cavité buccale au moyen d'un obturateur du pharynx convenablement construit.

Tous les travaux traitant de la physiologie du langage ont prouvé que, dans la construction d'un obturateur, il importe uniquement d'établir une fermeture véritablement normale, au moyen de laquelle l'air puisse tantôt pénétrer du pharynx dans les fosses nasales et tantôt être empêché d'en sortir.

Ces travaux physiologiques ont montré de plus que, pour diverses lettres et pour divers sons, et même pour certaines intonations, tantôt une large ouverture et tantôt une fermeture de longue durée sont nécessaires.

Il existe en effet vraisemblablement pour chaque lettre une position particulière du voile du palais. L'action de cette fermeture mobile et exacte entre la cavité nasale et cavité buccale a été établie par les essais de Zermach.

Il est prouvé d'abord que pour prononcer *m* et *n*, un léger courant d'air doit traverser le nez, au contraire qu'une fermeture hermétique est nécessaire dans l'ordre suivant pour *a, e, o, u, i* ; c'est pour la lettre *i* qu'on constate la plus forte élévation du voile et ces voyelles exigent ainsi une fermeture nuancée absolument hermétique.

Dans la *Zeitschrift für Chirurgie* a paru, en 1885, un article du professeur Jul. Wolf sur les crevasses du palais et sur les obturateurs creux du pharynx. Ce travail exprime la conviction que :

1° Par la réunion-opératoire des moitiés du voile du palais,

2° Par la pose d'un obturateur creux dans le pharynx (entre le voile du palais nouvellement obtenu et la paroi du pharynx) on obtient une soupape agissant comme la soupape naturelle.

Mais on a constaté, chez la plupart des malades pourvus de cet obturateur creux, un nasonnement plus ou moins prononcé, ce qui prouve qu'il s'échappe toujours de l'air, ce qui s'explique parce que, pendant l'action des muscles, l'obturateur s'écarte, se resserre et fait le vide. Précisément par cette circonstance que l'obturateur a fait le vide, et que son volume change, les muscles n'arrivent pas à une sûreté absolue dans leurs mouvements d'accommodation parce qu'ils ont à faire le chemin de la plus petite extension à une extension qu'ils ne peuvent plus atteindre.

Je me suis efforcé d'obtenir, avec la plus grande précision, la reproduction exacte de la contraction du groupe de ces muscles.

Je confectionne mon obturateur avec une combinaison de liège et de caoutchouc modérément compressible ; quoique massif, la grande légèreté résultant du noyau de liège ne paralyse en aucune façon la mobilité du ressort. Avec cette modification de l'obturateur, je donne aux muscles un point d'appui et une base absolument exacts. Pendant la contraction des muscles, la masse se resserre suffisamment pour que la fermeture ait lieu commodément et hermétiquement. L'ensemble empêche que quelques parties des parois ne s'écartent ou ne se plient. En résumé, ces obturateurs couvrent le défaut dans toutes les positions et dans tous les mouvements des muscles et il en résulte une voix pure et normale. Mais, pour obtenir ce résultat, tous les gens opérés et pourvus de cet obturateur doivent étudier plus ou moins longtemps l'épellation et faire des exercices relativement à la méthode de respiration, négligée et superficielle jusqu'à présent, à l'action de la langue et des lèvres.

J'ai exécuté cet appareil dans 30 cas pour des âges différents variant de 9 à 4 ans et j'ai obtenu, pour chaque sujet, une voix absolument pure ; quelques-uns sont même chanteurs actuellement.

M. Brugger présente un sujet qui, sans l'appareil, ne peut articuler les sons distinctement et qui, à l'aide de l'appareil, chante et parle correctement.

M. LE PRÉSIDENT. — Toutes les communications seront insérées in-extenso dans les comptes-rendus du Congrès.

M. DUBOIS. — Je demande aussi que celles qui ont été déposées, mais n'ont pas été lues y figurent également ou plutôt que le Comité de publication soit juge de faire insérer celles qui n'ont pas été lues parce que les auteurs y ont renoncé bénévolement pour dégager l'ordre du jour.

Cette proposition, mise aux voix, est adoptée.

M. PRÉTERRE, de Paris, fait une communication sur :

LES DIVISIONS DU VOILE DU PALAIS. PARALLÈLE ENTRE L'INTERVENTION CHIRURGICALE ET LA PROTHÈSE (avec présentation de sujets).

Je vais vous dire quelques mots des résultats obtenus par la prothèse pour remédier aux divisions de la voûte du palais et de son voile.

Vous savez tous qu'il y a une quarantaine d'années la chirurgie était à peu près la seule ressource à la disposition des sujets atteints de cette infirmité ; vous savez également que cette ressource était bien insuffisante, car la staphylorraphie, opération excellente en théorie, n'a que bien rarement donné dans la pratique des résultats complétement satisfaisants.

Vous n'ignorez pas, en effet, que, en raison de l'étendue de la division du voile du palais, l'opérateur ne peut pas toujours trouver, dans les tissus voisins de la division, de quoi la combler.

Diverses tentatives ont été faites pour remplacer l'opération chirurgicale par la prothèse ; mais les résultats ont été généralement peu satisfaisants jusqu'au jour où un dentiste américain, M. Stearne, atteint lui-même de cette infirmité, trouva moyen d'y remédier par un appareil qui donna des résultats excellents, mais dont la construction était très compliquée.

L'appareil de M. Stearne était un véritable instrument d'horlogerie et de bijouterie ne pouvant être utilisé que par son inventeur.

Stearne essaya bien de construire quelques appareils ; mais leur complication les empêcha de se généraliser.

Ce fut alors que nous nous demandâmes si nous ne pourrions pas obtenir les mêmes résultats par des appareils infiniment plus simples. Les résultats que nous avons obtenus et qui sont exposés dans notre ouvrage, *Traité des divisions congénitales de la voûte du palais et de son voile*, sont trop connus pour qu'il soit nécessaire de s'arrêter longuement sur ce sujet.

Vous apprécierez aisément l'importance de ces résultats en songeant qu'en France il naît chaque année plus de 5.000 personnes atteintes de divisions congénitales de la voûte et du voile du palais

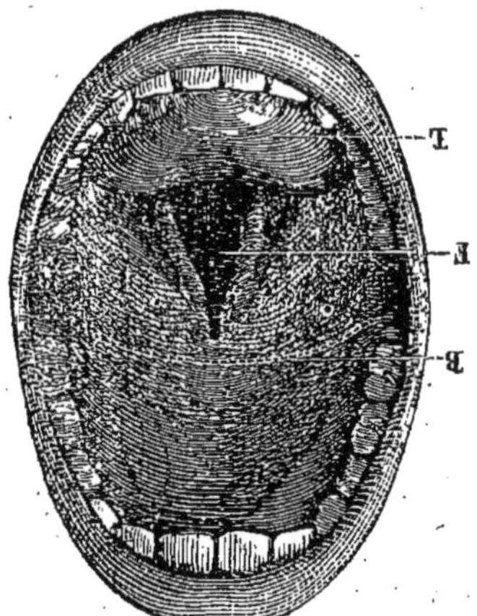

Fig. 1. — Division congénitale partielle du voile du palais.

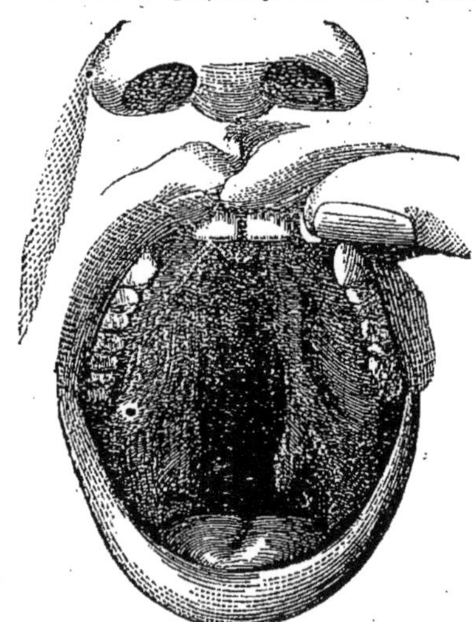

Fig. 2. — Division congénitale complète du voile et presque totale de la voûte du palais.

Cette infirmité prive de la parole les malheureux qui en sont atteints, ou, tout au moins, les empêche de se faire suffisamment comprendre de leurs semblables. Les sujets affectés de cette infirmité sont dans une situation véritablement fort cruelle. Sa gravité est telle qu'ils sont exemptés du service militaire.

Des figures vous donneront une idée des malformations pour lesquelles nos appareils sont employés.

Les résultats obtenus par la prothèse ont toujours été qualifiés de merveilleux par ceux qui en ont re senti les bienfaits.

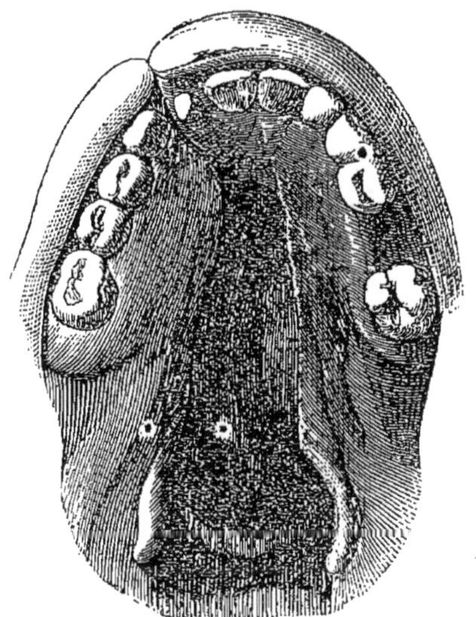

Fig. 3. — Division congénitale complète du voile et incomplète de la voûte du palais.

Des malheureux exclus de la plupart des professions sociales ont pu, grâce à ces appareils, occuper les situations qui demandent la plus grande facilité d'élocution, telles que celles de prêtre, d'avocat, etc.....

Nous avons donc rendu la parole et, pour ainsi dire, la vie intellectuelle à près de 3.000 personnes.

Les procédés que nous employons aujourd'hui sont d'une simplicité extrême ; mais, c'est précisément la difficulté d'atteindre cette simplicité qui nous a demandé des recherches considérables.

En modifiant graduellement les appareils fort ingénieux mais aussi ort compliqués de Stearne, nous sommes arrivé, par une série d'é

tapes successives, dont il serait trop long de vous décrire les phases,
à ces appareils d'une simplicité véritablement élémentaire que nous
exposons devant vous.

Ces appareils ne contiennent, comme vous le voyez, ni ressorts,
ni crochets sur les dents. Ils ne s'appliquent pas sur elles, ils peuvent même supporter les dents s'il est nécessaire. Ils ne demandent
qu'une perfection extrême dans leur ajustement.

Je vous montre ces appareils ; mais ce qui sera beaucoup plus in-

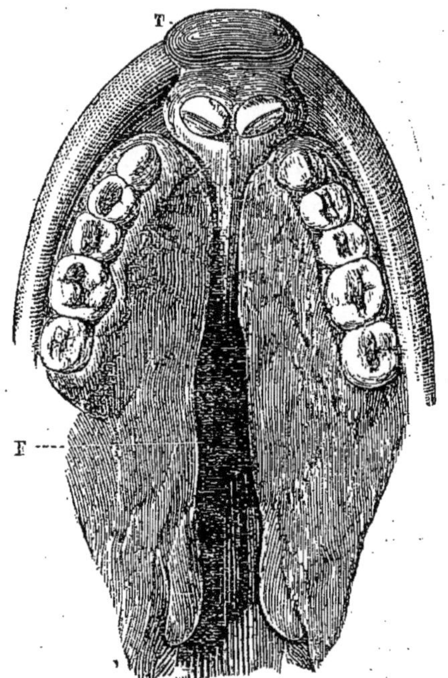

Fig. 4 — Division congénitale complète du voile et de la voûte du palais.

téressant pour vous, ce sera de voir quelques sujets porteurs de ces
pièces. Vous les écouterez sans leurs appareils, puis, avec leurs appareils. Vous jugerez ainsi de la valeur des résultats obtenus.

Ce n'est pas dans une communi ation si brève que je pourrai vous
indiquer les difficultés considérables qu'il a fallu vaincre pour arriver à des résultats aussi simples. Laissant de côté les questions
techniques relatives aux empreintes, à l'ajustement et à la pose, je

vous dirai seulement qu'il nous a fallu créer, pour les personnes
atteintes de ces infirmités, tout un système d'éducation.

Il ne faut pas croire, en effet, qu'il suffise de poser un appareil parfaitement exécuté à une personne atteinte de division palatine pour lui
rendre immédiatement la parole : qu'il s'agisse de staphylorraphie ou
d'appareil, une éducation est indispensable.

L'acquisition de la parole ne s'obtient pas plus facilement chez
l'adulte que chez l'enfant. Les personnes les plus intelligentes,
telles que les médecins et les avocats, ne peuvent arriver à s'exprimer correctement qu'après des excercices qui durent plusieurs
mois.

Ces excercices phonétiques terminés, les sujets s'expriment sou-

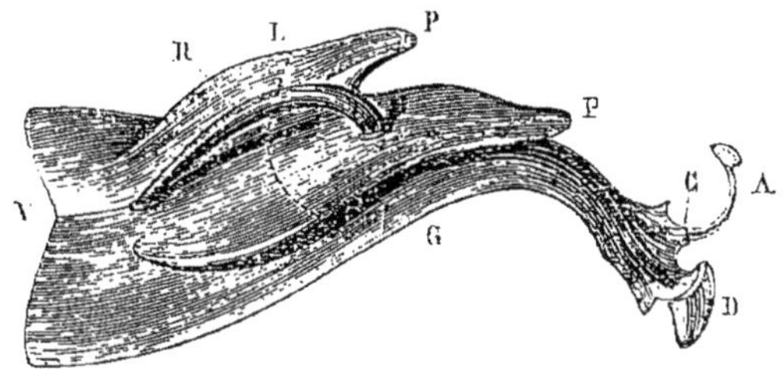

Fig. 5. — Type d'un des appareils le plus souvent employés comme obturateurs
des divisions de la voûte et du voile du palais.

vent avec plus de correction et de clarté que les individus normaux.
Je vous en fournis la preuve en vous disant que, parmi mes clients,
se trouvent des prêtres, des avocats, des acteurs, dont personne n'a
jamais soupçonné l'infirmité.

J'aurais voulu vous montrer un nombre plus grand d'obturateurs,
malheureusement ils sont à l'Exposition où vous pourrez les voir.
Parmi eux vous remarquerez les modèles de deux jeunes filles jumelles atteintes de division palatine. Ces deux jumelles présentaient
des divisions palatines tellement identiques que l'appareil de l'une
pouvait servir parfaitement à l'autre. C'est un fait curieux qui pourrait jeter une lumière très intéressante sur les lois de l'hérédité.

Ce fait était tellement imprévu que je ne m'en aperçus que par
hasard, après m'être donné beaucoup de peine pour prendre les empreintes des deux sujets, tandis qu'une seule empreinte eût suffi.

Le manque de temps m'empêche de développer davantage cette
communication. Vous trouverez d'ailleurs, dans les nombreuses fi-

gures de mon livre sur les divisions palatines, les cas les plus variés
que j'ai réunis depuis plus de 30 ans. Vous en verrez les moulages
et les appareils dans ma vitrine à l'Exposition.

L'art dentaire rend de tels services que personne ne songerait
aujourd'hui à nier le rôle social du dentiste. Nous pouvons revendi-
quer hautement notre place parmi les professions les plus libérales.

Notre art n'eût-il produit que les résultats que je viens d'exposer
sommairement devant vous, qu'il ne serait pas possible d'en méconnaître l'utilité et même la grandeur.

M. Caracatzanis, d'Athènes, présente une observation sur

LES PERFORATIONS DE LA VOUTE PALATINE.

M. C.. rentier, âgé de 50 ans, vint chez moi au mois d'août de
l'année 1887, pour se faire soigner. Je remarquai dans sa bouche, du
côté gauche une petite plaie, et du côté droit sur le voile du palais,
la destruction complète de la voûte palatine osseuse. Sur le côté
gauche, il y avait deux incisives, une canine et deux petites molaires
qui toutes étaient ébranlées. Du côté droit il n'existait aucune dent.

La mâchoire inférieure ne portait aucune trace de plaie ; elle avait
huit dents saines, quatre incisives et quatre grosses molaires.

Je me trouvais en présence d'un sujet syphilitique.

C'est vers l'année 1870, me dit-il que la syphilis se déclara. Il suivit
un traitement consistant en mercure, en iodure de potassium et en
bains sulfureux. La syphilis disparut. Mais voilà quatre ans que la
maladie était revenue. Il se rendit chez un médecin qui lui fit 10 injections de mercure. Deux mois après ces injections, il eut une forte
hémorragie nasale.

Deux mois après cette hémorragie ses dents commencèrent à tomber, une plaie se forma au côté droit du voile du palais, elle s'agrandit et forma cette cavité.

Les paroles du sujet étaient à peine distinctes ; l'eau et les aliments qu'il prenait lui ressortaient par les narines.

Je commençai par extraire toutes les dents ébranlées de la mâchoire supérieure et je laissai celles de la mâchoire inférieure. Je
lui prescrivis des gargarismes antiseptiques :

Chlorate de potasse 2 0/0.

Acide phénique 2 0/0.

Iodure de potassium 3 0/0 trois cuillerées à bouche par jour.

Au bout d'un mois la plaie avait disparu.

Je lui fis alors un dentier, en obturant la cavité avec le caoutchouc

mou. Tout alla bien pendant cinq mois : mon client parlait distinctement et avalait très bien ses aliments.

Mais ensuite la cavité s'agrandit et des plaies reparurent ; les dents
de la mâchoire inférieure étaient ébranlées : l'obturateur ne rendait
plus les services nécessaires.

J'ordonnai les mêmes médicaments que ci-dessus. J'arrachai les
dents et, la bouche revenue à l'état sain, je fis un second obturateur,
mais cette fois sans remplir la cavité de caoutchouc mou. Je le laissai
libre, car le frottement du caoutchouc causait une irritation à l'intérieur de cette cavité. Voilà plus d'une année qu'il porte cet obturateur, et il va toujours parfaitement bien.

M. Guémini, de Naples, fait une communication sur un

NOUVEAU SYSTÈME D'OBTURATION DU VOILE DU PALAIS

Mon obturateur peut être fait en or et en caoutchouc, il a la flexibi-
lité naturelle que n'ont pas les autres, au moyen de plusieurs charnières placées sur l'apophyse palatine. Quand le voile bouge, il décrit
une courbe naturelle, il adhère sur les bords de la blessure, sur les
résidus du voile naturel, au moyen d'un petit ressort invisible, de
sorte que, dans les mouvements de déglutition, il obéit aux mouvements des piliers. Cet appareil se fixe au palais au moyen de 2 crochets qui s'attachent aux dernières molaires et le voile tient au palais
au moyen de la première charnière. Il est préférable à tous les autres
puisqu'il évite le mécanisme extérieur, le frottement et la déchirure
il ne fait pas mal et forme les vides latéraux par lesquels s'échappe
l'air. Je l'emploie avec succès à la clinique universitaire de Naples et
j'ai fait également le même appareil en vulcanite.

DISCUSSION

M. Préterre, de Paris. — Je supprime tout mécanisme et mon
appareil tient sans crochet ; j'ai renoncé à la partie postérieure, parce
qu'un appareil délicat devient dangereux, ensuite le mécanisme est
sujet à dérangement.

Voir aussi cinquième section.

Communications diverses

M. Victor Bensow, de Gothembourg, indique un

MOYEN DE FAIRE DES OBTURATIONS ET AURIFICATIONS DANS LES DENTS ARTIFICIELLES

Un de nos principaux efforts dans le domaine de la technique dentaire a toujours été et sera toujours de tâcher d'imiter la nature et, si je peux m'exprimer ainsi, de s'en rapprocher tellement qu'il soit impossible à l'œil de trouver une différence entre l'art et la nature elle-même.

Pour atteindre ce résultat, nous faisons beaucoup d'efforts, plaçant les dents artificielles, en partie dans une position irrégulière convenant au visage, en partie en affilant les bords, etc.

La maison américaine S. S. White a fabriqué des dents artificielles avec des cavités toutes prêtes pour recevoir les obturations.

Cette idée de faire illusion à l'œil par l'obturation, pour rendre les dents plus naturelles, m'a déjà préoccupé depuis longtemps. On trouve bien en vente des dents de White avec des cavités toutes prêtes, mais elles sont trop chères; d'ailleurs, pour faire des dents artificielles avec ou sans obturation, on serait obligé de tenir deux sortes de dents en fonds, une de dents ordinaires, et une de dents chères munies de cavités. Il y a bien une autre méthode qui consiste à brûler les aurifications en employant les matières préparées par M. Poulson. Mais celle-ci échoue assez souvent, surtout quand on soude après coup, sur le revers de la dent, des plaques de métal; aussi ces aurifications imitées s'usent-elles facilement. Mes efforts ont donc tendu à obtenir des cavités dans les dents artificielles ordinaires de quelque fabrication que ce soit. Pour atteindre ce résultat mes yeux se portèrent naturellement sur le foret de diamant et sur la pointe d'émeri, mais j'ai employé cet instrument sans bons résultats. Il y a quelques années j'eus cependant, par hasard, l'idée de faire ces cavités. J'avais à préparer un ratelier pour un client.

Pour obtenir un aspect plus naturel, les deux petites incisives de la mâchoire supérieure furent creusées sur la face mésiale et furent mises obliquement au-dessus des grandes incisives. En appliquant le caoutchouc, il fallut pourtant que la petite incisive à droite fût déplacée quand la plaque sortit du vulcanisateur, car elle s'était avancée de beaucoup en avant et en dehors et le caoutchouc se montrait, ce qui était vilain, entre la première et la deuxième incisive. Un trou fut alors percé dans le caoutchouc, puis rempli d'or, de sorte qu'il ressemblait à une aurification ordinaire. L'idée était donc trouvée et, pour faire des obturations dans les dents artificielles qui sont l'une à côté de l'autre, il suffit conséquemment de creuser l'une des dents ou toutes les deux dans cette direction, pour que la cavité du côté lingual eût cette apparence. Après la vulcanisation, quand un peu de caoutchouc a été enlevé et quand les attaches ont été faites, il est facile d'y mettre quelque matière que ce soit. C'est le cas quand les dents sont l'une à côté de l'autre. Y a-t-il au contraire une dent isolée dans laquelle l'obturation doit être faite, ou l'articulation est-elle si profonde que les dents du ratelier supérieur doivent être plaquées, il faut procéder autrement.

Alors la cavité est creusée comme à l'ordinaire, après quoi le revers de la dent est revêtu d'une plaque de métal, de manière cependant que la plaque dépasse un peu la ligne de contour à l'ouverture de la cavité. Cette partie de la plaque qui avance est pliée ensuite en rectangle contre la face labiale de la dent et la cavité est fermée à présent. Après cela on peut souder la plaque aux points de la dent ou seulement les plier, comme l'articulation l'exige. Quand la pièce est placée dans le moufle pour être vulcanisée, il faut mettre un peu de plâtre dans la cavité pour empêcher le caoutchouc d'y pénétrer, parce que le plâtre est plus facile à ôter, quand l'obturation sera mise ensuite.

Veut-on sur une obturation de contour faire un coin tout entier en or, le coin de la dent sera affilé d'abord obliquement en arrière, de sorte que le bord labial sera saillant. Après cela la dent sera couverte d'une plaque de métal, d'or, par exemple.

Une chose importante en employant la plaque de métal, c'est que celle-ci ne soit pas trop mince, mais assez épaisse. Dans le cas contraire, elle se plierait facilement à la condensation d'aurification et si l'obturation est dans la surface tranchante, la plaque se laissera facilement plier en dedans dans la bouche, en mordant, surtout si les dents de la mâchoire inférieure mordent si profondément que la plaque de métal à l'arrière n'ait pas assez de support épais de caoutchouc. Pour creuser la cavité, on peut employer une roue à l'émeri ordinaire mais très mince. La roue à l'émeri doit d'abord être émoulue contre une autre roue, pour être rendue presque aussi tranchante qu'un couteau. Cette méthode est très simple après quelques expériences.

M. Bonwill, de Philadelphie, décrit son

ARTICULATEUR ANATOMIQUE

L'instrument est en fil de laiton, d'un diamètre de 1/8 de pouce ; sa forme et ses mouvements correspondent exactement au mécanisme des mâchoires. La base avec ses mouvements forme une partie et les deux arcs, l'autre. Mais une base est nécessaire pour nombre de cas. Les arcs qui sont séparés de la base peuvent être portés à toute dimension. Ils sont tenus solidement par des vis de pression et quand un cas a été articulé aux arcs, on peut les laisser de côté pour un usage subséquent. Le mouvement latéral empêche l'emploi d'un étai pour tenir les arcs séparément. A première vue il semble que l'arc inférieur se meuve dans une fausse direction ; pourtant ses mouvements sont exacts et il n'a jamais été changé depuis l'invention de l'instrument en 1858 ; il permet de voir si les pointes linguale et palatale touchent convenablement. Quand on veut obtenir le mouvement latéral, un condyle doit être tenu près du point où il est maintetenu par le ressort en spirale tandis que l'autre se meut en avant. Ne jamais se servir des deux ressorts à la fois excepté afin de faire avancer la mâchoire inférieure pour inciser.

Pour le placement des modèles de cire dans l'articulateur, modeler toujours la cire supérieure la première ; on juge de la longueur des incisives en essayant dans la bouche une dent artificielle qui, par sa forme, sa longueur et sa largeur, semble convenable et naturelle, une fois sous la lèvre ; cela permet d'avoir la hauteur de la cire et du contour après un essai heureux. Le modelage de la cire sur la plaque supérieure n'est ni arbitraire ni déterminé ; c'est affaire à l'habileté de l'opérateur. On obtient la longueur en essayant plusieurs dents. Quant à l'arcade supérieure on ajoute ou on retranche, jusqu'à ce qu'on estime que c'est bien. Pour s'aider dans ce travail, provoquer un sourire ou même un rire convulsif du patient, car rien ne relâche mieux les muscles et ne donne d'expression plus véritable à la physionomie. Si la cire n'est pas parfaitement symétrique en position, rechercher où est le défaut ; regarder le patient de face et de chaque côté quand il rit, vérifier si l'arcade des cuspides qui forme une double clef de voûte est plus proéminente que celle des autres. La première bicuspide supérieure doit toujours tomber légèrement en arrière des cuspides.

Quand le modelage supérieur est fait, passer à l'inférieur en suivant les mêmes règles. Il est aisé de le faire semblable au supérieur, mais on peut avoir à changer quelque peu ce dernier quand on l'essaye avec l'inférieur. La longueur de la cire pour les molaires peut avoir besoin d'être modifiée pour égaler celle des dents des plaques supérieure et inférieure, le sourire et le rire le feront encore connaître. S'assurer qu'on place bien le centre à la ligne médiane en faisant des marques ou des rainures de chaque côté, s'étendant de la plaque supérieure à la plaque inférieure, qu'on peut d'ailleurs enlever, et tout est prêt pour l'articulateur, avec les arcs poussés dans leur emboîture à la base, et maintenus par le simple frottement. Les modèles de plâtre ou moulages avec l'articulation de cire ou leur morsure — maintenus ensemble par de la cire ou du ciment pour empêcher le déplacement du moulage —. sont alors placés sur l'arc nférieur de l'articulation et l'arc supérieur est porté sur le moule supérieur. L'œil découvre immédiatement si la ligne médiane ou la cire est au centre. Pour mettre le moulage en place, se servir d'une pince de 4 pouces entre les branches ; le centre des dents inférieures juste à 4 pouces des condyles de chaque côté. Tenir en position tandis qu'avec du plâtre on fixe celui d'en haut à l'arc et, quand le plâtre est dur, fixer l'arc inférieur au moulage de la même manière.

On peut demander où est la vis destinée à tenir ouvertes les mâchoires de l'articulation, quand la cire est enlevée. Je ne l'ai jamais trouvée nécessaire avec cette espèce de cadre. Avant d'enlever la cire, je prends une pince ou un morceau de fil de fer courbé avec un écartement d'un pouce et demi entre les bouts, et je marque, avec un pied sur le moulage en plâtre et l'autre au bord tranchant de la cire, la morsure à la ligne médiane. Faire cela pour les deux mâchoires. Afin de s'assurer de cette hauteur pour plus tard, marquer sur chaque modèle avec les pinces l'écartement de celle-ci et cela servira de guide. Enlever la cire supérieure — excepté une portion des molaires — et laisser l'inférieure comme guide pour l'arcade de la supérieure. La première dent adaptée à la supérieure, quand elle est retenue avec de la cire, convient parfaitement pour tenir séparées les mâchoires de l'articulateur ; la vis aurait de cette façon les mouvements latéraux. J'ai constaté que la longueur ou profondeur de la morsure inférieure avec une denture complète est limitée à la largeur des mâchoires et à la longueur des dents centrales, qui est supposée avoir été choisie pour convenir à chaque cas particulier. Sachant ce qu'est la morsure inférieure, on peut aisément connaître combien il faut couper des bicuspides et des molaires sur les faces triturantes avant qu'aucune soit fixée à la plaque-base et connaître l'étendue de l'arcade au dessus vers le ramus de la seconde bicuspide en arrière et au-dessus. Si la morsure inférieure aux centres doit être de 1/8 de pouce, les bicuspides du haut doivent avoir, entre les pointes, des rainures moins profondes et les molaires encore moins. Des cuspides les pointes sont moindres jusqu'à la seconde molaire ; si les incisives devaient frapper également et directement l'une sur l'autre, il ne pourrait pas y avoir de pointes ou elles ne serviraient à rien. Les pointes intérieures des dents supérieures doivent, en règle générale, être plus longues ou plus hautes que les pointes extérieures. Celles-ci sont plus aiguës, celles-là arrondies. A la mâchoire inférieure c'est l'inverse.

Pour les dentiers complets il suffit d'une légère morsure inférieure laissant la mâchoire inférieure avancer et agir comme des cisailles ; cela le permet aux pointes des bicuspides et des molaires et donne le double de surface triturante ; il y a des pointes qui touchent sur les faces palatale, linguale et buccale. Se rappeler toujours que la courbure en haut vers le ramus de la dentine supérieure est toujours proportionnée à la morsure d'en bas.

S'il s'agit d'un dentier supérieur seul, on peut dire combien les incisives supérieures dépasseront en regardant la courbure des molaires inférieures restantes. Si c'est d'un huitième de pouce, la morsure inférieure sera telle. Ce principe compris, on n'est jamais embarrassé. Les rainures dans les bicuspides et les molaires forment avec les pointes buccales et linguales une excavation donnant une double surface triturante quand on mâche latéralement et double bord tranchant. Toutes ces rainures peuvent être enlevées avant la fixation à la cire de telle sorte qu'il y ait peu à y toucher quand le dentier inférieur est articulé avec le supérieur. La première bicuspide de la mâchoire inférieure ne doit avoir qu'une pointe. Deux seraient sur le trajet de la langue outre qu'elles ne serviraient à rien. S'assurer que la rainure de la mâchoire supérieure est plus près de la face buccale. Quand les rainures sont complètes dans le haut et toutes les dents en place dans l'arcade, on articule les dents sur la plaque inférieure. On mesure la hauteur et on essaye les incisives centrales pour voir les changements nécessaires. On fixe provisoirement avec la cire et on essaye le mouvement latéral et les pointes ajustées pour rencontrer la surface du côté palatal des dents supérieures, quand la mâchoire inférieure est jetée du côté des dents préparées. Couper sur leur surface tranchante tout ce qui rendra plus fort et plus naturel. Si le sujet est jeune, être prudent ; pour un adulte où un vieillard, ne pas craindre de couper le bord tranchant et les faces triturantes et sacrifier même la surface labiale et palatale au profit de l'effet et de l'utilité.

Quelquefois je tourne la face buccale d'une molaire en dedans pour sauver de la substance, obtenir de l'effet et un meilleur ajustage, souvent par manque d'espace au ramus, parfois je trouve la face buccale vers le haut pour la face triturante.

Si j'emploie des séries avant que les dents antérieures soient fixées solidement à la plaque base et tandis qu'elles sont encore momentanément à leur place, j'essaye les bicuspides pour savoir ce que je dois leur enlever ainsi qu'aux incisives, ou je divise. Cela donne une meilleure jointure, plus continue, et plus de chance d'adapter la mâchoire inférieure à la mâchoire supérieure. Avant d'enlever trop de la jointure de l'une à l'autre série, essayer l'incisive inférieure et la série des bicuspides provisoirement sur la cire pour voir si les cuspides iront. Régler les jointures.

On peut faire la rainure dans les séries inférieures à l'inverse de la supérieure et les couper avant d'avoir trop fait de jointures, en observant que la rainure est maintenant sur la face linguale et que les pointes buccales sont arrondies et l'intérieure plus aiguë que dans la face buccale de la mâchoire supérieure. Ne jamais couper les pointes linguales de la bicuspide inférieure et de la molaire et, afin de les avoir assez longues, pour leur service, une large portion des pointes buccales doit être coupée et arrondie.

Les pointes palatales de la mâchoire supérieure frappent entre les pointes extérieure et intérieure de l'inférieure, de sorte qu'elles doivent être assez longues pour permettre, dans le mouvement latéral, aux incisives et aux cuspides du même côté de toucher simultanément toute la surface de la molaire centrale à la dernière molaire. Si elles ne le font pas, il faut creuser davantage la rainure dans les mâchoires supérieure et inférieure ou l'une et l'autre seulement. L'expérience l'apprendra. Quand toutes les pointes se touchent à l'intérieur et à l'extérieur, et sur le devant, prendre la bicuspide opposée et procéder de même, en ayant soin, lorsque la mâchoire inférieure de l'articulateur est tournée vers la gauche, que les pointes intérieures de la supérieure frappent les pointes extérieures de la supérieure et *vice versâ*, quand elle passe du côté droit ou gauche. Pour les molaires suivre la même règle.

La courbure du ramus doit être conforme à la profondeur de la morsure supérieure, de sorte que, quand la mâchoire inférieure va vers la droite, les pointes extérieure et intérieure des dentiers supérieur et inférieur de ce côté se rencontrent en même temps que les bicuspides et les incisives, mais elle doit être assez grande pour permettre du côté opposé que la seconde molaire du bas qui glisse en avant rencontre la première molaire du haut se mouvant en arrière en apparence. Si elles étaient sur le même plan, elles ne se rencontreraient jamais, en raison de ce que les mâchoires s'ouvrent quand elles se meuvent latéralement à droite ou à gauche ; elles monteraient au-dessus des pointes des incisives de 1/8 de pouce, ce qui ne permettrait pas aux molaires de toucher, si elles étaient en ligne droite et en arrière. Mais, comme sur le plan de la face triturante, la première molaire supérieure se trouve plus haut dans le plan supérieur, le glissement en avant de la mâchoire inférieure dans la cavité glénoïde amène la seconde molaire plus élevée sur l'inférieure en contact constant avec la première molaire supérieure, comme aussi les pointes extérieure et intérieure des bicuspides et des molaires des mâchoires du haut et du bas. Cela a pour but d'égaliser la pression et la face sur les deux côtés des arcades dentaires, et permet une disposition compensatrice des dents destinée à égaliser l'action des muscles sur les deux côtés simultanément et à obtenir le plus de surface triturante à chaque mouvement. Cet arrangement des bicuspides et des molaires se retrouve dans presque tous les animaux inférieurs ; les incisives cependant ne touchent jamais quand les mâchoires font le mouvement latéral. Tourner la mâchoire du bas de l'un et de l'autre côté et l'effet est le même. Le seul côté de la bouche peut être employé à la fois, laissant l'autre libre pour le contrebalancer.

Si l'arcade supérieure des incisives des dents naturelles est large ou profonde, par rapport à l'épaisseur de leur base ou de leurs corps, ou si elles sont trop portées à avancer, l'arcade du ramus n'est alors pas aussi grande dans les dents artificielles ; cela ne doit pas arriver si l'on a soin dans tous les cas de contrôler la courbure du ramus par la profondeur de la morsure du haut et la longueur des cuspides et des bicuspides. Ce système tient bien également dans les séries partielles.

Choisir les surfaces triturantes les plus larges pour les bicuspides et les molaires, afin que le bolus des aliments soit retenu sur leurs faces en chargeant moins les muscles de la surface engagée dans la mastication, car une surface étroite tendrait plutôt à couper la nourriture qu'à la broyer ; ce point est d'une grande importance.

Pour produire l'effet le plus naturel, les dents centrales doivent être les plus claires en couleur et les cuspides plus sombres avec une différence avec les dents de l'arrière. Je préfère à cet égard des dents unies quand c'est possible, et j'ai recours à des nuances différentes disposées irrégulièrement. Les incisives inférieures sont la plupart du temps seriées et je trouve qu'en les laissant chevaucher et se contourner, même dans une large mesure, on ajoute grandement à leur aspect naturel.

Quand les dents sont fixées provisoirement sur la plaque, les essayer dans la bouche pour voir si elles vont. Comme celle-ci cède plus d'un côté que de l'autre, la fermeture des mâchoires permet l'ajustage sur la cire. Si, le travail fini, on s'aperçoit qu'elles n'articulent pas convenablement — ce qui provient quelquefois de la soudure ou de la vulcanisation — faire mordre le sujet sur une bande de cire placée entre les surfaces triturantes pour en voir la relation.

Remettre dans l'articulateur et arranger la face triturante ; il suffira d'une légère modification.

Le faux mouvement de la mâchoire inférieure vers les condyles se retrouve chez presque toutes les personnes qui ne possèdent plus qu'une ou deux dents dans l'arcade antérieure ; pour l'atteindre, la mâchoire doit être poussée en avant et latéralement ; quand les dents artificielles sont placées, les mêmes mouvements se continuent jusqu'à ce que l'attention s'y porte. On peut corriger cela en suivant les indications données.

DISCUSSION

M. le Dr Bogue, de New-York. — Quand on a étudié les arcs dentaires avec les courbes qui leur appartiennent, on est surpris de l'adaptabilité de l'articulateur de M. Bonwill à toutes les positions, à toutes les irrégularités et à toutes les pointes saillantes des dents, ainsi qu'à toutes les courbes.

En mettant de la cire, comme à l'ordinaire, à la hauteur voulue, on peut placer un quart des dent à la fois et conserver ainsi la hauteur et le profil fournis par la cire. On obtient en même temps la possibilité de reproduire tous les mouvements des dents naturelles.

M. Thuillier, de Rouen. — Est-il destiné à monter les dentiers complets ?

M. Bonwill. — Oui.

M. Thuillier. — Alors, je n'en reconnais pas l'utilité, parce qu'il faut avoir un dentier fixé pour obtenir une bonne articulation.

M. Schwartz. — Quel est l'usage des mouvements de latéralité ?

M. Bonwill. — Depuis 30 ans tous mes dentiers sont faits sur cet articulateur. Quant aux mouvements de latéralité, ils ont pour but d'imiter la nature le plus possible.

M. Davenport, de Paris. — Ma longue observation des dents m'a permis d'apprécier les avantages de l'articulateur Bonwill et je regrette qu'il n'ait pas été apprécié, il y a 30 ans, quand il a été présenté pour la première fois.

M. le Dr FRANK, de Vienne, lit une communication sur une

PINCE A DÉCOURONNER LES DENTS

Cet instrument, très ingénieux, est fondé sur le principe du levier double ; il coupe où on l'applique, n'exige que peu de force et ne fait jamais éclater la racine. Le découronnement ne cause aucune douleur.

M. SCHWARTZ, de Nîmes, au sujet de

L'APPLICATION DU CAOUTCHOUC VULCANISÉ A LA CONFECTION DES APPAREILS DENTAIRES

fait remarquer une note de la rédaction du *Progrès Dentaire* du mois d'août constatant que le brevet pour l'application du caoutchouc à l'art dentaire a été pris par Goodyear, 4 mois avant celui de Winderling. Il demande qu'il soit reconnu par le Congrès que ce sont MM. Ninck et Winderling qui ont été les premiers à faire cette application et brevetés en 1855 et 1857.

M. le Dr MARCHANDÉ, de Paris. — La priorité de Winderling a été prouvée dans un article de M. Damain.

M. BARRIÉ, de Paris, lit une

CONTRIBUTION A L'ÉTUDE DU TRAVAIL A PONT

puis il présente un

APPAREIL DE CONTENTION POUR LES DENTS RÉIMPLANTÉES

Il montre les bons effets qu'on peut obtenir avec son procédé qu'il considère comme le plus simple de tous.

DISCUSSION

M. CHAUVIN. — J'ai employé tous les moyens contentifs pour les dents réimplantées et je n'en ai trouvé aucun qui soit plus simple que celui de M. Barrié ; toutefois, je n'ai pas rencontré de déviation avec le caoutchouc quand il est bien placé.

M. POINSOT, de Paris, présente, au nom de M. FEUVRIER, de Soissons, de

NOUVEAUX ESSAIS DE GENCIVE CONTINUE AVEC DENTS A TUBES.

Le système d'appareils le plus parfait que nous ayons à notre disposition pour rendre à la bouche son aspect naturel quand plusieurs dents sont absentes est celui à gencive continue. Il permet de faire un travail artistique irréprochable comme coloration des dents et des gencives, il satisfait absolument à l'esthétique professionnelle.

Des difficultés d'exécution, les inconvénients de la lourdeur, pour les appareils fixés sur la mâchoire supérieure, ont empêché la généralisation du système, quels que soient ses avantages d'autre part.

Je soumets à votre appréciation deux appareils à gencive continue de systèmes différents. Afin d'être utile à ceux qui ne sont pas très familiarisés avec ce genre de travail, je donnerai quelques détails sur leur mode d'exécution.

Étant donné un appareil à succion, à gencive continue et à dents à tube comme le spécimen n° 1, on estampe une plaque de platine comme à l'ordinaire, tout en ménageant un rebord léger sur tout le pourtour de la plaque. Les dents à tube ajustées comme à l'ordinaire, les tiges sont soudées à l'or fin. Le sertissage qui les entoure est fait avec du platine mou très mince, il est fait un peu plus petit que la dent elle-même, de manière à s'ajuster serré ; il est bon même de forger un peu les bagues pour qu'il en soit ainsi. Le brunissoir achève l'ajustement de la bague autour de la dent. Les bagues terminées, je les place avec la dent correspondante sur la plaque, puis il est fait en arrière et en avant, face palatine et face labiale, des trous destinés à recevoir de très petites goupilles fixant la bague à la plaque à la place indiquée. L'ajustement de la bague sur la dent doit être très exact, sur la plaque on peut être moins exigeant, la soudure et l'émail combleront les petits vides. Les goupilles sont d'abord soudées, puis les dents avec leurs bagues sont essayées à nouveau, une encoche fixe légèrement la bague à la goupille, enfin, les dents retirées, goupilles et bagues sont soudées par très peu d'or fin à la plaque de platine.

La pièce arrivée à ce point montre une plaque de platine avec dents à tube montées dessus, les dents étant serties à leur partie inférieure dans de petites bagues du même métal, ressemblant à un petit alvéole artificiel.

Ces bagues ont parfois trop de hauteur, on les coupe avec des ciseaux, la lime les déformerait trop ; la dent remise, on redresse au brunissoir, puis on procède au travail céramique proprement dit.

J'emploie les émaux, corps et émail, de Allen.

J'applique ma pâte pour le corps et je retire les dents. Je fais une première cuisson. Comme la pâte, à la cuisson, se rétrécit beaucoup et quelquefois laisse de petites gerçures, je comble les gerçures et remets un peu de corps sur les parties trop affaissées et je fais une nouvelle cuisson. A ce point, il ne reste qu'à mettre l'émail rose et cuire une troisième fois la pièce refroidie. Je mets les dents en place et le pièce est terminée.

Toutefois, je dois ajouter qu'il faut prendre beaucoup de soin pour ne pas laisser pénétrer d'émail sur les parois des avéoles, car l'émail, une fois vitrifié, s'il est mince, ne s'aperçoit pas facilement. On a alors beaucoup de peine à le retirer pour pouvoir mettre les dents.

Pour la pièce à gencive continue et caoutchouc, comme le spécimen n° 2, je procède ainsi : j'estampe une petite plaque de platine au n° 5. Ma plaque estampée, je plie le bord, comme il a été dit précédemment, je mets ma plaque sur mon modèle et applique pour le palais une plaque de cire. Je monte mes dents en ne les fixant avec de la cire que par la partie postérieure, de manière que la face labiale soit tout à fait libre. Ma pièce montée ainsi, j'huile mon modèle et coule du plâtre sur le palais et les dents, de manière qu'en retirant ce contre-moule les dents y soient fixées, et laissent la plaque de platine libre sur le modèle. Arrivé à ce point, je prends une bande de platine très mince que je soude sur un tout petit point à la plaque estampée ; je mets mon contre-moule avec les dents sur le modèle portant la plaque, puis je sertis ma bande de platine sur chaque dent, en l'appliquant avec un brunissoir ; la soudure colle successivement ma bande à la plaque. Il est également indiqué de souder en arrière des dents un très petit fil de platine en arcade derrière chaque dent.

Les différentes couches céramiques se mettent comme l'enseignent les traités classiques. La gencive formée ainsi, les dents isolées sont placées et ajustées contre la gencive, une par une, puis montées comme pour une pièce de caoutchouc ordinaire.

L'originalité de cette pièce consiste en ce que c'est une pièce en caoutchouc avec des dents plates ajustées sur de la gencive continue. Le poids est ainsi notablement diminué, comparativement aux appareils à gencive continue sur platine. Ce système a encore l'avantage de rendre faciles les réparations, puisque les dents sont isolées et distinctes de la gencive. Si vous pensez que ces essais puissent rendre l'application de la gencive continue plus générale, je serai très heureux d'avoir aidé à ce progrès.

M. Poinsot présente également, au nom de **M.** Feuvrier, une

GENCIVE CONTINUE AVEC DENTS NATURELLES

Pour cette pièce, la plaque de platine étant estampée et le bord replié comme il est indiqué pour les autres pièces, j'échancre les dents naturelles pour éviter le mouvement de rotation qui pourrait se produire sans cela lorsque les dents sont fixées sur la plaque.

Je fixe les tiges dans chaque dent (une pour chacune des six dents antérieures, deux dans les petites molaires et les molaires, mais bien parallèles pour celles-ci), puis je prends une petite plaque de platine mou très mince et de dimension convenable pour chaque dent, j'y perce un trou de la grosseur de la tige, pour le passage de celle-ci. Avec le brunissoir, j'estampe alors cette petite plaque dans l'échancrure de la dent et je forme, sur le pourtour du collet, une petite sertissure ou bord de peu de hauteur, j'agrandis légèrement le trou, et j'y soude un petit tube en platine mince qui forme ainsi une gaîne pour la tige fixée dans la dent.

Ce petit travail fait pour chaque dent, je couvre le bord de la plaque de platine d'une bande de cire, je mets les dents en place, j'appuie fortement de manière que le trou laissé dans la cire par la tige me laisse la place exacte du trou que je dois percer dans la plaque. Je fore alors aux endroits indiqués des trous de la grosseur des tubes ou gaînes et j'y soude ceux-ci.

Il ne reste alors qu'à faire le travail céramique et fixer les dents. On peut mettre sous chaque dent un peu de ciment clair et les river ; elles se trouveront ainsi longtemps à l'abri des acides buccaux.

On pourrait employer ce dernier système de montage pour les pièces avec dents à tubes, c'est-à-dire qu'on pourrait souder directement sur la tige la petite sertissure décrite pour les dents naturelles ; on supprimerait ainsi les bagues et goupilles et leur soudure, travail long et ennuyeux ; on aurait également plus de solidité, la tige étant maintenue par sa soudure à la plaque et par l'épaisseur de porcelaine comprise entre la dent et la plaque.

QUATRIÈME SECTION
DÉONTOLOGIE ET HYGIÈNE DENTAIRES

COMMISSION :

MM. GODON, secrétaire rapporteur,
DAMAIN,
DUCOURNAU,
KUHN,

Questions mises à l'ordre du jour :

1re Question. — L'enseignement de l'art dentaire. Méthodes. Durée des études.

2e Question. — Hygiène dentaire et buccale pendant les périodes de dentition.

Suite de la séance du jeudi 5 septembre 1889.

Présidence de M. le Dr GAILLARD

PREMIÈRE QUESTION
L'ENSEIGNEMENT DE L'ART DENTAIRE. MÉTHODES. DURÉE DES ÉTUDES

M. CUNNINGHAM, de Cambridge, donne d'abord lecture d'une lettre de Sir John Tomes sur ce sujet, puis fait une communication sur

L'ÉDUCATION DENTAIRE

Dans le but de rendre les communications et les discussions sur l'enseignement dentaire aussi pratiques que possible, laissez-moi d'abord appeler votre attention sur l'aspect de la question.

L'enseignement professionnel peut être considéré à deux points de vue : l'un général ou médical, l'autre spécial ou dentaire.

La considération du premier est de celles sur lesquelles cette réunion exprimera une opinion ferme. La principale question se ramène à celle-ci : sera-t-il identique à celui du médecin ou limité seulement à une partie de l'enseignement médical ? Pour beaucoup cette question peut sembler indigne d'être discutée, en raison de l'accord général du monde dentaire sur la dernière solution ; et, en tant qu'il s'agit de l'Angleterre, après une contestation longue et animée de la part de l'opposition, la question peut être considérée comme définitivement réglée. On ne peut nier cependant que beaucoup des plus sérieux chercheurs en art dentaire et que maints des meilleurs dentistes du continent n'insistent vigoureusement sur la nécessité que le chirurgien-dentiste reçoive un titre au point de vue médical. Malgré toute ma sympathie pour ce noble idéal, j'ai la ferme conviction que l'exigence formelle des études médicales comme une condition *sine quâ non* est un obstacle terrible à l'organisation et aux progrès d'études dentaires raisonnables et suffisantes. Il en est particulièrement ainsi en France, en Autriche et en Hongrie, où la discussion stérile continue, tandis que les études dentaires spéciales en Angleterre et en Allemagne donnent un excellent résultat.

L'aphorisme *le meilleur bien est celui du plus grand nombre* devrait suffire seul à convaincre ceux qui ont cette idée élevée et étroite sur l'enseignement dentaire. De nos jours, le besoin pressant et presque universel des services du dentiste a fait naître une armée innombrable d'hommes plus ou moins instruits, surtout où aucun diplôme dentaire n'a été établi.

Dans l'intérêt du public il est de notre devoir de réclamer l'établissement d'un semblable diplôme et, quand nous l'aurons obtenu, d'en soutenir l'honneur et l'intégrité de tout notre pouvoir. En raison de la nature particulière et exceptionnelle de l'enseignement dentaire, nécessaire pour la pratique sérieuse de ce qui est et doit toujours être une branche importante quoique secondaire de la chirurgie dentaire, il est évidemment absurde de contester que cette spécialité doive être seulement pratiquée par ceux qui ont consacré environ la moitié autant de temps et d'argent pour leurs études qu'on en exige pour les grands praticiens entre les mains desquels nous sommes heureux de remettre les fils de notre vie et de notre mort.

M. Godon, de Paris, traite ensuite de

L'ENSEIGNEMENT DE L'ART DENTAIRE

Programmes, procédés et méthodes d'enseignement

INTRODUCTION

La réunion d'un Congrès international exclusivement consacré à l'art dentaire est un événement nouveau et qui peut être appelé à exercer la plus grande influence sur l'organisation et la marche générale de notre art.

Nous nous félicitons qu'une circonstance particulière, comme l'Exposition universelle de 1889, l'ait fait tenir ses assises à Paris.

Pour que cet événement produise pour l'avenir de notre art tous les résultats qu'on est en droit d'en attendre, il faut passer en revue l'ensemble de nos connaissances professionnelles, l'organisation et le fonctionnement de notre profession dans les différents pays du monde, et les progrès qui ont été accomplis le plus récemment, dans la dernière période de dix ans, par exemple.

Cet inventaire de notre avoir professionnel, fait en commun par des confrères dévoués à leur art et venus de tous les points du monde, la discussion compétente qui doit en résulter ne peuvent que mettre en lumière les meilleures solutions qui devront être poursuivies pour l'avancement progressif et l'avenir de notre art.

Parmi les questions qui méritent d'attirer l'attention des congressistes, une des plus importantes est évidemment celle qui concerne l'étude de l'art dentaire, l'*enseignement professionnel*.

Quel est le mode d'enseignement de l'art dentaire dans les différents pays?

Quels sont les résultats obtenus par leurs méthodes ou les procédés spéciaux ?

Enfin quel est le meilleur mode d'enseignement ou au moins quels perfectionnements devraient être apportés aux méthodes ou aux programmes actuels pour faire des praticiens en état d'exercer dignement leur profession ?

C'est ce que nous allons tâcher d'étudier dans cette communication.

Si l'on examine l'histoire générale de notre art, on remarque que, suivant la loi commune aux autres professions, l'enseignement de l'art dentaire se faisait, en France comme dans les autres pays, avant toute organisation professionnelle, à l'aide de l'*apprentissage*.

Un jeune homme qui se destinait à l'exercice de la profession de *dentiste*, possédant une instruction préliminaire plus ou moins étendue mais souvent fort limitée, car il était accepté jeune (15 à 16 ans), bien des fois trop jeune (12 à 13 ans), entrait comme élève, comme apprenti chez un praticien exerçant déjà.

Il y restait pendant un temps variable, 2, 3, 4 ou 5 ans, suivant les conditions ou les praticiens, quelquefois six mois.

Puis le temps d'apprentissage terminé, et, suivant sa situation de fortune, s'établissait à son tour ou entrait comme assistant (mécanicien ou opérateur) chez un ou plusieurs dentistes.

La plupart du temps l'apprentissage ne concernait que la prothèse, vu la répugnance des dentistes à admettre au cabinet d'opération, dans les secrets de leurs manœuvres avec la clientèle, des élèves dans lesquels ils voyaient de futurs concurrents. Même au laboratoire, combien d'apprentis étaient venus dans l'ignorance de petits procédés spéciaux, passant un temps considérable en courses, au nettoyage de l'atelier et des instruments. Aussi, dans ces conditions, l'apprenti était réduit le plus souvent à acquérir ses connaissances professionnelles un peu malgré son maître, par sa propre expérience, souvent à ses dépens, ou mieux à ceux du public. Et, pour compléter tout cela, les connaissances théoriques qu'il n'avait presque jamais de son maître, il ne pouvait les trouver ni dans une littérature professionnelle rudimentaire dont les quelques ouvrages qui la composaient étaient pour la plupart écrits pour et en vue de la clientèle, ni dans des publications périodiques encore à créer.

L'élève arrivait ainsi, après une période variable, mais toujours longue, à une connaissance imparfaite de sa profession, mais qui, vu l'époque et l'absence d'autres procédés, pouvait, dans la plupart des cas suffire pour lui permettre d'exercer à son tour.

Il y apprenait tout ou partie de l'art du dentiste, la chirurgie dentaire, ou la prothèse, quelquefois les deux, ou du moins ce qu'en savait le maître auquel il s'était adressé.

Il se perfectionnait par l'expérience, pouvait même réaliser quelques petits progrès qu'il enseignait, ou plutôt, comme on le lui avait montré, qu'il n'enseignait pas à ses confrères, avec lesquels il n'avait le plus souvent que des rapports désagréables ; il prenait des apprentis à son tour, pour se faire aider sans frais et les formait dans les mêmes conditions.

Comme on pense, les résultats de ce procédé d'enseignement étaient variables et dépendaient nécessairement de l'étendue des connaissances du maître choisi, de ses aptitudes à l'enseignement, de son bon vouloir, enfin du temps qu'il voulait ou pouvait y consacrer ; autrement dit, le maître pouvait être très instruit au point de vue professionnel, très apte à l'enseignement, très dévoué à son élève, mais il pouvait aussi plus souvent encore être ignorant, de mauvais vouloir, ou trop occupé de sa clientèle, trois conditions qui se présentaient quelquefois réunies chez la même personne et formaient autant d'obstacles à la formation de l'élève.

Au point de vue de l'enseignement, un pareil procédé était défectueux et contraire au progrès général.

On a fini par en sentir les nombreux inconvénients.

Sitôt que les dentistes ont eu entre eux des rapports un peu suivis, qu'ils se sont vus et connus, ils ont apprécié les avantages qu'ils avaient à se grouper, à unir leurs efforts. Ils ont compris que, comme dans toutes les professions, les résultats de cette union seraient aussi profitables à eux-mêmes qu'au public.

18

Grâce à cette entente, une des premières réformes abordées, après la foudation de groupements professionnels, fut celle du mode d'éducation, d'instruction du dentiste.

A l'apprentissage isolé, qui était condamné, on a tout de suite proposé de substituer l'apprentissage collectif, l'école professionnelle, plusieurs élèves avec plusieurs maîtres, comme cela se faisait déjà dans quelques professions. On comprend combien les inconvénients de l'apprentissage disparaissent avec cet autre procédé d'enseignement. Cette union de praticiens ayant des connaissances et des aptitudes différentes qu'ils mettent en commun permet de donner à l'élève un enseignement plus complet; il facilite la connaissance et la propagation des progrès et des découvertes, pendant que la régularité dans l'enseignememeent, le perfectionnement des méthodes et une surveillance réciproque en assurent le succès. Il est inutile du reste d'insister sur ces avantages en présence du grand nombre d'Ecoles dentaires dont l'existence actuellement est la meilleure démonstration de la valeur du procédé.

Les premières écoles dentaires ont été fondées aux États-Unis.

La première fut celle de Baltimore. Les statuts en furent approuvés en 1839 et la première session ouvrit en 1840, sous la présidence de Horace H. Hayden, et avec Chapuis A. Harris pour doyen. La seconde fut fondée à Cincinnati en 1845. Puis il s'en fonda successivement dans les principales villes des États-Unis. Elles sont actuellement au nombre de 28. Il en existe même une spécialement réservée aux élèves nègres : le Meharry Dental Departement of central Tenessee college [1].

Le même mouvement s'étendit en Europe, en Angleterre d'abord.

La première école qui y fut fondée, fut l'École métropolitaine ouverte le 5 octobre 1859, sous la présidence de M. K W. Richardson [2].

Le 20 août 1860, une nouvelle Ecole dentaire fut inaugurée sous le titre d'Ecole de chirurgie dentaire de Londres.

La 1re fut réorganisée et inaugurée en 1877 sous le nom de Collège national dentaire, la 2me le fut en 1860, sous le nom d'Ecole et d'Hopital dentaires de Londres. Depuis il en a été fondé plusieurs autres dans quelques grandes villes, une en Ecosse, à Edimbourg, une en Irlande à Dublin.

Après l'Angleterre, ce fut le tour de la France.

1. Voir Dr Kuhn. *L'art dentaire aux États-Unis*. Paris, 1889, p. 31.

2. Voir *l'Enseignement de l'art dentaire en Angleterre* par le Dr Galippe, page 71.

En 1879, à la suite d'un important mouvement de réforme, la première Ecole dentaire française fut fondée à Paris par le *Cercle des dentist s*, sous le nom d'*École dentaire de Paris*, sur l'initiative de l'auteur de cette communication [1].

Elle ouvrit sa première année scolaire le 10 novembre 1880 ; son premier directeur fut l'honorable M. Lecaudey, encore directeur actuellement. Trois ans plus tard, le 7 janvier 1884, était fondée la seconde école dentaire française, l'*École dentaire de France*, par l'institut Odontotechnique avec M Andrieu comme président, et M. Brasseur comme directeur. Vers la même époque, en Suisse, fut crée l'Ecole dentaire de Genève, par le gouvernement de Genève.

Enfin plus récemment l'Allemagne suivit l'exemple en fondant l'Ecole dentaire de Berlin, puis de celle de Leipzig. En Russie on a fondé l'Ecole dentaire de Saint-Pétersbourg.

Ce mouvement ne s'est pas ralenti et dernièrement on apprenait la fondation à Tokio, au Japon, d'une école du même genre.

Comme on le voit. cet autre moyen d'enseignement imaginé pour la 1re fois aux Etats Unis, vers 1810 n'a cessé de se répandre dans le monde entier pendant ce demi siècle, tendant à remplacer partout l'apprentissage, qui se trouve ainsi à peu près abandonné dans tous les pays possédant une école dentaire.

Quel est le mode d'organisation le plus général de ces écoles ?

Elles sont toutes basées sur ce principe que l'art dentaire est une profession exigeant un enseignement spécial qu'on ne peut trouver entier dans aucune des facultés ou dans aucun des établissements d'enseignement existant précédemment.

Elles comprennent d'une part : l'enseignement théorique et pratique de la chirurgie dentaire ou dentisterie opératoire et de la prothèse dentaire ; d'autre part, une étude spéciale des sciences physiques, naturelles et biologiques dans leurs rapports plus ou moins directs avec l'art dentaire.

Enfin elles réclament presque toutes, pour faciliter l'assimilation de ce programme, des connaissances préliminaires déterminées.

Voilà les principes généraux sur lesquels repose l'organisation des écoles dentaires ; tous les fondateurs s'en sont inspirés, lors de leur création, aussi la constitution des écoles et la confection de leurs programmes ont-elles de nombreux points de ressemblance. Elles comprennent deux ou trois années d'études.

1. Voir *Fondation de l'Ecole et de l'Hopital Dentaires libres de Paris*. Historique, p. 4, Imp. Jeunet, Amiens, 1880.

L'enseignement pratique de la chirurgie dentaire est donné sur le malade dans des cliniques ou hôpitaux dentaires, presque toujours adjoints aux écoles.

L'enseignement pratique de la prothèse est donné dans les laboratoires de l'école.

L'enseignement théorique est donné dans des cours ou conférences.

Les unes, comme la plupart des écoles américaines par exemple, ayant surtout en vue la création rapide des praticiens, négligèrent davantage l'enseignement scientifique pour porter toute leur attention et leurs soins sur un enseignement technique limité à deux ans avec de courtes sessions de 5 mois.

D'autres, comme les écoles anglaises ou celles de Genève, tentent de rapprocher l'étudiant en dentisterie de l'étudiant en médecine en imposant à leurs élèves un enseignement scientifique plus étendu et donné dans une école de médecine.

D'autres enfin ont créé un enseignement spécial complet, empruntant aux sciences ce qu'elles peuvent avoir d'essentiel pour le dentiste pour constituer un enseignement utile scientifique suffisant, complément d'un enseignement technique aussi perfectionné que possible ; elles n'ont pas cependant trouvé le temps consacré à l'enseignement scientifique assez étendu pour restreindre la durée de celui que nécessite l'enseignement technique, pensant que le temps, la faculté d'assimilation d'un étudiant sont limités et que ce sont des praticiens qu'on se propose de former.

C'est cette pensée qui a guidé les fondateurs de l'Ecole dentaire de Paris dans la rédaction du programme de cette Ecole.

Comme nous avons contribué à sa création et employé depuis dix ans tous nos efforts à compléter et à perfectionner ce programme, qu'il nous soit permis de l'étudier en examinant les matières qui le composent, les méthodes adoptées, la durée des études, etc., afin d'essayer d'en déduire, comparativement avec ce qui a été fait à l'étranger, les meilleures méthodes d'enseignement de notre art. Dans ce but, nous reprendrons, pour l'examen du programme d'enseignement de l'art dentaire, quelques-unes des idées que nous avons déjà présentées en 1887 au Congès de Washington et que nous exprimions ainsi :

Le programme d'enseignement de l'art dentaire devrait être, à notre avis, un programme spécial et contenir l'ensemble des connaissances composant la science dentaire et la série d'exercices pratiques devant rendre apte à exécuter les diverses opérations constituant l'art dentaire.

Si l'on examine attentivement le rôle du dentiste, on remarque combien la médecine proprement dite y tient une place restreinte : l'art, au véritable sens du mot, y occupe la place prépondérante ; comment enfin, alors que le médecin ne fait qu'examiner le malade, reconnaître la maladie, ordonner le traitement, le dentiste doit exécuter l'opération, la restauration lui-même, et que, s'il est quelque peu *thérapeute*, il doit être encore plus *habile artiste*.

Aussi, s'inspirant de ces considérations, le programme doit-il avoir en vue le développement de l'habileté manuelle de l'élève. Il faut donc nécessairement que *l'enseignement pratique* y occupe la place la plus importante. De même que c'est en forgeant qu'on devient forgeron, en art dentaire on apprend à obturer ou à aurifier les dents en les obturant ou en les aurifiant.

L'étudiant dentiste doit donc : apprendre à soigner ou extraire, restaurer ou remplacer les dents, en les soignant, les extrayant, les restaurant et les remplaçant suivant les divers procédés et méthodes employés, et cela sur les malades et non sur des cadavres comme l'ont indiqué quelques programmes d'examens d'État (Examen d'Etat en Belgique et Rapport Lefort en France). Cela constitue une des parties de l'enseignement pratique, enseignement clinique, l'étude pratique de la *dentisterie opéra oire*.

L'étudiant doit également apprendre la fabrication des appareils de dents artificielles, de redressement, de restaurations buccales ou faciales, tout ce qui constitue enfin la *prothèse et l'orthopédie dentaires*.

C'est encore un enseignement pratique qui est nécessaire, enseignement de laboratoire, et qui, plus encore que le précédent, exige de l'étudiant de l'habileté et du goût.

Mais quels que soient l'importance et les avantages incontestables de l'enseignement pratique pour l'étude de notre profession, il faut évidemment qu'il soit complété par un enseignement théorique, qui le commente, l'explique et permette de comparer et de juger les procédés et les méthodes.

Cet enseignement théorique doit donc contenir des cours sur les diverses sciences qui ont leurs applications en art dentaire. L'anatomie, la physiologie et la pathologie de la bouche et des dents, la thérapeutique et la matière médicale dans leurs applications à l'art dentaire, la physique, la mécanique, la chimie, la métallurgie appliquées et la prothèse.

Mais l'étudiant ne doit pas se borner à l'étude même approfondie des applications, il faut nécessairement qu'elle soit précédée, pour les sciences médicales, de leur étude d'une façon plus rapide que pour la médecine, mais pourtant suffisante pour en donner des notions générales et en faire connaître les grandes lois.

Il doit en être de même pour les sciences physiques et naturelles, c'est-à-dire pour la physique, la mécanique, la chimie, l'histoire naturelle, qui viennent former ainsi le début de cet enseignement théorique.

Le développement du programme de l'enseignement théorique nécessite alors de la part de l'étudiant un certain degré d'instruction préliminaire. Cet enseignement préparatoire doit être assez étendu pour permettre à l'étudiant de comprendre et de s'assimiler facilement l'enseignement spécial, mais il ne doit pas l'être assez pour l'empêcher de commencer de bonne heure, vers seize ans au plus tard, l'étude pratique de la prothèse dentaire, par laquelle il est bon de débuter dans la profession afin d'acquérir et de développer l'habileté manuelle.

Ainsi donc, pour nous résumer, le programme d'enseignement de l'art dentaire doit comprendre deux parties distinctes :

1° Un enseignement pratique embrassant : { La prothèse dentaire (*au laboratoire*). { La dentisterie opératoire (à *la clinique*).

2° Un enseignement théorique comptant des cours spéciaux sur : { 1° Les sciences physiques et naturelles. { 2° Les sciences médicales ou biologiques. { 3° Les sciences appliquées à l'art dentaire.

L'enseignement pratique et l'enseignement théorique peuvent être donnés simultanément.

Ce programme doit pour lui servir d'introduction, être précédé d'un enseignement préparatoire tel qu'on le donne dans les lycées et collèges des divers pays et notamment en France sous le nom d'enseignement secondaire spécial, limité à seize ans par exemple.

Ce programme ainsi indiqué répond à cette pensée de faire des praticiens suffisants. Il n'est et ne peut être qu'un minimum établi en tenant compte des nécessités actuelles de la vie, le temps et les dépenses qu'exigent son étude devant être limités, de telle sorte que ces considérations soient le moins possible une cause d'exclusion pour les candidats et une cause de surélévation des honoraires pour le public.

En 1802, un dentiste français, L. Laforgue, dans son *Traité de l'art dentaire ou Manuel des opérations de chirurgie qui se pratiquent sur les dents et de tout ce que les dentistes font en dents artificielles, obturations et palais artificiels* (édité à Paris), indique ainsi *les qualités nécessaires aux dentistes pour pratiquer avec succès*:

Programme

Connaître l'anatomie et la physiologie en général, et particulièrement l'anatomie de la bouche, l'inflammation, la suppuration et la résolution, le ramollissement et la carie des os.

Connaître, au premier aspect, les constitutions et l'état de santé de chaque sujet.

Avoir une taille moyenne ; n'avoir rien de désagréable dans son apparence ; avoir des dents bonnes et propres.

Avoir les doigts longs et menus, beaucoup d'adresse, de l'invention, une conception facile, un prompt et bon jugement, un caractère aimable, doux, patient, complaisant et honnête. Il faut avoir une mise propre, sans luxe.

On remarquera combien, à part certains détails de moindre importance, nous sommes, dans les lignes générales, d'accord avec notre confrère de 1802.

Programme proprement dit

ENSEIGNEMENT PRÉLIMINAIRE

Nous avons dit que le jeune homme qui se destine à la pratique de l'art dentaire doit, avant d'aborder l'enseignement proprement dit, posséder une instruction préliminaire à peu près égale à celle qu'on peut acquérir jusqu'à seize ans en moyenne dans les collèges ou les lycées, une bonne instruction d'enseignement secondaire spécial.

Elle doit, par conséquent, comprendre la connaissance de la langue nationale, de l'arithmétique, de la géométrie, de l'algèbre, de l'histoire, de la géométrie, des éléments de chimie, de physique, de mécanique et d'histoire naturelle.

Nous ne croyons pas nécessaire, pour le futur dentiste, l'étude plus ou moins imparfaite du grec ou du latin, dont M. le professeur Lefort, entre autres, faisait récemment le procès à l'Académie de Médecine, lors des discussions sur le surmenage ; nous préférons de beaucoup la connaissance d'une langue vivante, l'anglais ou l'allemand [1].

La littérature professionnelle écrite en langue vivante, français, anglais, allemand, contient des ouvrages et des revues sur l'art den-

1. Voir *Bulletin Médical*, 1887.

faire des plus utiles, des plus nécessaires même à connaître, sans attendre des traductions plus ou moins fidèles, plus ou moins tardives, ou qui ne se font même pas toujours.

Nous avons dit qu'une bonne instruction primaire nous paraissait suffisante.

Par conséquent, pour la France, nous repoussons l'obligation du baccalauréat ès lettres et du baccalauréat ès-sciences; parmi les titres universitaires, celui qui représente le mieux notre programme est le baccalauréat de l'enseignement secondaire spécial, de création récente, mais nous nous contentons même du programme des 3 premières années de l'enseignement secondaire spécial des lycées, ou du brevet de l'enseignement primaire supérieur. Nous ajouterons l'étude du dessin, afin de développer et de former le goût, si nécessaire au dentiste. Nous souhaitons également, pendant la dernière année de cette étude préparatoire, qu'il soit joint au programme une série d'exercices pratiques sur le travail des métaux, etc., tel qu'il est donné dans certaines écoles professionnelles de la Ville de Paris, par exemple, et suivi d'une année de stage dans le laboratoire d'un praticien pour l'étude de la prothèse.

Nous avons supprimé de ce programme, comme nous allons le faire au programme professionnel, tout ce qui ne nous paraît pas absolument nécessaire en nous appuyant sur ce principe que le temps, l'activité, l'habileté, les facultés d'assimilation et la capacité cérébrale enfin, étant limités, tout ce que, dans le programme, on ajoute d'un côté, est aux dépens d'une autre partie, qu'il faut donc que le futur dentiste ne soit obligé à s'assimiler que ce qui lui est absolument nécessaire; libre à ceux à qui le temps, l'activité et la fortune le permettront, de faire plus.

ENSEIGNEMENT PROFESSIONNEL

Nous avons dit que l'enseignement professionnel devait comprendre un enseignement pratique et un enseignement théorique. Nous montrerons plus loin que ces deux enseignements se donnent simultanément et que, dans ce cas, une période de trois années est nécessaire pour permettre à l'étudiant de se les assimiler avec fruit. Nous allons tout d'abord reprendre en détail toutes les parties de ce programme si complexe.

Nous avons dit que l'enseignement pratique comprenait *la dentisterie opératoire* et la *prothèse dentaire*.

ENSEIGNEMENT PRATIQUE

Dentisterie opératoire

L'enseignement de la dentisterie opératoire ne peut, à part quelques leçons préliminaires, se faire que sur le malade. C'est donc un enseignement clinique.

La période de trois années d'études que nous avons fixée est loin d'être trop étendue, non que les règles et les principes de la dentisterie opératoire soient longs à énumérer, mais elle comprend de nombreux procédés, nous pourrions dire de nombreux tours de main, qu'on n'acquiert, qu'on ne se rend familiers que par une longue pratique. Elle se compose d'opérations faciles à expliquer, mais qu'on ne fait bien qu'après les avoir vu exécuter soi même souvent et longtemps. Enfin le maniement des nombreux instruments qu'elle exige demande une longue habitude.

Pendant la première année, l'élève doit débuter par le nettoyage de la bouche et l'ablation du tartre. Cette opération très simple, facile à démontrer et à exécuter, sans grande complication possible, donne à l'étudiant, lorsqu'elle est souvent répétée, l'habitude d'examiner la bouche et de reconnaître les dents ; elle le familiarise avec le milieu qu'il est appelé à soigner. L'étudiant continue par la préparation de petites cavités ne demandant aucun traitement (1ᵉʳ et 2ᵉ degrés) des faces triturantes, puis des faces latérales, et leur obturation à l'amalgame et aux divers ciments.

L'élève doit être exercé aux extractions, en commençant par les dents temporaires ou les dents chancelantes des vieillards.

Il doit, pendant les trois années assister à la consultation, terminée toujours par une leçon clinique sur les malades les plus intéressants, afin de s'exercer à examiner les malades et prendre l'habitude de reconnaître les altérations dentaires et leurs diverses complications.

2ᵉ Année. — Pendant la 2ᵉ année, on répète les opérations précédentes, qu'on complète par le traitement et la préparation des cavités plus importantes comme grandeur et comme gravité (2ᵉ et 3ᵉ degré), caries pénétrantes, pulpes exposées, coiffage ou destruction, obturations plus difficiles avec les divers ciments ou amalgames. Puis on commence l'étude des aurifications en proportionnant la difficulté aux capacités de l'étudiant. On y prépare avec avantage l'étudiant par l'emploi de l'étain en feuille ; il continue de même la pratique des extractions. L'élève peut faire également quelques redressements de dents.

L'assistance à la consultation, où il s'habitue à examiner le malade et à établir le diagnostic, complète l'enseignement pratique de la deuxième année. Nous pensons que l'usage du tour à fraiser ne doit être autorisé qu'à partir de la deuxième année, afin d'habituer l'étudiant au maniement des instruments (rugines, ciseau à émail, fraises à main, etc.).

3e *Année.* — Pendant la dernière année l'étudiant peut aborder les traitements plus difficiles, tels que ceux des caries du 3e et 4e degré avec leurs diverses complications : traitement des canaux, obturations et aurifications compliquées, les extractions difficiles avec ou sans anesthésie, ainsi que les divers travaux du domaine du dentiste, tels que les dents à pivot, le travail dit à pont (bridge-work), les redressements, les restaurations buccales et faciales, etc.

Chacune des opérations composant la dentisterie opératoire et que nous venons d'énumérer doit être répétée pendant les trois années le nombre de fois nécessaire pour qu'elle soit exécutée d'une manière irréprochable. L'étudiant doit, en un mot, après ses trois années d'études, être à même de déterminer avec précision et rapidité l'état d'une bouche qui, par suite des ravages exercés par la carie ou pour d'autres causes, se trouve dans un état anormal, et y exécuter toutes les opérations nécessaires pour sa restauration complète.

Ce programme paraît peut-être à première vue peu chargé. Il devient cependant difficile dans la pratique d'obtenir que pendant ses trois années, et en travaillant tous les jours trois ou quatre heures, l'étudiant ait fait, un nombre de fois suffisant pour les savoir, chacune des opérations que nous venons d'énumérer.

Prothèse dentaire

Nous avons déclaré, au début de ce programme, que le futur dentiste trouverait avantage à se préparer à l'étude de la prothèse par une année de travaux pratiques, sur le bois ou les métaux ; que, de plus, il lui serait très utile de faire précéder son entrée dans une école dentaire d'une année d'apprentissage passée exclusivement dans le laboratoire d'un praticien suffisamment occupé.

Pendant cette première année, l'étudiant se familiarise avec ce qu'exige notre art, apprend à connaître la prothèse et ses divers procédés et applications avec l'habitude du maniement des instruments et acquiert une certaine habileté pratique.

La tâche de l'instructeur se trouve alors facilitée. Il est possible d'aller plus vite, et c'est utile, car pour cette partie de notre art, trois années d'études, à raison de trois ou quatre heures par jour ne sont pas trop. En effet, la prothèse dentaire est un art très complexe qui pourrait constituer à lui seul une profession spéciale s'il n'était à peu près impossible, comme nous l'avons démontré[1], de tracer la limite qui sépare le domaine du mécanicien de celui de l'opérateur, le domaine de la prothèse de celui de la dentisterie proprement dite. Pour l'étude de la prothèse, nous pensons qu'il y a avantage à la séparer du travail sur le malade, et, à part un certain nombre d'exercices déterminés, à en faire un travail de laboratoire. Nous conseillons même d'adopter pour cet enseignement une série de modèles-types contenant les difficultés qu'on peut rencontrer en prothèse et sur lesquels sont exécutés d'avance des appareils *modèles* que l'étudiant copie en passant graduellement du simple au composé[2].

1re *Année.* — Exercer l'étudiant au maniement des divers instruments et à la connaissance des caractères distinctifs des dents, en lui faisant sculpter sur le bois ou l'ivoire une série de dents naturelles. Continuer par l'étude des appareils prothétiques sur caoutchouc vulcanisé en suivant une série de pièces d'une, de deux, trois, quatre, cinq, six, sept, huit, neuf, et dix dents; pratiquer de même pour l'étude des appareils prothétiques sur celluloïd.

Tel est le programme de la première année. Il est certain que le nombre des appareils peut être augmenté ou diminué, suivant le temps dont on dispose.

L'étudiant apprend ainsi à connaître et à ajuster les dents, à les placer, à construire, à bourrer, et à réparer les appareils. Il prend ses modèles sur les modèles types qui doivent être en métal pour ne pas s'altérer, puis les coule, les répare, etc.

2° *Annéé.* — La deuxième année est consacrée à l'étude du travail des métaux. Au début, la construction d'une série de dents à pivot suivant les divers procédés, puis une série d'appareils sur métal de 1, 2, 3, 4, 5, 6, 7, 8, 9, et 10 dents ; enfin une même série d'appareils du métal combiné avec le caoutchouc ou le celluloïd.

Cette année peut comprendre également la construction d'une série d'appareils types employés pour les redressements. Comme on le voit, pendant la deuxième année l'étudiant apprend à mouler, à estamper, à souder, etc.

---

1. Voir brochure sur l'*Enseignement de l'art dentaire* 1887.
2. C'est le procédé que nous avons proposé à l'École dentaire de Paris et qui est adopté depuis 1885 pour l'enseignement de la prothèse. (*Rapport sur l'enseignement de la prothèse*, par Ch. Godon.)

3ᵉ *Année*. — La troisième année peut être consacrée à l'étude des appareils prothétiques à succion, des dentiers complets montés sur les différentes matières employées en art dentaire.

L'étudiant pourra s'exercer au travail de la gencive continue (Continuous Gum) et enfin terminer son enseignement par la construction de quelques appareils types de restaurations buccales ou faciales.

Ce programme d'enseignement de laboratoire qui contient sommairement l'ensemble de la prothèse pourra être combiné à certaines périodes, à la fin de chaque nouvelle série, avec l'enseignement clinique, de façon à montrer à l'étudiant la partie de la prothèse qui s'exécute sur le malade, telle que la prise des empreintes, l'articulation, l'essayage et la pose de l'appareil qu'il vient d'apprendre à construire.

ENSEIGNEMENT THÉORIQUE

Nous conservons pour l'enseignement théorique la division en trois années :

1° *Les sciences physiques et naturelles* ; 2° *Les sciences médicales ou biologiques* ; 3° *Les sciences appliquées.*

Première Année. — SCIENCES PHYSIQUES ET NATURELLES

Elles comprennent la physique, la mécanique, la chimie, l'histoire naturelle.

Chacune de ces sciences trouve en effet de nombreuses applications en art dentaire.

Elles sont utiles à connaître pour le dentiste ; cependant elles ne le sont pas au même point de vue que pour le médecin ou le pharmacien.

Le programme devra être établi en vue de faciliter l'explication des nombreuses applications. Ainsi, en physique, on étudiera les applications si nombreuses au point de vue de l'hydrostatique, de la chaleur, de l'électricité, de l'acoustique ; en chimie, les diverses manipulations de cabinet et de laboratoire ; en histoire naturelle et pour la zoologie les différences du système dentaire dans le règne animal, au point de vue de son développement et de sa durée ; quelques éléments d'anatomie et de physiologie, et, pour la botanique, les plantes qui ont des applications en thérapeutique ou en prothèse dentaires ; en mécanique, les divers appareils pourront être étudiés dans les mêmes conditions.

Nous avons réclamé de notre candidat une certaine connaissance préliminaire de ces sciences ; on peut donc, dans la première année de cet enseignement strictement technique, en restreindre l'étude en vue des applications.

Deuxième année. — SCIENCES MÉDICALES

Cette partie du programme est très importante. C'est la véritable introduction à l'étude de l'art dentaire. Là encore, le dentiste va étudier des sciences qu'il ne lui est pas absolument nécessaire d'approfondir, mais qu'il doit connaître pour comprendre et retenir l'enseignement spécial, pour en saisir les explications.

Mais pour cela, faut il qu'il passe plusieurs années à les étudier ? Ce n'est pas notre avis. L'étude de l'anatomie du pied ou de l'appareil génito-urinaire, des fièvres ou des accouchements, ne parait pas devoir lui être bien nécessaire. En cela nous nous appuyons encore de l'autorité de Paul Bert[1].

Il nous parait plus logique de faire un choix et, dans ces sciences vastes et qui suffisent pour faire la seule occupation d'un savant, nous croyons qu'on peut faire la part de ce qui est nécessaire au dentiste et que, par exemple, un cours d'une heure par semaine, pendant une année, peut permettre de donner au dentiste des notions suffisantes sur chacune des sciences médicales.

Notre programme de deuxième année comprend donc un cours sur l'anatomie et la physiologie générales, la pathologie générale, la thérapeutique, la matière médicale.

On peut y ajouter un peu de dissection et une étude de l'histologie et du microscope.

Troisième année. — SCIENCES APPLIQUÉES

Pendant la troisième année, l'étudiant doit se consacrer à l'étude de l'odontologie proprement dite.

Ainsi, il étudie pendant une année l'anatomie de la tête, et particulièrement du système dentaire dans ses moindres détails, la physiologie dentaire, l'histologie normale et pathologique de la dent, son embryologie, sa genèse, ses lois de formation, la pathologie spéciale de la bouche et du système dentaire, la thérapeutique et la matière médicale spéciales, ainsi que l'anesthésie.

Un cours théorique de la prothèse dentaire est également néces-

---

1. Voir compte-rendu de la cinquième séance annuelle de réouverture des cours de l'Ecole dentaire de Paris, octobre 1884. *Odontologie*, novembre 1884. — Discours du professeur Paul Bert.

saire; pourtant il s'expliquerait moins, vu la nécessité d'un enseignement pratique, si l'on ne l'élevait pas à une sorte de philosophie de cette branche du programme, à une étude critique et comparative des divers procédés, de leurs indications et contre-indications. Dans cette dernière année enfin, la plus importante du programme théorique, on doit réunir toutes les explications des différentes sciences qui ont été examinées au point de vue général, et qui viennent constituer l'art ou mieux la science dentaire.

Nous y ajouterons quelques conseils sur les droits et les devoirs du dentiste : jurisprudence et déontologie professionnelles.

Ainsi constitué, ce programme semble réunir l'ensemble des connaissances nécessaires pour exercer avec garantie l'art dentaire. Une expérience de dix années l'a démontré surabondamment par la valeur professionnelle des praticiens qu'il a formés. Il n'en est pas moins perfectible et nous souhaiterions que la discussion fît ressortir les parties de ce programme qu'il y aurait avantage à étendre, celles qu'il vaudrait mieux restreindre, les méthodes qui pourraient être remplacées avec avantage.

Dans les perfectionnements futurs quelle sera la part faite à l'instruction préliminaire, à l'enseignement médical et à l'instruction technique ? Dans quelle direction doivent s'orienter les dirigeants ?

A l'appui de ce qui précède, nous joignons le programme d'enseignement de l'Ecole dentaire de Paris, pendant la présente année scolaire :

TABLEAU RÉSUMÉ D'UN PROGRAMME D'ENSEIGNEMENT

	COURS THÉORIQUES	COURS PRATIQUES	
		CHIRURGIE (Clinique).	PROTHÈSE (Laboratoire)
COURS DE PREMIÈRE ANNÉE	Physique. Chimie. Histoire naturelle. Mécanique appliquée. Anatomie.	Assistance à la consultation. Nettoyage de la bouche. Traitement et obturation des caries des 1er et 2e degrés. Extractions. Leçons cliniques.	Série d'appareils, travail de l'hippopotame, du caoutchouc et du celluloid.
COURS DE DEUXIÈME ANNÉE	Anatomie descriptive et physiologie. Histologie, micrographie. Dissection. Pathologie générale. Thérapeutique et matière médicale.	Assistance à la consultation. Traitement des caries des 1er. 2e et 3e degrés. Obturations. Aurifications simples. Redressements. Extractions. Leçons cliniques.	Dents à pivots. Série d'appareils, travail du métal, combiné avec le caoutchouc ou le celluloid. Série de redressements.
COURS DE TROISIÈME ANNÉE	Anatomie et physiologie dentaires, humaines, comparées. Histologie dentaire, applications du microscope. Dissection. Pathologie spéciale : 1. *Maladies de la bouche;* 2. *Affections du système dentaire;* Thérapeutique spéciale; 1. *Traitement, obturations. Aurifications. Extractions.* 2. *Anesthésie.* Prothèse dentaire. 1. *Prothèse proprement dite;* 2. *Orthopédie dentaire. Restaurations buccales et faciales.* Jurisprudence et déontologie professionnelles.	Assistance à la consultation. Traitement des caries des 3e et 4e degrés. Obturations. Aurifications : 1. *A l'or cohésif.* 2. *A la méthode rotative.* 3. *A l'or non cohésif.* Redressements. Dents à pivots. Cours pratique d'anesthésie. Extractions avec l'anesthésie locale et générale. Traitement des différentes affections buccales du ressort de la chirurgie dentaire. Restaurations buccales et faciales. Leçons cliniques.	Série d'appareils, travail pour gencives continues. Série de dentiers montés sur caoutchouc, celluloïd ou métal. Des appareils dits à pont. Esthétique. Restaurations buccales et faciales. Appareils pour fractures des maxillaires.

Si nous comparons ce programme d'enseignement avec celui de quelques écoles dentaires américaines, nous avons le tableau suivant, très intéressant au point de vue du nombre d'heures consacrées à chaque matière et dont notre confrère, M. Hugendschmidt a bien voulu nous communiquer les éléments.

TABLEAU

INDIQUANT LE NOMBRE D'HEURES CONSACRÉES AUX DIFFÉRENTES MATIÈRES DE L'EN-
SEIGNEMENT A L'ÉCOLE DENTAIRE DE PARIS ET DANS LES PRINCIPALES ÉCOLES DEN-
TAIRES DES ÉTATS-UNIS.

MATIÈRES de L'ENSEIGNEMENT.	ÉCOLE DENTAIRE DE PARIS 3 années de cours 8 mois de scolarité.		ÉCOLE DENTAIRE AMÉRICAINE 2 années de cours 7 mois 1/2 de scolarité (30 semaines).	ÉCOLE DENTAIRE AMÉRICAINE 2 années de cours 4 mois 1/2 de scolarité (18 semaines.)
THÉORIE	NOMBRE D'HEURES		NOMBRE D'HEURES	NOMBRE D'HEURES
Physique...................... 34				36
Chim e 34	96		360	
Histoire naturelle............. 18				
Mecanique 10				
Anatomie (générales) et (et) 68 Physiologie (spécial s.)			A.. 180 } 360 Ph. 189 }	A.. 108 } 216 Ph . 108
Pathologie générale et spéciale (maladies de la bouche)..... 92	228		140	92
Thérapeutique et matièe médi- cale. Dentisterie operatoire, anest é ie.................. 68			90	36
Prothèse dentaire et orthopédie den- taire....................... 34			120	72
Jurisprudence et déont logie profess... 34			»	
Leçons cliniques sur la chirurgie ou la prothèse dentaire............... 337			»	
Totaux des heures consacrées à la théorie......................... 710			770	452
PRATIQUE.				
Chirurgie dentaire Dentisterie opéra- toire, 3 années à 3 heures par jour, dimanches et fêtes............. 2160		2 années 720	434
Prothèse dentaire, 3 années à 3 heures par jour, moins dimanches et fêtes. 1584			2 années 720	434
Dissection..................... 64			100 à 132	50
Clinique chirurgicale, orale et anés- thésique..................... 192			120	72
Chimie pratique,..................) 24 Micrographie....................)			120 72	» »
Totaux des heures consacrés à la pratique... 4024			1884	1016
Totaux généraux des heures con- sacrées à la théorie et à la pratique. 4743			2654	1468

Ce tableau montre combien le temps consacré à l'enseignement
technique à l'Ecole dentaire de Paris est considérable relativement
aux écoles dentaires américaines. Par contre, il montre qu'au point
de vue de l'enseignement théorique, le nombre d'heures en Amérique serait supérieur à ce qu'il est en France. Cela permet d'examiner
dans quelle voie il y aurait lieu d'étendre, de compléter nos programmes pour nous comme pour nos confrères des Etats-Unis.

Pourtant, tout en reconnaissant ce qui pourrait être fait dans cette voie et pour les motifs énoncés plus haut, nous repoussons absolument l'idée de faire précéder l'étude de l'art dentaire de celle de l'art médical, ou, autrement dit, l'obligation pour le futur dentiste de devenir docteur en médecine avant de se livrer aux études spéciales de dentisterie.

Les études en médecine sont longues, en France, du moins, elles durent 5 ou 6 ans, se terminent à 25 ou 26 ans, exigent une préparation scientifique étendue et des aptitudes spéciales ; ces études sont surtout théoriques, scientifiques, exclusives de toute autre. C'est une mauvaise préparation pour l'étude d'une profession qui réclame surtout de l'habileté manuelle. Aussi ceux qui ont adopté cette voie ont-ils toujours voulu faire ensuite leurs études spéciales en un temps relativement court, souvent quelques mois et en même temps que de mauvais médecins ils ont fait ainsi presque toujours des dentistes insuffisants.

Les études de médecine ne doivent être faites, pour l'élève qui désire obtenir le grade de médecin, que lorsque les études de dentisterie sont terminées. L'étudiant peut alors acquérir des connaissances scientifiques plus étendues et qui lui seront très utiles s'il veut se livrer à l'enseignement ou faire des travaux spéciaux ; mais, au moins, il aura d'abord acquis le nécessaire.

Quelle doit être la durée de l'enseignement ?

Nombre d'écoles, les américaines surtout, ont adopté deux années de cours et, comme chaque année scolaire est de cinq mois, il s'ensuit qu'en dix mois on devient dentiste (D. D. S.), dix mois qu'on pouvait même pendant longtemps faire en une seule année. Nous considérons ce temps comme beaucoup trop court.

Trois années scolaires nous paraissent nécessaires pour permettre à l'étudiant de s'assimiler méthodiquement le programme.

En France, avant la création des écoles, trois années d'apprentissage *au moins* étaient demandées par tous les praticiens à un jeune homme pour lui enseigner la prothèse, et nous savons que ce n'était pas trop. Pour enseigner l'art dentaire en entier, dentisterie opératoire et prothèse, ces trois années sont bien nécessaires.

C'est ce qu'ont pensé les fondateurs de l'Ecole dentaire de Paris. Après avoir fixé à deux ans la durée des études, ils l'ont bientôt augmentée d'une année.

C'est ce que nous serions heureux de voir faire à toutes les autres écoles.

C'est ce qu'on fait également les administrateurs de l'école dentaire de Harvard.

Qualification.

Les titres décernés par les écoles dentaires à la fin des études varient suivant les pays et l'usage.

Aux Etats-Unis, les écoles décernent la qualification de D. D. S., Docteur en chirurgie dentaire.

En Angleterre, la qualification de L. D. S. Licencié en chirurgie dentaire.

En Allemagne, la qualification de Zahnarzt (médecin dentiste).

En Autriche, la même qualification.

En France, le titre de D. E. D. P. Diplômé de l'école dentaire de Paris, et D. E. D. F. *Diplômé de l'Ecole dentaire de France.*

Il nous semble qu'il y aurait avantage au point de vue professionnel à unifier ces diverses qualifications et à adopter pour le dentiste qui a fait régulièrement ses études une qualification unique.

Est-ce la qualification française, anglaise ou américaine qui doit être adoptée ?

Sans nous prononcer sur ce point, nous ferons valoir les inconvénients de l'adoption d'une autre qualification que la qualification américaine. En effet celle-ci, en conférant aux diplômés des Etats-Unis le grade de *Docteur en science dentaire*, les place près du public dans une situation supérieure à celle de leurs confrères des autres pays. Au point de vue des rapports internationaux cela mérite examen.

Quel est, au point de vue de leur développement, le meilleur mode d'organisation des écoles ? Il existe plusieurs systèmes de fondation et d'administration des écoles dentaires :

L'Etat ; des praticiens ; des associations professionnelles.

Les écoles de Berlin, de Genève, sont fondées et dirigées par l'Etat.

Les écoles américaines par des praticiens.

Les écoles françaises et anglaises par des associations professionnelles.

Le système américain offre des avantages sur les écoles d'Etat : les fondateurs sont des praticiens, par conséquent compétents. Cependant il a aussi ses inconvénients : la lutte perpétuelle pour la vie peut obliger quelquefois les administrateurs à des complaisances coupables aux examens et amener l'abaissement du niveau professionnel.

Aussi pensons-nous que notre profession a tout avantage à ce que les écoles destinées à donner l'enseignement de l'art dentaire soient libres, créées par l'initiative privée des associations dentaires, sous leur direction et qu'elles se contentent de recevoir de l'Etat son appui, son patronage, sa surveillance même. Dirigées ainsi par les intéressés eux-mêmes, elles iront en se perfectionnant, feront progresser l'art, fourniront des générations instruites, de véritables praticiens, en restant toujours à hauteur du progrès et de leur mission, par la surveillance de l'association.

CONCLUSIONS

Nous avons l'honneur de proposer au 1er Congrès dentaire international de Paris, comme sanction de la présente communication, les conclusions suivantes destinées à être adressées aux Gouvernements et aux sociétés scientifiques à même de s'occuper de l'exercice ou de l'enseignement de l'art dentaire :

1° L'Ecole professionnelle, dite Ecole dentaire, constitue actuellement le meilleur procédé d'enseignement de notre art.

2° Elle remplace avantageusement l'ancien procédé, encore en usage dans certains pays, le stage chez le praticien, ou apprentissage, qui doit être considéré comme tout à fait insuffisant.

3° L'apprentissage ou stage chez le praticien ne peut être utile que comme préparation à l'entrée à l'Ecole. Dans ce cas, il peut être fixé à deux ou trois ans et consacré exclusivement à l'étude, au laboratoire, de la prothèse, afin de développer l'habileté manuelle de l'élève.

4° L'Ecole dentaire doit, dans sa constitution et son programme, s'inspirer du principe que, pour être apte à remplir sa fonction, le dentiste doit posséder :

1° Une instruction préliminaire et des aptitudes spéciales ;

2° Une instruction professionnelle d'après un programme d'enseignement spécial à cette profession.

Instruction préliminaire. — Programme.

5° Le programme de l'instruction préliminaire doit être assez étendu pour permettre à l'étudiant de comprendre et de s'assimiler facilement l'enseignement spécial, mais il ne doit pas l'empêcher de commencer de bonne heure l'étude pratique de la prothèse dentaire, par laquelle il est bon de débuter dans la profession pour acquérir et développer l'habileté manuelle si nécessaire à sa pratique.

En conséquence, l'instruction préparatoire doit être celle que l'on peut acquérir en suivant dans les conditions ordinaires jusqu'à seize ans, par exemple, les cours d'un collège ou d'un lycée, et comprendre :

La connaissance de la langue nationale, de l'arithmétique, de la géométrie, de l'algèbre, de l'histoire, de la géographie, des notions de physique, de chimie, de mécanique, d'histoire naturelle, un peu de dessin et quelques notions pratiques du travail des métaux. La connaissance du grec et du latin n'est pas nécessaire et peut être avantageusement remplacée par celle d'une ou de deux langues vivantes les plus répandues, le français, l'anglais ou l'allemand par exemple.

Instruction professionnelle. — Programme.

6° Le programme de l'instruction professionnelle doit consister en :

1° *Un enseignement pratique comprenant des exercices graduels et quotidiens, de 2 à 3 heures sur :*

1° La dentisterie opératoire (enseignement clinique) :

Traitement des différentes affections dentaires (conservations, extractions, etc.)

Restauration des destructions partielles ou totales des dents (obturations, aurifications, etc.)

2° La prothèse dentaire (enseignement de laboratoire) :

Restauration partielle ou totale du système dentaire.

(Appareils prothétiques de dents artificielles, de redressements, etc.)

2° *Un enseignement théorique comprenant des conférences de 1 h. à 2 h. par semaine pour chaque cours, sur :*

1° Les sciences accessoires (1re année):

Physique.

Mécanique.

Chimie.

Histoire naturelle.

Eléments d'anatomie et de physiologie.

2° Les sciences médicales (2e année) :

Anatomie (dissection).

Physiologie.

Pathologie.

Thérapeutique et matière médicale.

3° Les sciences appliquées (3° année) :

Anatomie et Physiologie dentaires (humaines et comparée.) Histo logie dentaire.

Pathologie spéciale : 1° Maladies de la bouche ; 2° Affections dentaires.

Thérapeutique spéciale : 1° Traitement et obturations ; 2° Anesthésie.

Prothèse dentaire.

Jurisprudence et déontologie professionnelles.

Durée des études

7° L'étude de ce programme demande, pour être faite avec fruit, un minimum de trois années.

Qualification

8° Il serait souhaitable que la qualification conférée à la fin des études fût semblable dans toutes les Ecoles dentaires du monde.

Conditions de création et de direction des écoles dentaires.

9° Il y a avantage pour les progrès de l'odontologie en général, et de son enseignement en particulier, à ce que la création des écoles dentaires, ou au moins leur direction, soit laissée à l'initiative privée des associations professionnelles ou groupes corporatifs de dentistes, et non de personnalités isolées. L'Etat doit se contenter d'exercer sa surveillance, son contrôle, ou de donner son patronage ou sa subvention.

DISCUSSION

M. Schwartz, de Nîmes. — Je m'associe au vœu de M. Cunningham, tendant à élever le niveau des études de l'art dentaire et à augmenter les difficultés d'entrée dans la profession.

M. le D' Marchandé, de Paris. — Quand l'instruction primaire est devenue, par une loi de l'Etat, obligatoire, il est triste que les étudiants en dentisterie ne soient pas astreints à une instruction supérieure, obligatoire également. Nous ne pouvons pas accepter le grade de dentiste et nous demandons la sanction de l'Etat.

M. Dubois. — Plusieurs systèmes sont en présence : l'un veut donner la prépondérance aux études médicales, l'autre aux études professionnelles ; ce dernier est le système américain et c'est le meilleur: l'enseignement ne peut être donné que par les écoles professionnelles. Je ne fais qu'un reproche aux écoles américaines, c'est d'être dans les mains d'individualités, aussi les associations américaines cherchent-elles à réagir et à demander un minimum d'études de 3 ans. Le congrès devrait bien appuyer ce vœu qui a déjà été esquissé aux Etats-Unis. Je crois que nous sommes les meilleurs juges de ce qu'il faut pour faire des dentistes et, lorsque nous aurons autour de nous un groupe qui sera chargé de la garde de la profession, il y pourvoira mieux que l'Etat. C'est à vous que nous demandons de garder la direction de l'éducation professionnelle et de former les dentistes de l'avenir.

M. Dubouchet, de Paris. — J'insiste sur 3 années de stage chez un praticien.

M. Cunningham. — En pratique les Américains sont très forts, en matière scientifique, les Anglais sont plus forts : il faut combiner ce qu'il y a de bon dans tous les pays.

M. Godon. — Nous avons posé la question devant vous parce qu'il serait bon d'avoir votre avis sur la question. Il y a 3 systèmes : l'enseignement médical précédant l'enseignement spécial, l'enseignement dentaire donné dans les écoles dentaires, l'enseignement par apprentissage. En France, la question est encore à l'ordre du jour. Quant à la direction à donner, nous voyons les écoles anglaises et celle de Genève obliger l'étudiant à étudier d'abord la médecine, tandis que les écoles américaines, plus pratiques, donnent un enseignement spécial. En France, nous avons adopté un système mixte entre les deux systèmes. Je demande qu'on formule demain un vœu sur cette question.

M. Schwartz. — Il y a une tendance à demander que tout dentiste soit médecin, c'est excessif, car le Gouvernement ne nous empêchera jamais de faire les appareils prothétiques que nous faisons, mais il faut au moins qu'il reçoive un enseignement spécial.

M. le Dr Dunogier, de Bergerac, renonce à sa communication sur la

DÉONTOLOGIE

M. Dubois renonce également à sa communication :

SERVICE DENTAIRE DANS L'ARMÉE

M. Cunningham, de Cambridge, fait une communication intitulée :

L'ART DENTAIRE DANS SES RELATIONS AVEC L'ÉTAT

J'ai examiné récemment à Londres la bouche des jeunes gens qui demandaient à s'engager dans l'armée et je n'en ai trouvé, sur les 100 premiers, que 4 ayant une dentition parfaite, sur lesquels 2 ne furent pas admis comme n'ayant pas le tour de taille suffisant.

Chaque homme en moyenne avait perdu 1,05 de ses dents, auxquelles il faut ajouter 2,31 considérées comme perdues également, au total 3,36, plus 4,09 de dents cariées susceptibles d'être conservées par le traitement, soit en tout 7.45, Dans 64 cas sur 100 le coupage était nécessaire, dans 70 0/0 la gencive était enflammée et ulcérée et 27 0/0 souffraient d'abcès chroniques, souvent sur les dents antérieures. Cette situation est assez grave, mais, ce qui est consolant c'est ce que 8 0/0 seulement ne pouvaient pas subir de traitement conservateur tandis que 31 0/0 auraient été aisément modifiés avec une légère perte de temps. Deux des jeunes garçons examinés provenaient du *Royal military asylum* et prouvèrent combien l'installation d'un service dentaire dans cet établissement est nécessaire. Comme l'armée s'y recrute en grande partie, j'avais le désir de l'examiner, mais je n'en ai pas obtenu l'autorisation.

L'importance des soins à donner de bonne heure à la dentition ressort d'une façon certaine de ces chiffres, surtout si l'on tient compte qu'ils ne représentent nullement l'état actuel de la bouche de la moyenne des habitants de Londres, car le sergent recruteur qui est familiarisé avec le type physique et la santé générale exigés par les examinateurs médicaux des recrues, use largement de son pouvoir en éliminant tout ceux qui ne présentent, suivant lui, aucune chance de satisfaire à cet examen.

On peut conclure de ces chiffres que, sur les 60 0/0 admis, environ 98 0/0 gagneraient à un traitement dentaire conservateur pour leur admission dans le rang.

Je suis convaincu que la santé et la valeur des soldats de notre armée seraient largement améliorées par l'examen et le traitement des dents des recrues acceptées aussitôt après leur incorporation. Si l'un et l'autre avaient lieu dans des visites semestrielles obligatoires de la bouche, l'inaptitude au service militaire pourrait rarement être attribué à un état défectueux des dents comme cause directe.

La création d'un matériel spécial pour la conservation des dents, quelque rudimentaire qu'il puisse être pour le praticien, doit être considérée comme un besoin. Assurément, il faut quelque chose de plus que la simple fourniture des instruments et des médicaments, c'est-à-dire quelque connaissance et quelque pratique du traitement des maladies des dents, ainsi que l'habitude de ces instruments. La chirurgie dentaire n'a aucune part dans l'enseignement spécial de l'école de médecine militaire de Netley exigé par le service de santé de l'armée et elle n'est pas comprise non plus dans l'instruction médicale du candidat avant son entrée au service.

Il y a deux manières de combler cette lacune, mais aucune n'a été adoptée. La première, indiquée par M Gaddes [1], consiste à introduire dans les études de l'ecole de médecine militaire des cours spéciaux et la dentisterie opératoire ; la seconde consiste à exiger des candidats au grade de médecin militaire un certificat constatant qu'ils ont suivi des cours et des cliniques de dentisterie et à leur faire passer un examen écrit et pratique de chirurgie dentaire. Le premier système est le plus recommandable pour le praticien, mais le Département de la guerre a une très bonne objection à lui opposer. L'enseignement donné à l'école de Netley a pour but d'initier les chirurgiens à toutes les questions de médecine, de chirurgie et d'hygiène particulières à la vie militaire. On ne saurait prétendre un instant que l'enseignement dentaire ait quelque chose de particulier à cette vie. Le Département de la guerre conclut donc qu'il ne lui appartient point de donner cet enseignement, qui est du domaine des écoles de médecine. Puisque les étudiants en médecine ne reçoivent pas d'instruction dentaire, la conséquence de ce refus, c'est la création de cet enseignement dans les écoles de médecine, jointe à l'exigence de la connaissance des principes généraux des maladies des dents et à une expérience clinique de la part des candidats au corps de santé militaire. Nous sommes fermement convaincu qu'il est de l'intérêt du public qu'un enseignement dentaire soit donné obligatoirement à tous les candidats à la profession médicale, au moins parce que le médecin est responsable des soins des dents pendant les premières années de l'enfance, puisqu'il est en fait le premier dentiste de la famille. Conséquemment, l'adoption du second système que nous proposons serait un puissant levier pour aboutir à ce but, car, en outre de la réalisation du projet que le Département de la guerre a en vue, ce serait la cause d'avantages incalculables pour le public en raison du manque général de connaissances sur les maladies des dents de la part du médecin.

Il existe cependant un troisième système. L'éducation du chirurgien militaire n'est pas considérée comme complète quand il a passé l'examen final de l'école de Netley et on a institué un examen *pour*

1. *La chirurgie dentaire dans l'armée*, communication au congrès médical international de 1881.

contrôler les progrès du chirurgien dans toutes les branches dont la connaissance est essentielle à son perfectionnement constant comme médecin, examen qui peut être passé entre la 5e et la 6e année de service. Les droits en sont supportés par le Département de la guerre.

Je voudrais qu'on ajoutât aux matières de cet examen la chirurgie dentaire, opératoire et pratique.

Je voudrais aussi qu'un certificat fût exigé d'un professeur reconnu de chirurgie dentaire dans une école de médecine de l'intérieur ou de l'extérieur où la chirurgie dentaire est enseignée, ou dans une école dentaire reconnue, constatant que le médecin militaire a suivi un cours complet d'instruction clinique de 3 mois pendant la période dans laquelle l'examen doit être passé et que c'est un opérateur convenable.

Je voudrais enfin que tout médecin militaire pourvu d'un degré dentaire reconnu par le Conseil général de médecine fût dispensé de l'examen de chirurgie dentaire.

On constate en effet, comme le rapporte M. Gaddes, que des membres du corps de santé militaire, désireux de perfectionner leurs connaissances et leur habileté en dentisterie, ont suivi le cours spécial d'instruction dans certaines écoles dentaires et ont pris quelquefois un diplôme en chirurgie dentaire, et bien que ce soient là des cas très exceptionnels, ils prouvent le sentiment du manque de connaissances sur les questions dentaires, sentiment qui domine généralement dans le service de santé de l'armée.

Si l'un de ces systèmes était adopté par ce Département et si la trousse actuelle d'instruments d'obturation et d'extraction, réformée et perfectionnée, était fournie à l'armée aussi complète qu'une trousse de dentiste dans chaque hôpital, ce serait une excellente précaution pour diminuer au moins temporairement la douleur du soldat souffrant des dents.

Il faut admettre cependant que le chirurgien militaire a tout son temps largement pris et on ne peut pas s'attendre à ce qu'il fasse plus que soulager la souffrance par des moyens provisoires.

Pour assurer au soldat de bons soins de bouche, il faudrait remplacer la boîte d'instruments d'extraction et d'obturation aux quartiers généraux par une collection, dans chaque chef-lieu militaire, d'instruments de dentisterie, de substances et de médicaments, comme nous en trouvons aujourd'hui chez tout dentiste bien fourni, sous la direction d'un chirurgien dentiste militaire dont on exigerait le diplôme de licencié en chirurgie dentaire (L. D. S.) ainsi que des rapports mensuels et annuels sur les cas traités, comme cela se pratique pour les autres maladies. En fait, nous proposons une organisation analogue à celle qui existe à l'Ecole navale d'Annapolis aux Etats-Unis.

Il faudrait naturellement longtemps au Département de la guerre pour créer un semblable service et on peut se demander s'il ne serait pas bon qu'il fît simplement, en attendant, de simples nominations de dentistes. Cela fait, leurs établissements pourraient servir d'écoles dentaires pour les chirurgiens militaires.

Si, en temps de paix, officiers et soldats étaient obligés de fournir un certificat, constatant que leur bouche et leurs dents sont saines, délivré à l'un des hôpitaux dentaires des chefs-lieux militaires, il y aurait moins à craindre qu'ils ne fussent atteints en campagne par une de ces affections des dents qui ne peuvent être soignées avec les moyens provisoires que fournit la boîte d'obturation qui accompagne la boîte à extraction dans la voiture de campagne.

Le besoin de dentistes dans l'armée a occupé l'attention de nos confrères en Amérique et, en août 1861, la convention dentaire américaine a nommé un comité. Celui-ci conféra avec le chirurgien en chef, qui accueillit très favorablement la proposition. Cependant aucune mesure n'intervint avant 1878, où un projet de loi autorisant la nomination de dentistes dans l'armée et la marine fut présenté aux deux Chambres et renvoyé à la commission des affaires navales et militaires, qui ne prit pas de décision. Un second projet déposé pour la création de services dentaires dans les écoles navale et militaire fut de même renvoyé à la commission. Le chirurgien général des Etats-Unis a bien voulu me faire connaître son avis sur la question :

« Aucune mesure n'a été prise par le Gouvernement pour doter les troupes des services de dentiste habiles. L'école militaire de West Point a un dentiste ordinaire chargé du service et je pense qu'il en est de même à l'école navale d'Annapolis. Dans l'armée, il y a plusieurs dentistes excellents dans le corps des infirmiers, mais c'est une exception à la règle. Le service de santé a essayé d'exciter l'intérêt des médecins militaires en faveur des soins et du traitement des dents, en leur fournissant les instruments nécessaires sur leur demande. Les trousses dont la fourniture à été demandée consistent en une trousse pour l'extraction et une autre pour des excavations et des obturations temporaires. Encore ne sont-elles réclamées que pour les postes de la frontière, où on ne peut avoir recours aux dentistes ordinaires. Le Congrès a été sollicité à plusieurs reprises d'autoriser l'introduction des dentistes dans l'armée, mais n'a pas encore pris de décision. Il est probable cependant que, à la longue, une mesure interviendra à cet égard. »

En ce qui concerne notre département de la guerre, les deux points sur lesquels j'insiste sont la nécessité : 1° de réformer et d'augmenter les fournitures actuelles pour la dentisterie : 2° d'instruire systématiquement les médecins militaires, au moyen de conférences et du travail d'opération. Cet enseignement leur permettrait de savoir où et quand il faudrait avoir recours aux services d'un praticien plus expérimenté, et en attendant, de soulager intelligemment, du moins momentanément, toute souffrance aiguë provenant de maladies des dents.

Dans le but cependant d'introduire dans la chirurgie militaire toutes les méthodes perfectionnées de traitement suivies actuellement dans la vie civile, il serait nécessaire de nommer un petit nombre de médecins militaires, pourvus d'une qualification reconnue en chirurgie dentaire, dont les fonctions consisteraient à consacrer tout leur temps et toute leur attention aux soins et à la conservation de la dentition des soldats.

Leur habileté opératoire spécialement formée les mettrait à même de traiter certains cas avec plus de succès que le chirurgien ordinaire, quels que fussent ses titres, par exemple, en cas de fracture des maxillaires et de restauration à la suite de coups de feu dans le voisinage de la bouche.

L'autre département sur lequel je désire appeler votre intention est naturellement celui de la marine. Bien que le service de santé de la marine soit organisé à peu près de la même manière que celui de l'armée, il y a des conditions bien différentes que je veux indiquer rapidement.

Tandis qu'on entre dans la marine, entre 15 et 16 ans et demi, on entre dans l'armée entre 17 et 25 ans. La courte durée du service adoptée actuellement dans l'armée n'a pas été étendue à la marine. Le jeune marin entreprend une période d'instruction jusqu'à 18 ans, où son temps de service commence à compter. Après 12 ans de services, quand il a 30 ans, s'il s'est bien conduit et s'il désire rester, il peut se rengager pour 9 ans.

L'examen des recrues, en ce qui concerne les dents, est infiniment plus sévère pour la marine que pour l'armée. En raison de cette

sévérité, on peut trouver qu'il est peu nécessaire de prendre des mesures pour la conservation des dents des marins, mais en apprenant
par les tables de M. Magitot que la période de 20 à 30 ans est précisément celle dans laquelle les maladies des dents exigent le plus fréquemment d'être traitées, il est impossible de supposer que, sur le
chiffre total de 43.475 officiers et soldats, les maladies de la bouche
et des dents soient inconnues. Une conversation avec une personne
depuis longtemps dans le recrutement m'a appris que les souffrances
aiguës des dents ne sont pas chose rare à bord des navires et que, à
sa connaissance, l'extraction est le seul traitement employé. Cette personne n'a jamais connu de matelot ayant une dent obturée, si ce n'est
par un dentiste civil qu'il fallait payer. Elle-même avait perdu 9
dents pendant son service, dont deux extraites par le chirurgien du
bord et 7 par l'infirmier (et à en juger par l'excellence des dents qui
lui restaient, elle aurait encore toutes ses dents si elles avaient été
soignées en temps voulu).

Un des principaux chirurgiens de la marine des États-Unis m'écrit ce qui suit : « Le Département de la marine fournit les navires
de guerre d'une caisse dentisterie contenant 8 pinces d'extraction,
deux élévateurs et une lancette et point d'instruments pour l'obturation. Un chirurgien-dentiste est attaché à l'école navale et chargé de
soigner les dents des élèves. Il a un cabinet dans les bâtiments de
l'infirmerie et est pourvu de tous les instruments et de toutes les
fournitures dont les dentistes américains ont besoin, peut-être même
de davantage. Les cadets ne payent que les substances employées
pour les obturations et les soins du dentiste sont gratuits. Celui-ci
avait précédemment le rang et la solde d'un aide-chirurgien, et
quand ce grade fut supprimé par une loi, il fut institué par une
disposition spéciale. La solde s'élève maintenant à 1600 dollars par
an. Divers projets ont été déposés au Congrès tendant à créer des
dentistes dans la marine, mais aucun n'a encore été adopté. Je pense
que cette création n'est qu'une question de temps, car leurs services
sont certainement indispensables aux officiers et aux matelots. J'avais un dentiste avec moi comme pharmacien sur le dernier navire
où j'ai servi. Il opérait beaucoup comme dentiste et était payé par
ceux qu'il traitait. Les médecins de navire n'entendent rien à la
dentisterie opératoire, autant que j'ai pu en juger. Actuellement
nous excluons de la marine ceux qui ont de mauvaises dents, nous
soustrayant ainsi à la nécessité de faire ce genre de travail. »

Depuis décembre 1885 l'amirauté a essayé d'envoyer quelques

candidats à mauvaises dents à l'hôpital dentaire pour les faire soigner. C'est déjà un pas dans cette voie. Un officier de recrutement me disait récemment qu'il était convaincu par expérience de la nécessité d'une mesure pour le traitement des dents dans les deux sections de la marine.

Nous pensons que le Département de la marine gagnerait beaucoup à prendre à l'égard de l'enseignement dentaire et des nominations de dentistes des mesures analogues à celles que nous avons indiquées comme nécessaires pour l'armée, bien entendu avec les modifications compatibles avec le service.

Il y a un autre Département qui envoie au dehors un certain nombre de fonctionnaires, souvent dans des endroits où le dentiste ne se réncontre point. Avant que leur nomination soit signée, les candidats subissent un examen physique rigoureux de la part d'un médecin. Comme les maladies des dents sont intimement liées au reste de l'organisme, nous sommes fondé à déclarer qu'un examen de la bouche et des dents doit former une partie nécessaire de cet examen.

Afin de prouver l'importance de la question, je vais prendre comme type le fonctionnaire du service civil des Indes. Tous les candidats qui passent avec succès le premier examen qui y donne accès, au nombre de 30 à 40 par an, avant de s'embarquer pour les Indes, font une préparation de 2 ans et subissent des examens périodiques sur des sujets spéciaux. Dans le but d'encourager les candidats à recevoir l'enseignement d'une université, on alloue 300 liv. sterl. à ceux qui passent leur examen dans une université, tandis qu'une prime de 150 liv. est accordée aux candidats restant dans le pays une année de plus et passant un examen de qualification pour un titre. Au commencement et à la fin de cette période, l'étudiant subit un examen médical de la part d'un des plus célèbres médecins de Londres. Les frais de ces deux visites qui s'élèvent, je crois, à 4 liv. 4 shillings, sont supportés moitié par l'Etat, moitié par le postulant.

CONCLUSIONS

Je crois avoir réussi à montrer où et comment le service dentaire doit former une partie du service médical déjà organisé par l'Etat. De toutes les maladies auxquelles le corps est sujet, les plus communes sont celles des dents et quoique, en général, elles ne mettent ni la vie ni les membres en danger, elles causent une série de souffrances variables d'intensité et de durée, qui ont pour conséquence une incapacité à remplir ses fonctions, de la part de celui qui en est atteint, soldat ou fonctionnaire. Il n'est donc pas hors de propos de chercher à étendre les explications de la dentisterie moderne avec ses effets d'amélioration et de conservation de la vie aux agents de l'Etat. Les moyens d'arriver à ce but sont de deux espèces : 1° un enseignement dentaire complet, quoique limité, faisant partie de l'instruction des médecins au service de l'Etat ; 2° l'emploi de praticiens dentistes complètement instruits et dûment qualifiés, dans la mesure la plus étendue pour l'utilisation de l'art dentaire.

Au point de vue social, il convient de remarquer que, quand l'Etat fournit le service médical, ce n'est pas pour l'encouragement et l'avantage de la profession médicale, quoique cela ait cet effet, non plus que pour le profit de l'individu, malgré les avantages qu'il en tire, mais simplement dans l'intérêt de l'Etat lui-même. Conséquemment, je fais appel à votre appui, en faveur des vues que j'ai exposées, comme praticien dentiste intéressé à l'avancement de la profession, et à votre sympathie pour l'extension du traitement dentaire aux fonctionnaires civils, et surtout aux soldats et aux marins.

PROJET DE RÉSOLUTION

Le Congrès dentaire international émet le désir que, partout où l'Etat fournit des services médicaux, les services dentaires doivent être organisés comme une partie essentielle des services médicaux.

Le Congrès est d'avis que les méthodes perfectionnées de l'art dentaire moderne doivent être introduites dans la pratique militaire et navale de tous les pays.

CINQUIÈME SECTION

CLINIQUE

Commission :

MM. CHAUVIN, secrétaire-rapporteur,
D^r. MARCHANDÉ,
RONNET,
DUCOURNAU.

*. Les démonstrations pratiques ont eu lieu dans les salles d'opéra-
tion de l'Ecole dentaire de Paris, 57, rue Rochechouart, de 9 heures
du matin à midi, les mardi 3, mercredi 4, jeudi 5, vendredi 6 septembre 1889.*

Elles comprenaient 4 catégories :

1° Anesthésie générale et anesthésie locale.
2° Divers modes d'aurifications : or mou, or adhésif, or cristallisé.
3° Prothèse dentaire et appareils divers.
4° Micrographie.

ANESTHÉSIE GÉNÉRALE PAR LE CHLOROFORME, LE PROTOXYDE D'AZOTE ET LE BRO-
MURE D'ÉTHYLE. — ANESTHÉSIE LOCALE PAR LE CHLORHYDRATE DE COCAÏNE ET
PAR LA COCAÏNE PURE :

M. LE Dr AUBEAU, de Paris, fait une conférence et une démonstration pratique sur l'

ANESTHÉSIE GÉNÉRALE PAR LE CHLOROFORME ET PAR LE PROTOXYDE
D'AZOTE

Il donne les explications suivantes, avant de commencer l'opération :

1° Chloroforme. — S'assurer qu'aucune diathèse n'empêche le
sujet d'être soumis à l'action du chloroforme ; ausculter le cœur.
A partir du moment où l'opération commence, occuper l'esprit de
son malade en le prévenant des phénomènes qui vont s'accomplir ;
l'interroger sur ce qu'il éprouve, etc., afin de le rassurer complètement.

S'assurer de la résolution musculaire par l'abolition du réflexe
palpébral. En faisant la démonstration pratique, le Dr Aubeau exécute de point en point ce qu'il vient d'expliquer.

2° *Protoxyde d'azote.* — Le Dr Aubeau fournit quelques explications sur la méthode qu'il emploie pour suivre l'anesthésie, et à laquelle il a donné le nom de *méthode des appels.* Après l'application du masque et dès que l'inspiration du gaz commence, il désigne un chiffre à haute voix et le malade prévenu lève la main et frappe le bras du fauteuil pour marquer chaque appel de l'opérateur. Dès que le malade ne perçoit plus la voix, le sommeil anesthésique est à peu près complet. La disparition du réflexe palpébral confirme l'anesthésie. Avec cette méthode, dit le démonstrateur, l'opérateur surveille de près son malade, suit toutes les phases de l'anesthésie et ne le laisse jamais se cyanoser.

La démonstration pratique suit rigoureusement les explications préalables. L'anesthésie est pratiquée avec l'appareil muni du purificateur Heymen Billard.

M. Lehr, de Buchsweiler, donne les explications suivantes du procédé qu'il emploie pour l'

ANESTHÉSIE PAR LE BROMURE D'ETHYLE. $C^2 H^5 Br C^2 H^5 Br$.

M. Abonyi en nous présentant, le 3 courant, son excellente étude sur le bromure d'éthyle a oublié de nous parler de son mode d'emploi.

Ceux de nos confrères qui voudraient s'en servir éprouveraient certainement mainte déception en s'en servant exactement comme du chloroforme. Pour leur éviter ces ennuis, je me permets de leur détailler la manière de l'employer avec succès.

Après avoir examiné le patient et m'être assuré des extractions à faire, je l'ausculte pour me rendre compte de son état général.

Les malades atteints d'affections du cœur, des reins et du poumon franchement déclarées ne doivent pas être brométhylisés. Je soustrais les instruments à la vue du malade et ne lui adresse que des paroles rassurantes.

On ne saurait assez recommander d'éviter le bruit. J'ai même soin de ne pas parler au médecin qui m'assiste, tant que le patient ne dort pas, car c'est de cette manière qu'on évite la surexcitation.

Le patient installé plus horizontalement que dans le fauteuil et dégagé des vêtements qui pourraient gêner les dilatations du thorax ou comprimer les vaisseaux sanguins, j'imbibe copieusement le masque de 10 à 15 grs. de bromure d'éthyle, je lui fais faire deux ou trois inspirations, moitié air, moitié médicament, pour éviter la suffocation, puis je porte le masque sur la figure et empêche autant que possible l'accès de l'air.

Le pouls augmente généralement de 20 à 30 pulsations (nous l'avons vu à 135 et 140), il atteint son maximum quand l'anesthésie se produit pour diminuer jusqu'au sommeil profond, il ne reprend l'état normal qu'après le réveil.

Quand je suppose le malade endormi, je lui ordonne de lever le bras ; s'il obéit je lui fais faire quelques fortes inspirations et lui ordonne d'exécuter de nouveau le mouvement du bras, il n'y réussit plus et je passe à l'extraction.

Je ne puis assez recommander de tenir le masque bien imbibé de bromure d'éthyle.

J'ai remarqué des constrictions de mâchoire qu'il a fallu écarter avec le dilatateur chez certains malades, d'autres par contre, sur l'ordre d'ouvrir la bouche, se sont exécutés immédiatement. On compte en moyenne 1 à 1/2 minute pour obtenir le sommeil profond, le malade reste 2 à 3 minutes endormi, le masque enlevé. Veut-on continuer l'anesthésie, on interrompt un moment l'opération et on fait faire de nouveau quelques inspirations.

Il faut surveiller le réveil du patient, se tenir à ses côtés ; il peut avoir un réveil très doux ou être sous l'influence du rêve qu'il a fait : généralement, au moment du réveil, c'est un voyage en chemin de fer suivi d'accident ; il veut se lever et se sauver pour y échapper. Cet état dure au maximum une minute ; a partir de ce moment on n'a plus besoin de s'occuper de lui, il cause, il rit et montre sa satisfaction.

Les suites de l'anesthésie sont presque toujours bénignes : sur plus de 100 cas je n'ai constaté que deux accidents, et ceux-là, le même jour. Dans l'un des cas c'était un jeune homme enclin à la boisson, dans l'autre c'était un garçon d'une douzaine d'années, robuste, sans maladie connue.

Ils avaient dîné tous les deux à midi et avaient été anesthésiés à 3 heures. Le premier a eu des maux de tête qui ont duré plus de 24 heures, le second des vomissements, mais il était remis pour l'heure du souper.

Je permets aux opérés de manger et de boire après l'anesthésie.

Les premières expériences furent faites principalement sur des étudiants.

Plusieurs praticiens prétendent qu'on ne peut pas anesthésier plusieurs fois de suite, ce qui est certainement une erreur : j'ai vu la même personne anesthésiée deux ou trois fois. Toutefois j'estime qu'il vaut mieux prolonger la narcose que laisser réveiller pour recommencer.

Les précautions essentielles à observer sont les suivantes :

1° Ne pas prolonger au-delà de 10 minutess une anesthésie au bromure d'éthyle.

2° Ne pas se servir pour une autre séance d'un flacon entamé. Pour éviter une grande perte de médicaments on le demande en flacons jaunes de 30 gr. ; la dose moyenne est de 20 gr.

3° Employer un produit chimiquement pur ; je puis recommander celui de Merk.

4° Éviter d'allumer du gaz ou de l'alcool dénaturé dans la salle d'opération, autrement il se produirait une odeur nauséabonde de brome mis en liberté [1].

M. RONNET, de Paris, fait la démonstration du procédé ordinaire d'

ANESTHÉSIE LOCALE PAR LE CHLORHYDRATE DE COCAÏNE.

La malade est une jeune femme de 23 ans, très-anémique, que la vue de l'appareil opératoire impressionnait profondément.

M. Ronnet injecte 2 centigr. 1/2 de chlorhydrate de cocaïne, dissous dans 1/2 seringue de Pravaz d'eau distillée, les 2/3 de la solution du côté labial, l'autre 1/3 du côté lingual. Moins de deux minutes après les injections, la malade se plaint d'un sentiment de malaise caractérisé par de l'oppression ; l'anémie cérébrale et des sueurs se manifestent, la syncope paraît imminente. Les troubles diminuant un peu, M. Ronnet en profite pour procéder à l'opération, pendant laquelle le sujet n'accuse aucune douleur. Bientôt après les accidents nerveux redoublent d'intensité et M. Ronnet fait transporter la malade dans une salle voisine, afin de pouvoir lui donner les soins nécessaires. Il pratique la respiration artificielle et lui fait respirer de l'acide acétique. Une demi-heure après tout symptôme de malaise a complètement disparu et M. Ronnet l'autorise à se retirer.

ANESTHÉSIE LOCALE PAR LE CHLORHYDRATE DE COCAÏNE.

M. BLEICHSTEINER, de Graz, se sert d'une solution de chlorhydrate de cocaïne à 5 0/0 dans l'eau distillée, stérilisée avec du bi-chlorure de mercure dans la proportion de 1 pour 5000, soit 1 gramme pour 5 litres d'eau. M. Bleichsteiner emploie une seringue en caoutchouc noir faite par lui. Ses aiguilles sont toutes différentes de celles em-

1. Voir *Odontologie*, août 1888, p. 368 et octobre 1888, p. 473.

ployées habituellement. Il en possède de 3 formes : une droite, une courbe et une forme baïonnette. Ces aiguilles sont très-longues et très-solides à la base et lui permettent d'atteindre, sans aucune difficulté, toutes les parties de la muqueuse générale, La seringue elle-même, munie d'un support pour retenir les doigts pendant la poussée du liquide, est très-facile à manœuvrer.

Bien que sa solution soit à 5 0/0, l'opérateur n'injecte qu'un ou deux centigrammes de médicament. Ses injections sont faites par plusieurs petites piqûres autour du champ opératoire. Le liquide est distribué un peu partout, mais surtout dans les parties résistantes de la muqueuse, qu'il anémie complètement. On voit, en effet, la muqueuse devenir blanche sous la poussée du liquide anesthésique, qui agit à la fois mécaniquement et médicalement. Il opère au moment où la dernière piqûre est faite.

La malade sur laquelle M. Bleichsteiner pratique l'avulsion des racines des première et deuxième grosses molaires inférieures ne ressent aucune douleur pendant l'opération. Aucun symptôme de malaise ne s'est manifesté à la suite de l'injection du médicament.

M. Poinsot, de Paris, emploie la cocaïue pure en dissolution dans l'oléo-naphtine (Voir *Compte rendu* de la 2° section, page 180).

ANESTHÉSIE LOCALE PAR LE CHLORHYDRATE DE COCAÏNE.

M. Chauvin, de Paris, emploie le chlorhydrate de cocaïne à 2 1/2 0/0 dans l'eau distillée. Il injecte 1/2 centigramme toutes les minutes, soit, pour 5 minutes, 2 cent 1/2 contenus dans une seringue de Pravaz entièrement remplie.

Il dit avoir remarqué que les accidents qui se produisent par le fait de l'absoption de la cocaïne se manifestent immédiatement, c'est-à-dire une minute ou deux au plus après l'injection. Il peut donc, avec son procédé, arrêter l'administration du médicament à 1 centigramme, dose trop minime pour être inquiétante. Il a remarqué que 1 centigr., 1 centigr. 1/2, 2 centigr. sont souvent suffisants pour produire l'insensibilité. Pour le cas présent, les 2 cent. 1/2 sont supportés sans accident. Une minute après l'injection du dernier demi-centigramme, il procède à l'extraction de 2 racines, fortement exostosées, de la première grosse molaire inférieure droite. La malade dit n'avoir ressenti aucune douleur pendant l'opération.

ANESTHÉSIE AVEC LE PROTOXYDE D'AZOTE.

M. Van Straeten, de Liège, procède à une anesthésie au protoxyde d'azote en employant un appareil avec purificateur.

M. Poinsot, de Paris, expose l'emploi des

RÉFRIGÉRANTS COMME MOYENS ANESTHÉSIQUES LOCAUX POUR LES EXTRACTIONS DENTAIRES

Depuis les différents appareils pulvérisant les liquides, bien des essais ont été tentés pour produire l'anesthésie locale par abaissement de la température; l'éther pendant longtemps a été le seul employé dans ce but; nous avons ensuite employé le mélange suivant :

Éther sulfurique.............................. 75 grammes.
Sulfure de carbone............................ 24 grammes.
Menthol....................................... 1 gramme.

Enfin, grâce aux travaux de M. le Dr Debove sur le chlorure de méthyle, nous avons été, je le crois, le premier à l'expérimenter ou du moins à en faire une communication à la Société d'odontologie de Paris.

Ces moyens donnent généralement de bons résultats et permettent d'atteindre facilement le but proposé. Cependant le mode opératoire est d'une grande importance : il convient de ne projeter le réfrigérant que sur le point où on doit opérer, avec un rayonnement de 10 à 15 millim. et de n'opérer qu'après le blanchiment de la muqueuse.

Pour le chlorure de méthyle, ne le projeter qu'avec prudence par petit jet, afin d'éviter les dépôts de glace trop épais ; les débutants se trouveront bien d'avoir recours au stypage préconisé par M. le Dr Galippe.

Le procédé le plus pratique pour limiter l'action des réfrigérants en général et du chlorure de méthyle en particulier consiste à tapisser la bouche avec du papier sans collé, dit papier Joseph, en ne laissant exposée à l'air que l'étendue qu'on veut anesthésier. Étant donné que le premier contact du froid peut impressionner douloureusement, il est recommandé de badigeonner la partie sus-indiquée avec une solution de cocaïne à 20 0/0 et de n'employer le réfrigérant que trois ou quatre minutes après. Néanmoins, ce mode d'anesthésie souffre quelques contre-indications. Certaines dentitions supportent mal l'action du froid. Le déchaussement général des dents, les altérations du collet, les rhumatisants etc., etc., doivent exclure *a priori* l'emploi de ce moyen.

Le plus grand reproche qu'on doive adresser à ce mode d'anesthésie locale, c'est de donner aux dents une friabilité telle que les conditions d'extraction se trouvent considérablement aggravées, et les résultats compromis.

DIFFÉRENTS MODES D'AURIFICATIONS : OR MOU, OR ADHÉSIF, OR CRISTALLISÉ

M. le Dr BONWILL, de Philadelphie, démontre l'emploi de ses deux inventions : le maillet électro-magnétique et le maillet mécanique adapté aux différents tours avec des pointes à base lisse et ovale pour le foulage de toute espèce d'or d'adhésif en feuille ou de l'or vieux système ou de l'or non-adhésif mou en feuilles de Charles Abbey et fils de Philadelphie.

Il démontre en outre l'avantage des pointes à base lisse et ovale sur les pointes plates à rainure, quand on les emploie avec l'un ou l'autre de ses maillets.

Il prétend avoir découvert ce nouveau principe longtemps avant que Herbst ait découvert sa méthode rotative, ce que celui-ci a eu l'équité de reconnaître. Il prétend qu'il n'est possible d'exécuter l'aurification avec vitesse et légèreté qu'avec son maillet sans provoquer ni périostite, ni suites fâcheuses. Lorsque ses instructions seront correctement comprises et suivies, les opérations se feront mieux, et elles seront par la suite universellement pratiquées. Il prétend, en outre, que son procédé permet aux opérateurs de manier les matières plastiques avec plus de rapidité et de succès, qu'on emploierait davantage d'or si les opérateurs y avaient recours et que les avantages seraient égaux à ceux des obturations molles.

Il prétend que, s'ils se fiaient au pouvoir de ces instruments pour fouler l'or mou et l'or adhésif et suivaient ses conseils, il ne se produirait plus de vides au bord ; il prétend enfin qu'il n'est pas nécessaire d'employer si tôt et si souvent les couronnes ou le travail à pont. Les parois faibles ne courent aucun danger sous les coups les plus durs.

Le cas pour lequel il fit une aurification était celui d'une première molaire supérieure droite avec une cavité s'étendant sur toute la surface triturante et sur toute la surface proximale, la pulpe étant encore en bon état. Il n'y avait point de canaux de rétention, mais seulement quelques rainures sur les côtés opposés de la cavité, sur la surface masticante et aucune sur le bord cervical. Une matrice fut placée. La digue fut appliquée au moyen de ligatures et de clamps, sur la molaire, descendant aussi bas que la bicuspidée.

Au lieu d'arrêter l'or au bord cervical ou d'un côté de celui-ci, il commença sur la face triturante au point le plus éloigné près de la 2e molaire et travailla en arrière et finalement en avant jusqu'au bord cervical. En d'autres termes il renversa l'ordre habituel.

Il commença avec de l'or adhésif d'Abbey n° 20 sans le plier et après l'avoir porté sur les parties les plus difficiles de la cavité, il montra comment l'or en feuilles d'Abbey vieux système peut être foulé directement sur la surface lisse de l'or adhésif qu'il venait d'employer, et puis il foula de nouveau de l'or adhésif sur celui-là. Personne ne put remarquer de différence dans le foulage.

Il chauffa au rouge blanc l'or adhésif et les feuilles molles entières avant de découper en bandes pour éviter de surchauffer. Tandis que cela fait absolument coller une des feuilles ou la rend adhésive, cela ne produit aucun changement dans l'or non adhésif ou vieux système. C'est par le coup du maillet que les molécules sont fondues à froid et si complètement qu'elles ne peuvent pas être séparées par la force et cela permet de les rouler sur une plaque et de les chauffer de nouveau aussi bien que la première fois avant de s'en servir.

M. Bonwil employa uniquement les pointes à pied lisse et ovale, ne touchant jamais l'or avec un corps rugueux ou avec la pression de la main.

Il rappela que le marteau de batteur d'or a une face légèrement ovale, sans laquelle il serait tout à fait impossible d'étendre l'or pour en faire une feuille. Une surface parfaitement plate ne produirait aucun résultat, excepté si elle était poussée par une force considérable en ligne droite.

Il continua avec ses fouloirs qui permettent de conserver concave la surface de l'or dans la cavité, ce qui ne peut pas se faire avec les fouloirs à base plate. Cela donne la possibilité de porter la feuille contre les parois, par degrés, de telle sorte qu'il n'y ait pas d'angles aigus au bord de la feuille et à la paroi de la cavité, de la pousser directement contre elle, et d'obtenir ainsi une jointure absolument parfaite.

La feuille est étendue latéralement pendant le foulage à chaque coup.

Ces pointes, en permettant ce frottement de la feuille donnent le secret des opérations rapides. On ne perd pas de temps à mettre et à retirer la pointe de l'instrument à chaque instant comme avec le maillet Snow et Lewis, mais on porte rapidement sur la surface concave de l'obturation sans qu'un coup puisse être frappé deux fois au même endroit.

Cela permet de se servir des faces ou des bords du pied, quand la tige est encore en ligne droite ou parallèle avec la paroi contre laquelle on frotte la feuille en place. Il en résulte qu'on n'a pas besoin d'autant d'espace.

Cela permet de commencer la feuille d'un côté quelconque et graduellement en unissant la masse tout entière.

L'or n'est pas coupé en morceaux comme avec des pointes dentées, mais introduit sans être jamais coupé complètement et bruni en place. Aussitôt que la cavité est obturée et le sondage terminé, il faut faire la face, alors une face plate et lisse est la meilleure, car la forme est maintenant convexe.

Les avantages sont si grands que quiconque essayera cette méthode en reconnaîtra la grande facilité. M. Bonwill les a montrés si clairement, qu'il n'a pas laissé le moindre doute qu'il a obturé la cavité sans négliger le moindre élément et le moindre détail pouvant empêcher le succès.

M. Bonwill foula ensuite un cahier d'or en 42 minutes, ce qui prend ordinairement au moins 3 heures avec toute autre méthode.

Les pointes lisses permettent, par leur passage rapide sur les faces, de ne point heurter le patient en comparaison avec le maillet à main, puisque l'instrument ne frappe jamais deux fois sur une surface déjà solide.

Le coup rapide et sec ne choque que l'or et ne frappe pas la racine de la dent pour causer une périostite. Les coups produisent bientôt une insensibilité apparente, parce qu'ils sont tellement rapides que l'esprit ne peut pas les suivre, et la douleur est détruite.

L'effet amortissant du grand nombre de coups secs et rapides permet d'arracher une dent sans douleur, quand il n'y a pas eu de périostite antérieurement, et aucune conséquence fâcheuse ne suit son emploi en aucun cas.

La dureté des coups donnés peut être accrue, si l'on augmente la vitesse du volant, ou amoindrie, si l'on la diminue.

M. Bonwill emploie l'or adhésif n° 20 battu ou roulé d'Abbey (une marque quelconque peut faire, pourvu que ce soit de l'or adhésif), le n° 10 dans les petites cavités et avec des parois délicates où il n'y a que peu d'espace pour s'approcher, le n° 20, aussitôt que la voie est libre et qu'il n'y a pas à craindre de laisser de petits points de la cavité inobturés ou bouchés. Il emploie l'or mou d'Abbey, vieux système, contre les parois délicates ou quand il doit à la fois se servir du maillet et recourir à la pression de la main.

Dans tous les cas, il chauffe au rouge blanc le dur et le mou et, s'il est possible de rester quelques heures ou toute la nuit, il chauffe encore. On n'endommage pas l'or en le rechauffant à moins qu'on ne le surchauffe, auquel cas il fond et devient épais et se forme en petites masses.

Si l'or n'est pas au moins du n° 10, la pointe du fouloir le coupe. Quand il n'est plus possible de boucher la cavité, employer les bandes d'or en prenant doux ou trois morceaux à la fois, les couper très étroites ou plus larges suivant le cas.

M. Bonwill, de Philadelphie, explique l'emploi du

PAPIÈR BUVARD JAPONAIS.

destiné à chasser le mercure des obturations à l'amalgame insérées dans les dents.

Quand un morceau d'amalgame est introduit dans la cavité et bruni, on place une bourre peu serrée de papier au-dessus et on presse fortement avec la main. Le mercure est amené à la surface et sur les bords, et essuyé par le papier, tandis que la plus grande partie est saisie par les pores de celui-ci. Cela rend le métal absolument solide sans rétraction, sans transformation en une forme sphéroïdale, comme c'est le cas quand il y a excédant de mercure. Tant qu'on se servira d'amalgame, on doit employer cette méthode, car ni l'or, ni l'argent, ni l'étain ne peuvent enlever l'excès et ne consolident l'amalgame, mais le laissent poreux non seulement dans la cavité, mais sur les bords.

Cette méthode est très répandue en Amérique.

M. Bonwill, a rarement recours à la matrice mais seulement quelquefois à la gutta-percha rouge chauffée et placée sur les parois linguales et palatales, ce qui se fait aisément. Il obture deux ou trois cavités proximales à la fois, et coupe toujours un large contour et sans craindre de presser trop fort.

Sous une pression très forte, les métaux sont si solidement tassés que le mercure ne redevient pas le même métal, mais reste à la surface.

L'opérateur emploie uniquement des brunissoirs et jamais d'instruments à pointes rugueuses. Le maillet est sans utilité pour les amalgames. Il n'a recours qu'à la pression de la main. Quelquefois il place la serviette sur l'amalgame et point de papier et agit avec le brunissoir plat sur la serviette. Ni l'amadou, ni la ouate ne sont bons. Si le morceau d'amalgame frais qu'on ajoute n'est pas bruni sur celui qu'on consolide, l'union n'est pas complète.

M. Bonwill se sert rarement de la digue pour les obturations à l'amalgame, car il ne redoute pas l'humidité. Si le mercure peut être chassé d'une façon certaine, l'eau peut l'être également sous une pression semblable. Les bords, ne contenant pas de mercure libre, sont plus forts et plus aigus.

Comme la solidité d'un amalgame dépend de la façon dont les parois de la cavité son taillées, il prend soin que tous les angles soient aussi obtus que possible et recouvrent toutes les parties susceptibles de se fracturer par suite de l'antagonisme direct des dents. Il prend soin également, en façonnant la face masticante de l'obturation, qu'elle ne soit pas trop pleine pour ne pas être dérangée, car lorsque l'amalgame est tant durci par la pression, il est plus friable.

Il finit l'obturation sous le bord cervical avant que ce soit trop dur, car la gencive est moins irritée lorsqu'on lui donne le finissage. Il a une brucelle spéciale à pointe et à rainure pour enlever tout l'excès sous la gencive, de manière à ne pas laisser de cause de dépôt de la part d'une gencive malade et le laisse serrer de près autour de la dent et sur la surface de l'obturation sans avoir peur que la gencive soit infectée par le contact constant avec lui.

M. Bonwill porte l'obturation aussi haut que possible vers le bord cervical.

Les brucelles à rainure sont aussi utiles pour finir les aurifications à ce moment que pour les amalgames.

Souvent les insuccès dans toute espèce d'obturation proviennent d'une irritation de la gencive causée par les obturations proéminentes et d'une approche trop voisine de la racine à la région cervicale.

Les gencives ne sont jamais normales, quand la nourriture peut remonter et les comprimer, et les poches de tissu mou permettent les sécrétions de toute espèce qui décomposent au-dessus et autour les obturations de tout genre les plus solides. Le contour peut arrêter constamment la carie et la prévenir totalement.

M. Bonwill, de Philadelphie, explique sa méthode pour l'emploi des

PLAQUES BASES DE GUTTA-PERCHA.

Ce n'est pas l'espèce molle mélangée avec de la cire pour les obturations temporaires, mais celle qui est visqueuse sans être trop gluante et peut supporter la mastication pendant plusieurs mois.

Il n'est pas nécessaire de mettre la digue.

Il prépare toutes les cavités proximales un mois avant de les obturer définitivement et les bouche avec un gros morceau de gutta-percha aussi chaud que la dent peut le supporter, au lieu de petits morceaux quand on emploie la gutta blanche. Si l'on ne chauffe pas assez, elle ne collera pas et n'entrera pas en contact avec la paroi de la cavité, mais se roulera en une forme sphéroïdale et sera sans utilité. Il l'introduit aussitôt que possible et bouche tout l'espace interstitiel entre les dents et en garnissant ne sépare pas une dent de l'autre.

Il coupe avec un couteau chaud et tranchant, en ayant soin de laisser la gutta monter directement sur la gencive. Quand elle se montre au dehors, il emploie de la blanche sur la rouge. Les raisons en sont multiples : d'abord de séparer les dents par la mastication au lieu d'employer le bois, la ouate ou le séparateur.

Quand les dents qui ont été séparées pour l'obturation et laissées se rapprocher l'une de l'autre, sont si voisines que le bord alvéolaire est comprimé par les racines des dents, qu'il ne peut pas se développer et être d'une épaisseur suffisante pour se supporter lui même et la gencive, il y a toujours une sécrétion à cette partie en raison de la pression constante des racines sur chaque paroi latéralement et de la pression résultant de la nourriture sur la gencive et l'alvéole. Mais quand la gutta est restée quelques mois (une année habituellement), la mastication sépare les dents et non pas l'enflure, comme on l'a prétendu.

La gencive est ainsi pressée de telle sorte que la cavité peut être complètement excavée et la gencive guérir et, quand la digue doit être placée dans les aurifications, cela se fait avec moins de douleur et plus complètement.

Cela a un autre avantage. Le contact de la gutta rend la dentine moins sensible et, quand l'obturation avec un métal est définitive, il y a moins d'ennuis à craindre par suite des changements thermiques. Cela permet aussi un autre examen de la forme de la cavité et de s'assurer si la carie a été complètement enlevée, et souvent on constate, quand on n'a pas obturé définitivement une cavité en une fois, qu'elle ne l'avait pas été parfaitement tout d'abord.

En préparant les cavités proximales dans une bouche ou avant de commencer à obturer d'une façon permanente, on a le moyen de voir la relation exacte d'une cavité avec une autre et de s'appuyer sur la face triturante, et de ne pas se borner seulement aux faces latérales de la dent pour supporter les obturations de contour.

S'il devait y avoir beaucoup d'usure avant que les dents fussent assez larges pour une obturation convenable de contour, ajouter à l'ancienne en chauffant et coupant la dernière. M. Bonwill n'a jamais vu de caries revenir autour de semblables obturations et il les arrête toujours.

- Beaucoup de cavités sont si sensibles que toute la carie ne peut pas et ne doit pas être enlevée tout d'abord. La gutta est la substance qui convient.

Il doit toujours y avoir entre les molaires un plus large espace de contour que sur les autres bicuspides, car elles sont plus courtes et ont plus de surface pour l'action capillaire et, à moins qu'elles ne soient plus larges que les bicuspides, la carie reviendra et ni la racine ni le procès alvéolaire ne seront jamais ni complets ni sains.

D'ailleurs cela donne le moyen de disposer d'un plus grand nombre de patients, qu'on doit quitter au risque d'exposer la pulpe ou renvoyer à un autre jour, ou obturer définitivement quand les dents ne sont pas assez larges pour un contour heureux. Cette substance peut être insérée en une fois avec peu de préparation de la cavité et laissée pendant un an si c'est nécessaire. Elle permet aussi d'obturer les dents qui se sont séparées largement et d'attendre pour celles qui ne le sont pas de cette façon. M. Bonwill prétend avoir rarement des pulpes à traiter. Si une dent est douteuse, ce procédé donne le temps de l'éprouver.

Comme obturation pour les dents temporaires, cette substance est sans égale. En préparant ces cavités à l'obturation de métal, on court le risque dans presque chaque cas d'exposer la pulpe. Mais elle permet de boucher entre deux dents, de bourrer tout l'espace en donnant non seulement une certitude de rétention, mais encore en arrêtant la carie même quand c'est à demi fermé et en fournissant une surface masticante, ce qui est la plus grande consolation de l'enfant, lui permet l'usage de toutes ses dents à un âge où il est si absolument nécessaire de laisser les mâchoires se développer et de garder la première molaire permanente aussi loin que possible derrière le ramus pour que les jeunes mâchoires puissent avoir plus de nutrition amenée là par le fonctionnement des parties pendant la mastication. Quand on a obturé avec de l'alliage ou du zinc, on laisse un espace qui fatigue l'enfant et l'empêche de se servir des mâchoires autant qu'il le faudrait pour conserver les dents et le bord alvéolaire sains et solides et en même temps ; c'est une garantie certaine contre une morsure trop profonde qui est la cause de tant d'irrégularités des dents permanentes.

La position de la première molaire permanente est la clef de l'a-

venir de chaque bouche et on doit avoir soin de ne pas extraire
avant qu'il y ait suffisamment de bicuspides ou même toutes les
bicuspides en place et se joignant. Et même alors il est bon d'assurer par tous les moyens la perpétuité de cette dent et des autres
aussi. Bien entendu il y a des exceptions.

Il faut avoir grand soin de se procurer la gutta la plus visqueuse.

Indépendamment de tout cela, l'enfant qui est traité par ce moyen
se familiarise si bien avec son opérateur qu'il fait peu de difficulté
par la suite pour retourner chez lui quand on le lui demande. Cela
le tient toujours en bonne humeur et l'exempte du mal de tête et
des abcès et lui laisse l'exercice de ses mâchoires, ce qui est, par
dessus tout, pour un enfant la plus grande joie.

Ne pas oublier *qu'il ne faut pas séparer une dent d'une autre, mais
bien laisser la gutta rester solide et la plus légère rugosité ou irrégularité des cavités la retient.*

Pour éviter le trop fréquent emploi des clamps, M. Bonwill prend
la soie floche ou le fil de lin le plus gros qui puisse passer entre les
dents et, pour empêcher la digue de glisser dessus, il fait un long
nœud en tirant une extrémité de la ligature au travers sur un point
au moins une douzaine de fois avant de tirer les bouts pour faire le
nœud. Cela épaissit la ligature, et, quand le nœud est tiré entre les
dents ou du côté où la digue n'est pas susceptible de glisser, remplace un clamp.

Le même nœud fait sur la digue au collet proximal au-dessous de
la cavité de la carie, quand la racine est concave sur sa face, cas où
la ligature ordinaire ne remplissait pas la concavité, arrête la filtra-
tion en pressant la concavité.

M. Bonwill, de Philadelphie, indique une méthode qu'il essaye
pour empêcher les acides et les alcalis d'affecter les obturations à
l'oxyphosphate, qu'il se propose de publier quand il l'aura suffisamment éprouvée. Il fonde un grand espoir sur cette méthode.

M. Lewett, de Paris, fait une démonstration de l'emploi de sa

MATRICE

appliquée à une cavité proximale d'une molaire supérieure et à une
obturation d'amalgame par la méthode de rotation.

M. Chauvin, de Paris, démontre son procédé d'

AURIFICATION PAR L'OR MOU

La dent à obturer est une première petite molaire supérieure droite. La carie comprend toute la face distale postérieure jusqu'au collet et une grande partie de la face triturante. La dent voisine est déjà aurifiée, mais M. Chauvin a obtenu un écartement suffisant pour le placement de l'or. La cavité est préparée séance tenante. Ce travail terminé, elle présente l'aspect suivant, la carie étant du côté de la face 2ᵈ degré : le fond de la cavité distale est lisse et parallèle aux bords d'émail de la dent, qui forment les parois labiale et linguale. Une rainure sertit ces bords ainsi que le bord cervical ; le fond de la cavité, sur la face triturante, est plat et à peu près à angle droit avec celui de la face latérale. Ce sont donc deux plans presque en équerre sur lesquels l'or va reposer. La rainure est reprise à la partie latérale et continue tout autour de la partie triturante de la cavité : elle est donc continue. L'angle intérieur, qui est le point de réunion des deux parties de la carie, est émoussé à dessein. L'explication de ce fait se fera d'elle-même par le placement de l'or.

M. Chauvin se sert pour l'obturation de cette carie exclusivement de l'or non-cohésif en feuilles de White nᵒ 4. Il prépare séance tenante l'or en cylindres : une demi-feuille est pliée très régulièrement en bandes, elles-mêmes roulées autour d'un instrument mousse et de petit diamètre. La largeur de ces bandes fait la hauteur des cylindres, qui sont plus ou moins volumineux suivant l'étendue de la cavité. Cette hauteur est nécessairement variable suivant la profondeur de la carie à obturer.

Les cylindres sont employés exclusivement. Ceux qui garnissent la partie labiale de la carie sont placés horizontalement en commençant par la partie cervicale et jusqu'au plan horizontal de la partie triturante. Celle-ci est alors garnie ; mais les cylindres sont placés verticalement et commençant par la partie la plus éloignée de l'angle de l'équerre. Le vide laissé par cette disposition, vide qui se trouve juste à l'angle de la dent, est rempli par des cylindres placés obliquement. Lorsqu'il n'est plus possible d'introduire de cylindres, ceux-ci, qui dépassent les bords de la cavité d'environ un millimètre, sont tassés, d'abord avec un pied quadrillé, très régulièrement sur eux-mêmes, c'est-à-dire horizontalement pour la face interstitielle, verticalement pour la face triturante, obliquement pour l'angle de la dent. Le tassement est fait progressivement de telle manière que les cylindres occupant des positions différentes sont rentrés également, ce mode de tassement conservant à chaque cylindre sa position initiale. Pour terminer, M. Chauvin se sert de la pince de Bing pour la partie latérale de l'aurification, du pied quadrillé et du maillet de plomb pour l'angle et la partie triturante. Il fait observer que son maillet qu'il a fait lui-même est beaucoup plus lourd que les maillets ordinaires.

Un des congressistes présents remarque qu'il s'est écoulé 20 minutes entre le placement du 1er cylindre d'or et l'achèvement de l'aurification, polissage compris, qu'il a employé 2 feuilles 1/2 d'or et que, étant donné les difficultés de l'opération, il aurait fallu une heure et demie si l'on s'était servi d'or adhésif.

M. Vincenso Guérini, de Naples, fait une démonstration de son procédé d'

OBTURATION AVEC LE CORAIL BLANC

En fort peu de temps il prépare et obture plusieurs cavités. M. Guérini a une série de bâtons de corail de différents diamètres et environ de la longueur des bâtons de bois d'hickory. Ces bâtons se taillent facilement à la lime. Après avoir nettoyé la cavité, il donne autant que possible au bord extérieur de l'émail la forme d'une circonférence ; puis il ajuste le bâton de manière à ce qu'il n'y ait pas de vide entre le corail et la partie extérieure de la cavité. Il pratique, ensuite avec la lime, une demi-section autour du bâton de telle sorte que la partie sectionnée dépasse légèrement l'orifice de la cavité. Après avoir garni en partie celle-ci avec du ciment plastique de consistance molle, il introduit le bâton de corail du côté préparé. Quand le ciment est dur, la rupture du bâton s'opère facilement à la partie sectionnée d'avance. La meule égalise, l'obturation et le polissage s'opèrent par les procédés ordinaires. L'obturation terminée présente à l'aspect une surface lisse, transparente, qu'il est difficile de distinguer du reste de la dent. Comme esthétique, le point de réunion de l'obturation et de la dent est moins visible que dans la restauration par les morceaux de porcelaine. M. Guérini explique que son procédé n'a pas la prétention de remplacer complètement les obturations plastiques puisqu'il n'est applicable jusqu'à présent que pour les caries des faces labiales et triturantes. Le fait véritablement remarquable, c'est que ce procédé n'offre aucune difficulté de travail, qu'il est presque aussi rapide que les différents procédés d'obturation plastique, et qu'il donne une bien plus grande durée à l'opération.

M. le Dr Gaillard, de Paris, vient ensuite démontrer l'usage de ses

PINCES A CONDENSER L'OR

Il prend pour sujet une aurification à l'or mou qui vient d'être faite par M. Chauvin. Cette aurification a été tassée à l'aide du maillet de plomb et des pinces Bing. Avec un excavateur tranchant, il

s'assure qu'il est impossible de pénétrer dans la masse compacte
de l'or. S'adressant aux congressistes qui ont assisté au travail de
M. Chauvin, il leur demande s'ils pensent, après ce qu'il vient de
faire, qu'il soit possible de tasser l'or d'avantage. De l'avis de tout
le monde. il semble impossible d'obtenir une condensation plus
grande. Cependant M. le Dr Gaillard parvient encore à tasser l'or sans
dommage pour la dent et sans efforts apparents. La démonstration
est concluante. Il est reconnu que la pince de Bing a donné tout ce
qui lui était possible ; celle de M. Gaillard est véritablement de
beaucoup supérieure.

Cette pince est formée de deux branches, dont l'une, fondamentale permet l'adaptation d'une série d'autres branches terminées en
pointes condensatrices quadrillées ou lisses de toutes les formes. A
la branche primitive, s'adaptent sans difficulté différents mors permettant de prendre des points d'appui, dans tous les sens, sur la
dent à obturer quelle qu'elle soit et du côté opposé à l'aurification.
En ajoutant à ces pinces les pointes actionnées par les muscles des
mâchoires pour les forces triturantes, M. Gaillard a doté la profession
d'un arsenal parfait et complet d'instruments propres à la condensa-
de l'or mou.

M. Heide, de Paris, présente un sujet sur lequel il a pratiqué la

RECONSTITUTION DE DENTS DÉCOURONNÉES

Il donne la description de son procédé dans les termes suivants et
se sert de son malade pour sa démonstration :

Il n'est pas besoin de rappeler l'importance physiologique de la
conservation des molaires. Leur perte cause un rapprochement des
maxillaires, nuisible aux incisives supérieures, qui sont alors proje-
tées en avant. Les joues se creusent, et la mastication devient vicieuse.
Dans le cas où il reste une dent du haut, sans son antagoniste du bas,
cette dent agit dans le vide et, par conséquent, ne rend pas de services.

Combien de fois ne subsiste-t-il que des moitiés de dents, ou avec
des racines insuffisantes, pour assurer des points d'attache à une
obturation! La situation est la même, quand le tissu est trop mou et
décomposé. Four éviter d'avoir tout de suite recours aux pièces artificielles, on peut, dans ces cas particuliers, obtenir de bons résultats,
en coiffant ces restes de dent d'une couronne en or qui reconstitue la
forme primitive de la dent.

Ces travaux sont surtout indiqués pour les dents atteintes de carie

du quatrième degré ; alors on doit préalablement avoir assaini, dé-
sinfecté et obturé les canaux comme pour l'obturation à l'aide d'une
matière plastique. Si une paroi de la dent paraît trop haute pour être
coiffée avec une couronne d'or, on la meule, afin que l'articulation
ne soit pas changée. Ensuite on prend l'empreinte des deux mâchoires, et, avec de la cire, on reconstitue la dent en question sur le modèle en platre, en tenant compte de l'articulation. On coule un modèle
en zinc et son contremoule en plomb ; sur le premier, on fait un pa-
tron en plomb mince, d'après lequel on coupe l'or en forme de croix
de Malte. Après l'estampage, on la soude en quatre points. On doit
également placer un crampon à l'intérieur au fond de la coiffe et la
souder.

Quant à la dent, on aura soin de la préparer et de bien la nettoyer
comme pour l'obturation. Les points de rétention et rainures sont
inutiles ; cependant on pourrait placer de petits pivots dans les racines en les laissant dépasser quelque peu l'entrée du canal et en leur
donnant une courbure en forme d'ancre : ils serviraient alors de
points d'attache. Je me sers de ciment Contenau et Godart pour fixer
et remplir la couronne d'or de la cavité. Si la cavité s'étend au-dessous de la gencive, j'emploie la gutta-percha. La salive et les sécrétions
de la muqueuse ne l'altèrent point et elle résiste mieux que le ciment.

Les dents reconstituées de cette manière deviennent aussi solides
que les dents saines. Je puis même citer un cas où la personne m'a
affirmé, après quatre ans, que c'était sa meilleure dent.

Comme vous pouvez le voir, j'ai fait au patient que je vous présente, une double couronne qui réunit deux dents. A la mâchoire
supérieure droite il lui restait des débris de deux dents chancelantes,
ne pouvant pas servir à la trituration des aliments, et, par conséquent,
le côté droit ne remplissait plus son rôle masticateur. Il était de toute
nécessité de rendre ce côté de la mâchoire à ses fonctions normales,
ce qui fut obtenu par le travail que vous pouvez examiner dans sa
bouche et qu'il porte depuis 6 mois. Deux couronnes séparées n'auraient offert aucune garantie de solidité, car les dents étaient trop
chancelantes, tandis que, réunies en une double couronne, l'une
soutient l'autre, et vous pouvez constater qu'elles rendent les services
qu'on est en droit d'attendre d'un semblable travail.

M. le Dr H. Parr, de New-York, fait une

COURONNE D'OR AVEC CONTOUR ET CUSPIDES.

Il se sert d'or fin à 22 karats. L'opération porte sur une 2e bicuspide supérieure gauche dont la racine est sans pulpe et a été obturée en partie. Une petite portion d'obturation plastique est trouvée près de l'apex. La racine est à l'état sain. La couronne est faite et est appliquée dans la même séance. Une bande d'or est ajustée pour faire le contour de la racine et soudée, une fois le contour obtenu. Sur cette bague est soudée la couronne d'or.

Voici comment M. Parr a procédé pour faire cette couronne.

Remarquons d'abord, qu'il ne fait pas de matrice. Il prend un morceau d'or qu'il découpe dans la forme à donner. Cet or étant très malléable, il donne la forme des cuspides en bossuant l'or avec la pointe émoussée d'un excavateur.

Les assemblages sont soudés après que la forme de la dent a été donnée sur le manche lisse d'un excavateur. C'est alors que M. Parr soude cette couronne, faite si simplement et si rapidement, à la bague ajustée sur la racine, qui est ainsi sortie avec la plus grande précision.

M. Parr vérifie alors l'articulation en posant la couronne. Il coule de la soudure à l'intérieur pour donner plus de force à la coiffe.

L'opération est alors à peu près terminée. M. Parr fait remarquer avec quelle facilité les soudures sont faites. Il s'est servi d'un fondant qu'il appelle le *flux Parr*, mais dont il ne donne pas la composition.

Il scelle la couronne avec l'oxyphosphate puis, finit et polit en place. Cette opération est commencée et terminée en moins d'une heure et demie.

M. Michaels, de Paris, fait une

DÉMONSTRATION PRATIQUE D'OBTURATION A L'OR MOU.

Il indique d'abord les principes mécaniques de l'obturation et l'action dynamique de la condensation en supposant les différents procédés opérotoires. Il explique la valeur comparative des forces employées par la musculaire avec les fouloirs à main. Il passe en revue les coups secs par les marteaux automatiques. La condensation par brunissoirs rotatifs montés sur le tour dentaire, les pinces à pression ainsi que les instruments des docteurs Gaillard père et fils.

HAND PRESSURE THIMBLE

M. Michaels, de Paris, présente ensuite un instrument de son invention, *hand pressure thimble*, destiné à supprimer la fatigue et la crampe des doigts et qui permet de donner une force bien supérieure à celle résultant de la seule pression des doigts.

Get instrument a une forme de tête et de cou de cygne; la tête est
evidée et tous les fouloirs s'y adaptent librement et peuvent se changer à volonté. La branche descendante fait une courbe et se termine

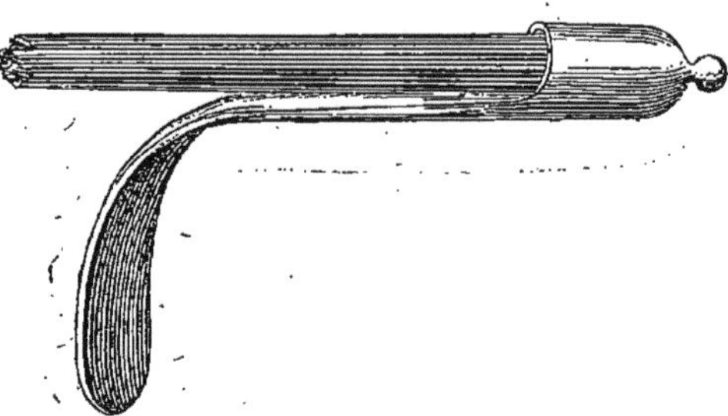

par une surface pleine, se logeant dans la paume de la main. La
force employée est donc fournie par le bras, et les doigts de la main
ne servent qu'à diriger l'instrument.

PORTE-BOURRELET

Il présente également, en expliquant son mode d'action, un instrument nouveau (*le porte-bourrelet*), destiné à écarter les joues et
à obturer les canaux salivaires parotidiens. En employant cet instrument, M. Michaëls fait usage en maintes circonstances de la poudre
de colophane qui est saupoudrée à l'aide d'une petite brosse sur les
parties qu'on désire tenir sèches pendant qu'on opère, enfin d'empêcher la diffusion de la salive sur la muqueuse gingivale (fig. 1).

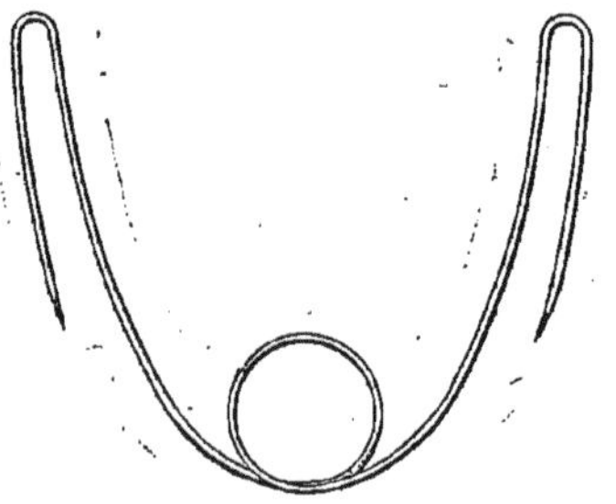

Fig. 1

L'instrument est fait avec un fil d'acier, dit fil de piano, en forme
semi-ovale, le fond avec un anneau ressort, les branches se replient
sur elles-mêmes le long de la tige et se terminent en pointes d'ai-

guilles, de façon à pouvoir embrocher un bourrelet d'ouate facilement.

L'instrument une fois garni de bourrelets d'ouate, on serre les deux bouts pour le mettre dans la bouche entre les joues et les dents, le ressort s'écarte, l'instrument se loge et exerce une pression égale dans le haut et le bas, aidant à tenir la bouche ouverte, il soulève la lèvre et expose la surface labiale des dents (fig. 2).

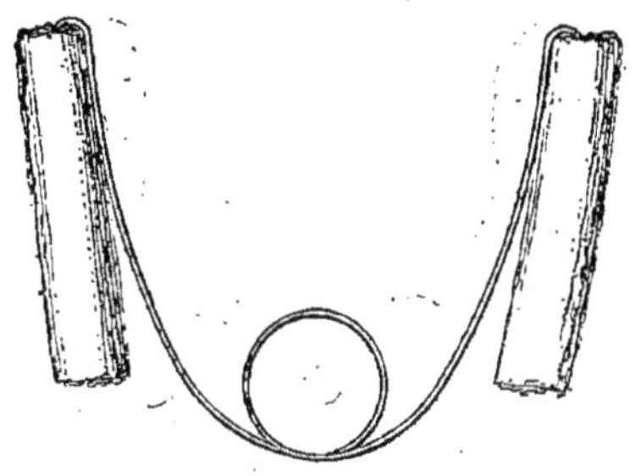

Fig. 2

Un des membres du Congrès veut bien se prêter à une opération d'aurification d'une première molaire inférieure droite, avec grande carie du deuxième degré, sur la face triturante, déjà obturée avec l'amalgame; la carie avait recommencé et la dent, quelque peu sensible, dut être déplombée et nettoyée de nouveau.

Le traitement et la préparation de la cavité nécessitaient, en prévision de l'irritation et des actions thermiques, une coiffe ne conduisant pas la chaleur entre la matière obturante et le fond de la cavité.

M. Michaëls préconise depuis longtemps les coiffes d'amiante paraffinées; son procédé de préparation consiste à prendre du papier d'amiante et à le flamber à la flamme d'une lampe; lorsque la cellulose est détruite, il la couvre d'une couche de paraffine mise à chaud. Cette préparation est indestructible, imputrescible ne conduit pas la chaleur et est éminemment pratique comme coiffe de toute dent. Comme adjuvant à la coiffe, M. Michaëls recommande l'application de l'hypophosphite de chaux semi fluide dans le fond de la cavité, car il est en peu de temps transformé en phosphate de chaux, en protégeant la surface dénudée de la dentine.

Dans la pratique, il se fait un devoir de mettre une garniture d'amiante paraffinée sous chaque obturation, quelle que soit la nature de la matière obturatrice employée.

L'or mou employé, Wolrab n° 4 en feuilles, fut roulé en cylindres et coupé selon la profondeur de la cavité. Son procédé consiste à garnir les parois de la cavité avec des cylindres d'or roulés très légèrement, tandis que les cylindres destinés pour le centre de l'obturation sont très denses. Ces cylindres mis debout côte à côte sont forcés du centre à la périphérie de la cavité et tassés à force.

La dent obturée, M. Michaëls a condensé son or avec les différents procédés mentionnés afin de montrer le mode d'emploi des divers instruments, et a terminé son opération par des brunissoirs montés sur le tour dentaire.

PRÉSENTATION DE COURONNES

M. Arnim Rothmann, de Buda-Pesth, au nom de M. Arkovy, de Buda-Pesth présente :

1° Une série de couronnes artificielles moitié en porcelaine, moitié en or ;

2° Une série de couronnes d'or perfectionnées pour molaires.

Il donne les indications suivantes pour exécuter ces différents travaux :

1° 1re série. Obturation de l'extrémité apicale avec une substance antiseptique et solide.

2° Bord lingual de la partie restante de la couronne naturelle laissé intact autant que possible.

3° Après avoir préparé régulièrement le canal de la racine, ajuster la dent artificielle sur la partie cervicale de la racine et souder entre les crampons une tige en fil de platine.

Prendre une empreinte de la dent naturelle correspondante, si elle existe en entier et si elle est bien développée. Dans le cas contraire se servir d'une dent naturelle de son stock pour faire une coiffe en métal (or). La face linguale et les faces interstitielles demeurent, le reste est découpé. On y insère après ajustage la partie de porcelaine qui représente les faces labiale et triturante. On essaye dans la bouche en garnissant l'intérieur de la partie restante de la coiffe d'or avec de la cire ou de la gutta-percha. Si le résultat est satisfaisant, on soude à la couronne d'or la tige attenante aux crampons de la dent. Il n'y a plus alors qu'à polir. Il est entendu qu'on a dû, en essayant, régulariser l'antogonisme. La couronne est alors prête à être placée.

Après avoir pris des précautions contre l'humidité, il faut remplir d'abord de gutta-percha l'espace laissé entre la porcelaine et la forme de couronne d'or. On en remplit aussi le canal de la racine, élargi préalablement; les morceaux placés doivent être assez fortement chauffés.

La phase suivante de l'opération doit être faite très rapidement. La racine étant préparée et garnie comme il est dit précédemment, la couronne d'or et la tige soudée entre les crampons de la dent, qui est préparée pour s'insérer dans la racine, doivent être chauffées et introduites en pressant fortement et directement sur la couronne.

L'excédant de gutta-percha, qui doit être faible, est enlevé avec un excavateur et le peu qui s'est attaché à la couronne par le fait de la chaleur est facilement nettoyé avec de l'amadou imbibé de chloroforme. Pour nettoyer les interstices on substitue à l'amadou la soie floche trempée également dans le chloroforme.

2ᵉ Série. Les couronnes d'or pour molaires, ou coiffes d'or, comme on les appelle communément, comportent, dans la pratique de M. Arkovy, non seulement des demi-couronnes avec cuspides, mais des couronnes tout entières pour les dents dont il ne reste que la partie cervicale ou même une partie légèrement saillante.

Elles sont faites d'après les procédés ordinaires et sont tout-à-fait creuses. La différence qui existe entre les couronnes en usage et celles de M. Arkovy, c'est que ces dernières sont pourvues d'un rétenteur solide, analogue à une turbine. Il remplit l'intérieur de la coiffe avec de la gutta-percha, en ayant soin de laisser libre la turbine qui peut alors immerger dans la gutta remplissant la cavité pulpaire élargie. Il va sans dire que l'obturation de la racine est faite préalablement avec une substance plastique. M. Arkovy se sert de ces couronnes depuis 1883 et il affirme que, modifiées ainsi qu'il l'explique, elles ont toujours répondu à l'attente du dentiste et des patients.

M. WILLIAM DALL, de Glasgow, montre des

OBTURATIONS DE PORCELAINE, DE COULEUR NATURELLE ET DE LA COULEUR DE LA GENCIVE

Le défaut d'un ciment transparent possédant toutes les qualités mentionnées par M. Fletcher et autres, et qui n'a pas encore été découvert, la porcelaine ou plutôt les obturants minéraux décrits par M. Dall sont les meilleurs substituants que nous connaissions pour les cavités des dents antérieures. Il y a quelques jours seulement, M. Dall nous montra une certaine quantité de beaux spécimens qu'il avait préparés avec les dents diatoriques et à gencive de Ash et son pouvoir pour les couper de toute dimension et de toute forme nous semble illimité. Son outillage pour les produire est très simple. Il se compose de deux disques de coryndon d'Arthur très minces et très fins, d'une pointe de Northrop taillée en forme de calice et d'une pointe de Butler à fraiser, pour couper et tailler les obturations, deux pointes à eau de pierre d'Ayr pour polir les diverses surfaces et une pointe en peau d'élan qui doit être employée avec de la poudre de pierre ponce superfine et de mastic pour finir ; toute l'opération est faite avec le tour dentaire. La dent ou portion de dent dont les obturations minérales sont coupées est maintenue entre le pouce et l'index de la main gauche, tandis que le disque ou la pointe fixée dans la pièce à main et tournant rapidement est dirigé avec la main droite constamment et fermement sur cette dent, le disque ou la pointe étant constamment humecté d'eau.

Nous savons que les obturations de porcelaine ne sont nullement de date récente, puisqu'on en faisait il y a 30 ans, mais en très petite quantité et pas de la même manière que l'indique M. Dall.

A cette époque et maintenant encore, les cavités rondes et ovales, ou peu s'en faut, étaient seules obturées comme dans les surfaces labiales et les couronnes. Ce ne sont là que des cavités d'importance secondaire comparativement à celles que nous avons si souvent à traiter et qui conviennent si bien à la porcelaine combinée avec l'or, l'amalgame ou l'obturation blanche, telles que les cavités proximales, proximales et labiales, proximales et linguales, et certaines cavités des premières bicuspides.

Les obturations d'or et d'amalgame qui sont toutes visibles sont loin d'être semblables à la substance des dents et le public considère l'obturation à l'or comme fort peu artistique et surtout comme peu naturelle. On peut en dire autant de l'amalgame qui donne aux dents une transparence noirâtre.

M. Dall pense que les Américains ont trop recours à l'aurification et craint que nous ne tombions dans la même erreur. Si l'on considérait l'or comme du cuivre ou comme un vil métal, ceux qui en ont dans la bouche seraient heureux de s'en débarrasser aussi volontiers qu'ils le tolèrent à cause de sa valeur. Un petit garçon en traitement dans un de nos hôpitaux s'écria en voyant le docteur s'approcher de lui : « Oh ! regardez donc ses dents de cuivre ! » Cette remarque montre suffisamment ce qu'en pensent les ignorants et si les gens éclairés considèrent l'aurification comme peu désirable, ne devonsnous pas essayer de remplacer cette imperfection reconnue par quelque chose de réellement artistique et qui résiste aux critiques de toutes les classes ? M. Dall pense avoir obtenu ce résultat par l'obturation de porcelaine.

Il y a 3 ans qu'il a commencé à y recourir un peu, mais il l'a abandonnée comme donnant beaucoup de peine parce qu'il employait les obturants tels qu'ils sont fournis par les dépôts. Ils ne sont malheureusement pas de forme convenable ni de nuance suffisamment délicate.

M. Dall dit qu'il fut amené à reprendre ce travail, qu'il avait abandonné, par une de ses clientes qui insista tant et si bien, de même que plusieurs de ses amies, qu'il se décida à recommencer et à continuer.

Ce genre d'obturation est difficile et pénible, dit-il, mais, avec de l'expérience et de la pratique, on peut y devenir très habile.

Il montre des spécimens de la matière obturante fournie par les fabricants, ainsi que de celle qu'il prépare lui-même et qu'il emploie le plus généralement.

Il a aussi préparé, pour les soumettre à l'examen des congressistes, quelques dents qui donnent une idée de l'aspect et de la manipulation. Il a amené un patient afin de les montrer dans la bouche, ce qui permet de mieux apprécier.

M. Dall explique ainsi son *modus operandi* pour l'obturation de porcelaine :

« Tout d'abord, je m'occuperai des cavités simples, telles que celles des surfaces labiales des incisives, etc., puis des cavités composées, telles que celles des surfaces proximales avec les labiales, ou des proximales avec les linguales.

« Le n° 1 est un spécimen d'une cavité labiale simple et d'une cavité composée comprenant les faces proximales, labiales, linguales et le bord tranchant, ce qui est une des cavités les plus difficiles que nous ayons à traiter.

« Pour la cavité simple, le mode de procéder est extrêmement facile. En premier lieu, on taille sa cavité ovale ou ronde, de manière à conserver autant que possible la substance de la dent, on finit avec une fraise à fissure très fine, car une grosse fissure est susceptible d'écorner le bord de la cavité ; on choisit alors un morceau de porcelaine aussi rapproché que possible de la dimension et de la forme de la carie préparée, on le moule pour l'ajuster et l'introduire avec une obturation à l'oxyphosphate ou toute autre obturation blanche qu'on juge la meilleure.

« Laisser durcir, puis meuler avec une roue de coryndon au ras du corps de la dent, polir avec de l'eau de pierre d'Ayr et des pointes de peau d'élan avec un peu de pierre ponce, ou, pour obtenir un poli très fin, employer un peu de poudre de mastic.

« Le traitement de la cavité composée est quelque peu plus difficile. On taille sa cavité, on pratique un point de rétention au bord cervical, puis on insère une vis à ancre près de la paroi linguale, au milieu entre le bord cervical et le bord tranchant, de manière à supporter le revêtement d'or. Tasser l'or à la façon habituelle en laissant une cavité pour le fond de porcelaine. Le fixer, meuler et polir comme pour les cavités simples.

« Le n° 2 contient deux cavités, dont l'une est composée et comprend des parois proximales, labiales et linguales, et le traitement est à peu près le même que de celui de la cavité composée du spécimen n° 1. Vous remarquerez cependant que la paroi linguale et la moitié de la paroi proximale sont faites avec de l'or en laissant une cavité pour l'insertion de la porcelaine.

« Le n° 3 est un spécimen de cavité labiale simple comme dans le n° 1, mais contenant une ligne d'or. Le mode d'opérer est à peu près le même, seulement il faut placer son obturation de manière à laisser de la place pour cette ligne. Celle-ci peut être garnie avec de l'or en ruban ou tout autre convenable. Dans l'opération que j'ai faite devant vous, je me suis servi de cylindres Wolrab n° 5.

« Le n° 4 représente une cavité composée, proximale et labiale. La paroi linguale et le bord cervical ont d'abord été faits avec de l'or, puis la porcelaine a été insérée et enfin la ligne d'or a été faite sur la surface labiale.

« Le n° 5 montre deux cavités prêtes pour l'insertion de la porcelaine. Vous remarquerez que, sur la face distale, la paroi labiale est formée avec de l'or avant l'insertion, mode qui est quelque peu différent du n° 4.

« Le n° 6 contient deux cavités traitées à peu près comme les précédentes, seulement, au lieu d'or, j'ai employé de l'amalgame qui fait aussi une très bonne obturation.

« Les n° 7, 8, 9 et 10 sont des molaires obturées avec de la porcelaine de différentes manières.

« Les n° 11 et 12 sont des cavités obturées avec de la porcelaine combinée avec de l'obturation blanche.

« Le n° 13 montre deux cavités sur les côtés obturées avec de la porcelaine couleur de la gencive. J'ai traité, il y a quelque temps, un cas semblable, dans lequel la gencive s'était retirée de la dent et je puis vous assurer que j'ai été très satisfait du résultat.

« La seule remarque que j'aie à ajouter avant de finir, c'est que, pour ce genre de travail, les dents d'Ash sont réellement les plus propres à couper parce qu'elles sont d'un grain fin et susceptibles d'un poli beaucoup plus beau que les obturants américains que vous venez de voir. »

Pour fixer les obturants minéraux (connus aussi sous le nom d'incrustations, d'obturants de porcelaine et de tampons de cavités) en position, M. Dall emploie et recommande le ciment Rock perfectionné d'Ash, parce que la poudre en est très fine et très douce et peut être mélangée excessivement claire ; de plus, comme elle ne prend pas trop rapidement, il n'est pas trop pressé quand il ajuste l'obturant minéral.

Le temps généralement nécessaire pour insérer une obturation à l'amalgame et lui faire une face minérale est d'environ une heure, du commencement à la fin, mais une aurification avec une face minérale demande, bien entendu, beaucoup plus de temps que celle-ci. Dans le but de gagner du temps et d'éviter de la peine, ceux qui essayent ce genre de travail trouveront avantageux d'avoir tout près sous la main un bon stock d'obturants de couleurs, formes et dimensions diverses pour cavités. M. Dall en a habituellement 500.

La pratique est nécessaire pour couper avec succès des dents minérales, et, pour obtenir les meilleurs résultats, il faut employer des disques minces de coryndon du grain le plus fin. Il est presque superflu d'ajouter qu'ils doivent être entretenus très humides avec de l'eau.

M. Le Dr L. C. BRYAN, de Bâle, présente une série de

MATRICES POUR LES OBTURATIONS A L'OR, L'AMALGAME OU AU CIMENT.

Ces matrices sont très simples et facilement placées ; ce sont réellement des bagues en ruban d'acier excessivement mince, les deux bouts ont été soudés au cuivre. La plus petite bague ou matrice peut être appliquée sur une racine, la plus grande sur une grosse molaire ; entre ces deux extrêmes l'auteur en a préparé une trentaine de grandeurs différentes qui répondent à tous les cas qui peuvent se présenter.

Pour le mode d'emploi, on choisit la bague qui s'introduit en employant un peu de force, elle est enfilée sur la dent à obturer, et on la fixe à la partie cervicale en introduisant un petit coin en fer ou en bois : la dent est alors prête à recevoir son obturation.

..M. Eilertsen, de Paris; montre un mode de

RECONSTITUTION DES DENTS A L'AIDE DE FRAGMENTS D'ÉMAIL

avec pièces à l'appui et donne les explications suivantes :

Considérant chaque dent prise isolément, les dents antérieures comme les dents postérieures, et examinant successivement toutes les formes de carie dont elles peuvent être affectées, je me suis placé à quatre points de vue différents ;

1° La carie n'est pas apparente, et la dent est suffisamment solide pour supporter une obturation ;

2° La carie est apparente, et la dent est suffisamment solide pour supporter une obturation ;

2° La carie n'est pas apparente, mais la dent est incapable de supporter une obturation.

4° La carie est apparente, et la dent incapable de supporter une obturation.

1° On n'a qu'à choisir parmi les substances obturatrices connues : l'or, l'amalgame ou le ciment.

2° Il faut également choisir parmi les substances obturatrices connues, mais il faudrait aussi les dissimuler à l'aide de fragments d'émail artificiel ajustés.

Voici les procédés que j'emploie ;

Supposons d'abord que la cavité soit centrale, c'est-à-dire entourrée d'ivoire et d'émail de tous côtés. Ici ce n'est qu'une question d'ajustage, et une simple rainure suffira pour faire tenir.

En second lieu la cavité n'est pas entourée d'émail de tous côtés de sorte que les cavités s'étendent jusqu'aux bords libres ou interstitiels. Dans ce cas il faut d'autres points d'attache plus solides. Pour cela je m'assure d'abord si la paroi postérieure de la dent est encore suffisante ou non ; si elle l'est, j'y perce un trou avec un foret très fin, si elle n'existe plus, j'en refais une autre avec une plaquette en métal percée d'un trou également. On peut alors reconstruire la dent par une aurification en laissant en avant une dépression suffisante pour y loger le fragment d'émail artificiel, mais comme ce travail est très long et très ingrat, je préfère reconstituer cette paroi avec une plaquette de platine épais ajustée, à laquelle je soude une ou deux tiges qui viennent s'enfiler exactement dans de petits trous comme des pointes de rétention, percés sur les côtés de la dent. Je scelle avec du ciment, puis la plaquette étant d'épaisseur suffisante, j'y pratique des rétentions en arrière pour achever de la fixer à la dent, soit à l'aide d'amalgame ou par une petite aurification adhésive.

Je prends à ce moment empreinte de la dépression en plâtre, avec une tige laissée dans le trou de la paroi postérieure, pour en avoir la direction exacte, et j'ajuste le fragment d'émail sur le modèle en le maintenant sur une baguette en bois, avec le ciment que les lapidaires emploient pour les pierres précieuses, car ses dimensions minuscules le rendent parfois très difficile à tenir avec les doigts.

Un trou est percé ensuite dans ce fragment à moitié de l'épaisseur avec un foret en diamant et une tige de platine y est fixée dans la direction voulue en cuisant avec de la pâte à porcelaine.

Le morceau bien ajusté est placé avec du ciment très liquide et très blanc, la tige dépassant en arrière d'un millimètre environ, et cette dernière est rivée en arrière de la paroi postérieure avec le tour et un brunissoir à côtes.

3° On a la ressource des anneaux et des couronnes métalliques enveloppant et maintenant toutes les parties restantes. On peut même réunir les racines divisées d'une molaire par une feuille de platine mou estampé au fond de la cavité, et maintenue par des pivots scellés dans chaque racine ; ces pivots dépassant donnent prise à la matière obturatrice qui ne peut s'enfoncer entre les racines. Une couronne creuse est fixée sur l'ensemble.

4° Ces anneaux et couronnes peuvent être également émaillés sur les côtés visibles de la bouche en y soudant par exemple une feuille de platine émaillé.

La conclusion est qu'en apportant à ce travail le temps et les soins voulus il ne doit y avoir aucun cas de reconstitution parfaite impossible, tant sous le rapport de l'esthétique, que de la durée, quel que soit l'état des parties restantes d'une dent, incisive cassée ou racines de molaires divisées, à la condition toutefois évidemment que le périoste des racines ne soit pas trop lésé, et que les dents ou racines aient été au préalable convenablement désinfectées et guéries s'il y a lieu.

M. EILERTSEN communique ensuite une

ÉTUDE SUR L'AIR CHAUD PUR OU MÉDICAMENTEUX. — SON UTILITÉ. — DÉTERMINATION DE LA TEMPÉRATURE.

L'air chaud sert en chirurgie dentaire à deux fins :
1° A dessécher la dentine sensible ;
2° A désinfecter les caries de quatrième degré.

Dans le premier cas une température basse de 40 à 50 degrés suffit, au delà elle serait douloureuse.

Dans le deuxième cas il faut une température beaucoup plus élevée ; il reste à la déterminer, avant de songer à en faire un mode de traitement efficace.

Ici on ne peut pour le moment que prendre comme base approximative les expériences de MM. Pasteur, Koch etc.... sur l'air chaud sec, l'air chaud humide et la vapeur d'eau comme désinfectants, expériences renouvelées il y a deux ans par MM. Brouardel, Proust, etc. Il a été constaté que l'air chaud sec et la vapeur surchauffée n'ont pas d'action certaine même à une chaleur de 130° prolongée pendant 30 minutes, et que les spores qui sont les plus difficiles à détruire résistent presque toujours, tandis que la vapeur d'eau sous une pression de 112 à 115°, continuée un quart d'heure, détruit absolument tout. Les expériences ont été répétées un grand nombre de fois à l'aide des cultures et des inoculations, et les germes qui ont servi sont ceux :

1° Du charbon symptomatique.

2° De la septicémie gangréneuse.

3° Du sang de rate.

4° De la septicémie puerpérale.

Il faut donc connaître la résistance à la chaleur des ferments rencontrés dans une carie de quatrième degré. Est-elle supérieure ou inférieure à celles des germes cités plus haut ?

Dans tous les cas, on ne peut se servir de vapeur sous pression, et la température de l'air chaud sec pur devra être d'autant plus élevée que l'application en sera plus courte.

C'est pour pouvoir obtenir toutes les températures désirées, à partir de l'air ambiant jusqu'aux plus élevées, que j'ai entrepris toute une série d'expériences qu'il serait trop long de détailler ici, mais dont on peut déduire qu'on obtient le maximum de rendement, c'est-à-dire, qu'on peut porter la chaleur au degré le plus élevé à partir de la surface de chauffe en prenant des tubes minces de petit diamètre et sensiblement égaux dans toute leur étendue. —

Ainsi avec un tube droit de 1 m/m à 2 m/m de section, avec une demi-atmosphère de pression, on peut facilement obtenir 150, 200 degrés à 20 centimètres du point chauffé, davantage encore en forçant un peu plus la flamme. Pour dissimuler celle-ci, et mieux envelopper par la chaleur le tube qui doit être chauffé, je renferme le tout (tube à air et tube à gaz) dans une petite boîte carrée et percée de trous, de 3 à 4 centimètres de longueur sur autant de hauteur, et 2 de largeur environ.

Pour me rendre compte des différentes températures obtenues à l'extrémité de la canule, je me sers d'un tube de verre argenté intérieurement dans lequel je place un thermomètre.

Si vous présentez un thermomètre très sensible à l'extrémité de la canule à l'eau libre, il montera par exemple à 60, 70°, alors que vous fondez des parcelles de soufre qui ne fondent qu'à 115° ; si, au contraire vous mettez la chambre de verre argenté, la déperdition de la chaleur sera pour ainsi dire annulée par le verre, qui est mauvais conducteur de la chaleur, et le rayonnement se faisant intérieurement autour du thermomètre qui y est placé, celui-ci montera à 115°, point de fusion du soufre.

Bien plus, on peut mesurer directement la température au point chauffé au moyen d'un couple thermo-électrique composé de fils métalliques d'un dixième de millimètre (cuivre et maillechort par exemple) soudés l'un à l'autre et enveloppés d'amiante, mais de façon à avoir très peu d'épaisseur. Ces fils sont introduits par un petit trou percé dans le tube, en arrière de la surface de chauffe, et glissés jusqu'à celle ci. La déviation mesurée par le galvanomètre d'Arsonwal indique la température à 10° près.

Cela peut avoir un intérêt au point de vue bactériologique, pour savoir, par exemple, par quelle température l'air infecté doit passer pour être stérilisé. On aura donc ainsi la température au point directement chauffé et celle de la sortie ; la différence indiquera la différence de température, qui sera toujours la même si on est placé dans les mêmes conditions, c'est-à-dire si l'on a le même calorique, la même surface de chauffe, la même longueur et la même grosseur de tube jusqu'à la sortie, et la même pression d'air. On obtient une pression d'air rigoureusement égale au moyen d'un régulateur de pression.

On pourra donc graduer son appareil en modifiant un quelconque de ces quatre agents. Ainsi, je veux avoir de l'air passant par une température de 500°, mais ne me donnant à l'extrémité que 50 ou 80° ; je ne touche pas à la flamme qui est réglée pour donner 500°, je change seulement les canules, dont la longueur et la grosseur ont été calculées pour obtenir les abaissements de température de 500° à 50 et 80°. Si je veux n'avoir que 50 à 80° à la sortie, sans me préoccuper d'autre chose, je n'ai qu'à régler la flamme. Dans mon petit appareil, je change la température instantanément en remplaçant le petit tube à gaz, qui est mobile, par un autre dont la température, calculée d'avance, ne varie plus et ainsi de suite.

J'ai pensé pouvoir diminuer la température de l'air, tout en le rendant aussi antiseptique, en le faisant passer par des médicaments, car tous les désinfectants augmentent leur pouvoir antiseptique à la chaleur ; par exemple l'acide phénique, chauffé seulement à 50 ou 60°, décuple le sien. Pour cela, comme il est diffile de faire barboter de l'air à une forte pression dans un liquide, j'ai adopté la disposition suivante : en premier lieu le médicament doit être placé après la surface de chauffe, car s'il était avant, ses vapeurs passant sur une surface trop chaude se dissocieraient et il perdrait ses propriétés.

Sur un tube métallique mince percé d'un grand nombre de trous sont empilées des rondelles d'étoffe imbibées de médicaments, le tout renfermé dans un tube en verre. Le tube percé de trous est emboîté exactement d'une part sur le tube venant d'être chauffé et, d'autre part, l'étanchéïté du tube en verre est obtenue par deux raccords. L'air chaud passe par le tube métallique percé de trous, volatilise le médicament sur les rondelles à travers tous les petits trous et en sort imprégné, tout en conservant une température déterminée.

Les résultats que j'ai obtenus par l'air chaud médicamenteux en injections ont été excellents et j'ai réussi par son intermédiaire quand tous les antiseptiques avaient échoué ; mais, au point de vue théorique, des expériences bactériologiques seraient indispensables pour savoir le temps nécessaire pour détruire telle ou telle culture, par l'air chaud à différentes températures et saturé de différents médicaments.

PROTHÈSE ET APPAREILS DIVERS

M. Godon, de Paris, communique une observation de

TRANSPLANTATION

faite par lui à la clinique de l'hôpital dentaire.

C'est une 2ᵉ petite molaire supérieure. La dent transplantée était conservée depuis plusieurs jours dans de l'eau alcoolisée. Pendant l'opération, M. Godon, constatant que la dent qu'il allait remettre était d'un diamètre inférieur à celui de l'avéole, ajouta un morceau de racine taillé sur la dent extraite. Ce morceau servit de cale et assura la solidité de la dent. L'organe transplanté est complètement solide lors de la présentation.

M. le Dr PARMLY BROWN, de Flushing, New-York, présente une

MÉTHODE SPÉCIALE DE TRAVAIL A PONT DIT PORCELAIN BRIDGE WORK

Ce procédé consiste surtout dans ce que les talons des dents sont refaits en pâte de porcelaine au lieu d'être plaqués en or, et cela d'une façon pratique.

Il s'agit de remplacer une deuxième petite molaire du côté gauche de la mâchoire supérieure, extraite quelques années auparavant.

La dent voisine, la première grosse molaire, est légèrement cariée sur la face médiane.

A la mâchoire inférieure, les dents antagonistes manquent.

Après avoir choisi une petite molaire artificielle de White, de forme et de nuance convenables, l'opérateur fait, sous le talon, à l'endroit des crampons, une forte entaille dans le sens horizontal, assez profonde pour y fixer une tige de platine irridié de la grosseur du n° 13 de la filière américaine, c'est-à-dire ayant environ 2 millimètres de côté.

Le fil, parfaitement ajusté dans l'entaille, y est fixé à l'aide de petites encoches.

D'un côté, il s'arrête au niveau de la face latérale de la dent ; sur l'autre face, qui sera voisine de la grosse molaire, il dépasse. Puis, toute la face palatine de la dent est recouverte d'une pâte de porcelaine pour former la face postérieure de la dent et cacher le platine. Il fixe la dent sur une plaque, la fait sécher, puis la fait cuire, comme il est procédé pour le continuous-gum.

M. Parmly, procède alors à la cuisson.

La couronne en porcelaine terminée, il prépare dans la bouche du patient la grosse molaire naturelle voisine.

Il fait, à l'aide de la meule, une entaille plus large que le fil de platine, qui part de la face médiane, partie cariée, jusqu'au milieu de la face triturante. Il ajuste la dent artificielle et donne au fil de platine la courbure nécessaire pour prendre sa place aisément dans l'entaille en question.

La cavité étant préparée et la dent ajustée, celle-ci est fixée avec de l'or adhésif.

La digue étant posée, M. Parmly-Brown commence d'abord l'aurification de la cavité préparée, qu'il tapisse d'or au fond et sur les parois — puis il ajuste à nouveau la tige de platine de la dent artificielle dans cette nouvelle cavité ainsi réduite — termine et polit la partie de l'aurification voisine de la gencive et qui, apparaissant sur

la surface médiane de la grosse molaire, doit se trouver dans la tige
de platine une fois fixée, puis, prenant la dent artificielle et la maintenant fortement à l'aide d'un instrument, et en la pressant contre
l'autre petite molaire, il continue l'aurification en fixant ainsi dans
la grosse molaire la tige de platine que forme le crampon de la dent
artificielle.

L'aurification proprement dite prend à peine une demi-heure. L'o-
pérateur se sert de feuilles d'or très épaisses ; au début, du n° 30 et
pour terminer du n° 60 d'Edward Rowoy, de New-York, appelé *De-
cimal Rolled Gold Foil*. Cet or, coupé en petits morceaux, sans être
plié, est tassé à l'aide de pointes très fines et du maillet électrique
de Bonwil.

M. PARMLY-BROWN exécute ensuite des.

COURONNES EN OR

La couronne est faite d'un seul morceau, à l'aide d'une plaque d'or
fin au 8 de notre filière, de 5 centimètres carrés environ. Dans le milieu de la plaque, l'opérateur emboutit, puis estampe la face triturante de la molaire qu'il désire refaire jusqu'un peu au-dessous du
niveau de la base des tubercules, il coupe la plaque aux quatre coins,
rabat les côtés et les soude. Afin de donner de la solidité aux tubercules, ils sont garnis intérieurement de soudure. Ce procédé a l'a-
vantage d'être très pratique, très rapide et de pouvoir être exécuté
par l'opérateur lui-même dans son cabinet.

M. MENG, de Paris, présente un cas d'

IMPLANTATION

faite depuis près de deux ans.

La dent est très solide et la gencive est très adhérente au collet de
la dent.

M. CHAUVIN, de Paris, exécute une

RÉIMPLANTATION AVEC GREFFE DE COURONNE NATURELLE

Il s'agit d'une racine de canine inférieure droite sectionnée assèz
profondément au-dessous de l'alvéole. Impossible dans ces conditions d'adapter une dent à pivot, la racine en place. Il pratique
l'avulsion de la racine, sectionne toute la partie contaminée, ajuste
une couronne sur la racine préparée. Une tige d'or scellée dans la
couronne par du ciment et par de l'or est fixée dans la racine

qu'elle traverse par du ciment. Elle est remise en place une heure et demie après l'extraction. Elle doit être représentée à une séance ultérieure de la Société d'odontologie de Paris.

A propos de cette démonstration, M. Chauvin fournit à la séance de communications orales du 6 septembre, l'après-midi, les explications suivantes :

Quand il reste une racine, je m'en sers pour pratiquer la réimplantation. Mon premier travail, qui remonte à 3 ans, est encore parfaitement solide. Je coupe toute la partie contaminée qui, ce matin, était très étendue. La fixation de la tige dans la couronne a été faite pour la partie supérieure, avec du ciment, que j'ai introduit dans la partie excavée. J'y avais pratiqué préalablement une rainure circulaire à 1/4 de mill. du collet de la couronne, permettant de retenir l'or, de façon à ce que la tige fût maintenue très solidement. Ayant ensuite à la fixer dans la racine, j'ai fait des rainures pour retenir le ciment. La réimplantation a été opérée et l'appareil de contention fait chez moi sur ma cuisinière ; le cas a été noté sur mon livre et le sujet viendra à la clinique dans 5 ou 6 jours. Je n'agis ainsi que quand il est impossible de se servir de la racine sans l'extraire. Pour les racines de la 1ʳᵉ molaire qui sont bifides et le silon entre les canaux assez marqué, je perfore les 2 canaux et je prépare une broche qui passe dans chacun d'eux jusqu'à l'extrémité de la racine, puis, sur le sommet de la courbe de cette broche, je soude une tige destinée à fixer la couronne ; la broche scellée et le ciment durci, il est assez facile de faire l'aurification sur la partie supérieure de la racine, de sorte qu'il ne reste plus qu'à brunir et à fixer la couronne.

M. Bonwill, de Philadelphie, explique la méthode d'extraction qu'il emploie depuis douze ans au moyen de la

RESPIRATION RAPIDE

pendant une minute ou deux.

Il ne l'essaye point sur un sujet au milieu d'une si grande foule, car il faut avoir le plein consentement du patient. Elle ne peut être employée que dans un cabinet d'opération. Il n'a plus eu recours aux anesthésiques depuis qu'il l'a découverte et, dans tous les cas ordinaires d'extraction d'une à 3 dents, il n'y a rien de mieux.

Il faut moitié moins d'éther, de chloroforme ou de protoxyde d'azote pour insensibiliser le patient s'il respire rapidement une minute.

La méthode a été si fréquemment employée dans bien des cas

qu'elle n'a pas besoin de démonstration. Que chacun l'essaye sur lui-même et il sera bientôt convaincu de son efficacité.

M. Bonwill, de Philadelphie, indique un nouveau moyen de réduire la grosseur des tire-nerfs ou de les faire avec un fil d'acier de petite dimension.

M. Bonwill, de Philadelphie, montre la différence de son

TOUR DENTAIRE

avec les autres engins de ce genre.

L'instrument a été construit de manière à servir dans tous les cas exigeant de la délicatesse, une grande vitesse, de la force et du soin. Ses avantages consistent dans l'étendue de son adaptation, la facilité de sa manipulation moins irritante et fatigante pour le patient et dans une variété de mouvements que ne possèdent pas les autres tours.

Il se transforme en un maillet mécanique d'une grande délicatesse de touche, dépensant et usant fort peu et exigeant peu d'habileté.

M. Bonwill, de Philadelphie, explique le fonctionnement de son

MAILLET ÉLECTRO-MAGNÉTIQUE

Cet instrument exige un ajustage très soigné et l'emploi de batteries : c'est pour cela qu'il n'a pas été universellement adopté. Il possède cependant toutes les qualités voulues pour faire d'aussi bonnes obturations que son maillet mécanique, mais l'opération usuelle ne peut pas apprendre à s'en servir. Aussi l'inventeur recommande-t-il ce dernier avec lequel il exécute des aurifications devant les congressistes en usant seulement 1/8 d'once et le 1/3 d'un autre cahier dans une obturation qui dure seulement 42 minutes sous le fonctionnement constant du tour et presque toujours avec son pied, ce qui, avec le maillet automatique à main, aurait duré au moins 4 heures.

M. Bonwill, de Philadelphie, indique un moyen de

CORRECTION DES IRRÉGULARITÉS DES DENTS

au moyen d'une simple bande d'or et de caoutchouc avec des ligatures et de la gutta-percha pour l'empêcher de glisser sur les gencives, en évitant totalement la plaque et donnant la possibilité, à cause de la grande simplicité, de faire toute opération d'une manière plus commode pour le patient.

M. Campbell, de Londres, présente un

TOUR

des meilleurs constructeurs mécaniciens anglais.

Ce tour n'a pas atteint toutefois son état actuel de perfection sans une perte considérable de temps et d'argent.

Pas à pas chaque perfectionnement a été fait et éprouvé. L'inventeur donne la raison de chacun des avantages et de la supériorité qu'il revendique.

Le premier point était de construire un tour dentaire aussi peu visible et aussi peu encombrant que possible et plus accessible à l'opérateur que le tour du vieux modèle.

Le second point, d'obtenir un mouvement plus fort, plus faible et moins de bruit.

Le troisième, la légèreté et la mobilité, tout en respectant la solidité et la durabilité.

Le premier point est obtenu en plaçant le tour sous ou derrière le fauteuil d'opération.

Le second est obtenu en mouvant le volant dans une position horizontale entre des centres durs.

Le troisième est une conséquence naturelle d'un volant horizontal et d'une barre qui sert de pivot au pied et à la pédale, ce qui permet au tour d'être plié dans un très petit espace.

Maints avantages résultent de ce que le tour est hors de la vue, car beaucoup de patients sont effrayés quand l'opérateur approche le tour et le place devant eux et l'exclamation générale : « Oh ! est-ce que vous allez vous servir de cette machine ? » est répétée bien des fois chaque jour à un dentiste très occupé.

Cet inconvénient n'existe plus avec le tour horizontal Campbell, car celui-ci est le plus souvent soustrait à la vue et peut rester en position et être employé sans gêner l'opérateur. Il peut être mis d'un côté quelconque et derrière le fauteuil sans que le volant soit exposé et peut être plié entièrement hors de la vue sous le marchepied du fauteuil ou mis dans un tiroir, à l'abri de la poussière et des chocs maladroits que peuvent lui faire subir des aides négligents.

Si le dentiste était mandé par un patient, dans l'impossibilité de venir à son cabinet, le tour, tout prêt à être employé, pesant la moitié moins qu'un tour ordinaire, avec son support et tous les instruments nécessaires pour exécuter les opérations ordinaires, peut être placé dans une boîte d'une dimension et d'un poids moindre qu'une boîte à violon.

La raison pour laquelle ce tour marche si paisiblement et si facilement c'est que le volant moteur repose sur un centre d'acier durci et que toutes les jointures sont à genouillères.

La raison pour laquelle il va fort c'est que la corde saisit une moitié de la poulie motrice et est plus longue que la corde ordinaire.

Cette corde peut être enlevée sans être coupée ou sans qu'on ait besoin de démonter aucune pièce.

Le pied-support est articulé et s'incline en arrière et en avant vers la droite et vers la gauche.

Le bras et la branche de ce tour présentent un grand perfectionnement et fonctionnent avec tous les autres tours. Ils ont les avantages d'un fort câble et d'une jointure flexible sans aucun de leurs inconvénients. Le tour horizontal Campbell peut être employé avec les bras de tous les autres tours.

Il n'énumère qu'une partie des avantages de son tour au point de vue de l'emploi et de la commodité, mais il réclame un examen attentif de l'ouvrage et des proportions mécaniques de sa construction.

M. Campbell s'en remet avec confiance au jugement et au bon goût de la profession dentaire. Il pense que son invention sera assez appréciée pour devenir d'un usage courant dans les meilleurs cabinets dentaires.

M. le D\u1d63 H. A. PARR, de New-York, applique son

SÉPARATEUR

dans la bouche. Il montre que la séparation immédiate peut être obtenue par l'ajustage des vis. En moins de deux minutes, il obtient suffisamment de place pour opérer entre les dents sans douleur pour le patient. Avec cet instrument, le bord cervical proximal ou distal peut aisément être vu et atteint. On peut opérer avec succès et même avoir assez de place pour faire des obturations de contour parfaites. La soudure des surfaces proximales pour la direction de la carie peut être aisément pratiquée avec ce séparateur.

M. le D\u1d63 TELSCHOW, de Berlin, présente un nouvel

INJECTEUR A CELLULOÏDE

M. CUNNINGHAM, de Cambridge, présente un modèle de livret pour l'inscription de la carie dentaire dans les écoles, ainsi qu'un nouveau fixateur à tendeur pour la digue de caoutchouc.

M. Bing, de Paris, procède à diverses démonstrations.

M. Barrié, de Paris, présente un petit appareil contentif en platine pour maintenir en place lès dents réimplantées et démontre son avantage sur la digue de caoutchouc ou la ligature en 8 (voir 2° section).

M. Prével, de Paris, présente un

APPAREIL MÉTALLIQUE DE SEPT DENTS MAINTENU PAR TROIS PIVOTS CONVERGENTS A RAINURE

Je vous présente un appareil métallique composé de sept dents artificielles montées sur trois pivots. Cet appareil se divise en trois parties, deux latérales et une centrale, dont chacune est adaptée sur un pivot à rainure, système Contenau-Godart, s'enfonçant dans un

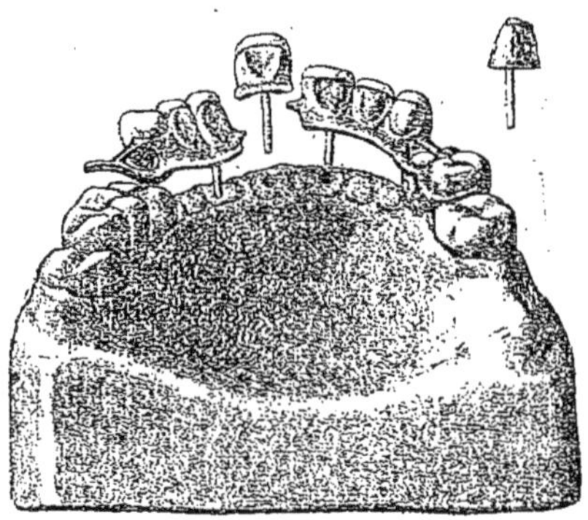

Reproduction du moulage et de l'appareil, les pivots étant soulevés et les parties de la pièce isolées. La pyramide de gutta-percha surmontant un pivot, placée sur le côté, montre notre procédé de prendre des empreintes pour les dents à pivot et pour les pièces à pont.

tube de son calibre, inséré au préalable dans la racine. On place séparément les parties latérales et on introduit en dernier lieu la partie centrale, qui porte le nom de *clef de monture*.

Retirons un instant la clef de monture et jetons un coup d'œil sur les parties latérales déjà posées. Les petites plaques supérieures semblent se tenir mutuellement par leurs extrémités ; mais il n'en est rien. Au point de rencontre, elles laissent libre une échancrure en forme de V, qui empêche toute fixité et par conséquent toute solidité dans l'appareil. Ce point de jonction est à observer, parce que, tout à l'heure, à cet endroit imparfait, nous trouverons la partie la plus forte et la plus résistante de l'appareil.

En effet, la partie centrale que nous avons retirée porte avec elle un petit taquet qui forme clef et se trouve recouverte d'une légère plaque horizontale. En insérant le pivot dans son tube, le taquet se fixe et la plaque couvre et solidifie les parties latérales. Les trois morceaux tout à l'heure séparés ne forment plus qu'un tout entièrement solide, comme vous pouvez le constater par cette empreinte qui reproduit l'appareil retourné.

L'appareil ainsi constitué est complet et tel que je voulais le soumettre à votre examen.

Il est temps maintenant d'aborder la question pratique de construction, la plus importante et de beaucoup la plus difficile, c'est-à-dire la préparation et l'agencement des tubes et des pivots.

Le grand avantage, dans ce système, c'est de n'avoir point à se préoccuper de l'exactitude du parallélisme des pivots. La convergence des racines ne gêne en rien. Comme vous pouvez le voir dans cette empreinte, il n'y a qu'à suivre tout simplement le canal radiculaire.

Où se trouve donc la difficulté? Elle est dans la prise même de l'empreinte au plâtre qui doit reproduire exactement la situation des trois pivots insérés dans leurs tubes respectifs.

Il ne faut pas s'étonner des difficultés qui attendent l'opérateur dans la construction de cette pièce. Si l'on achève le travail comme dans le cas ordinaire, au moment de placer l'appareil, il y aura ce que nous appelons des hauts et des bas : une partie de la section appuiera vigoureusement sur la gencive, tandis que l'autre fera ressort, se relèvera, laissant un espace assez considérable entre la muqueuse et l'appareil. C'est ce défaut qu'il faut étudier et qu'il faut supprimer.

Lorsque vous avez constaté le vide auquel je viens de faire allusion, vous le remplissez par du plâtre et de la cire et vous appliquez sur cette matière molle l'appareil garni de sa pâte. Appuyez fortement ; la pression rejettera sur les bords de la pièce le trop plein de la cire, et ce trop plein, vous l'enlevez. Pendant que le maxillaire est chargé de son appareil et de la matière de remplissage, vous en prenez une empreinte et vous retirez le tout. Replacez votre pièce dans son empreinte avec tout ce qu'elle contenait dans la bouche et coulez du plâtre pour produire un modèle ordinaire. Ce modèle se présentera à vos yeux, portant l'appareil avec toutes ses imperfections à corriger. Vous constatez ces imperfections produites par le vide et vous sciez l'endroit où commence le redressement de l'appareil.

Si c'est le pivot de soutien qui en est la cause, ce qui est bien rare, vous refaites une dent à pivot ordinaire et vous adaptez à son côté la partie que vous avez détachée. — L'emploi de la cire à la colophane est ici préférable, parce qu'une grande force de résistance est nécessaire, non pas pour l'enlever de la bouche, mais pour faire subir la prise d'une nouvelle et dernière empreinte au plâtre.

Ici, en effet, nous sommes dans la nécessité de mettre à nouveau dans l'empreinte la pièce avec les morceaux qui pourraient se détacher. Mais ce ne sera plus qu'un léger embarras, puisque le moule ou la matrice au plâtre maintiendra toutes les parties en relief.

Reste la dernière opération, qui consistera à couler dans cette matrice garnie de l'appareil le mélange de terre et de plâtre propre à subir l'action du feu.

S'il s'introduit des débris alimentaires entre les différentes parties de l'appareil, ou si le séjour des sécrétions naturelles peut faire craindre une décomposition quelconque de matières organiques, la petite seringue très appréciée de M. Vigier aura vite fait de chasser, à l'aide d'une solution antiseptique, par le côté antérieur ou postérieur de l'appareil, tout ce qui pourrait déterminer une irritation ou une infection.

Le sujet lui-même peut, le cas échéant, et c'est là un dernier avantage, enlever la monture ou donner à un collègue les renseignements nécessaires pour extraire de son tube la dent ordinaire à pivot.

Cette modification apportée à la construction des appareils de plusieurs dents à pivots parallèles, sur une seule monture, simplifie singulièrement le difficile travail du parallélisme, et, à ce point de vue, peut rendre quelque service à l'art dentaire.

M. le Dr Telschow, de Berlin, applique dans la bouche son

CLAMP UNIVERSEL

et donne les explications suivantes :

Ce clamp universel tient fortement sur la dent et peut être employé indistinctement pour la mâchoire supérieure.

Il possède un avantage qu'on appréciera dans les deux anneaux qui peuvent être abattus, quand la digue est en position. Les anneaux sont ainsi en dehors du champ de l'opération, ils n'obstruent pas la vue de l'opérateur, qui obtient ainsi une plus grande liberté pour le travail que cela n'est possible avec la plupart des formes de clamps existantes. Pour empêcher les anneaux de reprendre la position verticale d'eux-mêmes, quand ils sont abattus, il y a de petits ressorts dans les jointures qui les maintiennent fermement abattus.

Afin d'assurer la liberté, tout en évitant l'humidité pendant l'opération, il est avantageux d'enduire la digue de caoutchouc, sur le côté supérieur, autour de la dent, de ciment au mastic ou d'une solution de caoutchouc. (Aucune de ces substances ne restera visqueuse dans la bouche, comme on pourrait le croire, car l'une durcit et l'autre sèche presque immédiatement).

J'ai démontré l'emploi de ce clamp l'année dernière à Cologne, et depuis aux sociétés dentaires de Paris.

On le fait de deux dimensions, l'une destinée aux molaires profondes, l'autre pour les molaires basses.

M. Poinsot, de Paris, présente des :

DAVIERS-CLEFS A MORS PARALLÈLES A SERREMENT INSTANTANÉ

Vers 1864, 1865, la clef de Garengeot était employée à peu près exclusivement comme instrument d'extraction des dents.

Il existait bien à cette époque de nombreuses clefs perfectionnées, mais si ces dernières offraient des avantages sur la clef construite au XVIIIe siècle, elles ne réussissaient qu'à diminuer de grands inconvénients, sans toutefois les supprimer.

Des fabricants d'instruments de chirurgie firent de consciencieuses études pour perfectionner les pinces d'extraction, qui, quoique très anciennement connues, n'étaient employées, pour extraire les dents, qu'après une luxation préalable à l'aide de la clef.

Ces pinces dentaires modifiées changèrent de nom et devinrent nos instruments actuels, sous le nom de *daviers*.

Deux pinces dentaires, une courbe et une droite, suffisaient jadis pour toutes les dents indistinctement. Mais la précision des mors des nouvelles pinces empêchait leur usage indistinct, et chaque dent ou groupe de dents exigea une pince appropriée.

Au début de cette nouvelle fabrication, qui remonte à la date indiquée plus haut, les daviers étaient loin des perfectionnement actuels. En règle générale, sauf de rares exceptions, l'instrument se formait par l'usage et ne devenait bon qu'après avoir brisé, broyé, bon nombre de dents, sans les avulser.

Le succès opératoire était alors hérissé de difficultés. Le davier était combiné pour saisir une dent quelconque ; or, chaque fois que la préhension se produisait sur une dent d'un volume différent, la face interne des mors n'appuyait, n'emboîtait qu'une très faible partie de la couronne, parfois la moins résistante ; la fracture en résultait trop souvent, et une opération rapide et peu douloureuse se transformait en une opération longue et compliquée.

Il n'en est plus ainsi : les daviers ont été depuis bien perfectionnés, et je constate avec orgueil qu'un de ceux qui ont le plus contribué à ce perfectionnement est notre compatriote Evrard dont nous possédons le médaillon.

Il convient de dire que les Evrard étaient rares en 1865, aussi pour obvier aux défectuosités de notre arsenal opératoire, eus-je l'idée de faire construire des daviers à mors parallèles. MM. Robert et Colin, de la maison Charrière, réalisèrent ma conception et établirent un modèle sur mes indications ; la pratique prouva la valeur opératoire de ce système, car, pendant plusieurs années dans les hôpitaux, à l'Hôtel-Dieu, principalement dans le service de chirurgie de M. le Dr Maisonneuve, ils servirent couramment.

Cependant l'usage de cet instrument ne s'est pas répandu autant que cela eût été souhaitable. Cela tenait à deux causes : premièrement si le système était bon, il ne pouvait donner complète satisfaction que si des mors parfaits de formes y étaient adaptés, or Evrard était en Angleterre et personne dans notre pays n'établissait les mors des daviers en copiant les formes anatomiques.

Les daviers fabriqués par MM. Robert et Colin rendaient de réels services ; il n'en fut pas de même de ceux fabriqués par nombre de maisons rivales, aussi ces instruments nouveaux, fabriqués dans les plus mauvaises conditions, ne donnèrent-ils pas les résultats qu'on pouvait attendre.

Le second inconvénient résidait dans le mode de rapprochement des mors parallèles ; en effet, lesdits mors s'éloignaient et se rapprochaient à l'aide d'une vis à trois pas, mue par une barette dont les mouvements rotatoires assuraient le glissement. Outre que cette préparation était assez longue à obtenir, elle nécessitait plusieurs conditions sans lesquelles un échec était à craindre.

L'immobilité du patient était indispensable ainsi que l'usage des deux mains de l'opérateur, (une main pour fixer les mors de l'instrument sur la couronne de la dent à extraire, pendant que l'autre opérait le rapprochement des mors).

Ces petits inconvénients m'ont amené à rechercher le parallélisme des mors différemment.

J'eus recours successivement à plusieurs fabricants.

Le problème à résoudre était peu aisé, il soulevait des difficultés mécaniques de plus d'un genre et la plupart renoncèrent à réaliser l'idée.

Néanmoins je ne puis passer sous silence les noms suivants : MM. Salles, Greuillot, de la maison Ash, de Londres, qui arrivèrent à des résultats encourageants.

Je dois aussi une mention spéciale à M. Colin, qui mit à ma disposition les ressources de sa grande expérience en matière d'instruments de chirurgie.

Nous étions dans une bonne voie : à chaque effort, nouveaux progrès, mais le but n'était pas atteint encore, car le système des daviers à mors parallèles peut, au point de vue critique, subir le reproche applicable à tous les daviers en général, de ne pouvoir, dans les extractions difficiles, proportionner la pression à la solidité des bords et à l'effort considérable que parfois on est obligé de faire.

Cette force déployée peut, même dans certains cas, produire la section, voire même l'émiettement de la couronne de certaines dents friables. C'est pourquoi nous continuions nos recherches, demandant à tous les échos une solution irréprochable.

Aujourd'hui, j'ai la satisfaction de vous présenter un instrument nouveau type, qui atteint le but cherché. C'est au talent et à la science de M. Fougerolles que je dois ce résultat heureux.

Mon davier a les avantages suivants :

Par un système de serrage instantané, rapide autant que précis, une dent est saisie d'après la force de résistance de ses bords sans que le serrement s'accroisse pendant le temps de l'opération, quelle que soit la solidité d'implantatation des racines, de sorte que nous possédons les qualités des premiers instruments, jointes aux avantages des perfectionnements actuels, sans les désavantages inhérents aux deux systèmes.

Il demeure évident que cet instrument n'est que le prototype de ceux que nous posséderons ultérieurement ; cependant à la clinique de l'Ecole vous avez pu vous convaincre du bien-fondé des avantages de l'instrument, soit en assistant aux opérations que j'ai faites, soit en opérant vous-même.

La coupe de l'instrument, permettant l'étude de son mécanisme, fait partie des instruments exposés dans notre vitrine à l'Exposition universelle.

Je suis heureux de pouvoir vous présenter un progrès évident dans cette partie de notre arsenal opératoire et je ne regrette qu'une chose, c'est que ce progrès se soit fait attendre un quart de siècle environ.

Je vous ferai remarquer aussi que le retard de ce résultat ne saurait m'être reproché, car la présentation de mon premier appareil date de 1868. L'idée du parallélisme des mors du davier pour les opérations dentaires m'a poursuivi depuis ce temps, et je suis heureux de le voir enfin se réaliser sous une forme réellement pratique.

M. Kuhn, de Paris, montre l'

APPLICATION DE L'AIR COMPRIMÉ ET DE L'ÉLECTRICITÉ AUX INSTRUMENTS DE L'ART DENTAIRE

dont l'idée première revient d'ailleurs à M. Michaëls, de Paris.

L'ensemble du système, qui sert à mettre en mouvement et à actionner la main portant les fraises et autres instruments s'y adaptant, se compose :

1° D'un moteur Popp à air comprimé, mû par l'air comprimé distribué par la Cie Popp dans des tuyaux branchés sur les conduites du dehors ;

2° D'un câble et d'une main n° 7 de S. S. White supportés par une potence d'un mètre environ, à l'extrémité opposée de laquelle sont placés deux galets ou petites poulies en ébonite sur lesquelles passe le câble de transmission ;

3° D'un système spécial de déclanchement au moyen duquel on peut à volonté, avec le pied, arrêter ou renverser instantanément la marche du tour.

La vitesse du mouvement est réglée par un robinet à portée de la main de l'opérateur, de plus une rampe creuse droite de 50 cent. environ, reçoit l'air comprimé qui est de là distribué dans l'instrument suivant :

1° Dans le thermo-électro-injecteur Brasseur ;

2° Dans le cautère de Pâquelin modifié par M. Bidaud, de façon que l'air comprimé passe dans le manche de l'instrument, au travers d'une éponge imbibée d'essence minérale qu'il entraîne, disposition qui évite l'emploi si embarassant de la poire à air et du flacon.

3° Dans le nouveau thermo-injecteur de M. Francis-Jean, construit aussi par **M**. Bidaud, et qui présente des avantages égaux à celui de l'instrument dont nous venons de parler, par la suppression de la poire à air.

A la portée de cette distribution d'air comprimé, plusieurs rhéophores, alimentés par 10 éléments d'agglomérés Leclanché semblables aux piles de Nehmer, fournissent l'électricité nécessaire, soit pour rougir le fil de platine de l'électro-injecteur Brasseur, soit pour l'emploi de petits cautères galvaniques. Il est bien entendu d'ailleurs que cette force électrique permet l'emploi très aisé du maillet électrique.

Nous ne pouvons donner ici qu'un résumé très succinct et difficilement compréhensible de cette démonstration, qui, pour devenir plus claire, aurait besoin de figures, à défaut de l'examen de visu de l'installation elle-même.

M. le Dr TELSCHOW, de Berlin, présente une

FRAISEUSE DENTAIRE MUE PAR L'AIR COMPRIMÉ

Il constate les efforts faits par nos confrères pour trouver une nouvelle force capable de les délivrer du travail insipide de la mise en mouvement du tour dentaire par le pied. Il passe en revue les divers moyens dont on s'est servi : les moteurs à gaz, l'air chaud, la force hydraulique et enfin l'électricité qui paraît devoir donner le dernier mot du problème. Cependant, dit-il, quelques désavantages assez marqués, tels que le prix de revient, l'incertitude du fonctionnement régulier et approprié aux besoins du dentiste, en un mot l'instabilité de cette force, me font penser que l'ère des recherches n'est pas close.

« L'an dernier, dit **M**. Telschow, pendant mon séjour à Paris, ayant eu l'occasion de voir travailler des moteurs à air comprimé, l'idée me vint d'utiliser cette nouvelle force pour actionner notre fraiseuse.

A cette intention, je fis construire un chaudron en tôle de fer ayant un volume d'environ 1/2 mètre cube et muni de deux robinets, l'un avec une ouverture de 0,01 cent., l'autre de 0,03 cent.

Ce récipient est placé sur un socle ; son diamètre intérieur est de 0,50 c., la hauteur de 2 mètres. Au fond se trouvent les robinets et vers le haut, dans le couvercle, un orifice par lequel l'air comprimé trouve sa sortie.

A l'intérieur, un plongeur nage au niveau de l'eau et ferme par là l'orifice.

Dans mon atelier, il suffit de presser un bouton pour ouvrir ou fermer les deux robinets et pour faire entrer ou sortir l'eau.

Quand l'eau monte dans le chaudron, elle agit comme force refoulante ; par contre, lorsque le récipient se vide, elle agit comme force aspirante.

Quand elle a rempli son rôle, l'eau finit par se vider dans un tube assez large dont l'orifice se trouve à 10 mètres au-dessous du récipient. La force aspirante obtenue par ce moyen répond presque à *une atmosphère*.

Pour mettre en action la roue du moteur dentaire, j'y ai adapté un cylindre oscillant avec un piston de 0,04 cent. 1/2 et une levée de 0,08 cent. Ce cylindre oscillant, est attaché au pied de la fraiseuse, réuni par des tuyaux en caoutchouc à un robinet fixé à la tige du tour, par lequel l'air trouve son entrée et sa sortie ; un tuyau en cuivre de 0,01 cent. de diamètre conduit du chaudron en tôle au bouton dans la salle d'opération. Il s'y trouve un robinet qui, par un tuyau en caoutchouc, conduit au second robinet double fixé à la tige de la fraiseuse.

Ainsi que je viens de le dire, l'eau ascendante agit en premier lieu comme force foulante ; ensuite, l'eau étant arrivée à son plus haut niveau, il suffit de presser le bouton de l'atelier pour fermer le robinet par lequel elle se déversait dans le récipient et pour ouvrir celui par lequel elle se vide avec une assez grande violence. Par l'évacuation de l'eau, l'air contenu dans le chaudron se comprime et la force foulante se change en force aspirante. A ce moment, il faut enlever le tuyau de caoutchouc et le placer sur le second robinet de sortie.

Il suffit d'une force de 1/5 d'atmosphère pour faire marcher la fraiseuse pendant 12 minutes avec une vitesse et une force très suffisantes. Ensuite la force changée en action aspirante fait marcher la machine pendant le même temps, soit en tout 24 minutes. La consommation d'eau pour obtenir cet effet est de 1/2 mètre cube.

La machine que j'ai fait construire est plus grande qu'il n'est nécessaire ; en la diminuant de volume, 1/2 mètre cube d'eau suffirait pour la faire marcher pendant 1/2 heure.

En prenant pour base qu'un mètre cube d'eau revient en moyenne à 0 fr. 25 c., et qu'il est rare qu'un dentiste, même très occupé, emploie sa fraiseuse plus d'une demi-heure par jour, il s'ensuit que ce moteur constitue une force à la fois simple et peu coûteuse.

Pour diminuer le bruit que produit la sortie de l'air, il suffit d'atta-

cher un tuyau de caoutchouc au robinet de sortie et de les mettre en
rapport avec une fenêtre.

On peut obtenir les mêmes effets en foulant l'air dans le chaudron,
mais cela fatigue vite et il est préférable de manipuler ainsi qu'il
est dit plus haut.

Il va sans dire que l'air comprimé peut aussi servir pour dessécher
les cavités dentaires et pour faire fonctionner le soufflet, lorsqu'on
veut fondre les métaux précieux ou l'émail dans les travaux de *continuous-gum*. » On voit, dit en terminant M. Telschow, que l'air comprimé peut rendre à l'art dentaire de précieux services.

M. TELSCHOW présente également un

NOUVEAU GAZOMÈTRE AVEC CLOCHE FLOTTANTE ET NOUVELLE EMBOUCHURE
POUR LA DEMI-ASPIRATION ET L'ASPIRATION TOTALE

Ce nouvel appareil se distingue de tous ceux qui ont été construits
antérieurement pour la chirurgie dentaire en ce que la cloche est
contre-balancée par un flotteur. Il en résulte que tout frottement est
détruit, contrairement à ce qui avait lieu précédemment avec le ba-
lancement de la cloche par des contre-poids, car alors il était plus
ou moins fort. L'embouchure est également nouvelle en ce qu'elle
permet, par la position du robinet, de faire à volonté respirer le gaz
totalement ou partiellement. Avec l'aspiration partielle, une partie
du gaz respiré retourne dans le tuyau et revient à l'aspiration suivante, mélangé à du gaz frais, pour agir. Par ce moyen, sans qu'on
ait à craindre une action nuisible de l'acide carbonique, une quantité considérable de protoxyde d'azote est épargnée et on obtient,
comme on peut s'en convaincre par expérience, des narcoses tran-
quilles et profondes sans troubles ultérieurs.

M. SCHWARTZ, de Nîmes, présente un

ETAU A MOUFLE

breveté par MM. Schwartz frères en 1869. Cet outil sert à maintenir les moufles quand ils sont chauds au moment du foulage du
caoutchouc, rendant ainsi libres les deux mains du mécanicien. Sa
disposition permet de donner au moufle toutes les inclinaisons
désirables pour maintenir les dents en place et faciliter le foulage.
Les avantages de cet outil ont été unanimement appréciés par les
membres des congrès auxquels il a été présenté.

M. Schwartz présente ensuite une

CLEF-DAVIER A SERREMENT PARRALLÈLE ET A POINT D'ARRÊT

La conception de cet instrument est dûe au père de M. Schwartz ; mais ce dernier, s'inspirant du principe, s'occupe à transformer l'instrument en un davier qui sera soumis à l'appréciation des professeurs de l'École dentaire de Paris.

Il montre une disposition de plâtre en trois et parfois quatre parties à faire dans les moufles pour le remontage des pièces ou dentiers sans les refaire en cire ; cette manière de faire économise beaucoup de temps, et rend aussi de grands services pour les réparations.

Il expose enfin un dessin démontrant les dispositions qu'il a prises pour éteindre automatiquement et à heure fixe le gaz de la chaudière à vulcaniser. Cette petite organisation peu coûteuse peut être très utile aux dentistes occupés au cabinet ou obligés de sortir et qui ne peuvent pas laisser la surveillance de la chaudière à une autre personne. On peut, en effet, à l'aide du manomètre Cartrels dont se sert M. Schwartz, laisser la chaudière sans surveillance depuis le moment où on vient d'allumer jusqu'au moment où elle est montée au degré voulu. Le gaz s'éteint seul à l'heure voulue.

M. C. Rauhe, de Dusseldorf, présente un

MAILLET PNEUMATIQUE A ANGLE.

Ce maillet consiste en un cylindre dans lequel une cheville, poussée par l'air, se meut dans les deux sens ; au cylindre est fixé un tuyau de caoutchouc qui se termine par un ballon. En pressant sur ce dernier, la cheville est projetée en avant dans le cylindre et rencontre, à l'extrémité de celui-ci, une tige se trouvant dans la tête du maillet, tige qui transmet le coup à une pointe qui se meut sous un arc peu étendu autour d'un axe. Les diverses formes de cette pointe, qu'il est facile et rapide de changer, permettent de donner le coup dans toutes les directions, même en arrière. Le coup est très sûr et l'effet est tout à fait semblable à celui du maillet à main et à celui de tous les autres maillets à plomber qui existent.

L'inventeur et fabricant de ce maillet a fait dans sa démonstration trois petites aurifications en sept minutes et, dans un autre cas, deux grandes et une petite en vingt-cinq minutes.

M. Rauhe présente, en outre, une

MAIN A ANGLE

construite par lui, qui maintient les fraises à angle aigu comme à angle obtus ; les fraises tiennent sûrement et solidement et leur changement, comme aussi leur fixation, est très simple et très rapide. La construction est très solide et cette main à angle s'adapte à toutes les pièces à main.

Il présente également une

PINCE UNIVERSELLE

construite sur ses indications avec laquelle on peut saisir dans la bouche et extraire toute dent et toute racine. Cette pince se distingue encore dans sa construction en ce qu'elle permet, quand on l'emploie, d'avoir une bonne lumière dans la bouche pour éclairer le champ d'opération.

Il présente enfin une

PIÈCE A MAIN A LEVIER

construite par lui, qui se distingue des autres par la fermeté avec laquelle elle tient, par la facilité avec laquelle on fixe et on change les fraises et par sa construction solide.

M. EILERTSEN, présente sa

PILE THERMO-ÉLECTRIQUE

La pile thermo-électrique n'étant pas aussi avancée que je l'avais espéré fera l'objet d'une communication ultérieure. Ce que je puis dire dès à présent, c'est qu'elle aura un rendement de beaucoup supérieur aux autres, par suite d'une heureuse disposition permettant d'utiliser presque toute la chaleur.

M. COXON, de Wisbek, présente un

NOUVEL APPAREIL A PHOTOXYDE D'AZOTE POUR ANESTHÉSIE MODIFIÉ PAR LUI

M. LENNOX, de Cambridge, présente un

TOUR DE CABINET A AIR COMPRIMÉ

M. FRANCIS JEAN, de Paris, présente un

THERMO-INJECTEUR

de son invention.

Cet appareil se compose d'une soufflerie formée de 2 poires et d'un tube de caoutchouc, à l'extrémité duquel s'adapte un tube métallique d'une longueur de 18 centimètres qui se termine par une canule de 5 centimètres, vers l'extrémité de laquelle se trouve un renflement rempli de paille de fer. La canule, chauffée à la température qu'on désire obtenir, la partie métallique est renfermée dans un étui en ébonite d'où émerge d'environ 2 centimètres l'extrémité de la canule. L'air est alors poussé vers la canule par des pressions faites avec le pied sur une des deux poires en caoutchouc. Cet appareil se manœuvre comme le pulvérisateur de Richardson.

M. Legret, de Paris, présente un nouveau

CHALUMEAU A GAZ

Il se compose de 2 tubes horizontaux se confondant en un seul après un court trajet. Dans celui de droite arrive le gaz; dans celui de gauche est fixé un tuyau terminé par une double poire qui projette l'air sur le gaz enflammé. Ces deux tubes sont fixés sur une tige, vissée elle-même sur un plateau. L'appareil monte, descend et tourne en tous sens selon les besoins de l'opérateur.

M. Heidé, de Paris, présente

UN ARTICULATEUR ET UN MOUFLE A FOND MOBILE

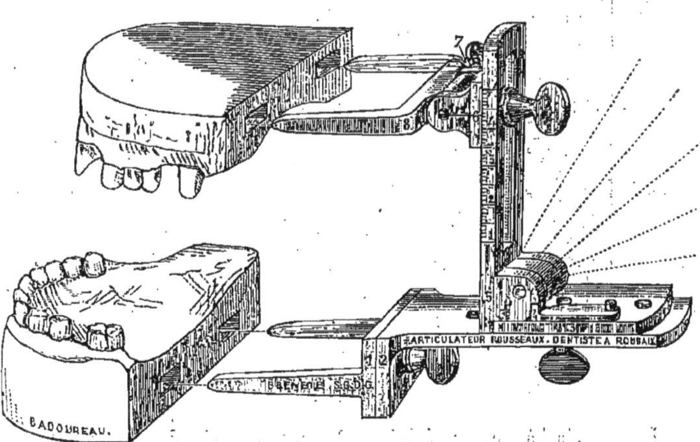

de M. Rousseaux, de Roubaix.

Cet articulateur est très pratique, il a tous les mouvements désirables et il est facile à manier.

. M.Heidé s'en sert depuis quelques années et en est tout à fait content.

Le moufle à fond mobile offre de grands avantages. Un coup de marteau suffit à enlever le plâtre de son revêtement ; et on le découpe ensuite facilement sans briser les dents de la pièce vulcanisée. M. Heidé s'en sert également depuis plusieurs années.

M. Loup, de Paris, décrit sa

FONTAINE-POMPE A SALIVE

Cette fontaine est basée sur le système du siphon dont je n'essaierai pas de faire la théorie, car elle est très complexe ; je me bornerai à dire que le siphon ne marche qu'autant qu'il n'y a plus d'air dans le tube, et que la branche qui donne écoulement à l'eau se trouve au-dessous du niveau de la base de la bâche où plonge la branche aspiratrice. D'après cela, il est très facile de comprendre cette fontaine qui est fort simple (fig. 1).

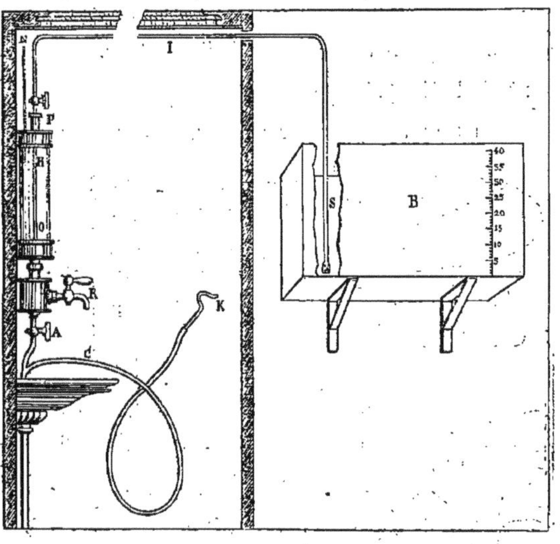

Fig. 1.

Prenons la bâche, ou récipient B, d'une capacité de 100 litres dans laquelle plonge le siphon S. I. P. H. Depuis le point S jusqu'à P, est un simple tube de plomb soudé à une douille de cuivre P. De P à H c'est un tube de cristal du même diamètre que le tube de plomb, qui descend jusqu'au dessous du niveau de la base de la bâche B. Voilà donc, d'après l'énoncé ci-dessus, mon siphon établi.

Le gros tube O est un tube de cristal dans lequel plonge P H, et est un simple récipient communiquant avec le robinet R.

Supposons maintenant le robinet R ouvert, le petit tube N, dont je donnerai plus loin l'explication, fermé ainsi que le robinet A. Il est facile de voir que maintenant il ne me reste plus qu'un siphon de S à R, puisque toutes les autres ouvertures sont fermées ; c'est comme si j'avais un seul tube.

Alors par le robinet R, j'aspire, comme pour un siphon ordinaire, tout l'air qui se trouve dens les tuyaux. N'ayant plus d'air, l'eau le remplace et coule par le tube H. A ce moment, on ferme le robinet R. et on ouvre le petit tube N. L'eau continue à couler, remplit le vase O, et monte dans le tube N qui établit l'équilibre des liquides avec la bâche, comme dans des vases communiquants.

La fontaine est alors bien remplie, et grâce à ce tube miniscule N, qui, par son ouverture, laisse exercer la pression atmosphérique sur la surface du liquide qui se trouve en O, j'ai un écoulement d'eau considérable par le robinet R, que je n'aurais pas avec un simple siphon. De sorte que, lorsqu'on prend un verre d'eau, on voit le vase O se vider et se remplir, aussitôt le robinet R fermé.

De plus, j'ai ajouté une pompe à salive, fondée sur le Giffard ; le robinet A, tout en me donnant un mince filet d'eau avec une certaine force, attire très bien la salive de la bouche par le tube de caoutchouc C. K.

Cette fontaine n'est pas encombrante, placée contre le mur, puisque c'est un cylindre de 0 mèt. 05 centimètre de diamètre, et sous ce petit volume, on a à sa disposition, dans son cabinet, une quantité d'eau considérable, selon la capacité du récipient. Elle rend naturellement inutile la carafe d'eau.

La pompe à salive marche pareillement et on n'a pas besoin de l'eau de la ville dans le cabinet, qu'il n'est d'ailleurs pas toujours possible d'avoir.

Si par hasard le tuyau vient à crever, comme l'air pénètre, le siphon n'existe plus, et il n'y a par conséquent pas d'accidents par écoulement d'eau. A ce point de vue, je la trouve supérieure aux pompes-fontaines qui ont besoin de l'eau de la ville, ainsi qu'à toutes celles pourvues d'un réservoir d'eau. J'ajoute, que sur le même siphon, on peut fixer plusieurs fontaines, sans diminuer la pression.

M. MICHAELS présente à la clinique dentaire, 3 rue de l'Abbaye, pendant la séance du Congrès du vendredi 6 septembre, plusieurs de ses inventions utilisées dans son cabinet.

En voici l'énumération :

1° Lampe philosophique, sans flamme, à chaleur sèche, utilisée pour le chauffage de l'or cohésif et de la gutta-percha pour l'obturation des dents ;

2° Poudre d'amalgame de Sullivan avec soufflet, application recommandée sous les autres amalgames ;

3° Porte-bourrelet obturateur des canaux salivaires, employé avec la poudre de colophane pour empêcher la diffusion de la salive sur la muqueuse gingivale ;

4° Système d'anesthésie locale par trépidations mécaniques ;

5° Papier d'amiante paraffiné pour coiffer la pulpe ;

6° Papier d'amiante antiseptique ;

7° Carafe à eau chaude à bain-marie ;

8° *Hand pressure thimble* pour les instruments ;

9° Série de cônes en nacre pour obturation des dents avec les instruments nécessaires pour l'ajustage. Application faite depuis vingt années ;

10° Bloc à souder, en plombagine, au gaz ; appareil qui réchauffe la plaque et entretient la chaleur pendant le travail de la soudure ;

11° Plaques métalliques malléables de M. Michaëls ;

12° Le premier modèle créé du back action plugger, fait il y a trente années ;

13° L'application de la lampe Eoliphile Paquelin pour la soudure des pièces métalliques ;

14° La lampe Gérard, lumière fixe et dirigeable, pour cabinet d'opérations.

POUDRE D'AMALGAME DE SULLIVAN

L'action antiseptique des amalgames de cuivre prophylactique de la carie dentaire a conduit M. Michaëls à chercher un moyen de tirer parti de ces qualités conservatrices, sans avoir les inconvénients de la coloration d'oxydation, qui est un grand inconvénient pour les dents obturées.

Il a donc imaginé de réduire l'amalgame de cuivre en poudre impalpable, et, au moyen d'une poire à soufflet, qui porte au bout de son tube un réservoir destiné à contenir de la poudre, le projette dans la cavité de la dent (fig. 1.)

Son procédé consiste, quand la cavité est préparée, à la vernir avec un vernis antiseptique, avant que celui-ci soit sec, à saupoudrer l'intérieur de la cavité avec la poudre, à sécher par la suite la cavité

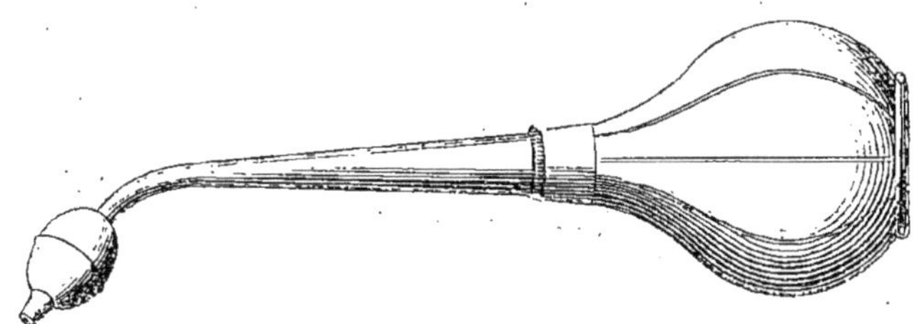

Fig. 1.

à l'air chaud et à terminer l'opération avec un amalgame qui conserve sa nuance primitive. Le tassement de l'amalgame est fait avec des fouloirs et une force suffisante pour rendre la cavité absolument étanche.

Cette méthode donne une obturation à l'amalgame aussi parfaite que possible.

M. Godon, de Paris, présente un

APPAREIL POUR OBTENIR LE PARALLÉLISME DES PIVOTS A TUBES DANS LES APPAREILS A PONT

Depuis quelques années, on a remis en honneur dans la pratique professionnelle l'antique pièce à bandeau, sous le nom plus moderne et plus américain de *Bridge-work* (pièce à pont). Les pièces à pont sont assez souvent, surtout lorsqu'elles comprennent plusieurs dents, soutenues par des pivots, pénétrant dans les racines qui se trouvent sur le parcours de l'appareil.

Mais pour mettre plusieurs pivots à un appareil, il se présente une difficulté : *il faut que les pivots soient parallèles entre eux.*

Comment obtenir ce parallélisme ?

On a imaginé plusieurs procédés qui tous ne donnent que des résultats approximatifs. Cela pouvait être suffisant pour des pivots fixés à la racine sans revêtement intérieur ; mais lorsqu'on emploie des tubes ou gaines métalliques, comme les pivots Godart dont je me sers toujours depuis leur invention, le parallélisme doit être d'une précision mathématique.

Il y a quelques mois, j'eus à faire, pour un jeune homme qui ne voulait pas avoir la bouche embarrassée, un appareil à pont soutenu par deux pivots comprenant les huit dents antérieures et deux grosses molaires.

Après avoir aurifié toutes mes racines, sauf les deux sur lesquelles je projetais de faire mes pivots, j'eus à fixer mes deux tubes, — l'un dans la racine de la canine du côté gauche et l'autre dans la racine de l'incisive centrale droite, la racine de la canine du même côté étant trop mauvaise pour recevoir un tube

Il fallait absolument que les deux tubes fussent parallèles ; c'était difficulté.

Le procédé qui consiste à placer du fil de métal, deux équarrissoirs par exemple, dans le canal et à juger du parallélisme à l'œil nu par la direction des parties dépassant la racine ne me paraissait pas suffisamment précis. Je ne connaissais pas d'instrument spécial pour le cas. J'eus l'idée de faire faire à mon laboratoire en quelques minutes le petit appareil que je vous présente et qui, comme vous voyez, est très simple. (Voir figure 1.)

Fig. 1.

Il se compose de deux fils de cuivre ronds, à peu près de la grosseur du pivot, courbés chacun à angle droit, les deux parties horizontales réunies par une ou deux charnières permettant le glissemen et par suite le rapprochement ou l'éloignement des deux tiges verticales devenues ainsi parallèles.

Les deux tiges verticales servent, comme on le comprend bien à pénétrer dans les tubes et, pendant leur fixation au ciment, à l'amalgame ou à l'or, à les maintenir parallèles entre eux dans les racines. Pour plus de justesse on peut, comme on le voit dans la

figure en question, souder à l'étain, au bout des des deux tiges verticales, les deux pivots destinés à pénétrer dans les racines, ou leurs
semblables en cuivre.

Dans le cas cité, pour le premier pivot à fixer, je me servis de ce
premier appareil.

Pour fixer le second pivot, à une séance suivante, je me servis
d'un deuxième appareil, construit d'après les mêmes principes,
mais auquel, mon mécanicien et moi, nous fîmes subir quelques
modifications pour obtenir encore plus de précision. (Voir fig. 2.)

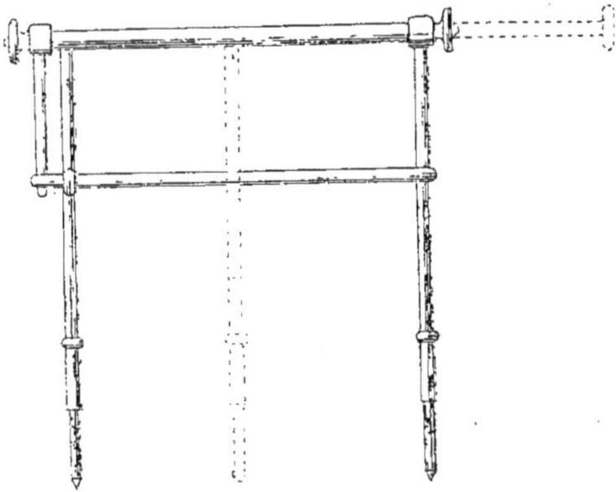

Fig. 2.

La tige horizontale se compose cette fois d'un long tube ouvert
à sa partie inférieure pour permettre le glissement d'une des deux
tiges verticales maintenues à leur partie moyenne par deux autres
tiges horizontales.

Les deux tiges verticales portent à leur extrémité un tube fendu
sur les côtés comme les porte-crayons et maintenu par une vi-
role, ce qui permet d'y placer les deux pivots sans être obligé de les
souder.

Les tubes furent placés dans les racines à l'aide de ces deux instruments ; je pus ainsi sortir dans mes empreintes au plâtre mes deux
pivots parallèles et faire pour mon patient deux appareils à pont
qu'il peut mettre indistinctement sans sentir la moindre différence
et la moindre gêne. Mon patient, qui est un ancien élève de l'Ecole
centrale, suivit avec intérêt ce petit travail. Il m'apporta, quelques
jours après, le dessin d'un appareil plus complet que les deux pré-

cédents et que je me promets de faire exécuter par un de nos habiles fabricants.

Cette fois, l'instrument est plus perfectionné, tous les mouvements se font plus facilement : une tige horizontale dont l'extrémité est filtée permet de faire avancer ou reculer lentement la tige verticale ; les deux tiges verticales sont également filtées à leur extrémité supérieure, et un écrou permet de faire sortir le pivot de la racine pendant qu'un collier en métal placé à l'extrémité inférieure maintient par son bord inférieur le tube à sa place et l'empêche de sortir de la racine, ce qui est utile lorsqu'on se sert, comme je le fais souvent, de l'amalgame pour fixer les tubes.

Cet appareil me semble absolument parfait quant au résultat à obtenir, mais il est un peu plus compliqué, ce qui a l'inconvénient d'augmenter le prix de la fabrication.

Mais, à son défaut, les deux premiers peuvent suffire et ils ont le grand avantage de pouvoir être construits immédiatement par le praticien lui-même lorsqu'il en aura besoin.

Il est évident aussi qu'avec ces appareils on peut également obtenir le parallélisme de trois, quatre, cinq, etc. pivots, si on le juge nécessaire, en procédent deux par deux, d'après ce théorème de géométrie qui dit [que *deux lignes parallèles à une troisième sont parallèles entre elles.*

M. Levett, de Paris, présente

UNE NOUVELLE MATRICE

dont il est l'inventeur.

Quoique l'usage des matrices comme auxiliaires de l'obturation remonte à une date assez éloignée, elles n'ont été employées couram-

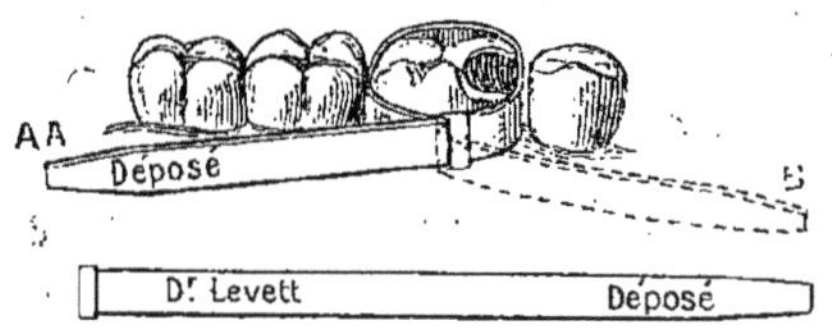

ment que depuis quelques années et Herbst y a été pour beaucoup. Nombre de modèles ont été suggérés : les uns n'assurent pas la fixité, dans les autres elle est obtenue au prix d'un mécanisme assez compliqué. Je ne sais si vous serez de cette opinion, mais j'estime qu'une matrice doit, pour rendre des services, être de placement et d'enlèvement faciles tout en assurant la liberté opératoire et en ayant une grande fixité. Les matrices avec vis et écrous sont trop compliquées, celles faites avec un ressort de pendule faisant pincettes sont, à mes yeux, très utilisables à condition qu'elles n'aient pas le repli postérieur du modèle de Miller — le repli empêche de tirer de dedans en dehors et oblige à l'enlèvement de bas en haut — ce qui peut ébranler ou faire éclater la matière obturatrice, principalement quand il y a eu reconstitution.

On en saisit bien le mécanisme ; elle consiste en une petite cravate métallique, le bout libre est replié sur l'anneau ; le placement opéré, un mouvement contraire l'enlève.

Il m'a semblé que cette matrice satisfait aux principales conditions. Elle est de placement facile, elle s'enlève par un mouvement de dedans en dehors sans risque de heurter la matière obturatrice, elle permet le foulage énergique sans qu'il y ait crainte de dérangement, de sorte que je la crois appelée à prendre place parmi les meilleurs modèles.

M. le Dr FRANK, de Vienne, fait des essais de la pince coupante décrite dans les séances de communications orales.

M. GARTRELL, de Cambridge, décrit son nouveau procédé de

TRAVAIL A PONT

et présente un appareil prothétique construit d'après ce système.

La pièce du haut est en caoutchouc. Une arcade en métal au 12 de la filière environ, sur 4 à 5 millimètres de largeur, est placée sur champ et soudée à deux pivots rentrant dans les racines des deux canines qui supportent tout l'appareil qui reste à demeure. Sur cette arcade vient se placer la pièce de caoutchouc dans laquelle est réservé un sillon, sorte de mortaise, où vient se loger l'arcade métallique. Par ce moyen, la pièce tient bien en place, se retire facilement et surtout n'embarrasse pas le palais, car elle peut être très étroite comme un simple bandeau.

UN MEMBRE présente un

DENTIER COMPLET AVEC RESSORTS FONCTIONNANT DANS L'INTÉRIEUR

Une cage d'or partant de la 1re petite molaire vient aboutir à l'extrémité postérieure de l'appareil. Elle suit très exactement la côte du maxillaire. Les dents sont placées dessus et le tout est entouré de caoutchouc comme un dentier ordinaire. Cette cage s'ouvre à la partie postérieure, au niveau de la tubérosité. Elle forme, du reste, la partie terminale des appareils. Le ressort passe par cette ouverture pour entrer dans l'ouverture semblable de l'appareil antagoniste. Une tige terminée par un bouton de porte-ressort traverse la cage entre les 2 petites molaires en haut et en bas. Elle est destinée à tenir la pincette sur laquelle est vissé le ressort. L'inventeur insiste sur l'avantage de cette méthode. Les ressorts ne peuvent ni gêner, ni blesser les joues. Quelques observations sont faites par les assistants. Elles portent sur la difficulté de tenir propres ces cages ouvertes.

M. Trouvé, de Paris, présente ses différents appareils d'électricité appliquée à l'Art dentaire.

M. le Dr Redard, de Genève, soumet :

1° L'appareil de M. Chardin, ingénieur électricien qui, par son peu de volume et la constance de son bon fonctionnement, présente des avantages sérieux. Il consiste en une boîte renfermant un galvano-cautère, une pile de 16 éléments pour le courant contenu et un appareil d'induction ;

2° 62 plaques de caoutchouc vulcanisé à la suite d'expériences faites dans la glycérine sans pression ;

Ses conclusions sont les suivantes pour cette seconde présentation :

Avantages.

Absence complète de danger ;
Simplicité de l'appareil.

Désavantages.

Longue durée de la vulcanisation (3 heures) ;
Dégagements de vapeurs désagréables ;
Dureté du plâtre après l'opération ;
Prix élevé de la glycérine.

3° plusieurs dentiers avec de l'émail appliqué sur de la gencive en caoutchouc résultant d'expériences faites par M. Kursteiner, de Genève. Cette présentation a un but de priorité ;

4° Du chlorure d'éthyle qu'il emploie avec succès comme anesthésique local à l'aide d'un tampon de coton ou du pulvérisateur de Richardson en prenant certaines précautions pour les parties voisines.

5° Une pince alvéolaire pour les racines de la mâchoire inférieure.

M. le Dr Brunton, de Leeds, présente des

DIAGRAMMES INDIQUANT UNE POSITION DU PATIENT PENDANT L'ANESTHÉSIE

et les accompagne des explications suivantes dues au Dr Benjamin Howard, extraites d'une note sur *Un nouveau moyen de relever l'épiglotte.*

L'introduction des anesthésiques a donné à l'épiglotte un intérêt nouveau, commun et important. Ce qu'on avait pensé d'abord relativement à l'épiglotte et à la méthode pour l'élever dans l'apnée, on le pense toujours et partout.

Cette méthode est la suivante :

1. Quand l'état d'inconscience se transforme en état d'insensibilité, appelé apnée, l'épiglotte tombe en arrière et ferme la glotte.

2. Dans cet état l'élévation de l'épiglotte est la première chose à faire car, sans cela, la respiration naturelle ou artificielle est impraticable et l'issue est fatale.

Le seul moyen de soulever l'épiglotte c'est avec la langue ; quand la langue est amenée en avant, l'épiglotte se meut vers le haut. Marshal Hall a imaginé de coucher contre terre le patient.

Sir James Simpson et M. Syme emploient des pinces. L'habitude de les appliquer sur la langue — non pas à l'extrémité mais aussi loin que possible en arrière — est particulièrement recommandée par Sir Joseph Lister, qui semble avoir remarqué le premier que, en tirant la langue avec la pince, on provoque l'élévation de l'épiglotte dans certains cas, peut-être plutôt par l'irritation causée par la pince et l'action réflexe qui en résulte que par une action mécanique.

Dans la position horizontale ordinaire sur le dos j'ai observé trois causes anatomiques d'obstacle à l'entrée de l'air :

1° *Le voile du palais et la luette.* Que la bouche soit ouverte ou fermée, le voile est tout à fait flasque, touchant presque la paroi postérieure du pharynx ou reposant sur elle, tandis que la luette, si elle est longue, se recourbe sur elle-même, fermant presque complètement dans quelques cas l'entrée de l'air à ce point.

2° *L'épiglotte* est toujours rejetée en arrière sur la glotte, reposant sur la paroi postérieure du pharynx.

3° *La langue,* que la bouche soit ouverte ou fermée, repose invariablement du côté dorsal sur la paroi postérieure du pharynx et forme un obstacle. La flexion de la tête augmente l'obstruction qui résulte de ces trois causes.

La traction opérée sur la langue rétrécit et allonge celle-ci et il en résulte une résistance du frein de la langue qui devient très tendu ; la traction continuant, les piliers antérieurs du gosier résistent et se tendent. Quelque traction qu'on exerce, la glosso-épiglotte se replie, reste tout à fait lâche et l'épiglotte reste baissée sans mouvement.

Si l'on étend la tête, les muscles adhérents au maxillaire inférieur se raidissent et se tendent ; si on l'étend davantage l'épiglotte se lève ; si l'extension continue, l'épiglotte devient instantanément, complètement et forcément droite.

La gravitation précipite alors la dent hors du pharynx dans la cavité buccale dont la voûte forme maintenant un plancher pour la recevoir ; le conduit supérieur de l'air est transformé en un tube élargi, ferme, mais légèrement courbé, complètement libre de la glotte aux narines.

Moyen d'obtenir une extension complète de la tête et du cou.

Après s'être assuré, en amenant le patient au bord de la table ou du lit ou par l'élévation de la poitrine, qu'on peut se balancer librement,

avec une main sous le menton et l'autre sur le vertex, porter posément et fermement à la fois la tête en arrière et en bas. Le cou suivra le mouvement qui doit continuer jusqu'à ce qu'on ait obtenu l'extension la plus grande possible de la tête et du cou.

Pour qu'il n'y ait pas de faute possible sur l'élévation si importante de l'épiglotte, je voudrais qu'on comprît bien nettement ceci : en s'assurant que la bouche est fermée et que le bord inférieur du maxillaire inférieur est à angle droit avec la colonne cervicale, comme dans la position horizontale ordinaire, il faut continuer d'étendre la tête de 30 à 35 degrés avant qu'il soit possible pour l'épiglotte d'être affectée. Ce n'est qu'après que la peau de la symphise au sternum est tout à fait tendue que les muscles relâchés en question au-dessus deviennent tout à fait tendus. Cette tension ayant eu lieu, à partir de ce moment l'élévation de l'épiglotte commence.

En résumé : rendre aussi droite que possible la ligne de la peau du menton au sternum et l'élévation complète de l'épiglotte est terminée.

Il vaut toujours mieux produire plus d'extension qu'il ne semble nécessaire parce qu'un excès ne peut faire aucun mal, tandis qu'une légère insuffisance peut causer un insuccès pour l'opérateur et la mort du patient. Quant aux autres effets de l'extension, tels que je les ai décrits sur la langue, le voile du palais, le pharynx, ainsi que le ménagement d'une entrée libre post-buccale pour l'air, j'insiste spécialement là-dessus, ils ne peuvent être obtenus avec certitude qu'en produisant l'extension de la tête et du cou aussi complète que possible, comme cela a été dit. C'est ainsi que, comme je l'ai indiqué plus haut, le conduit supérieur d'air qui auparavant était un canal angulaire, flasque, à peine perméable, est maintenant un tube agrandi, mais légèrement courbé, libre partout, de la glotte, qui dans cette position est au-dessus, jusqu'aux narines en bas. On peut ajouter aussi que pour la trachéotomie cette position tend la peau et rend les parties au-dessous accessibles et fermes. En tout cas le sang et les autres matières sont empêchés de pénétrer dans la trachée.

Sur plus de 13,000 cas de mort par asphyxie qui, pendant les trois dernières années se sont produits en Angleterre, seulement, j'en ai choisi plus de 100 attribués d'une façon sûre à l'administration d'anesthésiques, cas qui, sans aucun doute ont été l'objet du traitement le plus habile et dans lesquels la langue était consciencieusement tirée en avant de la manière ordinaire, ce qui n'empêcha pas la mort.

J'ai commencé en disant que « dans l'état d'insensibilité ou apnée complète, l'épiglotte tombe en arrière et ferme la glotte. Dans cet état l'élévation de l'épiglotte est la première chose à faire car, sans cela, la respiration naturelle ou artificielle est impraticable et l'issue est fatale ».

La marche à suivre dans le traitement de l'apnée consiste :

1° A assurer une entrée de l'air complètement libre ;

2° A provoquer la respiration par une action réflexe ;

3° Dans la respiration artificielle. Conséquemment avec une entrée de l'air à l'abri de tout soupçon mais fermée, un effort respiratoire incomplet avec légers soupirs a quelquefois été produit mais sans respiration. Des mouvements respiratoires artificiels ont été essayés mais souvent sans respiration ou échange d'air ; de là des morts inexplicables.

Les faits les plus importants que je signale sont donc les suivants :

1° Contrairement à la croyance générale, la traction de la langue ne peut pas lever l'épiglotte.

2° Par une extension suffisante de la tête et du cou, par volition, instinct, action réflexe ou par l'effort d'un tiers, chez un être bien portant, mourant ou mort, l'épiglotte est instantanément et sans qu'on puisse l'empêcher, complètement levée;

3° Par une extension complète de la tête et du cou la langue et le voile sont, comme obstacles respiratoires, éloignés simultanément avec l'épiglotte tout entière et sans le moindre délai l'entrée de l'air peut être redressée, agrandie et rendue libre par la personne la plus voisine.

4° Si une syncope se trouve être un facteur principal ou seulement incident, elle donne également le correctif le meilleur et le plus rapide.

J'espère que les faits que je viens de relater seront pris en considération comme moyens d'éviter la mort.

M. CLARK, de Newark (Etats-Unis), présente des

PLAQUES DENTAIRES ÉLECTRO-MÉTALLIQUES

dues à Ward.

Ces plaques sont en argent ou en or ou des deux métaux à la fois et de l'épaisseur voulue. La combinaison des deux métaux est préférable à un seul métal car elle donne plus de solidité. Tous les métaux galvanisés perdent de leur solidité, mais comme l'argent en perd moins que l'or, il sert à réparer la perte éprouvée par ce dernier C'est pour cela qu'il ne faut point confondre la combinaison avec l'alliage. car un alliage ne peut pas être galvanisé à une épaisseur pratique. Chaque métal doit être pur. La solidité peut être augmentée à volonté.

Le modèle est préparé, puis l'or déposé directement dessus, ensuite l'argent l'est sur l'or, enfin l'or sur l'argent, quelquefois on fait une mince plaque d'argent d'abord sur laquelle on dépose l'argent ensuite.

L'épaisseur de l'or déposé peut être augmentée à volonté.

Le temps nécessaire pour galvaniser une plaque varie de 5 à 6 jours, mais dans des cas spéciaux il peut être réduit notablement.

Apporter beaucoup de soin pour obtenir une empreinte fidèle et en tirer un modèle parfaitement saillant.

Tous les modèles doivent être en plâtre. Si un rebord est nécessaire, couper l'empreinte, avant de faire le modèle. Tracer sur le modèle une simple ligne au crayon indiquant jusqu'où la plaque doit s'étendre.

Les plaques présentent une surface égale au pouvoir de rétention des boucles et des crampons employés d'ordinaire et l'expérience a prouvé que le caoutchouc adhère à ces surfaces rugueuses avec une ténacité suffisante pour satisfaire les plus exigeants.

On peut couvrir la face linguale en entier si l'on veut, mais la tendance générale des dentistes, étant d'employer le moins possible de caoutchouc, cette surface est rarement couverte ; d'où résulte une ligne jusqu'à laquelle le caoutchouc peut s'étendre.

Ces plaques donnent d'excellents résultats dans le travail à pont mobile car elles permettent de coiffer une dent, une pointe ou une épaule coupée dans une dent, antérieurement à la prise de l'empreinte dont chacune sert de support. Quand une ou plusieurs dents sont coiffées, le dentiste peut enlever les couronnes, transformant ainsi les coiffes en bandes parfaitement ajustées. D'excellents résultats sont également obtenus avec les plaques de redressement et de rétention.

Quand le travail du dentiste est fini et que les patients ont porté leurs plaques suffisamment pour se convaincre qu'elles vont bien, il convient de retourner la pièce pour une galvanisation nouvelle destinée à couvrir d'or les points mis à nu par les manipulations.

Il faut avoir soin de ne pas souder ces plaques car le chauffage porte atteinte à leur parfaite adaptation qui constitue leur principal mérite. Si l'on désire un finissage tout en métal au lieu de caoutchouc, il peut être obtenu ; pour cela, il faut mouler les dents sur le modèle en laissant un espace entre le modèle et les dents environ de l'épaisseur de la gutta ordinaire. Cela permet de faire une plaque d'une épaisseur suffisante.

MICROGRAPHIE

M. le Dr MARIÉ, de Paris, présente une série de préparations micrographiques, explique et compare les procédés en usage pour les études de micrographie appliquée à l'Art dentaire.

M. CUNNINGHAM, de Cambridge, présente une série de coupes de maxillaires de jeunes chats et de sections de follicules dentaires, ainsi qu'une collection de figures schématiques coloriées sur toile préparées pour son cours, indiquant les différents procédés de couronnes et de travail à pont.

M. GODON, de Paris, présente, au nom de M. CAUSH, de Brighton, une série de

COUPES DE DENTS POUR LE MICROSCOPE

Un de ses élèves démontre le mode de préparation employé par M. Caush pour le tissu dur.

Si l'on désire faire une coupe longitudinale ou montrant l'émail,

il faut user la dent sur une meule ; au contraire, si l'on désire avoir
une section transversale de la racine, on sectionne celle-ci à l'aide
d'une scie aussi fine que possible ; si même cela était nécessaire,
on monterait la pièce sur un morceau de bois à l'aide d'un peu de
gomme laque ramollie ; la partie sectionnée est alors placée dans la
gomme, et, lorsque celle-ci est froide, il est aisé de la scier ou même
de la meuler aussi fine que possible.

On prend alors la coupe et on la place entre deux plaques de verre
dépoli avec un peu de ponce porphyrisée et beaucoup d'eau ; puis,
par un mouvement rotatoire de la plaque de verre supérieure, on
use la préparation jusqu'à ce qu'elle soit assez fine, en ayant soin de
la retourner souvent. Puis on replace de nouveau la coupe entre deux
plaques de verre bien polies avec un peu de ponce et beaucoup d'eau,
on continue le mouvement rotatoire jusqu'à ce que la préparation
soit devenue assez fine. Le verre poli a pour but de produire une usxr
face sans rayures : on lave ensuite convenablement dans l'eau, puis
dans l'eau distillée.

S'il y a de l'exostose ou même si l'on désire conserver une membrane quelconque adhérente à la dent, on trempe la coupe dans un
bain de solution d'aniline et on l'y laisse reposer quelques minutes.

Pendant que la coupe est dans la teinture, on prend lame et lamelle, on les nettoye et on s'assure qu'il ne reste aucune saleté sur
leur surface. Quand elles sont bien nettoyées, prendre une petite
quantité de baume de Canada durci, chauffer le verre, y placer un
peu de ce baume ainsi que sur la surface de la lamelle.

Retirer ensuite la coupe de la teinture, laisser égoutter, puis la
placer dans la paume de la main et, avec l'un des doigts de l'autre
main, frotter la surface de la dite coupe pour en chasser l'eau et faire
que les canalicules, les tubes, etc., restent remplis de teinture, puis
monter dans le baume de façon à montrer la structure du tissu.

Pour monter la coupe, la placer dans le milieu du baume sur la
lame, ensuite recouvrir avec la lamelle, chauffer et appuyer douce-
ment ; si cela est nécessaire, continuer la pression jusqu'à ce que le
baume soit devenu solide.

Lorsque le baume est dur, nettoyer les verres avec des dissolvants,
tels que chloroforme, pétrole, essence minérale, et lorsque la lame
et la lamelle sont nettoyées, la préparation est prête à être entourée
d'une bague de ciment.

Pour faire cette bague, on met la préparation au milieu d'une table
tournante et pendant que la préparation tourne elle-même, on tou-

ché les bords de la lamelle avec un pinceau en poils de chameau trempé dans une solution d'émail d'Aspinal.

Cela donne du fini à la préparation et empêche les bords de la lamelle de s'effriter. Les avantages de cet émail sont qu'il sèche très vite, qu'on peut l'obtenir en presque toutes couleurs, qu'il est toujours prêt à être employé, qu'il n'est pas affecté par l'humidité et qu'il adhère au verre dans le cas où celui-ci recevrait un choc.

EXPOSITION D'APPAREILS ET INSTRUMENTS PROFESSIONNELS NOUVEAUX PAR LES PRINCIPAUX FABRICANTS FRANÇAIS ET ÉTRANGERS.

Presque toutes les maisons de fournitures pour dentistes prennent part à cette exposition qui est assez considérable et montre les progrès effectués comme mécanique et produits : notamment la maison Ash et fils, de Londres, M. Bergstrom, constructeur, à Paris, la maison Burroughs et Welcome, de Londres, MM. Chardin, ingénieur électricien, à Paris, Heymen-Billard, fournisseur pour dentistes, à Paris, Simon, fournisseur, à Paris, Trouvé, de Paris, électricien, et la maison S. S. White, de Philadelphie.

Les présentations, accompaguées d'un manuscrit donnant la description des appareils, sont les suivantes :

M. Bergstrom, de Paris, présente au Congrès :

1° UN NOUVEAU TOUR DENTAIRE

à mouvement continu marchant environ cinq minutes sans qu'il soit nécessaire de s'en occuper ; l'impulsion est donnée par un ou deux coups sur la pédale. Ce tour se démonte, est d'une grande légèreté et peut se mettre dans une boîte de 0 m. 26 sur 0 m. 08 pour le voyage ;

2° UN INJECTEUR A AIR CHAUD

donnant de la chaleur pendant cinq minutes et accompagné d'un petit thermomètre permettant de se rendre compte de la température de l'air injecté.

La maison Burroughs, Wellcome et Cⁱᵉ, de Londres, expose :

1° Des dents minérales du « Wilmington dental manufacturing » de Philadelphie ;

2° Une pochette hypodermique complète avec des tabloïdes solubles de cocaïne, morphine, atropine, etc., accompagnant une seringue hypodermique et un mortier pour pulvériser les tabloïdes.

Les avantages annoncés de cette pochette consistent dans la pureté et l'exactitude du dosage, la solubilité facile et entière, la conservation complète de la drogue dans quelque climat que ce soit, l'action sûre et rapide ;

3° Divers produits tels que le coton absorbant de Lawton, la charpie de la fibre de papier, de l'huile pure d'*eucalyptus globulus*, du pinol, des vaporoles, de l'hazeline, du vin de bœuf et de fer, etc.

M. Chardin, de Paris, présente des appareils électriques décrits d'autre part (communication clinique du docteur Redard, p. 362).

M. Simon expose du silex-émail inaltérable composé de seize nuances et l'amalgame Vieta qui ne s'oxyde jamais, suivant lui.

M. Dubois fait une description des objets contenus dans la vitrine exposée par la maison White, de Philadephie. Il explique l'usage des différents instruments pour la confection des couronnes en or avec ou sans adjonction de dents minérales et leur combinaison dans le travail à pont.

M. Wirth, de Paris, présente et fait la démonstration d'un nouvel

APPAREIL A MOULER ET VULCANISER LE CAOUTCHOUC ET PRESSER LE CELLULOÏD

Les avantages indiqués par le présentateur sont les suivants :

La vulcanisation se faisant dans la vapeur sèche, les pièces dentaires sont la reproduction exacte de la pièce en cire.

Au sortir du moufle, le caoutchouc possède son maximum de beauté et de solidité ; il est susceptible d'un très beau poli ; les dents conservent leurs nuances naturelles.

Enfin, pouvant servir pour le celluloïd, il évite double machine.

MM. Contenau et Godart fils, de Paris, présentent un

MOTEUR DENTAIRE ÉLECTRIQUE

Ce nouveau moteur est constitué essentiellement par une pièce à main commune à tous les moteurs, sur laquelle se fixent les différentes fraises, forets, etc., en usage dans la profession, et d'un propulseur ou organe moteur fixé immédiatement à la suite, de façon à ne constituer qu'un seul et même instrument de dimension et de poids suffisamment réduits pour en faire un organe commode, léger et peu encombrant.

Comme le nom l'indique, la force motrice est l'électricité, mais les inconvénients ordinaires en sont évités par le choix judicieux d'une pile dont les qualités et la fonction se prêtent le mieux à l'usage auquel elle s'applique.

Cette pile peut fournir de l'électricité pendant trois mois.

VISITE A L'EXPOSITION UNIVERSELLE

Le samedi matin, 7 septembre, une visite a lieu à l'Exposition universelle, classe XIV (médecine et chirurgie) où se trouvent les appareils de chirurgie, les vitrines des dentistes et des fabricants français et étrangers.

Cette visite a lieu sous la conduite des délégués de la commission d'organisation.

PRÉSENTATION DE LA VITRINE DE L'ÉCOLE DENTAIRE DE PARIS

M. Godon et Poinsor, présentent la vitrine de l'Ecole dentaire de Paris et font la description des divers instruments et appareils qu'elle contient.

(Voir, pour la nomenclature de ces objets, *Odontologie*, juin 1889).

EXPOSITION DE M. MARTIN

M. Martin, de Lyon, donne des explications sur les appareils qu'il a exposés, consistant en

RESTAURATIONS DE LA FACE AU MOYEN DE LA PROTHÈSE IMMÉDIATE

Ces restaurations sont appliquées aux maxillaires, aux lèvres, au nez, à la langue, à la voûte et au voile du palais.

Je vais essayer de vous donner quelques explications sur les travaux que j'ai exposés. Les uns appartiennent à l'art dentaire pur, les autres sortent un peu du domaine proprement dit du dentiste. Toutefois, comme ils s'y rattachent par des points nombreux, je ferai mon possible pour les grouper ensemble.

Je vais, tout d'abord, vous représenter les appareils qui m'ont servi dans les prothèses chirurgicales, que j'appelle prothèses immédiates des maxillaires. Ce genre diffère de la prothèse tardive, appliquée jusqu'à ce jour, en ce que son application est un temps de l'opération elle-même.

Chacun de nous a pu être témoin des difformités résultant de la perte d'une partie des maxillaires et surtout du maxillaire inférieur. Vous voyez ici quelques moulages d'après nature, qui représentent ces difformités. La fig. 1 en donne une idée bien nette.

Vous en voyez d'autres, qui, tout en ayant subi la même mutilation, n'ont pas les traits altérés. Toutes les parties de la face ont conservé leurs rapports et leur harmonie (fig. 2).

Avant l'application de ce genre de prothèse, on respectait les droits acquis d'une cicatrisation vicieuse, consécutive à l'ablation d'une

partie ou de la totalité du maxillaire inférieur ; au contraire, avec la
méthode que je préconise depuis 13 ans, on guide la cicatrisation,
on empêche toutes les déformations inhérentes à ce genre d'opération ; bref, on conserve la forme et les fonctions dévolues à l'os
enlevé. Ces résultats sont obtenus à l'aide d'appareils ayant à peu
près la même forme et le même volume que la partie d'os enlevé, et
qu'on substitue immédiatement à cette dernière pendant l'opération

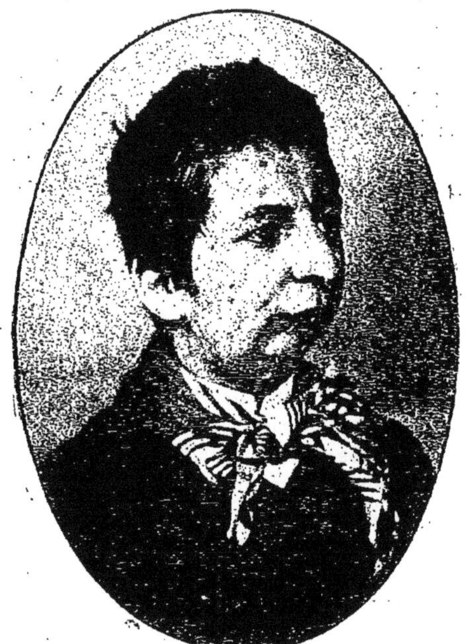

Fig. 1.

en les fixant aux parties osseuses restantes, c'est-à-dire avant que le
chirurgien referme la plaie.

MAXILLAIRE INFÉRIEUR

Je vais vous présenter, comme type, un appareil qui a servi à
remplacer les trois quarts de la portion horizontale du maxillaire
inférieur (fig. 3). Il en a à peu près la forme, et, à chacune de ses
extrémités, il est muni de petites plaques de platine, dont l'interne,
large d'un centimètre, est fixée à l'appareil par des vis. L'externe est
aussi fixée à l'appareil de la même manière, à l'une de ses extrémi-

tés, mais l'autre est percée d'un trou destiné à laisser passer une vis qui doit être fixée dans le fragment osseux. Ces plaques internes

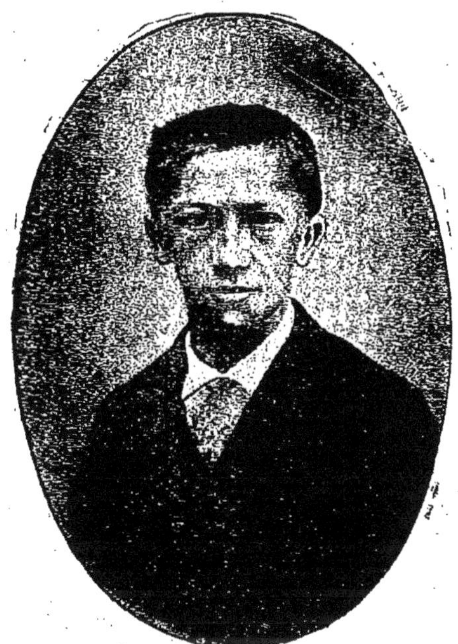

Fig. 2.

et externes forment une espèce de mortaise, dans laquelle est maintenu chacun des fragments osseux. Cette disposition rétablit la continuité de l'os.

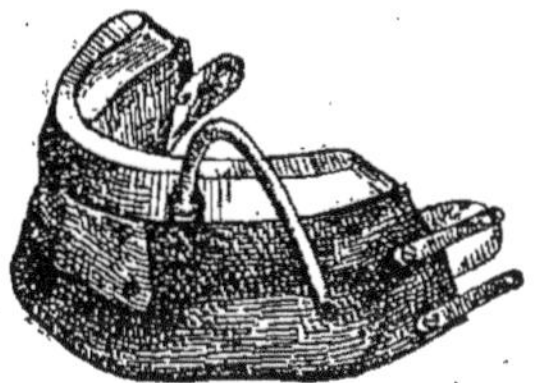

Fig. 3.

La fixation dans les os de corps étrangers comme des vis de platine ou d'acier étamé a pu faire craindre des complications dans un milieu aussi septique que la cavité buccale ; mais l'expérience a prouvé que ces corps étrangers sont très bien tolérés. C'est ainsi que l'appareil que je vous présente a séjourné dix-huit mois dans la bouche sans provoquer d'accident. Il faut vous dire que, dès les premiers jours, je fis de nombreux lavages antiseptiques, et que je les continuai jusqu'à ce que la cicatrisation fût complète. A cet effet, j'ai ménagé dans l'épaisseur de l'appareil une série de canaux qui s'ou-

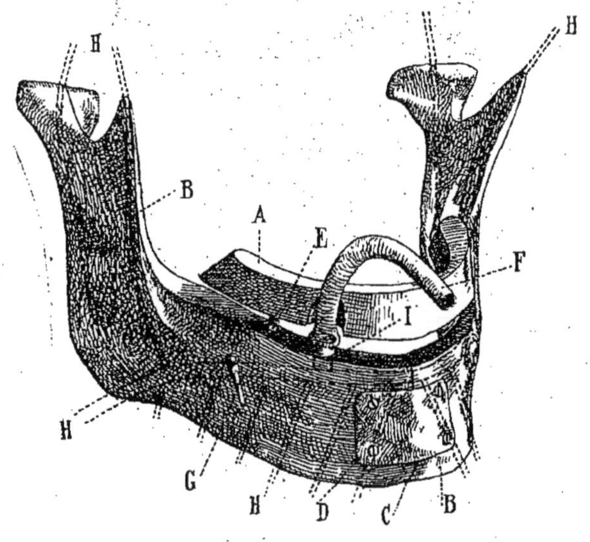

Fig. 4.

vrent sur tout le champ opératoire, et qui partent d'un canal central prolongé lui-même jusqu'à l'extérieur de la bouche par un tube de caoutchouc. On y adapte l'extrémité d'un irrigateur, lorsqu'on veut faire les lavages qui se pratiquent avec la plus grande facilité, sans nécessiter le moindre mouvement de la part de l'opéré. Ces irrigations entraînent facilement tous les débris de suppuration qui peuvent se produire sur la surface cruentée.

Les dimensions des appareils pourront varier ; on les fera plus ou moins grands selon l'intervention chirurgicale, et si celle-ci porte sur une très grande partie ou même sur la totalité de l'os, il faudra, pour maintenir en place le maxillaire artificiel, le relier à l'aide de ressorts à une pièce palatine, de la même manière qu'un dentier.

La fig. 4 représente un maxillaire complet dans tous ses détails. On n'aura qu'à le diminuer suivant l'étendue de la résection, et à y ajouter les lames latérales comme dans la fig. 7.

Les moyens de fixation peuvent varier dans une certaine limite.

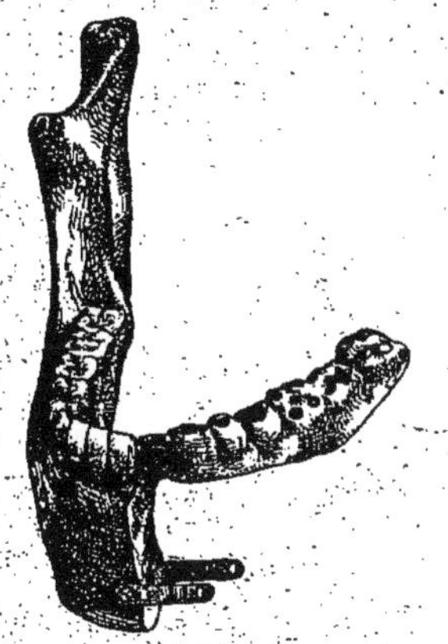

Fig. 5.

Lorsqu'il reste quelques dents ou fragment osseux, on pourra s'en servir comme point d'attelle. Il ne faut rien laisser au hasard, aussi

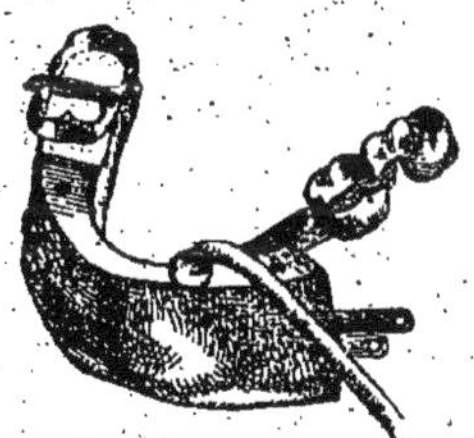

Fig. 6.

ajoutons-nous toujours des lames fixées aux fragments restants. Les fig. 5 et 6 donnent une idée de ces diverses dispositions.

MAXILLAIRE SUPÉRIEUR

Dans les résections du maxillaire supérieur, la pièce artificielle diffère de l'inférieure en ce qu'elle représente seulement la face antérieure de l'os et la voûte palatine. La face antérieure, qui, par

sa forme, offre une partie rétrécie au-dessus du rebord alvéolaire, a
besoin d'être divisée en plusieurs parties, car, sans cette précaution,
il faudrait une nouvelle opération pour la retirer après la cicatrisation. C'est ce qui m'est arrivé au début; aussi cette pièce est-elle
composée aujourd'hui de trois fragments, dont l'un forme toute la
partie horizontale de l'appareil, c'est-à-dire la voûte palatine et le
rebord alvéolaire, et les deux autres la partie verticale. Ces deux

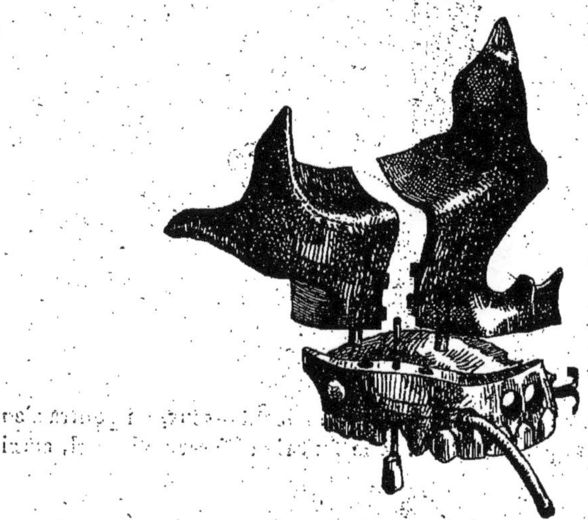

Fig. 7.

dernières sont réunies entre elles par une espèce de charnière placée sur le bord externe de chaque fragment. Le goujon sur lequel
se meut cette charnière, n'est autre qu'une espèce de clou en métal
dont la tête est formée par une des dents de la pièce. Il traverse tout
le bord alvéolaire et remonte pour passer dans chacun des anneaux
des diverses parties de la charnière fixée à la pièce verticale. Par ce
moyen, on les réunit entre elles, tout en les fixant par le bord
alvéolaire à la pièce horizontale. Lorsque l'appareil est placé et qu'on
veut l'enlever, on n'a qu'à retirer ce pivot et la pièce se démonte en
trois parties. Une série de canaux permet de pratiquer les lavages,
comme pour les pièces du maxillaire inférieur.

La fig. 7 représente cet appareil dans tous ses détails. Ces premiers appareils, qui constituent la prothèse immédiate proprement
dite, ne sont pas inamovibles. Il faut les laisser le plus longtemps

possible, puis les remplacer par d'autres qui rentrent alors dans la catégorie des pièces dentaires ordinaires et que j'ai appelés appareils définitifs.

Pour la pièce inférieure, s'il reste quelques dents au fragment os-

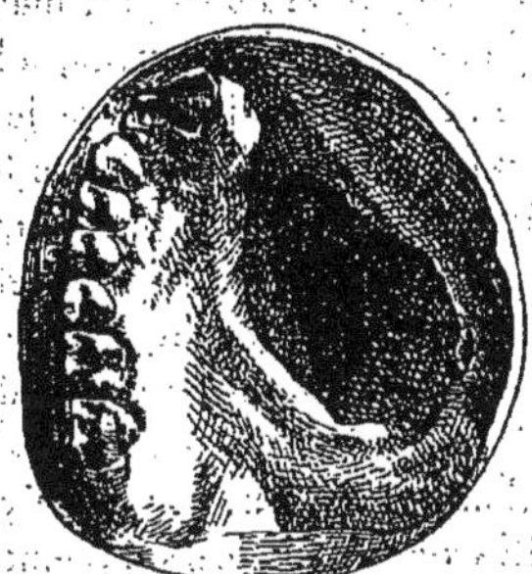

Fig. 8.

seux, vous pourrez vous en servir pour la fixer; dans le cas contraire, on fait usage de ressorts et d'une pièce palatine.

Pour le maxillaire supérieur, l'appareil définitif est un peu plus compliqué; le premier appareil représentait seulement la face anté-

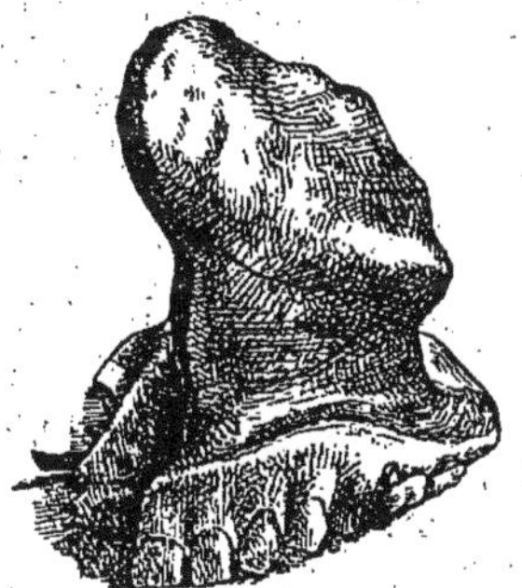

Fig. 9.

rieure de l'os, afin de maintenir les parties molles, les joues en un mot, dans une position normale. La face postérieure, étant complètement libre, a pu se cicatriser en rétrécissant l'orifice laissé par l'ablation totale de l'os. Il n'en reste pas moins une cavité très grande, qui représente plus ou moins la forme du sinus. A ce moment cette cavité a besoin d'être obturée complètement afin de rendre à la voix sa résonnance habituelle. Mais comme elle est souvent d'un volume considérable, allant quelquefois jusqu'à huit centimètres de profondeur, comme le reproduit le moulage que je vous présente (fig. 8) Il faut que l'appareil ait ces dimensions; mais alors il deviendrait difficile de le faire pénétrer dans la bouche, si l'on n'employait l'artifice que voici : toute la partie qui dépasse le rebord alvéolaire est creuse, elle forme une ampoule qui tapisse toute la cavité, elle est faite avec du caoutchouc mou. Les parois en sont excessivement minces pour offrir une plus grande souplesse et une plus grande légèreté. Grâce à cette disposition, pour introduire la pièce, il suffit d'aplatir ou de rabattre la partie molle, qui se redresse dès que la pièce est en place.

Je tiens essentiellement à donner à ces pièces le plus de volume possible, afin qu'elles obturent hermétiquement cette vaste cavité; c'est pour moi le seul moyen de rendre à la parole son timbre normal (fig. 9.)

CHARPENTE NASALE

Nous venons de voir avec quelle facilité sont tolérés les corps étrangers par les tissus organiques. Une autre preuve nous est fournie

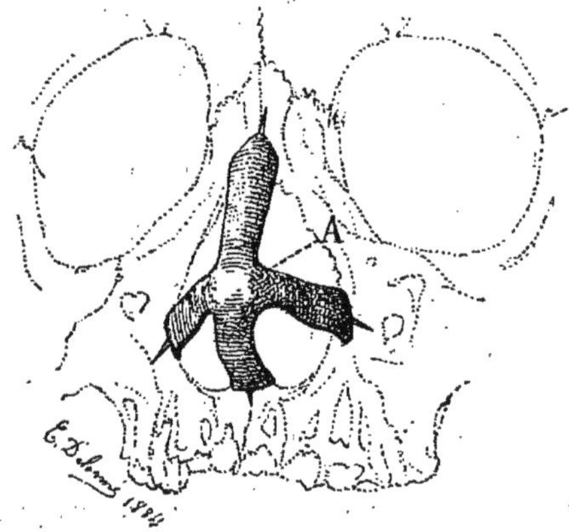

Fig. 10.

par l'application de charpentes nasales dans la rhinoplastie.

Chaque fois que cette opération a été tentée, sans faire usage de support artificiel, les résultats n'ont jamais été bien favorables, à cause de l'absence de squelette osseux, et cela, sans distinction de méthode.

M. Ollier était bien parvenu à donner plus de résistance au lambeau en se servant du périoste frontal. Néanmoins le soutien était insuffisant et les lambeaux continuaient à s'affaisser ; si la difformité était un peu moindre, il n'en subsistait pas moins une gêne notable de la respiration.

En effet, pour que la rhinoplastie donne de bons résultats, il faut absolument que les lambeaux, qui constituent le nez, ne puissent s'affaisser. Que ceux-ci soient pris sur les joues ou sur le front, il leur faut absolument un soutien.

Ce support, nous le trouvons dans l'application d'un appareil prothétique, dans une charpente artificielle fixée dans les os de la face, recouverte ensuite par les lambeaux autoplastiques. Cette charpente, représentée fig. 10, est en platine. Elle est formée par quatre branches qui se terminent par une tige et qui s'enfoncent dans les os de la face. Au niveau de chacun des points d'implantation, on a fait préalablement avec un foret un trou pour y faire pénétrer l'extrémité des branches.

Cette charpente, ainsi fixée, devient inamovible. Nous avons des sujets qui la portent depuis 5 ans, sans en être incommodés et sans éprouver la moindre douleur. Après Letiévant, qui a fait la première application de cette méthode, M. le Professeur Poncet, de Lyon, lui a donné sa consécration officielle au Congrès de Nancy, en l'appelant rhinoplastie sur appareil prothétique.

PROTHÈSE INTERMÉDIAIRE.

Après la prothèse immédiate vient la prothèse tardive ; mais, dans ce genre de restauration, il y a certainement place pour une intervention intermédiaire, la prothèse médiate.

L'application de celle-ci est praticable, lorsqu'on intervient après l'opération, mais avant la cicatrisation complète ; ainsi, dans une résection de la partie droite du corps du maxillaire inférieur, je me suis servi de l'appareil qui est représenté par la fig. 11.

Je suis intervenu dix jours après l'opération ; le fragment droit était déjà fortement dévié sur le gauche. J'ai introduit l'appareil entre les deux fragments. D'un côté, il est fixé aux dents, de l'autre au fragment postérieur à l'aide de deux pointes soudées sur une pièce mobile. Cette pièce s'allonge au moyen d'une vis et écarte les deux fragments jusqu'à ce que ceux-ci aient repris leur place normale, ce qu'on constate par leur articulation avec la mâchoire supérieure.

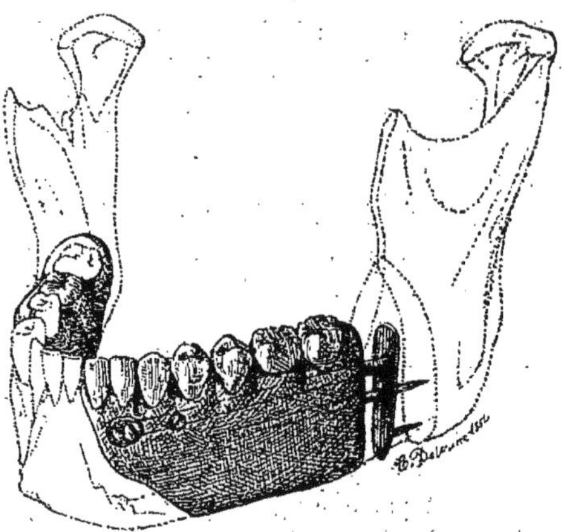

Fig. 11.

L'appareil représenté fig. 12 est une variante du précédent, mais il agit de la même façon.

On pourrait encore se servir de prothèse intermédiaire ou médiate, lorsqu'on a une déformation acquise, mais qu'on veut corriger par

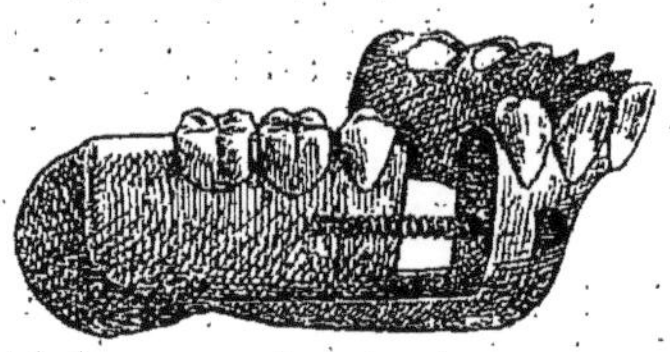

Fig. 12.

une série d'appareils successifs. Alors c'est seulement le dernier de ces appareils qui prendra le nom d'appareil définitif.

PROTHÈSE TARDIVE.

Dans un cas, j'ai suivi une malade à laquelle Letiévant avait réséqué le maxillaire supérieur droit et presque la totalité de la mâchoire inférieure. Pour des causes qu'il est inutile de rappeler, je n'avais pas posé d'appareil immédiat, et ce ne fut que trois ou quatre mois après l'opération que je suis intervenu en lui faisant une pièce

pour la mâchoire supérieure, et une autre pour la mâchoire inférieure. Cette malade sortit de l'hôpital et je ne l'ai revue que 7 ans
après avec des déformations considérables. La fig. 13 en donne une
idée. Eh bien ! à l'aide d'appareils successifs, j'ai pu faire disparaître, pour ainsi dire complètement, ces déformations. La fig. 14
l'atteste. Ces deux figures ont été faites sur photographies. Il m'a
fallu 4 ans, mais j'ai eu la satisfaction d'obtenir un résultat inespéré.
Dans ces cas, il est difficile de décrire les appareils successifs employés ; au reste, ils sont relativement simples.

Pour la mâchoire supérieure, le changement de volume suffit le
plus souvent.

Pour la mâchoire inférieure, je me suis servi d'appareils spéciaux,
surtout pour remettre les fragments en place. En effet, après une

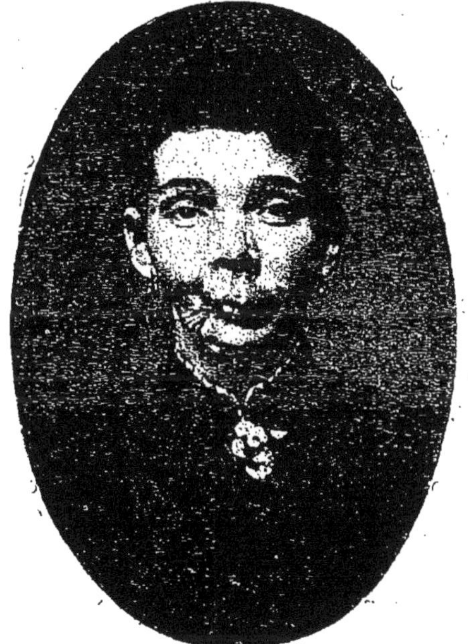

Fig. 13.

résection du maxillaire inférieur, les fragments restants se rapprochent très vite et arrivent quelquefois à faire l'occlusion de la partie
postérieure de la bouche. Lorsque la cicatrisation est ancienne, il

est très difficile de rétablir les rapports de ses fragments. J'ai réussi
cependant à l'aide de l'appareil représenté par les fig. 15 et 16.

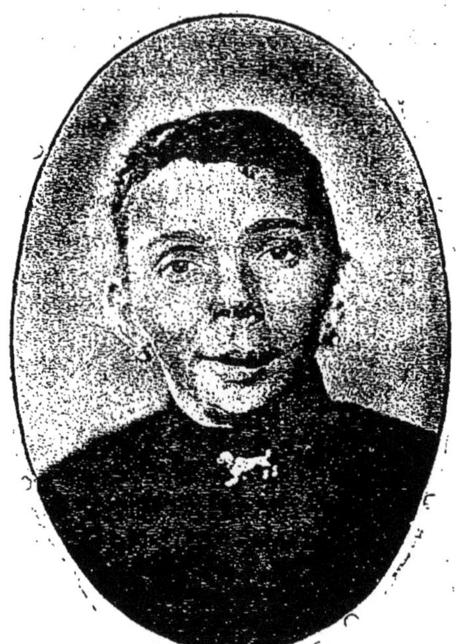

Fig. 14.

La fig. 15 représente une plaque estampée qu'on place sur le fragment restant. A cette plaque est soudée une tige, terminée par un
anneau auquel vient *se fixer un fil de caoutchouc.*

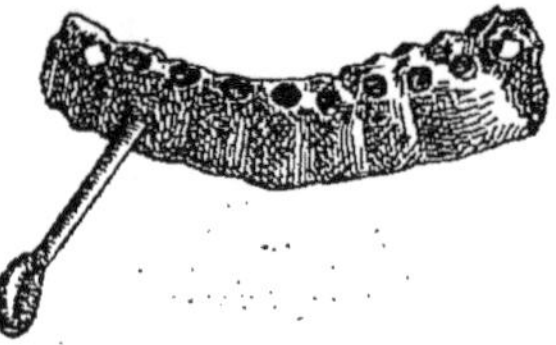

Fig. 15

Ce même fil vient prendre un autre point d'attache sur l'extrémité
d'une tige d'acier qui est elle-même fixée sur une couronne représen-

tée par la fig. 16. La traction établie par ce fil de caoutchouc, qu'on peut augmenter ou diminuer, est largement suffisante pour ramener les fragments. Dans un cas qui datait de 7 ans, et dont j'ai parlé plus haut, il ne restait qu'une dent à un fragment : néanmoins la déviation a pu être corrigée, c'est une affaire de temps. Plus la cicatrisation sera ancienne, plus l'opération demandera de temps et de patience. Quand il s'agit de prothèse immédiate ou de prothèse intermédiaire, on peut encore donner des préceptes généraux ; mais dans la prothèse tardive, en face d'une lésion acquise qu'on ne peut plus modifier, ou d'une perte de substance, on est obligé de faire pour chaque cas ce qui convient, car ils ne se ressemblent jamais ; le

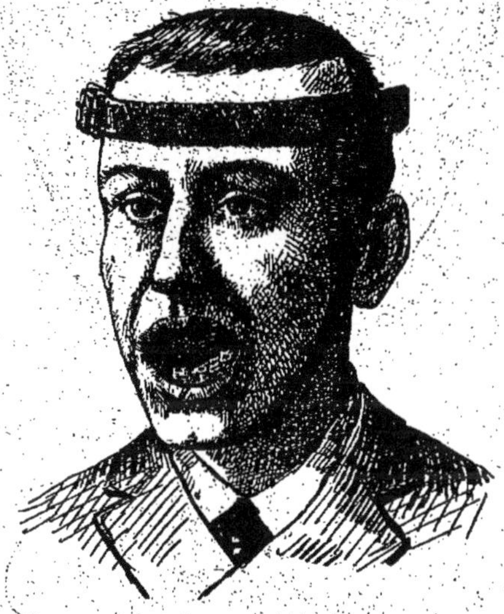

Fig. 16.

champ est ouvert à l'imagination. Ainsi, pour le cas représenté fig. 17, où il ne reste du massif maxillaire supérieur ni os maxillaire ni voile du palais, mais uniquement une bride cicatricielle à la partie postérieure, il a fallu un appareil colossal pour remplir cette vaste cavité. J'ai déjà dit que chaque fois qu'il y avait une grande cavité, il était nécessaire de la combler complètement, et de ne laisser que des vides équivalents, si l'on voulait rétablir le timbre de la voix, aux intervalles naturels. J'ai dû dans ce cas remplacer le vo-

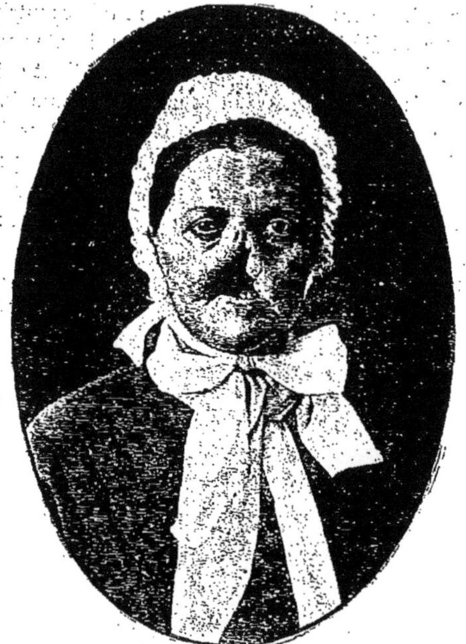

Fig. 17.

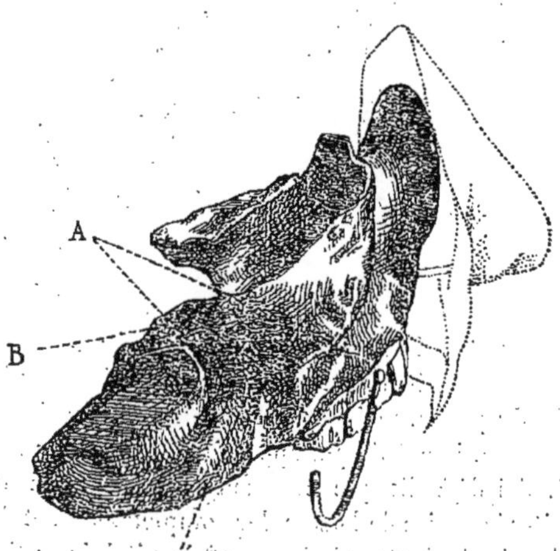

Fig. 18.

mer, les cornets, le voile, et une grande partie des sinus. A la face antérieure, j'ai établi une séparation qui, tout en laissant passer l'air pour respirer, empêche les sécrétions de s'éliminer de ce côté et les oblige à prendre la voie pharyngienne. Les fig. 18 et 19 donneront une idée de la disposition de cet appareil et la fig. 20 le résultat obtenu. Mais c'est surtout le résultat fonctionnel qui était surprenant. Cette femme a vécu encore 5 ou 6 ans, et a toujours porté son appareil ! Je ne voudrais cependant pas terminer cette description sans vous prévenir d'un grand inconvénient inhérent à cet appareil. Vous pourrez remarquer que le bord inférieur de la partie qui forme la

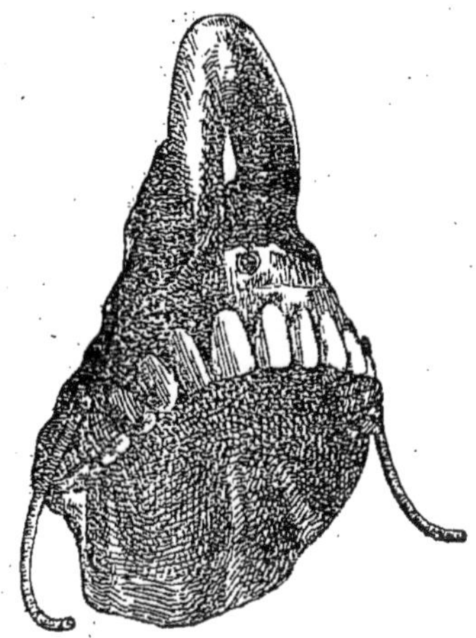

Fig. 19.

lèvre supérieure ne s'applique pas immédiatement sur les dents. Il en résulte que, pendant la mastication, une partie des aliments remonte entre l'appareil buccal et l'appareil nasal. Dans la prononciation même il y a des syllabes soufflées, pour ainsi dire, et l'intonation en souffre. Dans un autre cas, j'ai corrigé cet inconvénient en faisant une lèvre en caoutchouc, au dessous de l'appareil en céramique. Cette lèvre en caoutchouc mou était creuse et contenait de l'eau dans son épaisseur. La fig. 21 en représente la coupe. Cette partie molle étant prise entre deux plans durs, obturait complètement le passage qui existait entre les dents et l'appareil en céramique. On a souvent l'occasion d'employer ce caoutchouc mou et creux et, rempli d'eau,

25

il rend de réels services ; c'est grâce à ce procédé que j'ai pu faire
des langues (fig. 22 et 23), qui avaient la consistance des langues naturelles et qui étaient susceptibles de mouvements assez étendus.

Fort heureusement ces grands délabrements sont rares. Le plus
souvent les restaurations de la face sont obtenues simplement à
l'aide de nez artificiels. Ceux-ci jusqu'à présent se faisaient en argent, en celluloïde, en caoutchouc. Ils étaient fixés par des lunettes,
et lorsque, chez le sujet, il existait une perforation palatine, on en
profitait pour y placer un obturateur qui, avec l'aide d'une tige

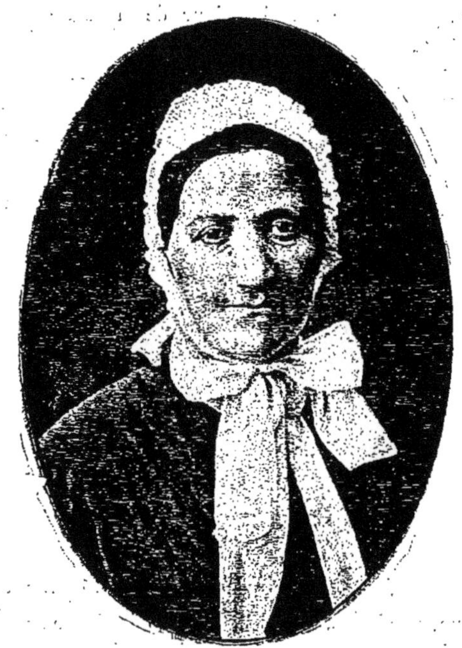

Fig. 20.

intra-nasale, permettait de fixer le nez artificiel. Mais les lésions palatines ne se rencontrent pas toujours avec l'absence du nez et il fallait
absolument se servir de lunettes pour maintenir l'appareil. En 1878
j'ai modifié ce moyen de fixation par un procédé qui a été présenté
en 1878 à la Société de chirurgie de Paris par M. le professeur Verneuil. J'ai pris mon point d'appui sur la voûte palatine, par l'intermédiaire d'une plaque (fig. 24) à laquelle était soudé un prolongement

antérieur contournant les dents, et à ce prolongement était fixée une tige traversant le pli labio-gingival et venant sortir dans les fosses nasales : c'est à cette tige que se fixe le nez artificiel. J'ai employé bien des moyens pour fixer ces nez (moyens que j'ai décrits ailleurs [1]), mais celui auquel je me suis arrêté est représenté par la fig. 25.

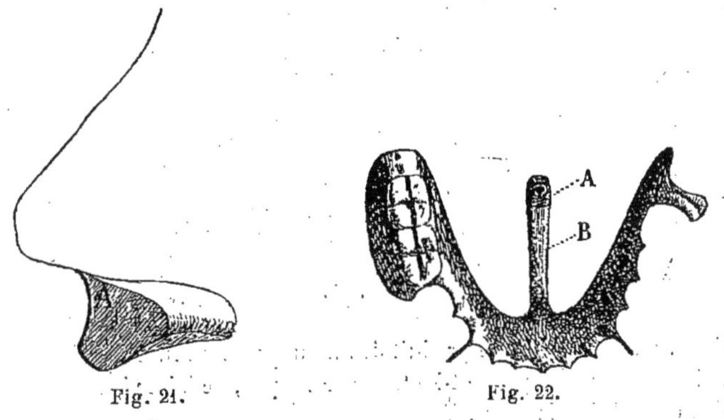

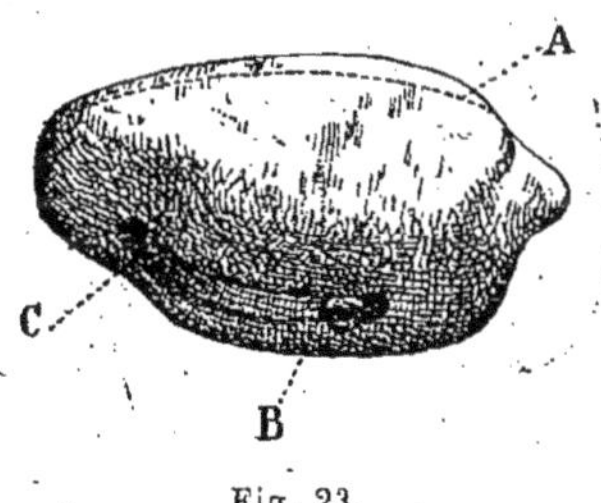

Fig. 21.　　　　Fig. 22.

Il consiste en un tube fixé horizontalement dans la partie concave du nez. Dans ce tube est placé un ressort qui commande une tige munie d'une douille pour s'adapter à l'autre tige, qui tient à l'appareil buccal ; à l'aide du ressort, la tige nasale se raccourcit ou s'allonge : elle

Fig. 23.

peut être maintenue en un point, au moyen d'un petit cran qui communique avec un bouton placé à la partie postéro-inférieure du nez. On le maintient tiré pour placer le nez. Une fois celui-ci retenu à l'aide de la douille sur la tige intra-nasale, on pousse le bouton qui déclanche le ressort, la tige horizontale rentre dans le tube, et le nez

1. Prothèse immédiate.

est attiré et maintenu contre les téguments. J'ai dit maintenu avec
intention, parce que le nez n'est pas fixe dans cette position : c'es
la traction du ressort seul qui le fait adhérer aux parties molles voi-

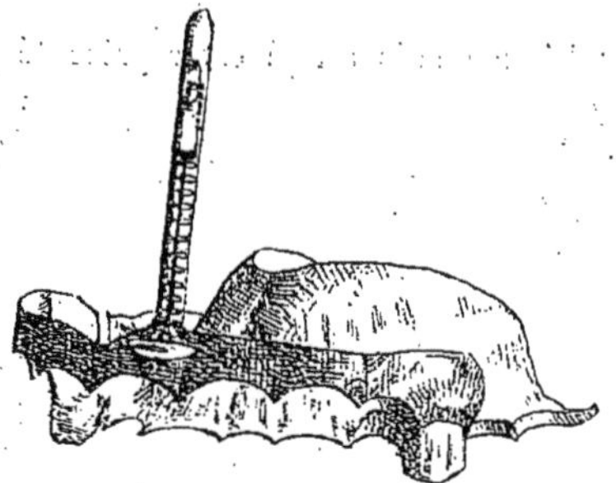

Fig. 24.

sines, aussi lorsqu'il se produit des mouvements musculaires, le nez
artificiel les accompagne-t-il et, par ce moyen, ne laisse jamais aucun
vide entre lui et la peau.

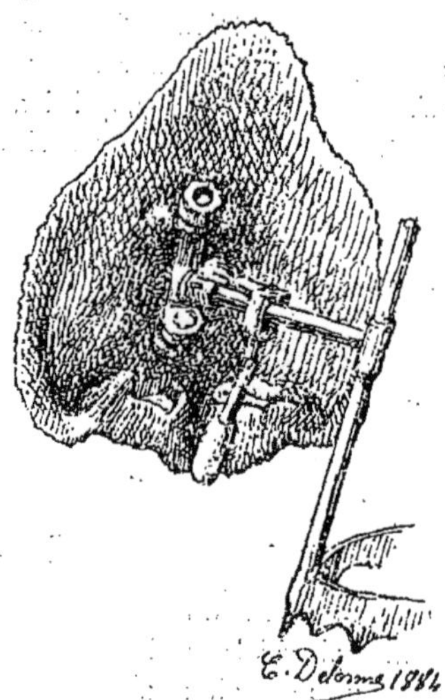

Fig. 25.

La perforation du replis labio-gingival par laquelle passe la tige
bucco-nasale se fait à l'aide d'un trocart ou d'un bistouri. J'ai pré-

senté au jury de l'Exposition un malade qui porte un appareil de ce genre depuis 6 ans : la lésion qui avait amené la destruction de son

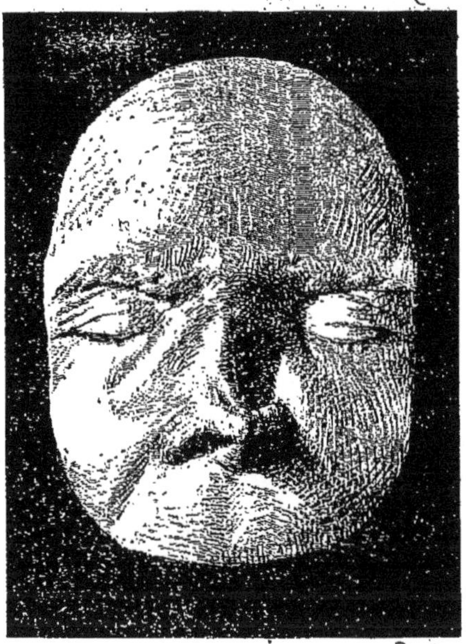

Fig. 26.

nez était un lupus. Il n'a jamais eu de douleur ni aucune complication consécutive.

Les nez sont faits en céramique : c'est, jusqu'à présent, ce qui per-

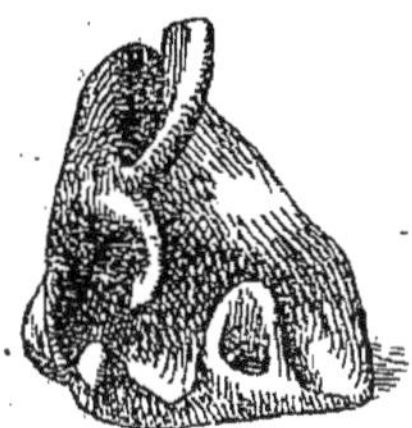

Fig. 27.

met d'imiter le mieux la nature.

Dans d'autres cas, l'appendice nasal n'est pas complètement détruit;

il en reste une partie plus ou moins grande. Là encore les restaurations varient autant que les lésions. Je reproduis ici un des cas types

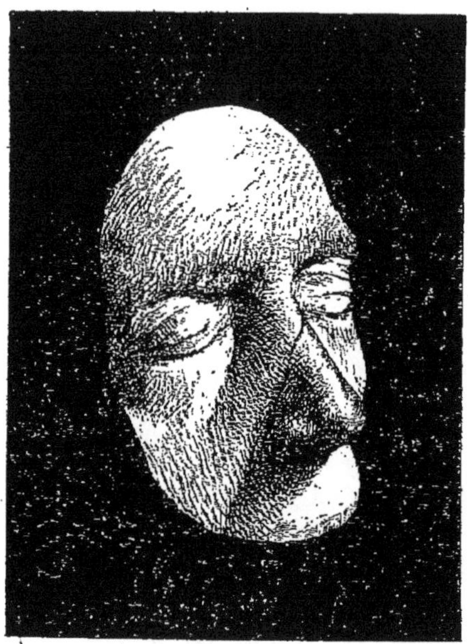

Fig. 28.

où l'appareil a été appliqué. Les fig. 26, 27 et 28 en disent plus long
que toute description.

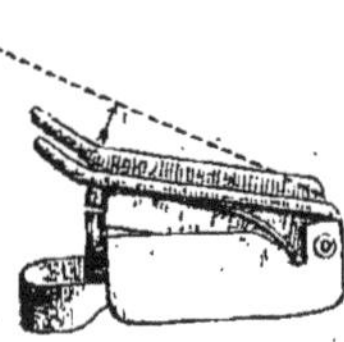

Fig. 29.

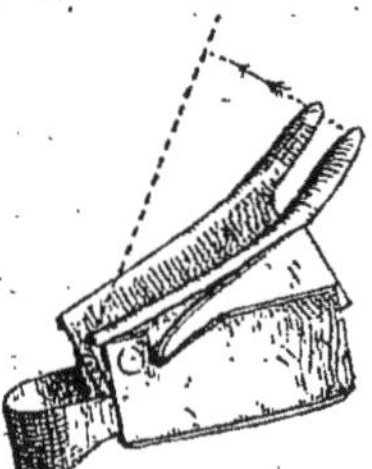

Fig. 30.

Il existe une autre restauration qui n'est pas acceptée par tous les
chirurgiens à cause des insuccès qui l'ont accompagnée.

Je veux parler des redressements des nez aplatis, effondrés, reje-
tés d'un côté ou de l'autre, des narines étroites, des cloisons bosse-
lées, déviées ; bref, des déformations nombreuses et difficiles à corri-

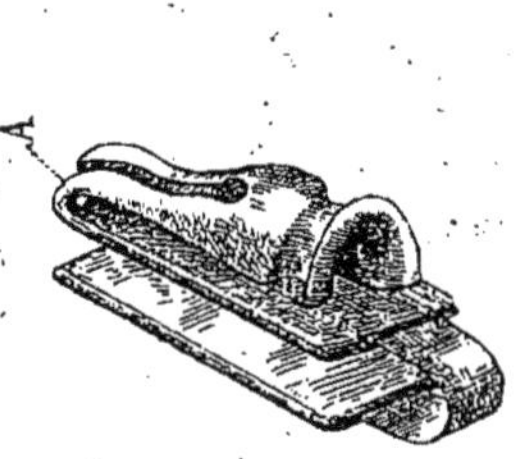

Fig. 31.

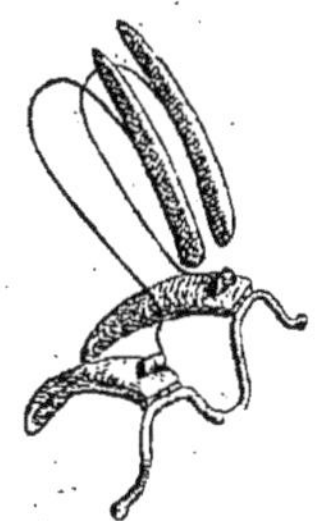

Fig. 32.

ger. J'ai fait pour ces lésions de nombreux appareils qui m'ont donné
de très bons résultats, dans tous les cas où le patient a voulu se soumettre aux exigences nécessitées par leur déformation. Le plus grand
inconvénient résulte de ce que ces appareils sont un peu visibles
et doivent être portés longtemps.

Ce sont généralement sur des enfants qu'on les applique, j'ai cependant un malade de 41 ans qui est en traitement et je suis déjà satisfait du résultat obtenu. Il faut en effet intervenir pendant la croissance, car c'est dans cette période qu'on peut obtenir les résultats

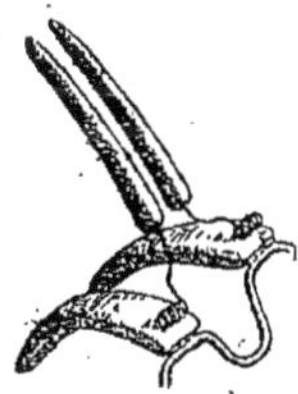

Fig. 33.

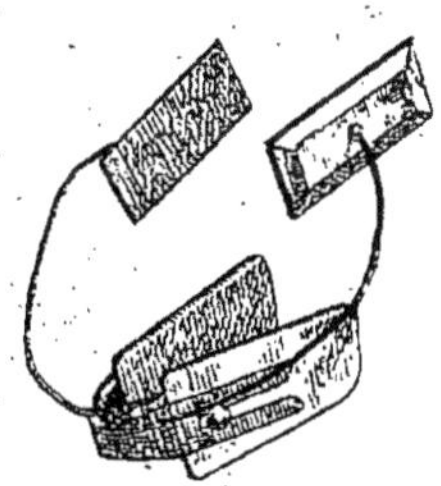

Fig. 34.

les plus satisfaisants ; mais aussi on comprend qu'ils ne peuvent pas
être acquis en un jour.

Comme il me serait très difficile de décrire les appareils que j'ai
construits à cet effet, je vais en donner des dessins et en même temps
je vous en indiquerai l'emploi.

La fig. 29 représente un appareil servant à redresser, à soulever la partie antérieure du nez ; il est formé comme la plupart de ces appareils, par deux lames pénétrant chacune dans une narine et réunies entre elles par un ressort qui les tient appliquées contre les pa-

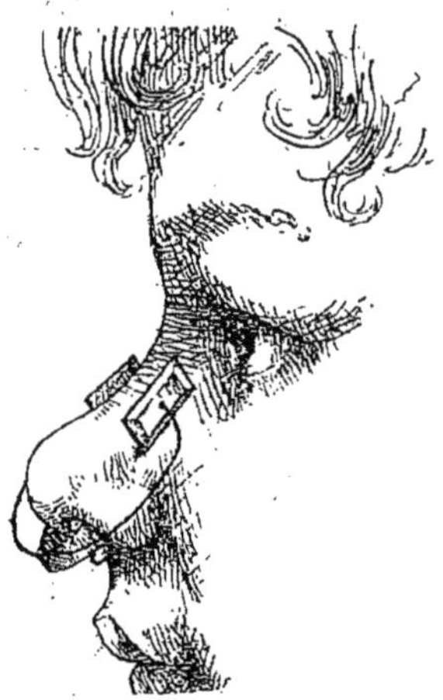

Fig. 35.

rois de la cloison. Deux autres lames supérieures, avec bord épais, sont réunies aux deux premières à leur partie postérieure. Elles sont soulevées par un ressort. L'appareil représenté fig. 30 sert à soulever tout le cartilage jusqu'aux os propres du nez.

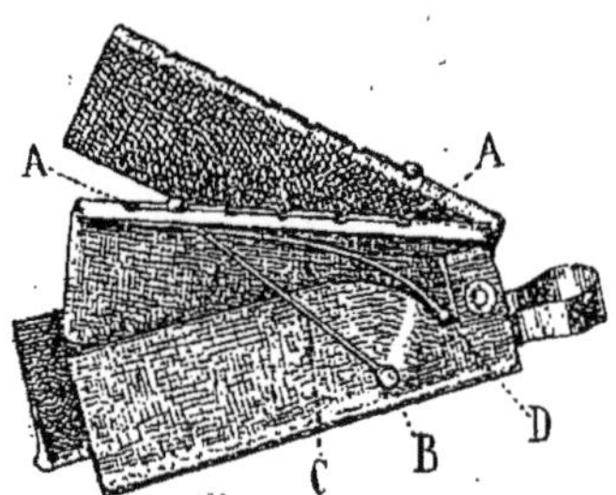

Fig. 36

L'appareil représenté fig. 31 a pour but de dilater les narines. Le point A est flexible ; à l'aide de la chaleur on lui donne plus ou moins d'écartement avant de l'introduire. L'appareil 32 agit sur les os pro-

près en les soulevant, le 33 sur le cartilage, les 34 et 35 aplatissent
la cloison et diminuent le volume du lobule du nez.

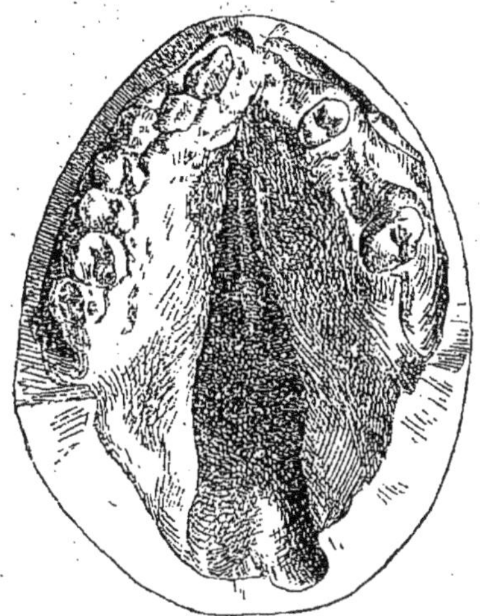

Fig. 37.

Quant à l'appareil 36, il agit sur toute l'étendue de la cloison et
même du vomer ; il sert à en corriger les bosselures et les déviations,
et cela sur n'importe quel point.

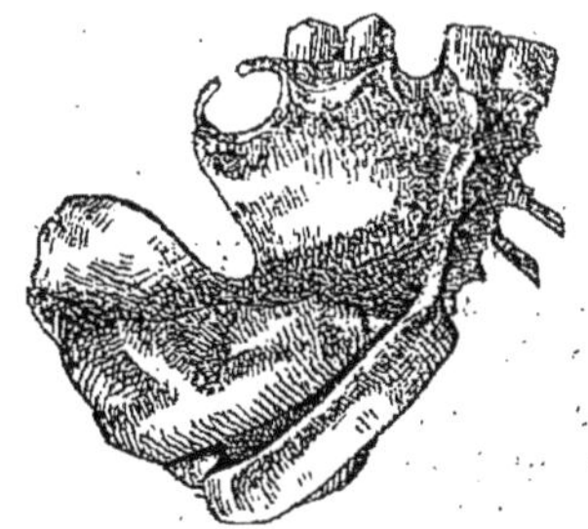

Fig. 38.

Ces lames mobiles sont munies d'une crémaillère qui sert à les fixer
sur un point quelconque. Lorsque je vous aurai dit que ces appareils ne doivent leur succès qu'à la facilité avec laquelle ils sont to-

lérés par les tissus, et qu'ils sont précisément tolérés parce qu'ils agissent avec des pressions très faibles, mais ininterrompues, vous serez à même d'obtenir des résultats analogues au mien.

Ces appareils sont tous en caoutchouc mou et dur, les ressorts sont des fils d'or bien recroui et suffisamment résistants.

OBTURATEURS

Ces appareils entrent tout à fait dans le cadre de notre profession ;

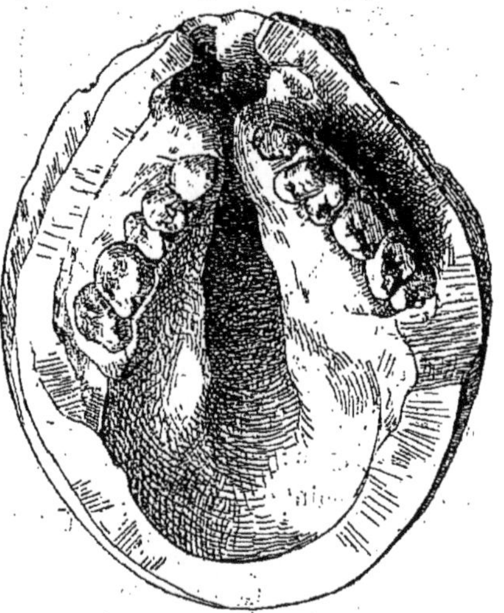

Fig. 39.

il n'est pas un de nous qui, dans certains cas, n'ait obtenu d'assez bons résultats même avec des appareils imparfaits.

Aussi, me bornerai-je à vous décrire les modifications que j'ai apportées dans leur forme et leur fabrication, tout en vous donnant les raisons qui m'y ont déterminé.

On voit des sujets qui s'expriment assez bien avec tous les genres d'appareils, mais malgré la facilité de leur prononciation, celle-ci conserve toujours un caractère particulier. Ces personnes parlent du nez, à un degré plus ou moins accentué, mais elles sont toutes reconnaissables à leur prononciation. Eh bien, d'après mes observations personnelles, cela est dû simplement à l'agrandissement de la cavité

naso-pharyngienne. Je suis arrivé à cette remarque par l'application
de mes appareils à la suite des résections du maxillaire supérieur.
En présence de ces vastes cavités, lorsque je plaçais simplement une
pièce palatine pour empêcher la communication des fosses nasales
avec la bouche, la pronouciation était bien rétablie, mais on sentait
toujours le timbre nasonné. Et, cependant, la lésion était due à un
traumatisme qui n'avait interrompu la fonction que temporairement.
J'ai pu faire cette observation chaque fois que le traumatisme avait
détruit une des parties constitutives des fosses nasales, cloison, vomer ou cornet ; au contraire, lorsque la lésion avait intéressé seulement la voûte palatine et le voile, la prononciation se rétablissait
immédiatement après la pose d'une simple plaque palatine, et cela
sans aucune altération. La déduction était facile : il fallait faire des
appareils volumineux remplissant complètement la cavité, laissant à
l'air un passage suffisant pour qu'il pénètrât facilement : avec cette
disposition on devait obtenir le timbre normal de la voix.

C'était beaucoup d'avoir trouvé la cause, mais il restait la question
pratique, que j'ai résolue en adoptant, pour la fabrication de ces
appareils, le caoutchouc dissous, dur ou mou, ce qui m'a permis
d'avoir des pièces excessivement minces, complètement creuses et
légères.

Avant d'employer ce dernier procédé de fabrication, j'avais essayé de
donner plus de volume à mes obturateurs (fig. 37 et 38), j'avais simulé
le vomer, les cornets, que j'avais construits très minces, mobiles et
creux. Lorsque ceux-ci étaient soulevés latéralement par la contraction
des parties restantes du voile et qu'ils obturaient parfaitement la cavité
naso-pharyngienne, tout en remplissant, dans une certaine mesure,
cette même cavité, j'obtenais alors un changement notable dans le
timbre de la voix. Mais pour que le résultat fût complet, il me fallait
pouvoir modifier à volonté le volume de l'appareil ; c'est alors que j'ai
eu l'idée de faire des poches remplies de liquide, poches auxquelles
je donnais la forme de la cavité qu'elles devaient remplir et qui,
suivant la quantité de liquide introduit, augmenteraient ou diminue-
raient les dimensions de la cavité naso-pharyngienne, ce qui permet
pour ainsi dire, de graduer le timbre de la voix jusqu'à ce qu'il soit
normal.

Le premier appareil que je fis est représenté par les fig. 39 et 40.

Nous choisissons à dessein ce cas, car c'est un des plus complexes
que l'on puisse rencontrer.

Cette figure 39 donne, par elle-même, une idée suffisamment nette des lésions présentées par notre malade pour que nous ne nous étendions pas davantage sur ce point.

La fig. 40 représente l'ensemble de l'appareil et permet de se rendre compte de la disposition des poches.

La supérieure A se termine en avant par deux cornes qui passent de chaque côté du vomer C., et, à sa partie postérieure, elle se termine par un renflement libre qui s'appuie sur la partie supérieure du voile, composé lui-même d'une seconde poche qui est plutôt une

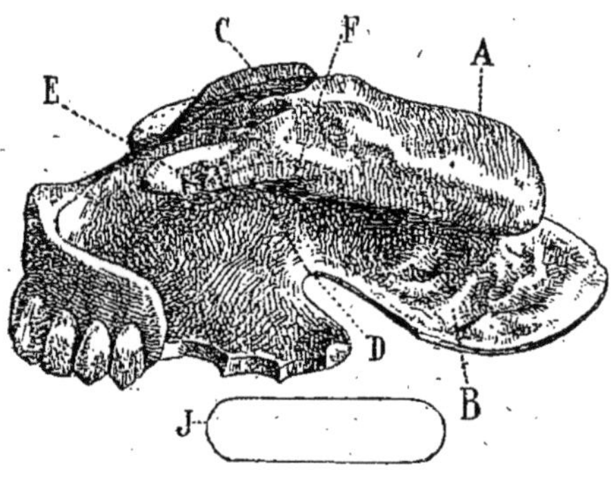

Fig. 40.

annexe de la première, car elle communique avec celle-ci par une ouverture assez large dont la section est représentée en J.

La poche du voile vient se terminer à la jonction du caoutchouc mou et du caoutchouc dur, c'est-à-dire en D. En E, on distingue un pointillé qui représente l'ouverture du canal qui fait communiquer cette double poche avec l'extérieur.

Si l'on y introduit du liquide, on fait dilater les deux poches qui prennent alors un volume plus considérable.

On a ainsi un moyen facile d'augmenter ou de diminuer leurs dimensions.

Les bords du voile se logent dans l'étranglement qui sépare les deux poches ; lorsque les muscles se contractent, ils chassent, comme nous l'avons vu, l'eau dans la poche supérieure ; lorsqu'ils reviennent au repos, le liquide redescend par son propre poids et vient combler le vide inférieur. On n'a plus qu'à régler la quantité de liquide nécessaire pour donner à la voix son timbre naturel ; s'il y en a trop, il y a obstruction complète de l'arrière cavité nasale ; dans le cas contraire, la voix prend un timbre nasillard jusqu'à ce qu'on ait introduit une quantité d'eau suffisante. Grâce à la souplesse de nos appareils et au liquide qu'ils·renferment, tendant toujours à garder son niveau, l'équilibre n'est jamais rompu, alors même que la contraction musculaire ne serait pas égale des deux côtés.

Les prolongements de la poche supérieure qui ont un peu la prétention de remplacer les cornets, sont soumis au même genre de mouvements. Suivant la quantité de liquide, ils peuvent devenir plus ou moins volumineux, ou même être réduits à une simple feuille extrêmement mince, sauf à la partie poiutillée F, où il existe du caoutchouc rose mou, toujours plus résistant. Il est placé à la partie inférieure des cornets sur un espace limité, qui correspond au rebord osseux de la fissure palatine et sur le plancher des fosses nasales où il prend un point d'appui. Cette disposition a pour but de donner de la solidité à la partie posterieure de la pièce.

Le caoutchouc mou conserve assez bien l'humidité et a l'avantage de mettre l'air aspiré à peu près dans les conditions normales. Les sinuosités multiples de cette vaste surface lui permettent de se tamiser et de se réchauffer. L'humidité, d'autre part, entretenue par le caoutchouc mou, lui permet de se charger de vapeur d'eau. Les fosses nasales et leur arrière-cavité ne se dessèchent pas, comme cela arrive chez les malades affligés de ces lésions. D'autre part, le coryza chronique qu'on rencontre souvent chez eux est avantageusement modifié par le port de ces appareils [1].

1. *De la prothèse immédiate appliquée à la résection des maxillaires. Rhinoplastie sur appareil prothétique permanent. Restauration de la face, lèvres, nez, langues, voûte, et voiles du palais*, par Ch. Martin. Chez Masson, éditeur de l'Académie de médecine, 120, boulevard Saint-Germain.

Ce travail vient d'être couronné par l'Institut.

VŒUX ET RÉSOLUTIONS

Séance du jeudi 5 septembre 1889.

Présidence de M. le Dr GAILLARD.

Avant la clôture de la séance, M. GODON s'exprime ainsi :

M. le délégué de Belgique ayant demandé, à la séance d'inauguration, la réunion d'autres Congrès dentaires, je dépose, conjointement avec MM. Dubois et Chauvin, la proposition suivante :

« Le Congrès considère que, dans des circonstances semblables à celles qui ont amené la réunion du Congrès de Paris, il ne pourra qu'être avantageux à la profession de provoquer la réunion de Congrès dentaires internationaux et laisse aux Sociétés odontologiques adhérentes le soin de déterminer le lieu et l'époque du deuxième Congrès dentaire international. »

Séance du vendredi 6 septembre

Présidence de M. POINSOT

M. DUBOIS fait le rapport verbal suivant :

« Vous avez chargé une Commission d'examiner les propositions de MM. Grosheintz et Cunningham et la mienne sur la sténographie dentaire, jugeant indispensable de choisir un moyen de notation des affections dentaires. Si nous avions voulu constituer un ensemble complet d'abréviations, le travail aurait été trop étendu pour pouvoir vous être présenté à si bref délai. M. Grosheintz proposait de désigner chacune des dents par une lettre initiale. Nous avons jugé plus pratique de les désigner par des chiffres en adoptant les mêmes pour les dents du bas et du haut et en les numérant à partir de la ligne médiane. Les dents du haut seront numérotées de 1 à 16 à partir de l'incisive de gauche et celles du bas de même ; les dents de droite seront désignées par les chiffres pairs, celles de gauche par les impairs.

» Nous avons pensé aussi à la dénomination abrégée des différentes régions de la dent : les faces triturante, labiale, palatine, mésiale, distale seront désignées par les lettres t, l, p, m, d, qui sont les initiales des mots latins.

» Si vous acceptez ces notations, ce sera un premier pas de fait dans la voie d'une entente pour représenter par des formules, par des abréviations acceptées de tous, les dents et leurs différentes régions.

» Les avantages sont si évidents que nous espérons vous voir ratifier les conclusions de la Commission. »

M. GROSHEINTZ. — Nous représentons les dents temporaires par un point au-dessus. Les dents du bas ont les mêmes chiffres que celles du haut, elles s'en distingueront par un trait au-dessous.

L'Assemblée, consultée, adopte ce mode de notation.

M. DUBOUCHET, de Paris, dépose le vœu suivant :

« En attendant qu'on dispose d'une nomenclature précise, je propose que l'expression *or cohésif* remplace celle d'*or adhésif*, parce que l'or ne colle pas, mais possède de la cohésion. »

Le vœu, mis aux voix, est adopté.

M. ROSENTHAL, de Liège, dépose le vœu suivant :

« Une commission sera chargée d'examiner toutes les communications et d'accorder à la plus importante, au point de vue de l'avancement de la science dentaire, un prix offert par souscription par les membres du Congrès. »

Ce vœu, mis aux voix est, après discussion, repoussé.

M. GODON. — J'ai déposé à la séance précédente, parmi plusieurs vœux que, par suite du manque de temps, j'ai le regret de ne pouvoir présenter à votre adoption, une résolution tendant à la réunion de futurs congrès dentaires, internationaux. Nous avons eu un Congrès dentaire international, devons-nous en avoir d'autres? Telle est la question qui se pose. Il y a tous les trois ans un Congrès des sciences médicales avec une section dentaire ; quelques membres sont opposés aux Congrès dentaires indépendants. Nous ne sommes pas de cet avis. Dans les mêmes circonstances qu'à Paris en 1889 et qui peuvent se reproduire ailleurs, sera-t-il bon d'avoir d'autres congrès ?

M. SAUSSINE. — Nous n'avons pas besoin de nous occuper d'un futur Congrès dentaire puisque le prochain Congrès des sciences médicales aura lieu en 1890 et nous ne pouvons pas en faire un autre en 1891, car on a épuisé tous les sujets de discussion cette année.

M. le Dr GAILLARD. — Nous ne devons pas nous séparer des Congrès médicaux. Cette année, il y avait lieu de faire un Congrès dentaire ici, mais le prochain Congrès des sciences médicales ayant lieu à Berlin, il ne faut pas en fixer d'autre. En en faisant trop souvent, les réunions perdraient de leur intérêt. Il faut attendre le Congrès de Berlin et suivre la période des Congrès médicaux.

M. DUBRAC, de Paris. — Je suis de l'avis de M. Gaillard.

M. DUBOIS. — Nous ne sommes pas opposés au Congrès de Berlin et n'avons pas eu la pensée de lui nuire en organisant celui de 1889, pas plus que nous ne prétendons nuire aux Congrès médicaux si nous y avons une section. Mais nous n'avions pas de section à Copenhague et il fut difficile d'en obtenir une à Washington. Seulement puisque notre Congrès a réussi, il ne faut pas fermer la porte derrière nous et dire que, dans des circonstances semblables, nous n'en aurons plus. En Amérique, les partisans de la section dentaire dans les Congrès médicaux demandent que notre Congrès s'ajourne sans date ; nous, nous vous demandons simplement que, *dans des circonstances aussi heureuses*, on recommence. En vous opposant à cette proposition, vous semblez dire que le Congrès de Paris est une erreur et, après ce que nous avons fait, nous ne pouvons pas laisser émettre cette opinion. Le Congrès des sciences médicales n'empêche pas les spécialistes médicaux de se réunir entre eux. Nous vous demandons seulement de dire que notre grand exemple sera suivi dans la profession.

M. Chauvin. — Quand nous voyons les spécialistes médicaux tenir des Congrès à des époques fixes, je ne sais pas pourquoi nous resterions à leur remorque, puisque nous avons une place à part.

M. Cunningham. — Le premier jour, j'ai apporté une lettre de sir John Tomes sur la question. Vous avez vu le succès de ce Congrès, j'ai vu celui des autres et j'avoue que je ne saisis pas la différence entre un Congrès dentaire spécial et une section dentaire dans un Congrès des sciences médicales. Notre délégation anglaise est d'avis que, à moins de *circonstances exceptionnelles*, il vaut mieux faire partie d'un Congrès des sciences médicales. J'en appelle à votre générosité et à votre déclaration que ce Congrès ne soit pas le commencement d'un mouvement séparatiste. Voici, d'ailleurs, notre opinion formulée par écrit :

« Nous, soussignés, délégués de l'association anglaise britannique,
» après avoir assisté aux séances du Congrès dentaire international,
» sommes d'avis que, à moins des mêmes circonstances exception-
» nelles qui se présentent actuellement en France, il serait préférable
» de concentrer les efforts de toute la profession dentaire en appuyant
» et en développant l'importance de la section dentaire du Congrès
» médical international, principalement pour cette raison que nous
» y avons toute la liberté et tous les avantages d'un Congrès den-
» taire indépendant, aussi bien que le bénéfice de l'influence profes-
» sionnelle tant sur le corps médical que sur le public quant à la si-
» tuation et quant aux progrès de la science et de l'art dentaire. »

M. Dubois. — M. Cunningham nous prête des idées que nous n'avons pas. Notre ordre du jour est un ordre du jour de conciliation.

M. Saussine. — Je ne me suis jamais opposé à un Congrès ultérieur, mais je demande qu'on laisse à plus tard de décider un Congrès.

M. Godon. — La plupart de nos amis anglais avaient accepté notre texte ; nous sommes étonnés qu'ils aient ainsi changé ! Cependant nous avons cherché dans les termes de notre déclaration à ne pas engager la question de principe en ne fixant ni le lieu ni l'époque ; notre vœu ne comporte qu'une résolution générale.

M. Cunningham. — Votre vœu va blesser les absents.

M. Gaillard. — Il ressort des déclarations de M. Dubois qu'on ne veut pas aller à Berlin. S'il y a une section dentaire, il faut y aller, car il est de l'intérêt professionnel de suivre les Congrès médicaux, et l'année prochaine vous pourrez y poser la question d'un Congrès indépendant.

M. GODON. — Dans une section dentaire, vous ne pourrez pas demander la réunion de Congrès dentaires indépendants. Si vous voulez en conserver le pouvoir, il faut le déclarer ici.

La proposition de M. GODON, mise aux voix, est adoptée.

M. HARLAN, de Chicago, donne lecture des deux lettres suivantes qu'il dépose sur le bureau :

« A M. le Président, à M. le Secrétaire général et à MM. les membres du Congrès dentaire international de Paris, en 1889.

» Messieurs,

» A la réunion de juin de la Société dentaire, de la Société odontologique, de la Société odontographique et de la Société dentaire Hayden, de Chicago, les considérants et la résolution qui suivent ont été adoptés à l'unanimité :

» En raison de la probabilité que le prochain Congrès dentaire international sera tenu aux États-Unis et de ce que cette ville est le lieu qui convient à cette réunion,

» Il est décidé que la Société dentaire de Chicago, comptant sur la coopération des autres Sociétés dentaires et des membres de la profession de la ville et de l'État, invite respectueusement et cordialement à tenir le prochain Congrès dentaire international dans la ville de Chicago, en 1892, et assure les membres de la profession du monde entier qu'ils y trouveront un accueil bienveillant et hospitalier.

» *Pour la Société dentaire de Chicago,*
» A. W. HARLAN.

» *Pour la Société odontologique de Chicago,*
» J. W. WASSALL.

» *Pour la Société odontographique,*
» J. A. SIVASEY.

» *Pour la Société dentaire Hayden,*
» Louis OTTOFY.

» Exposition universelle de Chicago, en 1892. »

« Chicago, 24 août 1889.

» *Au premier Congrès dentaire international, Paris (France).*

» Messieurs,

» Le comité exécutif général, chargé de l'organisation de l'Exposition universelle de 1892, vous adresse la cordiale invitation de tenir votre second Congrès à Chicago, en 1892. Nous nous attendons à ce que l'Exposition ait lieu certainement ici et nous sommes assurés que vous y trouverez un accueil bienveillant de la part des membres de votre profession dans cette ville, de la part des membres de l'Exposition et de tous les citoyens de cette métropole occidentale.

» Votre tout dévoué,

» De Witt Crepier.

» *Président du Comité exécutif et maire de Chicago.*

» *Le secrétaire :*

» Edouard F. Cragin. »

M. Dubois. — Nous ne pouvons pas décider que le prochain Congrès sera tenu à Chicago ; néanmoins, nous remercions les diverses sociétés de Chicago, ainsi que le maire, de leur invitation.

Avant de nous séparer, il est nécessaire que le Congrès décide qui sera chargé de publier le compte rendu de ses travaux. Le travail de préparation de nos discussions a été fait par les rapporteurs de section. Si vous jugez qu'ils peuvent continuer le travail, ils seraient chargés, avec l'assistance du bureau, de former le comité de publication.

La proposition de M. Dubois est adoptée.

M. Cunningham. — Je propose des remercîments à la Commission d'organisation et au bureau du Congrès. Le travail qu'on a fait est extraordinaire et la France peut en être fière.

M. Penfold. — Nous vous remercions tous de votre accueil.

M. le Dr Gaillard, qui reprend la présidence. — Je dois remercier tous les membres du Congrès de leur bienveillance, de leur attention et de leurs efforts. J'espère que, maintenant que nous avons fait connaissance, nous continuerons nos relations. Au revoir, Messieurs.

La séance est levée à 6 h. 1/2.

ADDENDA

A LA DEUXIÈME SECTION

Nous recevons à la dernière heure le texte in-extenso de la communication de M. Abonyi, de Buda-Pesth. Nous le publions ci-dessous.

Communication de M. le Dr ABONYI, de Buda-Pesth, sur

LE BROMURE D'ÉTHYL

Vous conaissez le bromure d'éthyl par les publications et les communications de Aŝh, Schneider et d'autres collègues ; pourtant, en raison de la grande importance de cet agent, je me permettrai dé vous indiquer mes observations personnelles et l'opinion que j'en ai formée afin de contribuer par là à la solution de cette question qui a tant occupé les journaux professionnels.

J'ai dirigé mon attention principalement sur deux points : quelle influence exerce cet agent, d'une part sur la circulation du sang et, d'autre part, sur la respiration des poumons ?

Ainsi que je l'ai déjà mentionné dans une note, j'ai fait ces expériences sur des animaux à l'Institut de pathologie générale du professeur Hogyes de l'Université] de Buda-Pesth. Pour observer plus exactement j'enlevai à plusieurs reprises le sternum à deux grenouilles, puis j'attendis de 12 à 15 minutes, jusqu'à ce que l'agitation du cœur provoquée par cette opération fut calmée ; après quoi je narcotisai une grenouille par l'inhalation de 0 gr. 3 de bromure d'éthyl. Je comparai alors la fonction du cœur de celle qui était narcotisée à l'autre, mais malgré des observations répétées qui durèrent une heure, je ne pus constater aucune différence importante ni du nombre, ni de l'intensité de l'action du cœur.

Je ne citerai qu'une de ces observations : j'étendis une grenouille, lui enlevai le sternum, après quoi le nombre des battements s'élevait à 70 par minute ; 5 minutes après, il était le même ; après 5 autres minutes il était tombé à 68. Alors je fis respirer à l'animal 0gr. 2 de bromure d'éthyl de Merk ; l'animal s'endormit en 5 minutes, devint complètement insensible ; nombre des battements 68 ; 5 et 10 minutes après, 68 encore ; 15 minutes après, 66.

Chez une autre grenouille préparée de la même manière, le nombre des battements était de 54; 10 minutes après il n'avait pas changé. Je narcotisai l'animal au moyen d'une injection de 0 gr. 3 de bromure d'éthyl dans la cuisse. 2 minutes après, 58 battements, comme après 5 et 10 minutes. Au bout de 20 minutes 54; le nombre oscilla dans l'espace d'une heure entre 54 et 58 par minute. Il convient d'observer que chez cet animal la narcose ne se produisit qu'après 10 minutes environ, alors la sensibilité disparut, l'animal ne réagit plus sur excitation ; le réveil n'eut lieu qu'en 6 minutes.

Si l'on détruit le système nerveux central chez plusieurs grenouilles et si l'on injecte à 2 d'entre elles 9 gr. 5 de bromure d'éthyl, il n'est pas possible de remarquer de troubles dans les fonctions du cœur. C'est ainsi que j'ai procédé avec une grenouille à laquelle j'enlevai aussi le sternum et chez laquelle le nombre des battements était de 46 par minute ; après 20 minutes, de 50 ; après 25 minutes, de 52 ; après 30 minutes, de 52. Cinq minutes après l'injection de 0 gr. 5 de bromure d'éthyl, il était de 50 ; après 10 minutes, de 48 ; après 15 minutes, de 50 ; après 25 minutes, de 48 ; après 30, de 54.

J'étudiai l'action du cœur par l'auscultation et je citerai, de mes diverses expériences à cet égard, les deux suivantes : chez un lapin pesant 1 kilog. le nombre des battements était de 120 par minute. Je le narcotisai sans qu'il survint de changement dans la fréquence de l'action cardiaque ; ce nombre oscilla pendant la narcose entre 118 et 124. Dans un autre cas où je narcotisai un lapin de grosseur moyenne, dont les battements étaient de 140 par minute, ce nombre varia pendant la narcose entre 136 et 140. Le rythme de la fonction du cœur était le même pendant la narcose qu'auparavant.

Après tous ces essais, il est facile de voir que le bromure d'éthyl n'a pendant une narcose de courte durée, d'un quart d'heure par exemple, aucune action directe ou réflexe sérieuse.

Des diverses expériences que j'ai faites pour l'examen de la respiration je ne citerai qu'une seule : j'étendis sur le dos un lapin de grosseur moyenne, je lui pratiquai la trachéotomie, et introduisis dans la trachée une canule que je reliai au polygraphe de Marey, qui enregistrait les courbes de la respiration sur une feuille de papier noircie. Le cylindre de l'appareil tournait en 20 secondes une fois autour de son axe ; c'est pour cela que je pris 20 secondes pour unité de temps.

1re minute	dans les 20 1res secondes, le nombre des respirations était de 39 avant le commencement de l'inhalation. dans les 20 2es secondes, le nombre des respirations était de 38 — 3es — — — 38 commencement de l'inhalation.	115
2e mi.	dans les 20 4es secondes, le nombre des respirations était de 41 — 5es — — — 42 — 6es — — — 43	126

3e min.	—	7es	—	—	—	41	
	—	8es	—	—	—	44	136
	Profonde narcose.						
	dans les 20 9es secondes, le nombre des respirations était de 51						
4e min.	—	10es	—	—	—	48	
	—	11es	—	—	—	50	146
	La sensibilité commence à revenir ; l'animal se réveille peu à peu						
	dans les 20 12es secondes, le nombre des respirations était de 48						
5e mi.	—	13es	—	—	—	48	
	—	14es	—	—	—	47	140
	—	15es	—	—	—	45	
6e mi.	—	16es	—	—	—	42	
	—	17es	—	—	—	39	120
	—	18es	—	—	—	39	
7e min.	—	19es	—	—	—	41	
	—	20es	—	—	—	39	117
	—	21es	—	—	—	37	
	La sensibilité est complètement revenue.						

Il est aisé de voir d'après ce tableau que, avec le commencement des inhalations le nombre des inspirations augmenta : il était de 115 par minute avant l'inhalation ; à partir du moment où celle-ci commença, il était de 126 pendant la 1re minute, et de 136 dans la 3e où la narcose se produisit. Ce nombre demeura, pendant la durée de celle-ci, à part de faibles variations, passablement constant, et comme on peut le remarquer il se rapprocha, à mesure que l'animal revenait à lui, du nombre des respirations antérieurement à la narcose ; de sorte que dans la 7e minute, quand l'animal reprit connaissance, le nombre des respirations était de 117 ; quant à la forme des mouvements respiratoires, elle ne présentait rien de particulier.

Je ne cite là que quelques-unes de mes nombreuses expériences, mais je crois néanmoins qu'elles suffisent pour dissiper ou du moins pour diminuer notablement les inquiétudes de quelques collègues touchant l'action du cœur et des poumons. Les résultats que j'ai constatés résultent de mes essais sur les animaux ; toutefois comme l'organisme de l'homme seul nous intéresse, j'ai expérimenté aussi naturellement sur des hommes dans plusieurs centaines de cas, sur lesquels je ne puis m'étendre pour le moment ; je dirai seulement en quelques mots que, m'appuyant sur ces expériences, je suis arrivé à la conviction qu'une *action inoffensive et sûre, que la facilité de se procurer le produit, qu'un emploi simple et commode, que l'inutilité d'appareils coûteux et qu'enfin le faible prix de l'agent sont des avantages qui doivent faire donner au bromure d'éthyl la préférence sur les autres narcotiques.*

FÊTES

Ainsi que le programme l'indiquait, plusieurs fêtes ont été données en l'honneur des membres du Congrès.

Le 2 septembre, le directeur de l'École dentaire de France, le conseil d'administration et le corps enseignant inauguraient la série, 3, rue de l'Abbaye, par un punch.

Le 4 septembre, le directeur de l'École dentaire de Paris, le conseil d'administration et le corps enseignant recevaient à leur tour les congressistes.

Le 6 septembre, le Congrès clôturait ses travaux par un grand banquet dans les salons du restaurant Lemardeley. Deux cents convives, cent Français et cent étrangers, s'y trouvaient réunis.

M. le professeur Gariel présidait, ayant à sa droite MM. le docteur Gaillard, président du Congrès ; Pourchet, secrétaire général ; les docteurs Bogue (de New-York) et Harlan (de Chicago) ; le docteur Marchandé, président de la Société odontologique de France ; à sa gauche, MM. Lecaudey, président honoraire ; Haussine et Poinsot, vice-présidents du Congrès, et M. Dubois, président de la Société d'odontologie de Paris.

De chaque côté des présidents des deux sociétés odontologiques françaises avaient pris place MM. les délégués de tous les pays représentés au Congrès.

Au dessert, M. le président Gariel lève son verre, prononce un discours fort applaudi et ouvre la série des toasts qui se continuent dans l'ordre suivant :

M. le docteur Gaillard, président, au nom du Congrès ;

M. le docteur Marchandé, au nom de la Société odontologique de France ;

M. Dubois, au nom de la Société d'odontologie de Paris ;

M. Harlan, au nom des États-Unis ;

M. Cunningham, au nom de l'Angleterre ;

M. le docteur Redard, au nom de la Suisse.

M. Godon porte un toast à la délégation anglaise et aux diverses délégations étrangères.

Puis, les délégués étrangers prennent tour à tour la parole pour remercier les Français, au nom des sociétés qu'ils représentent et au nom de leur pays, de l'excellent accueil qu'ils ont reçu.

Avant la fin, il est remis à chaque membre une médaille commémorative du Congrès par le Secrétaire général, au nom du comité d'organisation.

Le samedi 6, au retour de la visite à l'Exposition, MM. Lecaudey, président honoraire, et le docteur Gaillard, président, invitaient au restaurant Ledoyen M. le professeur Gariel, tous les membres du bureau, la commission d'organisation, ainsi que les délégués officiels.

IN MEMORIAM

BRASSEUR

L'idée, l'œuvre préparatoire du Congrès dentaire International n'eurent pas de plus zélé partisan que le dentiste éminent qui avait été désigné comme un des vice-présidents du comité d'organisation. Son esprit conciliant et sa haute valeur morale en faisaient un des conseillers les plus écoutés. Qui n'a senti combien sa perte était irréparable pour les idées de modération et d'équité !

Brasseur avait au plus haut point le sentiment de la dignité professionnelle et l'amour du progrès. Novateur en matière instrumentale, il avait été des premiers à comprendre toutes les ressources qu'on pouvait tirer de l'électricité et de l'air chaud, et il avait perfectionné de la manière la plus ingénieuse notre arsenal opératoire. En outre de ces applications, la littérature professionnelle lui doit des contributions de valeur : une partie importante de l'*Encyclopédie Internationale de chirurgie*, des études sur la carie dentaire qui parurent dans la *Revue Odontologique*.

Le premier directeur de l'École dentaire de France était destiné à jeter un éclat particulier sur ce congrès et c'est avec tristesse que nous voyons figurer son nom à cette place.

ANDRIEU

En désignant le Dr Andrieu comme membre du Comité d'organisation du Congrès dentaire International, la commission d'organisation avait voulu autant rendre hommage à un des vétérans de la profession que s'assurer le concours d'un dentiste éminent.

Par ses écrits, par son enseignement, par ses traductions, il avait mis entre les mains des dentistes de son pays les premiers livres exposant la science et la technique dentaires. Peu d'années après, ses émules, ses collègues, ses élèves pouvaient montrer aux étrangers combien, sur cette terre de France, les œuvres généreuses, les idées élevées germent et se développent, une fois qu'on leur a préparé un terrain favorable.

Comme fondateur d'une des deux écoles françaises, comme écrivain, comme professeur, Andrieu était un des collaborateurs éminents de l'œuvre dont le Congrès dentaire International a été le couronnement et c'est avec regret que ses collègues apprirent sa fin prématurée qui lui enlevait la joie suprême d'y assister et de voir son nom fêté par tous.

FIN

Liste alphabétique des noms d'auteurs de Communications
[et de Démonstrations.

TABLE DES MATIÈRES

CINQUIÈME SECTION

FIN DE LA TABLE DES MATIÈRES

Châteauroux. — Typ. et Stéréotyp. A. Majesté.